T0181866

La sicurezza del paziente

Il più grande beneficio per il genere umano.
(Omaggio di Samuel Johnson alla medicina)

Può sembrare strano affermare il principio che il primissimo requisito di un ospedale è che non deve danneggiare il malato.
(Florence Nightingale, *Notes on Hospitals*, 1863)

Charles Vincent

La sicurezza del paziente

Edizione italiana a cura di
Riccardo Tartaglia, Sara Albolino e **Tommaso Bellandi**
Centro Gestione Rischio Clinico e Sicurezza del Paziente
Regione Toscana, Firenze

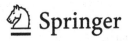 Springer

Charles Vincent
Professor of Clinical Safety Research
Department of Biosurgery & Surgical Technology
Imperial College London, UK

Curatori dell'edizione italiana:
Riccardo Tartaglia
Sara Albolino
Tommaso Bellandi
Centro Gestione Rischio Clinico e Sicurezza del Paziente
della Regione Toscana, Firenze

Traduzione di Angela Tedesco

Traduzione dal titolo originale
Patient Safety, 2nd ed by Charles Vincent
© 2010 by Charles Vincent (first published © Elsevier Limited 2006)
Tutti i diritti riservati. Traduzione autorizzata dell'edizione originale in lingua inglese, pubblicata da John Wiley & Sons Limited. La responsabilità dell'accuratezza della traduzione è di Springer Verlag Italia S.r.l. e non di John Wiley & Sons Limited. Nessuna parte del volume può essere riprodotta in alcuna forma senza autorizzazione scritta di John Wiley & Sons Limited.

ISBN 978-88-470-1874-7   ISBN 978-88-470-1875-4 (eBook)

DOI 10.1007/978-88-470-1875-4

© Springer-Verlag Italia 2011

9 8 7 6 5 4 3 2 1

Layout di copertina: Ikona S.r.l., Milano

Realizzazione editoriale: Scienzaperta S.r.l., Novate Milanese (MI)

Springer-Verlag Italia S.r.l., Via Decembrio 28, I-20137 Milano
Springer fa parte di Springer Science+Business Media (www.springer.com)

Per Angela

Presentazione

La Fondazione Sicurezza in Sanità nasce con lo scopo di fare ricerca e formazione in sanità mirate a far crescere la cultura della sicurezza e la diffusione di buone pratiche, ponendo la "persona" al centro dei percorsi di prevenzione, cura e riabilitazione.

Non è una sigla che si aggiunge a tante altre, ma un soggetto attivo che intende promuovere nella rete degli attori che si occupano di sicurezza delle cure l'autorevolezza e le competenze dell'Istituto Superiore di Sanità che, con Gutenberg, è il promotore della Fondazione.

Una sanità sempre più di qualità e sicura è un obiettivo che presuppone un modello di governo clinico capace di mettere continuamente alla prova non solo la professionalità, ma anche la mentalità, le abitudini e i comportamenti di ogni operatore sanitario. Il riferimento deve essere sempre il paziente, adeguatamente informato per essere responsabile del proprio percorso di salute.

La sicurezza nei percorsi sanitari e assistenziali assieme al rispetto delle procedure e dei protocolli diagnostico-terapeutici deve quindi divenire il principio su cui basare qualsiasi proposta organizzativa in sanità. Charles Vincent è stato ed è per noi fonte di stimoli e un costante punto di riferimento e di apprendimento. La Fondazione Sicurezza in Sanità è orgogliosa di aver concorso alla pubblicazione dell'edizione italiana di questa nuova edizione di *Patient Safety*, che certamente contribuirà a elevare gli standard di cura nelle nostre strutture sanitarie e rappresenterà un utile strumento di lavoro per gli operatori sanitari. Il Centro Gestione Rischio Clinico della Regione Toscana, che ha curato la versione italiana del testo, avrà il compito di diffonderne e soprattutto applicarne il prezioso contenuto, insieme alla rete di strutture e professionisti del Servizio Sanitario Nazionale che stanno sviluppando la sicurezza dei pazienti nel nostro Paese. Infine, l'auspicio che questo libro possa servire alla formazione delle nuove generazioni di operatori sanitari, affinché, fin dalla preparazione universitaria e poi nell'educazione continua, la qualità e la sicurezza delle cure divengano un pilastro fondamentale nella cultura professionale e manageriale del presente e del futuro.

Roma, novembre 2010

Vasco Giannotti
Presidente della Fondazione
per la Sicurezza in Sanità

Prefazione all'edizione italiana

Rendere la sanità più sicura si è dimostrata una sfida molto più grande di quanto previsto. Ogni paese che ha tentato di affrontare il problema si è reso conto che le dimensioni dell'errore e del danno sono notevoli, le cause complesse e le soluzioni difficili da implementare e mantenere. Dall'iniziale ottimismo, che ci portava a ritenere che avremmo drasticamente ridotto la frequenza degli errori e dei danni in pochi anni, siamo ora entrati in una fase più realistica, nella quale possiamo vedere che il progresso ci sarà, ma richiederà molti anni di sforzi. Abbiamo tuttavia compiuto notevoli progressi in termini sia di consapevolezza e comprensione sia di soluzioni e interventi per ridurre l'errore e il danno. Ma l'elemento ancora più importante è che oggi si discute in modo aperto e ponderato dell'errore e del danno, e ciò fornisce le basi per coinvolgere gli operatori sanitari, di tutte le professioni e a tutti i livelli, nel processo per rendere l'assistenza sanitaria più sicura. Un aspetto cruciale di questa discussione è che consente anche l'impegno attivo dei pazienti e dei loro familiari sia nelle proprie cure sia nel sostegno del cambiamento. Spero vivamente che questo libro contribuisca ad ampliare il dibattito sulla sicurezza del paziente e a coinvolgere i lettori italiani in questa sfida vitale.

Sono felice che la seconda edizione di *Patient Safety* sia stata tradotta in italiano. Da molti anni traggo ispirazione dal lavoro di Tommaso Bellandi, Riccardo Tartaglia, Sara Albolino e dei loro colleghi. Devo loro un ringraziamento sincero per la fiducia nel libro e per la determinazione con la quale hanno voluto che fosse tradotto in italiano. Ringrazio anche Springer-Verlag Italia per la rapida ed efficiente traduzione e produzione del volume.

Londra, novembre 2010   **Charles Vincent**

Prefazione alla seconda edizione inglese

La sicurezza del paziente è la base per una buona assistenza sanitaria. Il fatto sconcertante che un trattamento medico possa talvolta danneggiarci, anziché guarirci, è il motivo per ritenere la sicurezza del paziente il cuore della qualità delle cure. L'efficacia, l'accesso alle cure, la tempestività e altri fattori sono importanti, ma quando un vostro caro entra in ospedale o riceve delle cure mediche, volete innanzi tutto che sia sicuro. C'è qualcosa di terribile nell'essere danneggiati, o anche nel causare un danno, in un ambiente vocato alla cura e alla fiducia. Sia per i pazienti sia per il personale sanitario, la sicurezza è il nucleo emotivo della qualità delle cure. Credo che anche in termini di comprensione, miglioramento e gestione quotidiana della sanità la sicurezza debba essere un riferimento e una guida nella cura dei pazienti; i medici e le organizzazioni che pongono la sicurezza al primo posto tra le numerose priorità, spesso incompatibili, compiono una scelta importante per fornire le cure che noi tutti vorremmo ricevere.

E tuttavia, pur condividendo questa analisi, perché dovreste leggere un libro sulla sicurezza del paziente?

La prima ragione è semplice: l'importanza dell'argomento. Come vedrete se proseguirete nella lettura, prove inoppugnabili dimostrano che – pur con gli enormi benefici che tutti noi ricaviamo dall'assistenza sanitaria – gli errori sono frequenti e spesso i pazienti subiscono danni. Non è facile comprendere la natura e le dimensioni di tale danno. A livello mondiale, si tratta ogni anno di centinaia di migliaia di tragedie personali, che comportano per i pazienti traumi psichici, inutili sofferenze, disabilità o morte. Per un numero molto maggiore di persone le cure sono interrotte o ritardate da errori o problemi minori; pur non essendo altrettanto gravi per i pazienti, tali eventi comportano una perdita enorme e incessante per le limitate risorse della sanità.

La seconda ragione è che, nonostante i libri, i rapporti, gli articoli e i siti web dedicati alla sicurezza del paziente, non si ha ancora una visione chiara della materia. I libri disponibili sono per lo più raccolte di saggi di diversi autori, che pur fornendo una varietà di punti di vista non trattano in modo specifico i principi, le caratteristiche e gli orientamenti fondamentali in questo campo. Il mio obiettivo è stato offrire un panorama di tutti gli aspetti della sicurezza del paziente: come si è evoluta, la ricerca sulla quale si fonda, le questioni concettuali chiave da affrontare e le azioni concrete necessarie per ridurre l'errore e il danno e, quando questo si verifica, per aiutare le persone coinvolte.

Terzo, la sicurezza del paziente è il punto di incontro di una moltitudine di altre questioni di primaria importanza. La letteratura in materia è difficile da reperire, essendo per sua natura sparsa, varia e multidisciplinare; riguarda in gran parte aree specifiche, come la psicologia cognitiva e l'ergonomia, poco familiari alla medicina. Ma soprattutto, molti degli argomenti fondamentali per il progresso della sicurezza del paziente sono a loro volta oggetto di una vasta letteratura e di molti dibattiti. Per esempio, una notevole mole di lavoro è stata compiuta, da numerose prospettive diverse, sui fattori che rendono i team sicuri e a elevata performance. Lo stesso vale per la competenza, l'errore umano, i fattori umani, le tecnologie dell'informazione, la leadership e la cultura delle organizzazioni... solo per citarne alcuni.

La quarta ragione è semplicemente scoprire la complessità di questo argomento in termini culturali, tecnici, clinici e psicologici, per non parlare della sua enorme estensione ed eterogeneità. La sanità è il più grande settore a livello mondiale ed è incredibilmente varia in relazione alle attività svolte e alle modalità dei processi clinico-assistenziali. Siamo di fronte a problemi estremamente intricati e multiformi, che sono profondamente radicati nei nostri sistemi sanitari. Comprenderli è una sfida sia intellettuale sia pratica. Uno degli ostacoli maggiori al progresso della sicurezza del paziente è, paradossalmente, la tentazione di cedere a soluzioni facili, siano esse politiche, organizzative o cliniche.

La struttura del libro

Spero che questo libro possa essere letto, da chiunque sia interessato o coinvolto nella sanità, per avvicinarsi alla sicurezza del paziente o per approfondire la conoscenza di argomenti specifici. Ho cercato di presentare in modo chiaro ed esauriente i principali temi, anche se non sono mancate difficoltà, controversie e problemi. A mio avviso il tentativo, compiuto in molti articoli e conferenze, di illustrare in termini più semplici possibili tutti i problemi di qualità e sicurezza è stato un disastro e rappresenta uno dei principali ostacoli al progresso in generale e, nello specifico, al coinvolgimento degli operatori sanitari. Il libro è stato anche concepito come un percorso all'interno di questo campo: sulla sicurezza del paziente, o su argomenti correlati, sono stati scritti libri e articoli davvero meravigliosi, e ho cercato di citare sempre le mie fonti di ispirazione e conoscenza affinché anche i lettori possano avvalersene.

Un libro di questo tipo impone inevitabili scelte e occorre decidere quali argomenti trattare e con quale approfondimento. Ho cercato, per quanto possibile, di affrontare problemi generali comuni alle diverse specialità e discipline, piuttosto che esaminare una serie di specifici argomenti clinici. Credo che tale approccio consenta una migliore comprensione e permetta al lettore di cogliere i principi fondamentali e di applicarli in qualsiasi contesto operi. Ogni qualvolta era possibile, tuttavia, ho inserito spiegazioni ed esempi clinici specifici per illustrare i temi più generali. La sicurezza del paziente è ancora largamente confinata alla medicina ospedaliera e ai paesi sviluppati, e il libro non può che riflettere tale situazione. Anche nelle cure primarie, nei servizi di salute mentale, nelle cure domiciliari, come pure nei paesi in via di sviluppo, la sicurezza rappresenta un problema fondamentale, ma in questi ambiti il lavoro è appena agli inizi.

La seconda edizione di questo libro è molto diversa dalla precedente, riflettendo gli sviluppi intervenuti sia nel settore sia nella mia personale comprensione. Nel 2005 scrivevo che, a mio avviso, la maggior parte dei programmi per il miglioramento della sicurezza era piuttosto casuale e priva di indirizzi o obiettivi definiti. Non è più così. La seconda metà di questo libro è dedicata alle modalità per rendere più sicura la sanità e contiene molteplici spiegazioni ed esempi di interventi per il miglioramento della sicurezza e della qualità delle cure.

Il volume è strutturato per una lettura continua, anche se i lettori interessati a temi specifici possono consultare i singoli capitoli. La prima metà del libro prende in esame la natura della sicurezza e le conoscenze indispensabili per intraprendere progetti di miglioramento. La prima parte, composta di tre capitoli, affronta la storia e l'evoluzione della sicurezza del paziente e la controversa questione del rapporto tra sicurezza e qualità. La sicurezza del paziente è emersa da un particolare contesto storico: comprendere come ciò sia avvenuto è, a mio avviso, la maniera migliore per comprenderne le caratteristiche, i punti di forza e i limiti. Nei successivi tre capitoli sono trattate la natura e la dimensione del danno, esaminando i risultati delle ricerche, il ruolo dei sistemi di segnalazione e il tema spesso trascurato della misurazione della sicurezza. La parte terza, costituita dai Capitoli 7 e 8, è dedicata a comprendere come si verificano errori e incidenti, approfondendo il concetto di errore umano, la natura degli incidenti, le diverse prospettive sulla sicurezza e i metodi per l'analisi degli eventi. L'impatto dell'errore e del danno sui pazienti e le loro famiglie e sul personale sanitario è affrontato, rispettivamente, nei Capitoli 9 e 10.

I capitoli della seconda metà del volume riguardano la riduzione dell'errore e il fine ultimo di una sanità affidabile e sicura. La parte quinta inizia con una discussione dei modi per migliorare i processi clinici, attraverso consolidati metodi di miglioramento della qualità applicati sia nell'industria manifatturiera sia in sanità. Segue un capitolo dedicato al ruolo, innovativo e ricco di potenzialità, del design e della progettazione e alla funzione cruciale delle tecnologie dell'informazione. La parte sesta, composta di cinque capitoli, affronta invece i diversi modi in cui le persone, pazienti e personale, possono erodere o creare la sicurezza sia come singoli sia come team. Due capitoli finali discutono come tutte queste componenti possano essere integrate per giungere a organizzazioni e sistemi sanitari più sicuri.

Il fatto che un quarto di questo libro sia dedicato ai molti modi in cui le persone, come singoli o all'interno di un team, possono creare attivamente sicurezza riflette la mia personale convinzione che in sanità ciascuno, indipendentemente dalla professione e dal ruolo, può migliorare la sicurezza delle cure. I sistemi e i processi sono importanti, ma in ultima analisi sono le persone a fare la differenza. Spero che questo libro possa esservi d'aiuto.

Ispirazioni, riconoscimenti e ringraziamenti

Molti mi hanno aiutato, consapevolmente o meno, a scrivere questo libro. Nella prima edizione ho elencato numerose persone che – con le loro azioni, i loro scritti o le loro parole – hanno ampliato le mie conoscenze e cambiato il mio modo di pensare sulla sicurezza del paziente. Era già una lunga lista, ma ora ha raggiunto dimensioni tali da rendere impossibile citare tutti. Quindi dirò semplicemente che le fonti bibliografiche riportate al termine di ogni capitolo, oltre a testimoniare la ricchezza della letteratura sulla sicurezza del paziente, segnalano il mio debito nei confronti di ciascun autore. Come nell'edizione precedente, tuttavia, due persone, Lucian Leape e James Reason, meritano una menzione speciale per la loro straordinaria influenza sul campo e per l'aiuto a me personalmente fornito. Entrambi sono stati fonte di ispirazione e immancabilmente generosi nel loro supporto e incoraggiamento.

Desidero anche ringraziare per il loro contributo al libro le seguenti persone: Rachel Davis ha fornito aiuto esemplare, incoraggiamento e garbate critiche durante la stesura; Katrina Brown, Susannah Long, Krishna Moorthy e SusannaWalker si sono sobbarcati la lettura e il commento dell'intero manoscritto, suggerendo molti esempi più appropriati, migliorando la chiarezza e consentendo di eliminare vari errori e imprecisioni. Raj Aggarwal, Jonathan Benn, Susan Burnett, Nick Sevdalis e Jonny West hanno fornito indicazioni per specifici capitoli. La maggior parte degli autori universitari soffre di ciò che un mio amico definisce "negligenza benigna" dei redattori di testi universitari; all'opposto, Mary Banks mi ha continuamente incoraggiato a scrivere il libro che volevo scrivere.

Il libro non avrebbe potuto essere scritto senza il supporto e l'assistenza di diverse persone. Ara Darzi ha suggerito di dedicare un paragrafo alla sicurezza del paziente nei dipartimenti di chirurgia e ha supportato il mio lavoro presso il suo dipartimento. I miei colleghi di dipartimento e dell'Imperial Centre for Patient Safety and Service Quality sono stati comprensivi e tolleranti mentre ero immerso in questo progetto. Come tutti i ricercatori sanno, l'impegno per ottenere finanziamenti richiede una quantità di tempo ed è una costante distrazione da dallo svolgimento di ricerche veramente utili. Sono pertanto particolarmente grato a Sally Davies del National Institute of Health Research e a Vin McCloughlin della Health Foundation per il loro supporto nel corso degli anni e per aver garantito una solida base finanziaria, grazie alla quale le nostre ricerche si sono sviluppate ed è stato anche possibile scrivere questo libro.

L'impareggiabile P.G. Wodehouse dedicò uno dei suoi libri a sua figlia Leonore ("*queen of her species*"), senza la comprensione e l'incoraggiamento della quale, scrisse, avrebbe finito il libro in metà del tempo. Io devo ringraziare mia moglie Angela per la sua comprensione e la sua pazienza, e per le sue incoraggianti osservazioni dopo aver audacemente letto il primo capitolo. Ogni altra cosa per la quale dovrei ringraziarla è racchiusa nella dedica.

Sicurezza del paziente e gestione del rischio clinico in Italia

Riccardo Tartaglia, Sara Albolino e Tommaso Bellandi

Lo stato dell'arte della sicurezza dei pazienti in Italia

In Italia, come del resto è avvenuto in tutto il mondo, l'attenzione sul problema dell'errore in medicina ha manifestato un rinnovato interesse dopo la pubblicazione del rapporto *To err is human* da parte dell'Institute of Medicine (Kohn et al., 1999).

Dopo questo importante documento, la ricerca scientifica (Stelfox et al., 2006) ha mostrato un progressivo incremento, si sono aperti nuovi scenari di studio nell'ambito dell'organizzazione del lavoro, del fattore umano, dell'analisi degli incidenti e dell'affidabilità dei sistemi complessi.

Nel nostro Paese, il Ministero della Salute costituì nel 2003 una commissione tecnica sul rischio clinico che produsse un primo documento di riferimento con il quale si introduceva una nuova visione sugli incidenti e sulla sicurezza, promuovendo la segnalazione e l'apprendimento dagli errori in contrasto con la ricerca del colpevole, fino ad allora dominante nella cultura sanitaria e manageriale (Ministero della Salute, 2004). Questo primo documento è stato seguito, grazie all'intensa e meritoria attività dell'ufficio Governo Clinico, Qualità e Sicurezza delle Cure del Ministero, da numerose importanti raccomandazioni per la prevenzione del rischio e il miglioramento della sicurezza del paziente.

Una prima survey, realizzata dal Ministero della Salute nel 2003, rilevava che in Italia solo il 17% delle aziende sanitarie disponeva di una struttura o di una funzione dedicata alla gestione del rischio clinico. Dall'ultima survey – condotta nel 2009 dal Comitato Tecnico delle Regioni e Province Autonome per la Sicurezza del Paziente, in collaborazione con il Ministero della Salute – risulta che in oltre il 90% delle strutture pubbliche del territorio nazionale sono presenti strutture o persone dedicate alla gestione del rischio.

Un'altra importante ricerca, svolta dall'Agenzia Nazionale dei Servizi Sanitari Regionali (Age.na.s., 2007) ha fornito alle aziende sanitarie importanti strumenti di lavoro realizzati da alcune delle regioni italiane più attive in questo campo, in particolare un modello di raccolta dei dati sui sinistri, un repertorio di strumenti per la segnalazione degli incidenti, per l'analisi proattiva dei processi critici e reattiva degli incidenti. Nell'ambito del progetto veniva inoltre realizzata una ricerca sui sistemi di *incident reporting* in Italia, recentemente pubblicata (Albolino et al., 2010), che ha offerto una riflessione critica sull'utilizzo di tale strumenti a partire dal punto di vista di un campione rappresentativo di operatori sanitari italiani.

Nel 2006, su iniziativa della Regione Toscana, facendo perno sulle regioni coinvolte nel progetto di ricerca dell'Age.na.s., è stato costituto dalla Commissione Salute il Comitato Tecnico delle Regioni e Province Autonome per la Sicurezza del Paziente. Un organismo in cui sono rappresentate tutte le Regioni e le Province Autonome, il Ministero della Salute e la stessa Agenzia Nazionale dei Servizi Sanitari Regionali. Da allora, questo organismo ha svolto una funzione di promozione della sicurezza delle cure nelle regioni, ha favorito la diffusione e l'implementazione delle raccomandazioni ministeriali e la condivisione delle buone pratiche messe a punto nelle diverse aziende sanitarie.

La Regione Toscana già nel 2004 ha istituito il Centro Gestione Rischio Clinico e Sicurezza del Paziente, la prima struttura in Italia dedicata allo sviluppo e alla gestione di tali attività in un ambito regionale. Il modello organizzativo originale, che è stato disegnato e sviluppato nel corso degli anni, è stato pubblicato e presentato in convegni internazionali (Bellandi et al., 2007; Tartaglia et al., 2005) e ha costituito un punto di riferimento anche per gli altri servizi sanitari regionali.

Tra le iniziative scientifiche più rilevanti del Centro si annoverano l'organizzazione della conferenza internazionale Healthcare Ergonomics and Patient Safety (Tartaglia et al., 2005), tenutasi a Firenze nel 2005 e a Strasburgo nel 2007, e il corso avanzato di Clinical Risk Management realizzato con la Scuola Sant'Anna di Pisa, giunto ormai alla quarta edizione. Gli stage condotti dagli allievi in vari paesi europei ed extraeuropei hanno consentito di acquisire le esperienze anche di altri sistemi sanitari e sviluppare uno dei più moderni modelli di gestione del rischio (Nuti et al., 2007).

Il sistema italiano di gestione del rischio clinico è stato oggetto dell'accordo della Conferenza Stato-Regioni del 20 Marzo 2008, che ha delineato gli assetti organizzativi della sicurezza delle cure nel nostro Paese. L'accordo ha previsto la costituzione a livello nazionale di un Comitato Strategico Paritetico Stato-Regioni per la Sicurezza delle Cure. Tale comitato è costituito dai rappresentanti delle istituzioni maggiormente coinvolte nella gestione del rischio: Ministero della Salute, Istituto Superiore di Sanità, Agenzia Nazionale dei Servizi Sanitari Regionali, Istituto Superiore per la Prevenzione e Sicurezza del Lavoro, Agenzia Italiana del Farmaco, Regioni (rappresentanti del Comitato Tecnico delle Regioni e Province Autonome per la Sicurezza del Paziente scelti dalla Commissione Salute degli Assessori alla Sanità).

Le funzioni del Comitato Strategico prevedono la definizione di un programma nazionale per la sicurezza delle cure su base annuale, con le priorità degli interventi di prevenzione e la scelta delle raccomandazioni da emanare, valide per tutto il Servizio Sanitario Nazionale.

L'accordo attribuisce specifiche funzioni a:

• Age.na.s: osservatorio nazionale dei sinistri e delle coperture assicurative, osservatorio nazionale sulle buone pratiche;
• Ministero della salute: osservatorio nazionale degli eventi sentinella;
• Istituto Superiore di Sanità: messa a punto di linee guida e raccomandazioni per la sicurezza del paziente;

• Istituto Superiore per la Prevenzione e Sicurezza del Lavoro: sicurezza del lavoro in sanità;

• Comitato Tecnico delle Regioni e Province Autonome per la Sicurezza del Paziente: valutazione di applicabilità delle raccomandazioni e loro diffusione.

È prevista anche la creazione di un organismo di indirizzo e coordinamento nazionale costituito dai rappresentanti di tutte le istituzioni pubbliche e private che, a livello regionale o nazionale, si occupano di sicurezza delle cure: la Consulta per la Sicurezza del Paziente.

L'accordo definisce inoltre gli assetti organizzativi a livello aziendale, introducendo la funzione permanente di gestione del rischio clinico, e invita all'organizzazione di procedure stragiudiziali, alternative al contenzioso civile e penale, per la risoluzione delle controversie conseguenti agli eventi avversi (conciliazione, arbitrati).

Il sistema di gestione del rischio clinico

Sulla base di quanto previsto dagli indirizzi nazionali, le Regioni e le aziende sanitarie stanno progressivamente organizzando le attività per la gestione del rischio clinico, tenendo conto della necessità di intervenire sia per l'anticipazione e il controllo del rischio nell'erogazione delle prestazioni sanitarie, sia per la misurazione e la valutazione del rischio a livello della governance dei servizi sanitari. Le suddette necessità corrispondono a due linee di intervento che, sebbene non ancora trattate espressamente come tali, individuano:

• una linea clinica, all'interno della quale gli operatori sanitari sono responsabili della segnalazione e dell'analisi degli incidenti e dei processi critici, nonché dell'adozione delle misure di prevenzione del rischio;

• una linea manageriale, nella quale la direzione aziendale ha la responsabilità di garantire adeguati livelli di sicurezza ai pazienti, mediante il monitoraggio continuo dei livelli di rischio e la definizione di priorità d'azione per i progetti di miglioramento continuo.

Gli ordini professionali, i collegi degli infermieri e le società scientifiche delle professioni sanitarie hanno generalmente preso molto seriamente la questione della sicurezza dei pazienti, comprendendo la necessità di favorire la segnalazione e l'apprendimento dagli errori e l'inclusione di strumenti operativi per la prevenzione del rischio nelle linee guida e nei protocolli diagnostico-terapeutici. In particolare gli ordini professionali hanno sancito l'obbligo deontologico del professionista sanitario (medico, infermiere, tecnico sanitario) di partecipare ai programmi aziendali di gestione del rischio e di segnalare i propri errori al fine di analizzarli secondo la prospettiva sistemica. Le società scientifiche hanno dedicato sempre più spazio alla sicurezza dei pazienti, sia nell'ambito di conferenze e congressi sia nel sostegno alla produzione scientifica nazionale in questo campo. Tuttavia, permangono gli spauracchi delle sanzioni per responsabilità amministrativa e delle incriminazioni per responsabilità professionale, che, pur riguardando una proporzione minima dei casi di incidente, talvolta influiscono negativamente sull'effettiva adozione degli strumenti di gestione del rischio nelle pratiche di lavoro quotidiane. Peraltro, il cronico ritardo dell'Università italiana nell'aggiornare i curricula formativi delle professioni sanitarie e delle scuole di specializzazione non aiuta a infondere nelle nuove leve la cultura della sicurezza e qualità delle cure. D'altro canto il management delle aziende sanitarie ha iniziato a comprendere la portata della sicurezza dei pazienti per la crescente difficoltà nel gestire il contenzioso. Inoltre la spinta a un maggiore coinvolgimento di cittadini e pazienti, che diventano sempre più esperti e di conseguenza più esigenti nei confronti delle istituzioni sanitarie, sta iniziando a giocare un ruolo altrettanto importante nelle decisioni relative all'organizzazione e alla gestione dei percorsi assistenziali, in uno scenario in cui la sicurezza del percorso diventa un requisito determinante per mantenere il rapporto di fiducia tra cittadino e istituzione. Ecco quindi che le direzioni aziendali e regionali hanno iniziato a farsi carico di misurare approfonditamente il fenomeno dei sinistri e dei reclami correlati agli eventi avversi, precedentemente gestito in modo burocratico e isolato dal resto delle funzioni di governo aziendale.

Questa presa di coscienza ha prodotto interessanti innovazioni delle modalità di compensazione del danno e di gestione delle relazioni pubbliche, per cui oggi ci troviamo di fronte a esperienze di risarcimento diretto in cui la singola azienda o un'intera Regione (come la Toscana) ha deciso di re-internalizzare la gestione delle dispute con i cittadini con prospettive interessanti da un punto di vista dei costi economici e dei tempi di gestione della pratica, risolta nella maggior parte dei casi per via stragiudiziale; o ancora a realtà che hanno lavorato per diffondere sistematicamente la mediazione dei conflitti (come in Emilia-Romagna) e quindi la prevenzione del contenzioso. Inoltre, l'assunzione di responsabilità del management aziendale in merito alla sicurezza dei pazienti può facilitare la considerazione dei rischi al momento dell'adozione di ogni decisione rilevante (per esempio sull'acquisizione di nuovi dispositivi medici o presidi sanitari, sulla riorganizzazione di uno o più servizi, sul reclutamento e sulla formazione continua del personale), in quanto un efficace sistema di gestione del rischio offre al management elaborazioni affidabili sulle aree più problematiche e sulle possibili soluzioni per contrastare il rischio. Si tratta in altre parole del passaggio da una visione burocratico-amministrativa del rischio che riduce l'attitudine all'autocritica, in cui ogni incidente seppur piccolo rappresenta una minaccia all'autorità (McIntyre, Popper, 1983) ed è da isolare e gestire in modo parcellare e impersonale, a una di tipo socio-tecnico, in cui un problema è un'opportunità di cambiamento delle relazioni umane interne ed esterne, delle interazioni con le tecnologie e degli assetti organizzativi (Carayon et al., 2007). Grazie alle inconfutabili evidenze odierne in merito alla dimensione del problema degli incidenti in sanità, che non possono più essere negati o isolati, l'unica strada ragionevole è l'approccio di sistema socio-tecnico. A tale proposito il modello delle buone pratiche descritto nel prossimo paragrafo è una base ormai consolidata per lo sviluppo di un management della sicurezza dei pazienti basato sulle evidenze della ricerca e sulle esperienze di applicazione nelle pratiche cliniche locali.

La lettura di questo libro contribuirà certamente a sistematizzare ulteriormente le attività della linea clinica e della linea manageriale impegnate per la sicurezza dei pazienti, aiutando a riconoscere e a fare emergere alcuni progetti che ancora oggi non riescono ad avere continuità e in prospettiva a far crescere una funzione aziendale leggera e distribuita tra operatori di prima linea e management, finalizzata alla gestione integrata del rischio clinico e al raggiungimento dell'alta affidabilità (Bagnara et al., 2010).

Lo sviluppo delle buone pratiche e delle soluzioni per la sicurezza del paziente

La promozione delle buone pratiche per la sicurezza del paziente è diventata negli ultimi anni una delle attività promosse a livello nazionale nel sistema sanitario italiano. In particolare, a partire dal febbraio 2008 l'Agenzia Nazionale per i Servizi Sanitari Regionali (Age.na.s.) ha promosso lo sviluppo di un Osservatorio delle Buone Pratiche messe a punto e applicate nei diversi sistemi sanitari regionali e in ciascuna delle aziende sanitarie locali di appartenenza. L'Osservatorio lavora in collaborazione con il Ministero della Salute e il Comitato Tecnico delle Regioni e Province Autonome per la Sicurezza del Paziente, e rappresenta lo strumento per l'individuazione e la raccolta degli interventi di miglioramento della sicurezza dei pazienti attuati dalle Regioni, dalle Organizzazioni Sanitarie e dai Professionisti, nell'ambito della cornice metodologica del "ciclo delle buone pratiche". L'iniziativa principale denominata "call for good practice", raccoglie annualmente da tutto il territorio italiano le migliori pratiche relative all'assistenza sanitaria. Questa iniziativa si ispira alle diverse campagne promosse a livello internazionale su questo tema.

Attraverso lo strumento delle Raccomandazioni per la Sicurezza del Paziente, inoltre, il Ministero della Salute ha promosso lo sviluppo di buone pratiche a livello regionale e all'interno delle aziende sanitarie relative soprattutto alla prevenzione degli eventi sentinella. In Regione Toscana, per esempio, è stato sviluppato un sistema integrato di promozione delle buone pratiche per le sicurezza del paziente che mutua il suo fondamento teorico sia dalle esperienze internazionali promosse dall'Institute for Healthcare Improvement e dall'Organizzazione Mondiale della Sanità, che dall'esperienza inglese relativa al sistema di gestione del contenzioso promosso dalla NHS Litigation Authority, nel quale l'implementazione, in diverse aree clinico-assistenziali, e con livelli diversi di applicazione, di buone pratiche è elemento di negoziazione nella definizione del premio con le assicurazioni. Il sistema regionale messo a punto parte dalla consapevolezza che, come ben sottolinea Vincent in questa nuova edizione del suo libro, il miglioramento di qualità e sicurezza è un processo nel quale non conta soltanto la bontà della soluzione trovata ma soprattutto la capacità di farla diventare parte integrante delle pratiche di lavoro quotidiane. In coerenza con questo principio, le buone pratiche proposte a livello regionale, in collaborazione con le società scientifiche di riferimento e con gli esperti clinici del settore, sono state sperimentate e ri-adattate ai contesti operativi prima di approvarle formalmente con atti di indirizzo della Giunta Regionale. In questo modo oltre a definire i requisiti di tipo clinico-assistenziale che rendono efficace l'applicazione della buona pratica, si sono definiti anche i requisiti di tipo organizzativo abilitanti rispetto alla messa in atto nei diversi contesti assistenziali della stessa soluzione proposta. Inoltre, sono state prese in considerazione sia buone pratiche specifiche di alcune specialità a maggiore rischio come l'ortopedia e la ginecologia e ostetrica, che buone pratiche trasversali (quali la messa a punto di una scheda terapeutica unica) o relative allo sviluppo di un sistema di gestione del rischio clinico (quali la messa a punto di una procedura per la gestione dei never events o eventi sentinella).

L'adesione da parte del personale delle unità operative al sistema delle buone pratiche promosso è del tutto volontaria. Questa scelta è coerente con una visione del processo di miglioramento della qualità e della sicurezza basato su un cambiamento culturale e non su una visione normativa della sicurezza. In effetti nel corso del tempo, l'adesione al sistema regionale è cresciuta grazie all'innescarsi di un meccanismo di contaminazione e imitazione per cui, una volta che le buone pratiche sono state adottate in alcune strutture di un'azienda sanitaria, anche molte altre hanno deciso di aderire. L'applicazione delle buone pratiche realizzata in maniera coerente a quanto indicato a livello regionale è certificata con un'attestazione aziendale ottenuta dopo una valutazione di un gruppo di auditor costituito da clinici interni ed esterni all'azienda di cui l'unità operativa richiedente fa parte. A tre anni dall'avvio di questo percorso, è possibile affermare che anche se in maniera lenta e non omogenea, il sistema si è diffuso e oggi quasi la totalità delle aziende ha adottato le buone pratiche. Il numero di attestazioni effettuate è di 876 su 749 unità operative complesse, questo vuol dire che in media ogni unità operativa ha certificato almeno una buona pratica. È importante però sottolineare che la distribuzione non è omogenea né fra le diverse specialità cliniche né fra le differenti aziende. Questo, nonostante evidenzi la capacità di automiglioramento sia reale che potenziale dei livelli di qualità e sicurezza nelle organizzazioni sanitarie, crea però delle criticità in termini di equità nell'efficacia e nella qualità delle prestazioni nei diversi presidi di uno stesso sistema sanitario pubblico.

I dati raccolti dall'osservatorio nazionale promosso da Age.na.s confermano comunque questa tendenza evidenziando una molteplicità e varietà incredibile di buone pratiche avviate a livello locale in tutte le realtà del sistema sanitario italiano, sottolineando al contempo l'eterogeneità e la difficoltà di una visione di sistema nel loro governo non solo in ogni singola azienda ma anche in ogni singola Regione. La sfida per il futuro è rendere maggiormente diffuse e standardizzate – attraverso il già citato processo di imitazione e contaminazione – le buone pratiche per la sicurezza del paziente, in modo da poter definire comuni standard e indicatori di valutazione da monitorare nel tempo.

Nota all'edizione italiana di *Patient Safety*

Come curatori dell'edizione italiana di questo libro di Charles Vincent, abbiamo deciso di adottare alcune scelte linguistiche originali rispetto al passato. In particolare, si è optato per tradurre in italiano la maggior parte dei termini, che anche nella letteratura di casa nostra sono spesso lasciati in inglese. La scelta deriva dalla constatazione che anche in Italia esiste ormai una comunità di pratiche, consistente di operatori sanitari dedicati alla sicurezza del paziente, che in questi anni ha prodotto modelli e soluzioni innovative rispetto allo scenario internazionale, con qualche esempio degno di nota (anche se più raro) di attività di ricerca documentate e pubblicate in questo campo. Ci siamo pertanto permessi di proporre a questa comunità nuove forme di espressione di concetti più o meno noti, con l'auspicio che questo possa facilitare la chiarezza, le riflessioni e le discussioni, non solo in merito ai contenuti del volume.

Ringraziamo l'amico Charles Vincent per averci sfidato nuovamente a curare l'edizione italiana del suo libro, Donatella Rizza della casa editrice Springer per l'incredibile capacità di passare in tempi rapidissimi dalla teoria alla pratica, Angela Tedesco per la traduzione minuziosa e attenta ai minimi dettagli e Vasco Giannotti di Gutenberg Sicurezza in Sanità per il fondamentale sostegno all'iniziativa.

Bibliografia

Agenzia Nazionale dei Servizi Sanitari Regionali. Progetto di ricerca finalizzata. La promozione dell'innovazione e la gestione del rischio. Roma, 26 Giugno 2007

Albolino S, Tartaglia R, Bellandi T et al (2010) Patient safety and incident reporting: the point of view of the Italian healthcare workers. Quality and Safety in Health Care 19(Suppl 3):8-12

Bagnara S, Parlangeli O, Tartaglia R (2010) Are hospitals becoming high reliability organizations? Applied Ergonomics, 41(5):713-718

Bellandi T, Albolino S, Tomassini C (2007) How to create a safety culture in the healthcare system: the experience of the Tuscany Region. Theoretical Issues In Ergonomics Science, 8(5):495-507

Carayon P, Alvarado CJ, Hundt AS (2007) Work System Design in Healthcare. In: Carayon P (ed) Handbook of Human Factors and Ergonomics in Healthcare and Patient Safety. Lawrence Erlbaum Associates, Mahwah, NJ, pp 61-79

Kohn LT, Corrigan JM, Donaldson MS (1999) To Err is Human: building a safer health system. Committee on quality. Institute of Medicine. National Academic Press, Washington, DC

McIntyre N, Popper K (1983) The critical attitude in medicine: the need for a new ethics. BMJ (Clin Res Ed), 287:1919-1923

Ministero della Salute. Il risk management in Sanità. Il problema degli errori. Roma, 1 marzo 2004

Nuti S, Tartaglia R, Niccolai F (2007) Rischio clinico e sicurezza del paziente. Modelli e soluzioni nel contesto internazionale. Il Mulino, Bologna

Stelfox HT, Palmisani S, Scurlock C, Orav EJ, Bates DW (2006) The "To Err is Human" report and the patient safety literature. Quality and Safety in Health Care, 15(3):174-178

Tartaglia R, Bagnara S, Bellandi T, Albolino S (eds) (2005) Healthcare Systems Ergonomics and Patient Safety. Human Factor, a Bridge Between Care and Cure. Taylor & Francis, London

Indice

Parte prima
L'evoluzione della sicurezza del paziente

1. Breve storia degli eventi avversi in sanità 3
2. Gli esordi della sicurezza del paziente 15
3. Integrazione di sicurezza e qualità 31

Parte seconda
I rischi della sanità

4. Natura ed entità dell'errore e del danno 49
5. Sistemi di segnalazione e apprendimento 75
6. La misurazione della sicurezza 97

Parte terza
Dall'analisi degli incidenti alla progettazione dei sistemi

7. Errore umano e pensiero sistemico 119
8. Capire come mai le cose vanno male 143

Parte quarta
Dopo l'evento

9. La cura dei pazienti danneggiati da un trattamento 173
10. Supporto al personale sanitario dopo eventi gravi 193

Parte quinta
Progettazione, tecnologia e standardizzazione

11. Interventi clinici e miglioramento del processo 211
12. Progettazione e sicurezza del paziente 231
13. Tecnologia dell'informazione e riduzione dell'errore 247

Parte sesta
Le persone creano la sicurezza
14. Creare una cultura della sicurezza 271
15. Coinvolgimento del paziente nella propria sicurezza 293
16. Procedure, violazioni e derive 309
17. Le competenze che promuovono la sicurezza 323
18. Il team crea la sicurezza 343

Parte settima
La strada verso la sicurezza
19. Organizzazioni sicure: riunire tutto 371
20. Sistemi sanitari a elevata performance 391

Indice analitico 407

L'evoluzione della sicurezza del paziente

Negli ultimi dieci anni è stata prodotta un'enorme quantità di statistiche sull'errore medico e sul danno al paziente: una serie di casi davvero tragici di errori sanitari e un numero crescente di importanti segnalazioni da parte sia delle autorità sia degli operatori sulla necessità di rendere più sicura la sanità. Sono ormai largamente diffusi il riconoscimento e la consapevolezza del problema rappresentato dal danno al paziente, come pure la volontà, almeno in alcune aree, di contrastare questo fenomeno. Probabilmente solo oggi ci rendiamo conto delle reali dimensioni degli errori medici e dei danni ai pazienti. Eppure, la consapevolezza del danno in medicina e gli sforzi per ridurlo sono vecchi quanto la medicina stessa, giacché risalgono al classico motto ippocratico: non arrecare danno né applicare trattamenti scorretti ad alcuno.

La cura può essere peggiore del male

La medicina è sempre stata un'attività intrinsecamente rischiosa, le speranze di giovamento e guarigione sono sempre associate alla possibilità di un danno. La parola greca *phármakon* significa sia medicamento sia veleno; nell'antica Grecia i termini "uccidere" e "curare" appaiono strettamente connessi (Porter, 1999). Nella storia della medicina sono numerosi gli esempi di cure che si sono dimostrate peggiori delle malattie, di terribili sofferenze inflitte a sventurati pazienti in nome della medicina e di interventi, ben intenzionati ma del tutto errati, che facevano più male che bene. Pensiamo, per esempio, all'impiego come farmaci del mercurio e dell'arsenico, agli eroici salassi di Benjamin Rush, al diffuso ricorso alla lobotomia negli anni Quaranta e alla tragedia della talidomide negli anni Sessanta (Sharpe, Faden, 1998). Sarebbe facile scrivere una storia della medicina vista come danno più che come beneficio: sarebbe una storia sicuramente unilaterale e incompleta, e tuttavia non improponibile.

Con il compiaciuto giudizio del senno di poi, molte di queste cosiddette cure sembrano oggi assurde, e talora crudeli. Eppure, con ogni probabilità, i medici che le infliggevano ai loro pazienti erano persone intelligenti, altruiste e coscienziose, il cui intento era alleviare le sofferenze. La possibilità di provocare un danno è implicita nella pratica della medicina, specialmente ai confini della conoscenza e dell'esperienza. Si potrebbe credere che oggi, grazie ai progressi della medicina moderna, il danno al paziente abbia un interesse puramente storico. Malgrado i suoi indubbi e straordinari successi, anche la medicina moderna può tuttavia determinare danni considerevoli, forse anche maggiori rispetto al passato. Come ha osservato Chantler (1999), un tempo la medicina era semplice, inefficace e relativamente sicura; oggi è complessa, efficace e potenzialmente pericolosa. Nuovi progressi comportano nuovi rischi, maggiori potenzialità comportano maggiori probabilità di danno e nuove tecnologie presentano nuove possibilità di esiti imprevisti e di rischi mortali. Permangono inoltre, naturalmente, i rischi associati alla somministrazione di cure semplici e ben note, per esempio le iniezioni non sterili praticate regolarmente in molti paesi in via di sviluppo.

Prima di prendere in esame i rischi della medicina moderna, passeremo brevemente in rassegna alcuni importanti precedenti delle nostre attuali preoccupazioni sulla sicurezza della sanità.

Medicina eroica e guarigione naturale

Nel 1849, nel trattato *Physicians and patients*, Worthington Hooker cita, riprendendolo da fonti precedenti, il motto *Primum non nocere*, una riformulazione dell'originale insegnamento ippocratico (Sharpe, Faden, 1998). Il retroterra di questo precetto, e la sua affermazione in quella fase dello sviluppo della medicina occidentale, è riconducibile a una reazione alla "medicina eroica" dell'inizio del XIX secolo.

Sostanzialmente, la medicina eroica esprimeva la volontà di intervenire a tutti i costi, ponendo la salvezza della vita al di sopra della sofferenza immediata del paziente. Come hanno sottolineato Sharpe e Faden (1998), nella loro rassegna della storia del danno iatrogenico nella medicina americana, questo periodo si caratterizza per la violenza dei suoi rimedi. E certamente era richiesto eroismo al paziente della metà del secolo XIX. Per esempio, nel trattamento di casi di "eccitazione morbosa" (*morbid excitement*), come la febbre gialla, Benjamin Rush, esponente di punta della medicina eroica, arrivava a prelevare fino a metà del volume totale del sangue del paziente. Peraltro anche Rush si dimostrò eroico rimanendo a Philadelphia per curare i suoi pazienti durante un'epidemia di febbre. Rush condannava esplicitamente la fede ippocratica nel potere guaritore della natura, sostenendo che il primo dovere del medico era "un'azione eroica per combattere la malattia".

D'altra parte, medici più fiduciosi nella guarigione naturale consideravano la medicina eroica pericolosa e perfino letale. Sharpe e Faden (1998) citano il parere di J. Marion Sims, famoso chirurgo ginecologo, che nel 1835, all'epoca della sua laurea in medicina, scriveva:

> Non sapevo nulla di medicina, ma avevo abbastanza buon senso per comprendere che i medici uccidevano i propri pazienti, che la medicina non era una scienza esatta, ma del tutto empirica, e che sarebbe stato meglio affidarsi completamente alla natura piuttosto che alle dubbie competenze dei medici (Sharpe, Faden, 1998).

Queste posizioni estreme, intervento eroico e guarigione naturale, aprirono infine la strada a un atteggiamento più prudente adottato da alcuni autorevoli medici, tra i quali Oliver Wendell Holmes, che si sforzavano di valutare obiettivamente il rapporto rischio-beneficio di ogni specifico intervento. Tale approccio, indubbiamente moderno, fa dell'outcome del paziente il fattore determinante ed estende esplicitamente la responsabilità del medico al compito di evitare il dolore e la sofferenza comunque indotti, dalla malattia o dal trattamento.

Le opinioni su che cosa costituisca un danno non sono univoche e sono irrimediabilmente legate alle filosofie personali, sia del medico sia del paziente. Per gli onesti, benché fuorviati, professionisti della medicina eroica il danno fondamentale da evitare era solo la perdita della vita. E nel perseguimento di tale obiettivo ogni azione era giustificata. Questo atteggiamento era temperato dall'approccio più cauto di coloro che ponevano l'accento sulla necessità di trovare un giusto compromesso tra intervenire in vista di un beneficio ed evitare inutili sofferenze. Naturalmente simili dilemmi sono frequenti anche oggi, per esempio quando un chirurgo deve valutare se la rimozione di un tumore, che potrebbe prolungare la vita di un paziente terminale, giustifichi il dolore, la sofferenza e il rischio aggiuntivi associati all'intervento. Ai giorni nostri la decisione finale spetta al paziente e ai suoi familiari, ma questi saranno fortemente influenzati dal parere del medico. È il paziente stesso che deve decidere se privilegiare il *primum non nocere* oppure rischiare un danno sperando di conseguire dei benefici. Da questo esempio possiamo già comprendere che non vi è una condizione assoluta di sicurezza alla quale si possa aspirare, ma che tale sicurezza deve sempre essere valutata nel contesto di altri obiettivi. La sicurezza, tuttavia, può essere privilegiata e divenire un obiettivo esplicito; al contrario, per buona parte della storia della medicina la sicurezza è stata sì un obiettivo, ma non sostenuto da analisi e azioni sistematiche.

Ricovero ospedaliero e infezioni acquisite in ospedale

I trattamenti pericolosi erano una delle cause di danno. Anche gli ospedali, tuttavia, potevano rappresentare fonti secondarie di danno: i pazienti contraevano nuove malattie semplicemente per il fatto di trovarsi in ospedale. Alla metà del XIX secolo l'anestesia aveva reso la chirurgia meno traumatica, concedendo ai chirurghi il tempo per operare con calma e accuratezza. Le infezioni erano però frequenti: la sepsi era così comune e la cancrena così epidemica che coloro che entravano in ospedale per essere sottoposti a un intervento chirurgico erano "esposti a un rischio di morte superiore a quello dei soldati inglesi sul campo di battaglia di Waterloo" (Porter, 1999). Il termine inglese *hospitalism* fu coniato per descrivere la capacità degli ospedali di favorire le malattie (patologie nosocomiali), e alcuni medici ritenevano che gli ospedali avrebbero dovuto essere periodicamente distrutti col fuoco. Nel 1863, nell'introduzione al suo *Notes on Hospitals*, Florence Nightingale scriveva:

> Può sembrare strano affermare il principio che il primissimo requisito di un ospedale è che non deve danneggiare il malato. È tuttavia assolutamente necessario ribadire tale principio, poiché in realtà la mortalità negli ospedali, specialmente in quelli delle grandi città

1

densamente popolate, è molto più alta di quanto ci potremmo attendere in base a tutte le stime relative alla mortalità per la stessa classe di patologie tra i pazienti curati fuori dagli ospedali (citato da: Sharpe, Faden, 1998).

La febbre puerperale, che colpiva le madri dopo il parto, era particolarmente letale e notoriamente più frequente nei parti ospedalieri che in quelli domiciliari. Un piccolo numero di medici, sia in Inghilterra sia in America, sospettava che ciò fosse causato dal trasferimento di "germi" e sosteneva che i medici avrebbero dovuto lavarsi tra un'autopsia e un parto. Questa ipotesi sulla natura contagiosa della febbre puerperale e sulla possibilità, apparentemente assurda, che fosse trasferita dagli stessi medici, fu aspramente respinta da molti, compreso l'ostetrico Charles Meigs, che concludeva la difesa della propria posizione con l'incredibile affermazione che "le mani di un gentiluomo sono pulite" (Sharpe, Faden, 1998). I batteri erano evidentemente confinati nelle classi inferiori.

Una prova drammatica del ruolo dell'igiene fu fornita da Ignaz Semmelweiss nel suo studio su due reparti di ostetricia a Vienna. Nel primo reparto la mortalità per infezione raggiungeva un picco del 29%, con la morte di 600-800 donne ogni anno; mentre nel secondo reparto la mortalità era del 3%. Semmelweiss osservò che la sola differenza tra i due reparti era che le pazienti del primo erano seguite da studenti di medicina e quelle del secondo da allieve levatrici. Quando i due gruppi si scambiarono i posti, i tassi di mortalità dei due reparti si invertirono. In seguito alla rapida morte di un collega che si era ferito un dito durante un'autopsia, Semmelweiss giunse alla conclusione che era morto della stessa malattia responsabile del decesso di tante donne e che la febbre puerperale era causata dalla trasmissione di "particelle cadaveriche" alle gravide durante le visite ginecologiche. Egli rese obbligatoria la disinfezione delle mani con calce clorurata e la mortalità precipitò. Semmelweiss pubblicò infine le sue scoperte nel 1857, dopo aver ottenuto risultati analoghi in altri ospedali; tuttavia ebbe difficoltà a persuadere i colleghi clinici e quando morì, nel 1865, le sue tesi erano ancora largamente ignorate (Jarvis, 1994).

Lister affrontò battaglie analoghe per far accettare l'uso delle tecniche antisettiche in chirurgia, in parte a causa dello scetticismo circa l'esistenza di microrganismi in grado di trasmettere infezioni. Tuttavia, alla fine del XIX secolo, grazie al supporto sperimentale dell'opera di Pasteur e di Koch, i principi del controllo delle infezioni e le nuove tecniche di sterilizzazione degli strumenti erano già abbastanza radicati. Camici e maschere chirurgiche, sterilizzazione e guanti di gomma erano largamente utilizzati e, cosa più importante, i chirurghi erano ormai convinti che una chirurgia sicura fosse sia una possibilità sia un dovere. A distanza di un secolo, però, sebbene la trasmissione delle infezioni sia ben conosciuta e oggetto di insegnamento in tutti i corsi di medicina e infermieristica, dobbiamo fronteggiare un'epidemia di infezioni acquisite in ospedale. Le cause di tali infezioni sono complesse e comprendono microrganismi resistenti agli antibiotici, ospedali sovraffollati, mancanza di tempo e assenza di dispositivi di lavaggio facilmente disponibili. Come all'epoca di Semmelweiss, però, un fattore determinante è rappresentato dalla difficoltà di assicurare che il personale, durante lo svolgimento delle proprie numerose attività, non dimentichi di lavarsi le mani passando da un paziente all'altro.

Errori chirurgici e outcome chirurgici

Ernest Codman, chirurgo a Boston all'inizio del XX secolo, fu un pioniere della valutazione scientifica dell'outcome chirurgico e dell'impiego dell'outcome del paziente come principio guida e giustificazione dell'intervento chirurgico. Codman era così indignato per l'assenza di tale valutazione al Massachusetts General Hospital che diede le dimissioni per fondare un proprio ospedale, che chiamò "End-Result Hospital". Questo era basato sul concetto, di semplice buon senso secondo Codman, che "ogni ospedale dovrebbe seguire ciascuno dei pazienti abbastanza a lungo da stabilire se il trattamento ha avuto successo oppure no, e quindi indagare 'se no, perché no', nell'ottica di prevenire futuri analoghi insuccessi" (Sharpe, Faden, 1998). Elemento fondamentale: Codman era pronto a prendere in considerazione e, cosa più importante, a rendere pubblico il verificarsi di errori nel trattamento e ad analizzarne le cause (Box 1.1).

Dal 1911 al 1916 furono dimessi dall'ospedale di Codman 337 pazienti e registrati 123 errori. Oltre agli errori, egli registrava le "fatalità chirurgiche", che non era in grado di controllare e che tuttavia riteneva dovessero essere ammesse e rese note al pubblico. Codman era spietato anche con se stesso: dopo aver effettuato accidentalmente la legatura del dotto epatico in un paziente, provocandone la morte, osservò che "aveva compiuto un errore tecnico dei più grossolani, che non era nemmeno riuscito a riconoscere durante l'intervento" (Neuhauser, 2002).

Codman sfidò i suoi colleghi a dimostrare l'efficacia delle loro procedure e a non affidarsi esclusivamente al prestigio della professione per giustificare le proprie azioni. Egli affermava che il solo modo per distinguere un vero chirurgo da un geniale ciarlatano consisteva nell'applicare i metodi scientifici alla valutazione degli outcome. La sua denuncia del grande inganno – consistente nell'anteporre l'*income* (in inglese, guadagno – *N.d.T.*) all'*outcome* – culminò con la presentazione di un grande cartello a un convegno della società di chirurgia locale. Il disegno raffigurava uno struzzo con la testa nascosta sotto un mucchio di uova d'oro, che simboleggiavano le pratiche lucrose minacciate dalla valutazione obiettiva e dalla pubblicazione dei risultati. Questo episodio provocò reazioni indignate, ma Codman, prevedendole, aveva già rassegnato le proprie dimissioni dall'incarico presso il Massachusetts General Hospital.

Box 1.1 Classificazione di Codman per la valutazione dell'insuccesso nei trattamenti

– Errori dovuti a mancanza di conoscenze o abilità tecniche
– Errori dovuti a mancanza di valutazione chirurgica
– Errori dovuti a mancanza di cure o attrezzature
– Errori dovuti a mancanza di capacità diagnostica
– Malattia inguaribile
– Rifiuto del trattamento da parte del paziente
– Fatalità chirurgiche, cioè incidenti e complicazioni non controllabili con le attuali conoscenze

(Da Sharpe, Faden, 1998)

1

Sebbene Codman fosse stato messo al bando e deriso da molti, le sue proposte furono ugualmente adottate dall'American Surgical Society; tuttavia nei "Minimum Standard for Hospitals", istituiti dopo la Prima Guerra Mondiale, mancavano due degli elementi più critici: l'analisi degli outcome e la classificazione degli errori. I Minimum Standard rimasero in vigore fino al 1952, quando furono superati dalla nascita dell'organizzazione che sarebbe infine divenuta la Joint Commission on Accreditation of Healthcare Organizations (JCAHO), il principale ente di accreditamento degli Stati Uniti (Sharpe, Faden, 1998).

Patologie iatrogene

Nei primi decenni del XX secolo la comprensione scientifica delle malattie aveva compiuto notevoli progressi, gli eccessi dei trattamenti eroici erano stati messi a freno, ma i trattamenti efficaci disponibili erano pochi. Nel 1933, iniziando gli studi di medicina, Lewis Thomas osservava che gli obiettivi della formazione erano:

> [...] imparare a riconoscere le entità nosologiche – classificazione, segni, sintomi e dati di laboratorio – e a fare una diagnosi accurata. Il trattamento delle malattie era la parte meno rilevante del corso di studi, quasi del tutto trascurata [...] e non ricordo molti discorsi sul trattamento delle malattie durante i quattro anni della scuola di medicina, salvo da parte dei chirurghi, che perlopiù discutevano della gestione delle lesioni, del drenaggio o dell'asportazione di organi o tessuti infetti e, in misura assai limitata, dell'escissione di tumori. (Thomas, 1984)

Poiché la medicina poteva ottenere risultati relativamente limitati, non sorprende che il danno al paziente fosse scarsamente considerato dalla gente, sebbene Thomas descriva trattamenti da far rizzare i capelli per il delirium tremens, con l'impiego di dosi massicce di paraldeide.

Negli anni Venti, tuttavia, gli effetti potenzialmente dannosi della medicina vennero esplicitamente riconosciuti con l'introduzione dell'espressione "malattia iatrogena" (dal greco *iatrós*, medico, e *génesis*, origine), a indicare una patologia indotta in qualche modo da un medico. Questa espressione sarebbe stata impiegata per la prima volta, nel 1924, nel manuale di psichiatria di Bleuler, con riferimento a un disturbo nervoso indotto da una diagnosi di malattia fatta da un medico (Sharpe, Faden, 1998): per esempio, una diagnosi di cardiopatia poteva rendere il paziente estremamente ansioso e indurre una nevrosi iatrogena. I clinici divennero dunque particolarmente attenti, comunicando le diagnosi ai pazienti, a evitare di angosciarli o deprimerli eccessivamente. Questo ben intenzionato paternalismo è molto distante dall'attuale enfasi posta sulla descrizione dettagliata di tutti i rischi, che naturalmente, come segnalato da Bleuler e altri, comporta a sua volta altri rischi.

Con i progressi della scienza medica della metà del XX secolo, l'espressione malattia iatrogena ha acquistato una portata più ampia, includendo i danni dovuti all'intervento medico di per sé. Un particolare stimolo in questa direzione venne dall'impiego crescente della penicillina e di altri antibiotici: negli anni che seguirono la Seconda Guerra Mondiale vi fu un aumento massiccio delle cure disponibili, dell'uso dei farmaci, del numero dei posti letto e dei trattamenti ospedalieri.

A partire dalla metà degli anni Cinquanta alcuni medici, in particolare David Barr e Robert Moser, iniziarono a rendersi conto dei potenziali rischi associati all'enorme incremento dell'uso e della disponibilità di farmaci. L'articolo di Barr "The hazards of modern diagnosis and therapy" (Barr, 1956) elencava alcuni dei principali rischi, pur considerandoli essenzialmente come un inevitabile prezzo da pagare per il progresso terapeutico. Moser (1959) invece andò oltre, mettendo in evidenza il ricorso eccessivo a terapie mediche, coniando l'espressione *antibiotic abandon* per descrivere l'uso indiscriminato della penicillina. Nel 1959, all'epoca della pubblicazione del suo libro *Diseases of medical progress*, il punto di vista di Moser sulla malattia iatrogena era sensibilmente differente da quello di Barr, poiché egli riteneva che queste malattie del progresso non si sarebbero verificate se fossero state impiegate corrette pratiche terapeutiche. Questa concezione suggeriva che il danno non era interamente un sottoprodotto inevitabile dei successi della medicina, ma poteva essere dovuto anche a pratiche scorrette, nelle quali i trattamenti erano somministrati senza specifica indicazione e senza la dovuta valutazione del rapporto rischio-beneficio. A quel tempo tuttavia, come sottolineano Sharpe e Faden, le valutazioni del rapporto rischio-beneficio erano considerate di competenza del clinico, con una considerazione scarsa o nulla del punto di vista del paziente.

Studi sistematici sui rischi del ricovero ospedaliero

Sebbene fosse stato riconosciuto, il danno iatrogeno era raramente oggetto di studi sistematici. Uno dei primi studi prospettici specifici e sistematici delle complicazioni iatrogene fu condotto da Elihu Schimmel nel 1960-1961 presso la Yale University Medical School. A un esame retrospettivo, benché all'epoca il suo impatto sia stato limitato, questo lavoro può essere considerato una pietra miliare nello studio della qualità e della sicurezza delle cure mediche.

Con l'appoggio del direttore del suo dipartimento, Schimmel riuscì a coinvolgere i giovani medici di tre reparti nella registrazione e nella descrizione di eventi avversi conseguenti a procedure diagnostiche e terapeutiche accettate e istituzionalmente applicate nell'ospedale. L'utilizzo di una precisa definizione di evento avverso esprimeva una concezione assai avanzata, ma lo studio ebbe cura di non attribuire indiscriminatamente all'azione dell'équipe medica qualsiasi danno derivante dai trattamenti: erano escluse le reazioni dovute a errori o a precedenti trattamenti, come pure le situazioni solo potenzialmente dannose. Anche non calcolando gli errori, i risultati evidenziarono che il 20% dei pazienti aveva sperimentato uno o più eventi avversi, tra cui 16 decessi (Box 1.2 e Tabella 1.1). La sintesi di Schimmel presenta una notevole somiglianza, in relazione sia al contenuto sia al tono, con le evidenze delle principali revisioni delle documentazioni di eventi avversi degli anni Ottanta e Novanta. Schimmel osservò che le perdite economiche e i disturbi emotivi sofferti da molti pazienti travalicavano lo scopo dello studio, e tuttavia non potevano essere

1

Box 1.2 I rischi del ricovero ospedaliero

Uno studio prospettico su oltre 1000 pazienti documentò l'incidenza di complicazioni indotte dal ricovero ospedaliero in un servizio di medicina universitario. Gli episodi riportati erano eventi avversi di prestazioni diagnostiche e terapeutiche accettabili. Durante gli otto mesi dello studio si verificarono 240 eventi in 198 pazienti; in 105 pazienti il ricovero fu prolungato da un evento avverso oppure le manifestazioni non si erano risolte alla dimissione. Il 20% dei pazienti ricoverati nei reparti di medicina sperimentò quindi uno o più eventi avversi e il 10% subì un evento prolungato o non risolto. La gravità degli eventi fu minore in 110 casi, moderata in 82 e maggiore in 48, 16 dei quali con esito fatale. La durata totale media della degenza nei pazienti danneggiati risultò di 28,7 giorni contro 11,4 giorni degli altri pazienti. Il rischio di tali episodi è parso direttamente correlato al tempo trascorso in ospedale. Il numero e la varietà di queste reazioni sottolinea le dimensioni e la portata dei rischi cui sono esposti i pazienti ricoverati in ospedale. Una selezione assennata delle misure diagnostiche e terapeutiche può essere effettuata solo conoscendo questi rischi potenziali come pure i benefici conseguibili.

(Adattato da Schimmel, 1964)

considerati complicazioni trascurabili delle cure mediche. Ancora oggi dobbiamo valutare appieno le conseguenze economiche del danno ai pazienti e stiamo a malapena affrontando il trauma emotivo.

Nelle sue conclusioni Schimmel, da un lato, difende la pratica medica, dall'altro, auspica una maggiore attenzione ai suoi rischi. La difficoltà di soppesare potenziali benefici e potenziali danni e la necessità di rivedere e monitorare costantemente il loro rapporto, sia durante il trattamento di un paziente sia in relazione ai progressi della medicina, è espressa con grande chiarezza.

Il dovere classico del medico è sempre stato *Primum non nocere*. La medicina moderna, tuttavia, ha introdotto procedure che non sempre possono essere utilizzate senza danni. Perseguire una sicurezza assoluta significherebbe sostenere il nichilismo terapeutico proprio nel momento in cui le possibilità delle cure mediche sono cresciute al di là di ogni immaginabile previsione. I pericoli delle nuove procedure vanno accettati nella misura

Tabella 1.1 Esempi di eventi fatali

Agente o procedura	Manifestazione dell'evento	Età (anni)	Patologia sottostante
Cistoscopia	Arresto cardiaco	69	Pielonefrite cronica
Toracentesi	Fibrillazione ventricolare	76	Insufficienza cardiaca congestizia
Esofagoscopia	Perforazione	50	Cirrosi
Clisma opaco con bario	Arresto cardiaco	89	Peritonite tubercolare
Eparina (ev)	Emorragia retroperitoneale	66	Ipernefroma
Sonda di Blakemore	Asfissia	59	Cirrosi
Digossina	Fibrillazione ventricolare	40	Cardiopatia reumatica
Sedativi	Polmonite stafilococcica	73	Parkinsonismo

Da Schimmel, 2003. Riproduzione autorizzata da BMJ Publishing Group Ltd

in cui sono generalmente giustificati dai relativi benefici e non dovrebbero precluderne l'utile impiego. Finché non si svilupperanno procedure più sicure, tuttavia, i medici renderanno un miglior servizio ai loro pazienti soppesando ogni procedura sulla base dei suoi obiettivi e rischi, scegliendo solo le procedure di efficacia comprovata ed essendo sempre pronti a modificarle quando danni in atto o imminenti minacciano di annullarne i benefici. (Schimmel, 1964)

Nel 1981 Steel, Gertman, Crescenzi e Anderson si proposero di rivalutare i risultati di Schimmel nel servizio di medicina di un ospedale di terzo livello (Steel et al., 1981). Osservarono che, rispetto a 15 anni prima, il numero e la complessità delle procedure diagnostiche erano notevolmente aumentati, il numero dei farmaci utilizzati era cresciuto e la popolazione dei pazienti era invecchiata. Di 815 pazienti studiati, un incredibile 36% aveva sofferto di malattie iatrogene, che nel 9% dei casi erano state di gravità maggiore in quanto avevano messo a rischio la vita o prodotto disabilità maggiori. La causa principale di effetti avversi era stata l'esposizione a farmaci, tra questi i più pericolosi erano risultati nitrati, digossina, lidocaina, aminofillina ed eparina. Il cateterismo cardiaco, il cateterismo urinario e la terapia endovenosa erano le procedure più frequentemente responsabili di problemi, con conseguenze anche gravi. Le degenze più lunghe erano associate a un rischio più elevato di malattia iatrogena. Steel e colleghi non entrarono nel merito di una valutazione diretta della possibilità di prevenire questi eventi, sottolineando che la loro definizione non implicava colpevolezza. Nonostante ciò affermavano implicitamente, già nel 1981, che molti dei problemi potevano essere prevenuti. Essi auspicarono il monitoraggio degli eventi avversi, specialmente nei reparti di medicina, e l'introduzione di programmi di formazione sulle malattie iatrogene. A trent'anni di distanza le malattie iatrogene e i problemi di sicurezza occupano ancora solo uno spazio modesto in diversi programmi di formazione per medici e infermieri, ma almeno siamo in grado di riconoscere eventi ed effetti avversi in misura molto superiore rispetto al passato.

Nemesi medica

"La professione medica è diventata la principale minaccia per la salute". Con questa frase a effetto inizia il polemico libro di Ivan Illich *Nemesi medica: l'espropriazione della salute* (Illich, 1977). La nemesi rappresenta la vendetta divina sui mortali che hanno comportamenti che gli dei considerano come propria prerogativa. La medicina, secondo Illich, avrebbe cercato di andare al di là dei propri confini, provocando così danni. La sua tesi fondamentale, espressa in numerosi libri, era che molte attività istituzionalizzate hanno effetti controproducenti. In *Descolarizzare la società*, per esempio, Illich affermava che i programmi di istruzione istituzionali privano le persone della curiosità e delle capacità intellettuali, proprio come la medicina le priva delle capacità di autocura e di vita autonoma. Egli sosteneva che i danni ai pazienti non erano solo uno spiacevole effetto collaterale dei trattamenti, destinato a essere infine risolto dai progressi tecnologici e farmacologici: l'unica soluzione era che le persone si opponessero agli interventi medici non necessari e alla medicalizzazione della vita.

1

Illich descriveva tre forme di effetti iatrogeni.
* Iatrogenesi clinica: il danno diretto provocato ai pazienti.
* Iatrogenesi sociale: l'uso eccessivo della medicina per risolvere i problemi della vita che incoraggia le persone a diventare consumatrici di medicina, invece di impegnarsi nel modificare la propria salute e il proprio ambiente.
* Iatrogenesi culturale: processo culturalmente mediato che mina in profondità la capacità delle persone di affrontare la malattia e la morte. La comune sofferenza e l'esperienza della vita e della morte diventano quindi prodotti, malattie che richiedono trattamento invece di vita da vivere e sperimentare: la "paralisi delle risposte di salute alla malattia e alla sofferenza", secondo una famosa frase di Illich.

All'inizio del XXI secolo alcuni aspetti di questa critica hanno perso forza. Lungi dal tentare di medicalizzare la vita, i medici sono ora in ritirata di fronte alle domande e alle irragionevoli aspettative cui sono chiamati a dare risposta. Tuttavia, per quanto concerne la iatrogenesi clinica, Illich ha dimostrato notevole lungimiranza, sebbene le cause del danno iatrogeno ci appaiano oggi diverse da quelle da lui suggerite. Egli raccolse una consistente lista di capi d'accusa contro la medicina e la professione medica, includendo nella sua critica la mancanza di prove a favore della medicina ad alta tecnologia, l'evidenza di trattamenti inutili o non necessari e le lesioni provocate da medici. Dopo una rassegna degli studi esistenti sugli effetti avversi dei farmaci, sugli incidenti in ospedale e sui rischi del ricovero, concludeva:

> La sofferenza, le disfunzioni, le disabilità e l'angoscia derivanti dall'intervento della tecnica medica rivaleggiano oggi con la morbilità dovuta al traffico, agli incidenti sul lavoro e persino alle attività connesse alla guerra, e fanno dell'impatto della medicina una delle epidemie a più rapida diffusione del nostro tempo. Tra i crimini istituzionali, solo la moderna malnutrizione colpisce più persone della malattia iatrogena nelle sue varie manifestazioni. (Illich, 1977)

Per il linguaggio incendiario e il suo attacco indiscriminato al mondo della medicina, Illich non poteva attirarsi la simpatia delle professioni mediche e infermieristiche. Nel 1997 John Bunker, che ha condotto alcuni dei primi studi sulla chirurgia potenzialmente inutile, scriveva che all'epoca della sua pubblicazione aveva considerato *Nemesi medica* un attacco disinformato e irresponsabile alla professione medica (Bunker, 1997). Egli osservava che il messaggio più sottile e importante di Illich sui pericoli della iatrogenesi sociale e culturale era allora stato probabilmente frainteso. Le tesi di Illich sui poteri di guarigione dell'amicizia, sull'autonomia personale, sulle reti e sulle relazioni sociali e sull'importanza di questi fattori per una vita piena e sana sembrano oggi straordinariamente anticipatrici. A differenza che negli anni Settanta, esiste oggi un'ampia letteratura sull'importanza per la salute dei fattori psicologici e sociali ed è generalmente accettata l'importanza della responsabilità personale in materia di salute.

Lo specifico contributo di Illich alla crescita graduale della letteratura sul danno al paziente è consistito nella ferocia della sua argomentazione e nella sfida da lui lanciata alla medicina e alla professione medica. Altri avevano studiato e descritto i pericoli dei farmaci e delle terapie, ma Illich andò molto oltre, suggerendo che il sistema sanitario costituisse in realtà una minaccia per la salute paragonabile a quelle del traffico e degli incidenti sul lavoro. Come vedremo nel prossimo capitolo, questa denuncia, considerata a quell'epoca oltraggiosa e incendiaria, riapparirà in serissimi documenti ufficiali verso la fine del XX secolo.

Bibliografia

Barr DP (1956) Hazards of modern diagnosis and therapy – the price we pay. Journal of the American Medical Association, 159:1452-1456

Bunker JP (1997) Ivan Illich and the pursuit of health. Journal of Health Services Research and Policy, 2:56-59

Chantler C (1999) The role and education of doctors in the delivery of healthcare. The Lancet, 353:1178-1181

Illich I (1977) Limits to Medicine. Medical Nemesis: The Expropriation of Health. Pelican Books, London (Ed. it. Nemesi medica. L'espropriazione della salute. Mondadori, Milano 1977)

Jarvis WR (1994) Handwashing – the Semmelweis lesson forgotten? The Lancet, 144:1311

Moser RH (1959) Diseases of Medical Progress. Charles C Thomas, Springfield IL

Neuhauser D (2002) Ernest Amory Codman MD. Quality & Safety in Health Care, 11(1):104-105

Porter R (1999) The Greatest Benefit to Mankind. A Medical History of Humanity from Antiquity to the Present. Fontana Press, London

Schimmel EM (1964) The hazards of hospitalisation. The Annals of Internal Medicine, 60:100-110

Schimmel EM (2003) The hazards of hospitalization. Quality & Safety in Health Care, 12(1):58-63

Sharpe VA, Faden AI (1998) Medical Harm. Historical, Conceptual and Ethical Dimensions of Iatrogenic Illness. Cambridge University Press, Cambridge

Steel K, Gertman PM, Crescenzi C, Anderson J (1981) Iatrogenic illness on a general medical service at a university hospital. New England Journal of Medicine, 304(11):638-642

Thomas L (1984) The Youngest Science. Oxford University Press, Oxford

L'errore medico e il danno al paziente sono stati descritti e studiati per oltre un secolo. A eccezione di pochi isolati pionieri, tuttavia, le professioni mediche e infermieristiche non sono parse consapevoli dell'entità e della gravità del problema o, se anche lo erano, non si sono dimostrate preparate a riconoscerlo. Uno dei grandi successi degli ultimi dieci anni è che l'errore medico e il danno al paziente sono oggi riconosciuti e discussi pubblicamente dai professionisti della sanità, dai responsabili politici e dal pubblico.

In precedenza l'errore medico era raramente portato a conoscenza dei pazienti, quasi mai menzionato nelle riviste mediche e nemmeno preso in considerazione dalle autorità; le ricerche sulla sicurezza in medicina erano viste, nella migliore delle ipotesi, come argomenti marginali e, nella peggiore, come sconvenienti. Il fatto che migliaia, probabilmente milioni, di persone venissero danneggiate senza necessità e che un'enorme quantità di denaro andasse sprecata sembrava sfuggire a tutti. Alla luce della nostra attuale comprensione del problema, questa situazione appare davvero strana. È come se un'epidemia stesse facendo strage in un paese senza che nessuno se ne accorga o si prenda il disturbo di indagare.

Negli anni Ottanta le ricerche disponibili erano così poche che, passando in rassegna la letteratura esistente, ebbi a suggerire nel titolo di un articolo che la mancanza di attenzione della ricerca nei confronti degli incidenti e della negligenza in medicina, costituiva di per se stessa una forma di negligenza (Vincent, 1989). Nel 1990 il direttore del *British Medical Journal* si pronunciò a favore di uno studio sull'incidenza degli eventi avversi e fu aspramente criticato dal presidente di una società medica per aver attirato l'attenzione dei mass media sull'errore in medicina (Smith, 2000). Nel 1990 Medline, uno dei principali database sulla ricerca medica, non aveva nemmeno una voce specifica per indicizzare l'errore in medicina. Dalla metà degli anni Novanta, tuttavia, il numero degli articoli su temi connessi all'errore e alla sicurezza è cresciuto esponenzialmente, e ogni anno diverse centinaia di titoli sono elencate sotto la voce "medical error". Nel 2000 il *British Medical Journal* ha dedicato un intero numero a questo tema (Leape, Berwick, 2000), con l'esplicito intento di porlo al centro dell'indagine accademica e clinica. Molte altre importanti riviste mediche hanno seguito l'esempio, con articoli di rilievo e rubriche sulla sicurezza del paziente.

La sicurezza del paziente. Charles Vincent
© Springer-Verlag Italia 2011

2

Come ha fatto la sicurezza del paziente a evolvere ed emergere fino ad assumere l'attuale importanza? Sarà più facile comprendere questo tema esaminandone lo sviluppo come specifico insieme di idee e iniziative in un preciso contesto storico. Comprendere le origini della sicurezza del paziente e i fattori che l'hanno influenzata è fondamentale per comprenderne i caratteri peculiari e il ruolo nel quadro generale dell'assicurazione e del miglioramento della qualità, di cui parleremo nel prossimo capitolo. Naturalmente vi sono sempre stati medici e infermieri che, oltre a essere consapevoli del problema della sicurezza nello svolgimento della propria attività, hanno anche lavorato per migliorare la sicurezza complessiva dell'assistenza sanitaria. Tuttavia, il più ampio movimento per la sicurezza è stato orientato e plasmato anche da altri fattori, tra i quali il movimento generale per il miglioramento della qualità delle cure, i dibattiti sulla natura dell'errore, alcuni casi clamorosi, i contributi da parte della psicologia, della disciplina nota come ergonomia cognitiva e delle attività ad alto rischio, le denunce e le pressioni da parte dei pazienti, dell'opinione pubblica e delle autorità.

Miglioramento della qualità dell'assistenza sanitaria

Se non fossero stati compiuti sostanziali progressi nella comprensione e nella pratica del miglioramento della qualità, molto difficilmente sarebbero emersi i più forti argomenti a sostegno della sicurezza del paziente. Sebbene Ernest Codman sia stato uno dei pochi clinici a esaminare esplicitamente gli errori (nel contesto della chirurgia), vi sono molti altri esempi di iniziative pionieristiche sulla qualità all'inizio del XX secolo. Per esempio, nel 1928 il Department of Health britannico istituì un comitato per esaminare la morbilità e la mortalità materne, sollecitando indagini confidenziali su 5800 casi (Kerr, 1932). Ciò stimolò un personaggio notevole, il Medical Officer of Health Andrew Topping, a realizzare un proprio programma, che divenne noto come "Rochdale experiment". A quell'epoca nella città industriale di Rochdale si registravano 9 casi di mortalità materna ogni 1000 parti. Topping istituì reparti pre-natali, incontri tra ostetriche e medici di famiglia, un reparto per la febbre puerperale e un posto di primario di ostetricia, e sostenne queste iniziative con programmi di formazione e conferenze pubbliche. Nel giro di cinque anni la mortalità si ridusse all'1,7 per 1000 (Oxley et al., 1935). Negli anni successivi nel Regno Unito furono pubblicati sporadicamente rapporti nazionali sulla mortalità materna, ma i progressi apparivano piuttosto casuali. Infine fu istituita la Confidential Enquiry into Maternal Deaths, che, a partire dal 1952, ha pubblicato rapporti triennali sulle morti materne e indagato sulle loro cause e sui modi per prevenirle (Sharpe, Fade, 1998). Analoghe indagini sono oggi condotte sui decessi in seguito a interventi chirurgici, sui casi di natimortalità e su omicidi e suicidi (Vincent, 1993).

All'inizio degli anni Settanta era chiaro che esistevano notevoli differenze nella qualità delle cure a seconda delle aree geografiche: a quell'epoca, per esempio, negli Stati Uniti una particolare condizione medica poteva essere trattata di routine con la chirurgia in uno Stato, mentre ciò non si verificava mai in uno Stato vicino con una popolazione analoga (Wennberg, Gittleshon, 1973). Queste differenze suggerivano problemi di qualità, ma in larga misura l'impulso a esaminarle, soprattutto negli Stati Uniti, scaturiva da considerazioni di natura economica più che dal danno causato da interventi chirurgici non necessari.

Furono anche compiuti sforzi per migliorare i processi e l'organizzazione della sanità ispirandosi alla pratica e ai metodi di assicurazione della qualità adottati nell'industria manifatturiera, come il miglioramento continuo della qualità, le tecniche di qualità totale, il *re-engineering* dei processi aziendali e i circoli della qualità. Tali metodi erano stati largamente applicati in Giappone e talvolta si attribuiva loro lo sviluppo dell'alta qualità e dell'affidabilità dell'industria automobilistica nipponica. Questi approcci combinano l'attenzione e la fiducia nei dati, come base per il miglioramento della qualità, con la valorizzazione delle idee e della creatività del personale per stimolare il cambiamento, valutarne gli effetti e sostenerlo (Langley et al., 1996).

Gli enti regolatori e gli ordini professionali indagavano e intervenivano sui reclami nei confronti di professionisti della sanità, sebbene in Gran Bretagna ciò raramente si estendesse a una valutazione della competenza clinica. Sorprendentemente, solo nel 1995 il General Medical Council fu finalmente incaricato, con un atto parlamentare, di investigare le competenze cliniche dei medici così come la loro condotta generale (HMG, 1995). Prima di allora, una condotta sessuale trasgressiva poteva provocare le ire del Council, ma la competenza non rientrava nel suo ambito di intervento.

I medici e gli altri membri del personale sanitario erano, come sempre, tenuti a fornire un'assistenza di alta qualità ai singoli pazienti. Tuttavia, la qualità complessiva del sistema non era affar loro; essi volevano essere lasciati liberi di gestire a modo loro i propri pazienti. Il postulato di molti era che la qualità costituiva il risultato naturale del lavoro coscienzioso di clinici fortemente motivati, mentre i problemi di qualità erano dovuti a occasionali "mele marce". Ancora nel 1984 Robert Maxwell doveva spiegare che un'onesta preoccupazione per la qualità, per quanto genuina, non è la stessa cosa di una valutazione metodica basata su prove affidabili (Maxwell, 1984). Era ancora scarsamente compreso che una qualità insufficiente può non essere dovuta a "mele marce", ma essere intrinseca proprio alle strutture e ai processi dello stesso sistema sanitario.

I progressi realizzati nel Regno Unito nell'ultimo decennio sono stati ben sintetizzati nella descrizione che ne hanno fatto Kieran Walshe e Nigel Offen nel loro rapporto sul contesto in cui si erano sviluppati gli eventi del Bristol Royal Infirmary (Walshe, Offen, 2001):

Tra il 1984 e il 1995 il ruolo del miglioramento della qualità nel National Health Service britannico si è trasformato.
All'inizio di quel periodo [...] i clinici partecipavano a una serie di attività informali e semiformative volte a migliorare la qualità della pratica medica, ma poche organizzazioni sanitarie, o forse nessuna, avrebbero potuto affermare di possedere un approccio sistematico alla misurazione e al miglioramento della qualità. Inoltre numerosi clinici e molte organizzazioni professionali erano dichiaratamente disinteressati, scettici o addirittura attivamente ostili nei confronti dell'idea che attività sistematiche e formalizzate per il miglioramento della qualità potessero essere di grande beneficio per la sanità.
Dieci anni dopo molto era cambiato. Numerose iniziative nazionali e locali per la qualità [...] avevano stimolato un grande fervore di attività: praticamente tutte le organizzazioni

sanitarie avevano istituito sistemi di audit clinico o di miglioramento della qualità e la cultura era sostanzialmente cambiata. Era diventato normale mettere in discussione e cercare di migliorare le pratiche cliniche, ciò che sarebbero stato difficile, se non impossibile, un decennio prima. (Walshe, Offen, 2001)

Gli sviluppi descritti da Walshe e Offen per la Gran Bretagna ebbero parallelamente luogo in altri sistemi sanitari, anche se con accentuazioni e ritmi differenti. Naturalmente possiamo qui delineare solo molto schematicamente l'evoluzione dell'assicurazione della qualità in sanità. Dovrebbe comunque risultare chiara la linea di sviluppo fondamentale. Tra gli anni Ottanta e l'inizio dei Novanta, prima della piena affermazione della sicurezza del paziente, la consapevolezza dell'importanza del miglioramento sistematico della qualità crebbe in modo massiccio. Clinici, amministratori e decisori politici iniziarono a comprendere che la qualità non era solo un'altra iniziativa d'immagine governativa, da sopportare per qualche mese, ma che era destinata a durare. Ciò offrì un supporto e un contesto essenziali per la successiva analisi critica del danno prodotto dall'assistenza sanitaria.

Imparare dagli errori

Nel 1983 il professore di medicina Neil McIntyre e il filosofo Karl Popper pubblicarono un articolo intitolato "The critical attitude in medicine: the need for a new ethics", che invitava i clinici a ricercare attivamente gli errori e a utilizzarli per far progredire sia la propria personale conoscenza sia quella medica generale. Questo articolo presenta una ricchezza di idee quasi incredibile, che si estende dall'etica alla filosofia della scienza, dalla relazione medico paziente alle propensioni all'errore e al dubbio, dai codici professionali ai metodi per accrescere la qualità delle cure. È impossibile riassumere qui tutti gli argomenti trattati, ma i due brani seguenti illustrano alcuni dei temi principali.

Imparare solo dai propri errori sarebbe un processo lento e penoso e comporterebbe un prezzo ingiustificato per alcuni pazienti. Le esperienze devono essere condivise, in modo che i medici possano imparare anche dagli errori degli altri. Ciò richiede la disponibilità ad ammettere di avere sbagliato e a discutere i fattori che possono essere stati responsabili dell'errore. È quindi necessario un atteggiamento critico nei confronti del proprio lavoro e di quello altrui.
Nessun tipo di fallibilità è più importante e meno compreso della fallibilità nella pratica medica. La possibilità che i medici commettano errori dannosi è largamente negata, forse perché così fortemente temuta [...] Medici e chirurghi sono spesso restii anche a identificare, e tanto meno a registrare, l'errore nella pratica clinica, probabilmente perché sanno [...] che l'errore deriva dall'ignoranza o dall'inettitudine tanto propria quanto dei colleghi. Ma gli errori devono essere registrati e analizzati, se vogliamo scoprire perché si verificano e come potrebbero essere prevenuti. (McIntyre, Popper, 1983)

L'appello a imparare dagli errori è strettamente correlato alla filosofia della scienza di Popper, secondo la quale la conoscenza scientifica è intrinsecamente provvisoria e il progresso della scienza dipende, almeno in parte, dal riconoscimento dei difetti delle teorie accettate. Popper sostiene che – anche se la visione tradizionale secondo la quale la conoscenza cresce attraverso l'accumularsi dei fatti è in parte vera – i progressi spesso giungono attraverso il riconoscimento dell'errore, abbattendo vecchie conoscenze e teorie sbagliate. Secondo tale visione, l'errore diventa qualcosa di prezioso, una risorsa e una pista per il progresso, sia scientifico sia clinico. Molti famosi scienziati, come Peter Medawar, sono stati profondamente influenzati da Popper nel loro approccio a fondamentali problemi scientifici, trovando creativo e liberatorio l'accento posto sull'ipotesi e sulla congettura (Medawar, 1969).

McIntyre e Popper (1983) sostengono che essere un'autorità, nel senso di una fonte di conoscenza informata e affidabile, è spesso considerato un ideale professionale sia nella scienza sia nella medicina; tuttavia, questa visione idealizzata dell'autorità è tanto erronea quanto pericolosa. L'autorità tende a diventare importante in quanto tale; non ci si aspetta che sbagli, e se lo fa, i suoi errori tendono a essere coperti per sostenere il principio di autorità. Così gli errori vengono nascosti e le conseguenze di tale tendenza possono essere peggiori di quelle degli errori occultati.

Non viene qui messa in discussione solo l'autorità scientifica, ma ogni genere di autorità professionale. In medicina ciò significa che, sebbene sia giusto rispettare la conoscenza e l'esperienza dei clinici più anziani, questi non andrebbero considerati come "autorità", nel senso di essere immancabilmente nel giusto. Un ambiente nel quale il personale sanitario più giovane non riesce a mettere in discussione le decisioni e le azioni del personale più anziano è profondamente pericoloso per i pazienti. Vi sono, naturalmente, numerosi ostacoli a una comunicazione più libera e lo spirito di Karl Popper potrebbe non essere di grande aiuto ai malcapitati giovani medici quando un autoritario primario posa su di loro il suo sguardo malevolo. La concezione dell'errore di Popper, tuttavia, invita a ricordare costantemente che l'errore e il dubbio non rispettano lo status professionale.

Ricordarsi che si può sbagliare e che un senso assoluto di sicurezza può essere altamente fuorviante non è facile. Gerd Gigerenzer consiglia di ricordare sempre quella che definisce "legge di Franklin", con riferimento alla frase di Benjamin Franklin che nella vita nulla è certo tranne la morte e le tasse (Gigerenzer, 2002). La legge di Franklin richiama la nostra attenzione sulla fallibilità e sull'incertezza, consentendoci di rivalutare costantemente certezze apparenti, sicuri che alcune di esse si riveleranno infondate!

Tragedie e opportunità di cambiamento

L'esperta giornalista medica del *Boston Globe* Betsy Lehman morì per un sovradosaggio di farmaci durante la chemioterapia. A Willie King fu amputata la gamba sbagliata. Ben Kolb aveva otto anni quando morì a causa di un'interazione tra farmaci nel corso di un "banale" intervento chirurgico. Questi terrificanti casi che hanno fatto scalpore sono solo la punta dell'iceberg. (Kohn et al., 1999: brano iniziale del rapporto *To Err is Human* dell'Institute of Medicine statunitense).

Alcuni casi "famosi" assumono particolare rilievo e suscitano reazioni complesse. Nell'introduzione al loro rapporto, *A Tale of Two Stories: Contrasting Views of Patient*

2

Safety, Cook, Woods e Miller (1998) descrivono alcuni casi particolarmente funesti e propongono importanti commenti sulla percezione di queste vicende da parte dell'opinine pubblica.

Il caso di Willie King in Florida, divenuto il "caso della gamba sbagliata", calamita il nostro terrore collettivo dell'intervento chirurgico sul sito sbagliato. La morte di Libby Zion ha messo in evidenza non solo il pericolo dell'interazione tra farmaci, ma anche i problemi legati agli orari di lavoro e alla supervisione dei medici interni, incarnando la nostra paura di finire nelle mani di medici oberati, stanchi o alle prime armi, senza adeguata supervisione. Casi clamorosi come questi fungono da punti di riferimento nel dibattito sul sistema sanitario e sulla sicurezza del paziente; proprio per tale motivo, le reazioni a queste tragiche perdite diventano ostacoli o opportunità rispetto all'incremento della sicurezza. (Cook et al., 1998).

Cook, Woods e Miller proseguono sostenendo che il resoconto pubblico di questi episodi è generalmente una grossolana supersemplificazione di ciò che è realmente accaduto e che, per comprendere il processo complesso e dinamico dell'assistenza sanitaria, è altrettanto importante indagare i casi di routine e le storie di successo. Questi casi disastrosi, tuttavia, finiscono per costituire il simbolo della paura di un fallimento più generalizzato del sistema sanitario, provocando crescenti preoccupazioni riguardo agli errori medici. Forse non si tratta solo di trovare un medico bravo e affidabile. Forse è il sistema stesso a essere pericoloso? Tali preoccupazioni aumentano a dismisura quando vi sono forti evidenze di problemi cronici in un servizio e si verifica una serie di tragici decessi. Ciò è ben esemplificato dagli eventi che condussero all'inchiesta ufficiale sulla cardiochirurgia infantile del Bristol Royal Infirmary (Box 2.1)

È difficile sovrastimare l'impatto degli eventi di Bristol sui professionisti della sanità e sull'opinione pubblica nel Regno Unito. Il direttore del *British Medical Journal* pubblicò un editoriale intitolato "All changed, changed utterly. British medicine will be transformed by the Bristol case" (Tutto è cambiato, completamente cambiato. La medicina britannica sarà trasformata dal caso di Bristol), nel quale metteva in evidenza una serie di punti importanti, e in particolare l'impatto sulla fiducia delle persone nei medici (Smith, 1998). La successiva inchiesta diretta dal professor Ian Kennedy avrebbe potuto essere recriminatoria e lacerante, ma in realtà conseguì il notevole risultato di trarre dal disastro e dalla tragedia un positivo e lungimirante cambiamento.

Considerata la mole del rapporto dell'inchiesta, possiamo qui solo sottolineare alcuni punti di carattere generale circa l'importanza del caso Bristol per la sicurezza dei pazienti. Per tutte le persone coinvolte la tragedia fu innegabile e l'attenzione dei media fu implacabile e prolungata. Risultò del tutto evidente che una pratica clinica di routine, sebbene altamente specializzata e complessa, poteva essere inadeguata fino a diventare pericolosa. La pressione per una valutazione trasparente delle performance chirurgiche, e dei risultati della sanità in generale, fu enorme e la questione dell'errore e della fallibilità umana in medicina divenne oggetto di pubblico dibattito (Treasure, 1998).

È degno di nota che l'inchiesta adottò fin dall'inizio un approccio sistemico nell'analizzare ciò che era avvenuto: performance scadenti ed errori furono visti tanto

Box 2.1 Gli eventi all'origine dell'inchiesta di Bristol

Verso la fine degli anni Ottanta, alcuni membri del personale clinico del Bristol Royal Infirmary iniziarono a sollevare preoccupazioni circa la qualità degli interventi di cardiochirurgia pediatrica eseguiti da due chirurghi. In sostanza, si osservava che i risultati della cardiochirurgia pediatrica erano inferiori a quelli di altre unità specialistiche e che la mortalità era sostanzialmente superiore a quella registrata in analoghe unità. Tra il 1989 e il 1994 su questo problema si sviluppò nell'ospedale un continuo conflitto tra chirurghi, anestesisti, cardiologi e amministratori. Fu infine raggiunto un accordo, in base al quale sarebbe stato nominato un chirurgo specialista in cardiochirurgia pediatrica e, nel frattempo, sarebbe stata sospesa l'esecuzione di alcuni tipi di interventi. Nel gennaio 1995, prima della nomina del cardiochirurgo pediatrico, fu programmato un intervento chirurgico su un bambino, Joshua Loveday, contro il parere degli anestesisti, di alcuni chirurghi e del Department of Health. Il bambino morì e ciò determinò il blocco degli interventi chirurgici, l'avvio di un'inchiesta esterna e una grande attenzione da parte dei media locali e nazionali.

I genitori di alcuni bambini presentarono denunce al General Medical Council, che nel 1997 esaminò i casi di 53 bambini, dei quali 29 erano morti e 4 avevano riportato un pesante danno cerebrale. Tre medici furono riconosciuti colpevoli di gravi mancanze professionali e due furono radiati dall'albo.

Il Department of Health ordinò immediatamente un'inchiesta, costata 14 milioni di sterline, diretta dal professor Ian Kennedy. L'inchiesta iniziò nell'ottobre 1998 e il suo rapporto, pubblicato nel luglio 2001, conteneva quasi 200 raccomandazioni.

(Da Walshe, Offen, 2001. Riproduzione autorizzata da BMJ Publishing Group Ltd)

come il prodotto di sistemi che non avevano funzionato bene, quanto come il risultato di specifiche condotte individuali (Bristol Royal Infirmary, 2001). In pratica, mentre la maggior parte delle inchieste analoghe era partita dall'interrogatorio dei chirurghi coinvolti, il gruppo di lavoro del professor Kennedy iniziò esaminando il contesto complessivo, per passare solo gradualmente agli eventi specifici e alle responsabilità individuali. Questo approccio rivelò in modo assai più efficace il ruolo dei fattori contestuali e sistemici e dimostrò che le azioni dei singoli erano influenzate e imposte dall'organizzazione complessiva e dall'ambiente. Di conseguenza il caso di Bristol finì per esemplificare problemi più ampi nell'ambito del National Health Service e le conclusioni dell'inchiesta risultarono applicabili a livello generale. Le raccomandazioni del rapporto riguardavano la chiara e onesta comunicazione del rischio ai pazienti, le modalità della comunicazione e del supporto al paziente, la procedura per il consenso informato, la necessità di una risposta appropriata agli eventi tragici, il ruolo vitale del lavoro di gruppo, il monitoraggio della qualità delle cure, il ruolo della regolamentazione e una quantità di altri fattori.

Molti altri paesi hanno avuto i loro Bristol. Per esempio il Canada ha sperimentato un'analoga clamorosa tragedia nel servizio di cardiologia pediatrica di Winnipeg. Jan Davies, il principale consulente clinico di quell'inchiesta, tracciò precisi parallelismi tra Winnipeg e uno dei più gravi disastri aerei verificatosi a Dryden (Davies, 2000), auspicando che entrambi gli eventi determinassero duraturi cambiamenti del sistema complessivo.

2

Studio della sicurezza dell'anestesia: progettare una soluzione

Mentre i responsabili del miglioramento della qualità in sanità hanno teso a prendere a modello il miglioramento dei processi industriali, i ricercatori e i responsabili della sicurezza del paziente hanno tratto ispirazione dai settori ad alto rischio, come l'aviazione, l'industria chimica e quella nucleare, nei quali l'attenzione per la sicurezza è oggetto di una focalizzazione specifica, rafforzata da potenti enti regolatori esterni. Le industrie hanno effettuato grossi investimenti su ergonomia e fattore umano, un ambito che incorpora anche aspetti di psicologia ed esperienze acquisite in attività critiche dal punto di vista della sicurezza. Molti sviluppi di rilievo sulla psicologia dell'errore hanno avuto origine da studi sui principali incidenti avvenuti in queste complesse attività. L'assistenza sanitaria ne ha tratto alcune importanti lezioni, acquisendo una comprensione molto più sofisticata della natura degli errori e degli incidenti e un approccio più ponderato e costruttivo alla prevenzione e alla gestione dell'errore. Questi temi saranno affrontati in maggiore dettaglio nei successivi capitoli; per il momento ci limiteremo a presentare la scena per dimostrare l'importanza di tale linea di lavoro per la sicurezza del paziente.

In questo settore uno dei veri pionieri è stato Jeffrey Cooper. Formatosi originariamente come bioingegnere, nel 1972 fu assunto dal Massachusetts General Hospital per lavorare allo sviluppo di apparecchiature per i ricercatori in campo anestesiologico (Cooper et al., 1978; Cooper et al., 1984; Gawande, 2002). Osservando gli anestesisti al lavoro in sala operatoria, egli constatò quanto scadente fosse la progettazione delle apparecchiature per anestesia e quanto queste favorissero l'errore. Per esempio, una rotazione in senso orario di una manopola riduceva la concentrazione di un potente anestetico in alcune macchine, mentre la aumentava in altre: una vera ricetta per disastri. Il lavoro di Cooper si estese ben al di là del più tradizionale approccio all'incidente in anestesia, in quanto esaminò gli errori e gli eventi in questo settore da un punto di vista specificamente psicologico, esplorando sia gli aspetti clinici sia le cause di errore psicologiche e ambientali, come l'inesperienza, la stanchezza e lo stress.

L'articolo di Cooper e colleghi del 1984 fornisce un'analisi notevolmente sofisticata dei numerosi fattori che contribuiscono agli errori e agli eventi avversi e costituisce il fondamento di molti lavori successivi sulla sicurezza in anestesia. Contrariamente all'ipotesi prevalente che le fasi iniziali dell'anestesia fossero le più pericolose, Cooper scoprì che la maggior parte degli eventi si verificava nel corso degli interventi, quando la vigilanza dell'anestesista tendeva più facilmente a calare. I problemi più importanti riguardavano errori nella gestione della ventilazione del paziente, come disconnessioni non rilevate e sbagli nella gestione delle vie aeree o dell'apparecchiatura per anestesia. Cooper esaminò anche i fattori che potevano aver favorito un errore, quali stanchezza e insufficiente esperienza.

Riflettendo sull'impatto degli studi condotti in questo campo, Cooper (1994) ha in seguito osservato che questi sembrano aver indotto la comunità degli anestesisti a riconoscere la frequenza dell'errore umano. Il lavoro di Cooper provocò molto dibattito ma ebbe pochi effetti pratici fino al 1982, quando fu eletto presidente della American Society of Anaesthesiologists Ellison Pierce. La figlia di un suo amico era morta sotto anestesia durante l'estrazione di un dente del giudizio; questo caso spronò Pierce a convincere i colleghi che era possibile ridurre la mortalità per anestesia da 1 su 10 000, qual era allora, all'attuale tasso assai più contenuto (Gawande, 2002). Insieme all'ostetricia, l'anestesia aprì la strada a un approccio sistematico per la riduzione del danno, anticipando il più ampio movimento per la sicurezza del paziente del decennio successivo (Gaba, 2000).

Errori in medicina

Nel 1994 il tema degli errori in medicina era in larga misura confinato, con alcune notevoli eccezioni, all'anestesia. Un articolo preveggente e basilare di Lucian Leape (1994), tuttora ampiamente citato, affrontò di petto la questione dell'errore in medicina e attirò l'attenzione su alcune prospettive del tutto innovative. Leape iniziava osservando che, secondo numerosi studi, i tassi di errore in medicina erano particolarmente elevati, che l'errore era un argomento con una forte carica emotiva e che la medicina doveva ancora affrontare l'errore in modo serio, analogo a quello utilizzato da altre attività critiche dal punto di vista della sicurezza. Egli sostenne inoltre che la prevenzione dell'errore in medicina aveva seguito tipicamente quello che definì "modello della perfettibilità". Secondo tale modello, se motivati e ben addestrati, medici e infermieri non dovrebbero commettere errori; se li commettono, le sanzioni di tipo morale o disciplinare sarebbero il rimedio più efficace e contrasterebbero futuri sbagli. Leape così sintetizza questo approccio:

> Le culture professionali della medicina e dell'infermieristica tipicamente utilizzano il biasimo per incoraggiare prestazioni corrette. Gli errori sono causati dalla mancanza di un'adeguata attenzione o, peggio, dalla mancanza di diligenza nell'accertarsi di agire correttamente. (Leape, 1994)

Rifacendosi alla psicologia dell'errore e della performance umana, Leape confutava questa impostazione per diversi motivi. Molti errori spesso sfuggono al controllo cosciente dell'individuo; essi sono scatenati da un'ampia gamma di fattori, che a loro volta spesso sfuggono al controllo dell'individuo. I sistemi che fanno assegnamento su performance esenti da errori sono destinati all'insuccesso, poiché sono sforzi reattivi di prevenzione dell'errore basati sulla disciplina e sull'addestramento. Leape sosteneva che, per avere successo nel ridurre gli errori in ambito ospedaliero, medici, infermieri, farmacisti e amministratori avrebbero dovuto cambiare sostanzialmente il proprio modo di pensare riguardo agli errori (Leape, 1994).

Leape si richiamava ad alcuni concetti centrali di psicologia cognitiva, in particolare all'opera di Jens Rasmussen e James Reason (esaminati in dettaglio nel Capitolo 4). Reason si era occasionalmente occupato della questione dell'errore in medicina (Eagle et al., 1992; Reason, 1993), ma il suo lavoro fu portato all'attenzione dei professionisti della sanità dall'articolo di Lucian Leape pubblicato su un'importante rivista medica. Leape affermava che le soluzioni del problema dell'errore medico non andavano ricercate principalmente nell'ambito della medicina, ma in discipline come psicologia ed ergonomia cognitiva. Egli avanzava proposte per la riduzione dell'errore che tenevano conto dei limiti e della fallibilità della natura umana e facevano più affidamento sul cambiamento delle condizioni di lavoro che sull'addestramento.

Cooper e Leape non sono stati i soli autori ad aver compreso l'importanza di psicologia ed ergonomia cognitiva per individuare il danno al paziente e l'errore medico nella fase iniziale. Per esempio, il libro di Marilyn Bogner *Human error in medicine* (1994) contiene numerosi utili e importanti contributi di David Woods, Richard Cook, Neville Moray e altri; James Reason ha articolato la sua teoria degli incidenti e discusso la sua applicazione in medicina in un capitolo di *Medical Accidents* (Vincent et al., 1993). Cooper e Leape, tuttavia, hanno avuto un'influenza di particolare rilievo; da un punto di vista generale, hanno chiarito che alcune caratteristiche essenziali della sicurezza del paziente dipendono dal riconoscimento dell'importanza della psicologia e delle lezioni da trarre da altre attività critiche dal punto di vista della sicurezza.

Contenziosi e gestione del rischio

Fino a tempi relativamente recenti, i contenziosi erano considerati un problema finanziario e legale; i pazienti che intentavano causa erano spesso visti come persone difficili o incattivite e i medici disposti ad aiutarli come personaggi professionalmente e spesso personalmente sospetti. Solo gradualmente coloro che si occupavano del problema giunsero a comprendere che il contenzioso era in realtà un riflesso del ben più serio problema sottostante del danno ai pazienti. Per tale ragione, il contenzioso fa parte della storia della sicurezza del paziente.

I contenziosi connessi a casi di negligenza si susseguono regolarmente da oltre 150 anni, accompagnati da preoccupazioni sulla fiducia della gente nei medici e spesso da cronache giornalistiche ed esami di coscienza, talvolta di natura piuttosto isterica. Il contenzioso in medicina risale alla metà del XIX secolo, quando l'allentamento dei codici professionali e la liberalizzazione del mercato, sia nei servizi medici sia in quelli legali, alimentarono contemporaneamente il declino degli standard in medicina, l'insoddisfazione dei pazienti e la disponibilità degli avvocati a intentare cause. Negli Stati Uniti, tra il 1840 e il 1860 i casi di negligenza crebbero di dieci volte e le riviste mediche, dopo oltre 50 anni nei quali l'argomento era a malapena menzionato, improvvisamente divennero quasi ossessionate dal problema (Mohr, 2000).

Da allora si sono verificate crisi ricorrenti, perlopiù coincidenti con l'aumento dei premi pagati dai medici per assicurarsi contro i rischi da negligenza. Nel 1989 negli Stati Uniti i premi per i rischi da negligenza sembravano aver raggiunto un plateau, seppure molto alto per talune specializzazioni mediche (Hiatt et al., 1989). I premi annuali di assicurazione per i neurochirurghi e gli ostetrici di Long Island andavano da 160.000 a 200.000 dollari, sebbene occorra ammettere che i premi dello Stato di New York erano tra i più alti degli Stati Uniti e forse del mondo. Da allora, tuttavia, in molti paesi i premi sembrano stabilizzati o anche in diminuzione (Hiatt et al., 1989; Mohr, 2000).

Un'analisi storica dei contenziosi può attenuare la reazione all'ultima crisi enfatizzata dai media, ma non vi è dubbio che quello dei contenziosi sia destinato a restare un problema cronico per la medicina. Alcuni ritengono che i medici siano sotto attacco (cosa talvolta vera) e che la sanità sia gravata da numerose cause per motivi futili intentate da avidi pazienti. Incidentalmente, possiamo utilmente sgombrare il campo da alcuni luoghi comuni. Primo, come vedremo, assai raramente i pazienti intentano causa dopo un evento avverso. Secondo, i colossali risarcimenti riportati dalla stampa per alcuni neonati gravemente danneggiati sono molto rari; il risarcimento per essere stati condannati a una vita di dolore e sofferenza in seguito a un danno ospedaliero è modesto o inesistente nella maggior parte dei paesi e buona parte del denaro ricevuto si volatilizza in parcelle e costi amministrativi. Terzo, dove non è dimostrata una reale negligenza, ai pazienti non viene quasi mai riconosciuto un risarcimento; è più frequente che i pazienti che sporgono denuncia e dovrebbero ottenere un indennizzo se lo vedano negare (Studdert et al., 2006). Quarto, sebbene in alcuni casi il risarcimento sia importante, spesso i pazienti ricorrono alle vie legali per motivi del tutto diversi, spinti dalla disperazione per non essere riusciti a ottenere le scuse, le spiegazioni e il supporto ai quali avevano sia diritto sia bisogno (Vincent, 2001a). Infine, consideriamo il semplice fatto che pazienti o famiglie che hanno bisogno di denaro, perché non possono lavorare o devono occuparsi di un parente, generalmente non hanno altra possibilità che far causa. Vergognosamente pochi ospedali hanno una politica proattiva per aiutare concretamente i pazienti da loro danneggiati, sebbene, come vedremo, la situazione stia iniziando a cambiare. Come cittadini che pagano tasse, parcelle e premi di assicurazione, siamo stati in realtà notevolmente tolleranti rispetto ai difetti del sistema sanitario e, da ogni punto di vista, il ricorso al contenzioso è stato utilizzato con estrema parsimonia. Dobbiamo ricordare, tuttavia, che l'iter del contenzioso nei casi seri può essere traumatico sia per i pazienti sia per i medici, ma questo aspetto sarà trattato in successivi capitoli.

Come strumento di riparazione per i pazienti danneggiati, il contenzioso è costoso e in molti casi piuttosto inefficiente. Spesso si sostiene che la minaccia del contenzioso costituisce un deterrente alla segnalazione e alle indagini sugli eventi avversi e un grosso ostacolo alla sicurezza del paziente. Ciò nonostante, il contenzioso ha rappresentato indubbiamente un potente impulso per la sicurezza del paziente; ha accresciuto la consapevolezza degli eventi avversi, sia nell'opinione pubblica sia tra i professionisti, e ha condotto da ultimo allo sviluppo della gestione del rischio clinico. Negli Stati Uniti la gestione del rischio è stata essenzialmente legale e finanziaria e solo recentemente i responsabili di tale gestione hanno iniziato a essere coinvolti nei problemi di sicurezza. Nel Regno Unito e in altri paesi, invece, la gestione del rischio ha avuto sin dal principio sia un orientamento clinico sia un risvolto legale e finanziario. La terminologia varia da un paese all'altro, ma gli obiettivi della gestione del rischio clinico e della sicurezza del paziente sono gli stessi: ridurre o eliminare i danni ai pazienti (Vincent, 1995; Vincent, 2001b).

Il contenzioso ha determinato un altro vantaggio inatteso. Negli anni Ottanta l'aumento del contenzioso ha indotto alcuni a valutare se gli indennizzi potessero essere offerti senza ammissione di colpa (no-fault) evitando le spese e gli aspetti sgradevoli di un processo. L'Harvard Medical Practice Study (HMPS), tuttora il più famoso studio in materia di sicurezza del paziente, non fu originariamente avviato per valutare la qualità e la sicurezza delle cure, bensì per stimare il numero di casi potenzialmente

2

indennizzabili nello Stato di New York (Hiatt et al., 1989). Il suo maggiore contributo, tuttavia, è stato rivelare la portata dei danni ai pazienti: lo studio scoprì che quasi il 4% dei pazienti ricoverati nello Stato di New York era stato involontariamente danneggiato dai trattamenti, e che nell'1% circa dei casi il danno era stato serio (per esempio, morte o disabilità permanente) (Brennan et al., 1991; Leape et al., 1991). Questi dati avrebbero in seguito ottenuto una massiccia diffusione con la pubblicazione del rapporto *To Err is Human* da parte dell'Institute of Medicine nel 1999.

Rapporti governativi e professionali: la sicurezza del paziente alla ribalta della cronaca

Il rapporto *To Err is Human*, pubblicato dall'Institute of Medicine nel 1999, è un appello rigoroso, lucido e inconfutabile ad agire per la sicurezza dei pazienti a tutti i livelli del sistema sanitario. Indubbiamente, la pubblicazione di questo rapporto è stato il singolo stimolo più importante per lo sviluppo della sicurezza del paziente, proiettandola al centro della consapevolezza pubblica e politica e spronando la volontà politica e professionale ai più alti livelli negli Stati Uniti.

Il presidente Clinton ordinò un ampio studio governativo sulla fattibilità dell'implementazione delle raccomandazioni contenute nel rapporto. L'Institute of Medicine richiese uno sforzo nazionale per l'istituzione di un Centre for Patient Safety all'interno della Agency for Healthcare Research and Quality, per l'adozione di un esteso sistema di segnalazione degli eventi avversi e degli errori e per lo sviluppo di programmi per la sicurezza da parte delle organizzazioni sanitarie, degli enti regolatori e delle associazioni professionali. L'impulso al cambiamento fu determinato, piuttosto che da un impegno dell'amministrazione per migliorare la qualità e la sicurezza delle cure, dalla

---

Box 2.2 *To Err is Human*: principali raccomandazioni

– Istituzione di un Centre for Patient Safety da parte del Congresso
– Creazione di un sistema di segnalazione obbligatorio su scala nazionale
– Incentivazione dello sviluppo delle segnalazioni volontarie
– Approvazione da parte del Congresso di una legislazione per estendere la *peer review protection* ai dati sulla sicurezza del paziente
– Standard e aspettative di performance per strutture sanitarie e professionisti della sanità maggiormente focalizzati sulla sicurezza del paziente
– Maggiore attenzione da parte della Food and Drug Administration sulla sicurezza dell'uso dei farmaci sia nelle fasi precedenti sia in quelle seguenti la commercializzazione
– Miglioramento continuo della sicurezza del paziente assunto come obiettivo espresso ed effettivo da parte delle strutture sanitarie e dei professionisti che vi operano, mediante l'istituzione di programmi per la sicurezza del paziente con precise responsabilità operative
– Adozione di procedure terapeutiche di dimostrata sicurezza da parte delle strutture sanitarie

(Da Kohn et al., 1999)

dichiarazione nel rapporto *To err is human* che ogni anno negli ospedali statunitensi morivano da 44 000 a 98 000 pazienti in seguito ad errori medici (Leape, 2000)

Primo di una serie di rapporti sulla sicurezza e sulla qualità prodotti dall'Institute of Medicine, *To Err is Human* trattava una gamma di argomenti ben più ampia di quanto suggerito da questi dati impressionanti. Vi era passato in rassegna un gran numero di studi su errori e danni; erano esaminate accuratamente le cause dei danni, le caratteristiche dei sistemi sicuri e non sicuri, il ruolo della leadership e quello della regolamentazione, temi sui quali torneremo nei prossimi capitoli. Il principale intento del rapporto era porre la sicurezza del paziente tra i requisiti e le funzioni fondamentali di una sanità moderna, mediante l'istituzione di centri e di programmi nazionali, l'estensione e il miglioramento dei sistemi di segnalazione e lo sviluppo della sicurezza nella pratica clinica tramite il coinvolgimento del personale sanitario, degli utenti, degli enti regolatori e dell'opinione pubblica (Box 2.2).

Un'organizzazione capace di memoria: imparare dagli eventi avversi

Dopo la pubblicazione del rapporto dell'Institute of Medicine statunitense, molti governi e organizzazioni professionali hanno prodotto rapporti e resoconti ufficiali sulla sicurezza del paziente. L'equivalente britannico di *To Err is Human* fu realizzato da un gruppo diretto dal professor Liam Donaldson, Chief Medical Officer del Regno Unito (Department of Health, 2000). A differenza del rapporto dell'Institute of Medicine, si trattava di un documento governativo ufficiale, la cui diffusione fu coraggiosamente autorizzata dall'allora ministro della salute Alan Milburn.

Come suggerisce il titolo, *An Organisation with a Memory: Learning from Adverse Events in the NHS*, il tema principale del rapporto era l'apprendimento. Passando in rassegna i sistemi di apprendimento dagli errori in uso nel National Health Service,

Tabella 2.1 Un nuovo approccio per reagire agli eventi avversi nel NHS

Passato	Futuro
Diffuso timore di rappresaglie	Segnalazioni generalmente non seguite da sanzioni
Capri espiatori individuali	Singoli chiamati a rendere conto quando giustificato
Database disomogenei degli eventi avversi	Coordinamento di tutti i database
Il personale non sempre è informato dei risultati di un'indagine	Feedback regolare al personale interessato
Prevalenza dell'addestramento individuale	Maggiore diffusione dell'addestramento di gruppo
Focalizzazione sugli errori individuali	Approccio sistemico ai rischi e alla prevenzione
Soluzioni a breve termine dei problemi	Enfasi sulla riduzione duratura del rischio
Molti eventi avversi considerati come "episodi" isolati	Riconoscimento della possibilità che eventi avversi simili si ripetano
Lezioni da eventi avversi considerate di competenza specifica del gruppo coinvolto	Riconoscimento che le lezioni possono essere importanti anche per altri
Apprendimento individuale	Apprendimento di gruppo e sviluppo di competenze non-tecniche

2

il rapporto identificava numerosi punti deboli nelle procedure ed evidenziava un ritardo rispetto ad altre attività ad alto rischio (Tabella 2.1). Particolare attenzione era anche dedicata alla comprensione delle cause sottostanti gli eventi avversi e ai possibili parallelismi tra la sanità e altri contesti (sebbene i parallelismi con altre attività non debbano essere sopravvalutati, come vedremo più avanti). Il rapporto sosteneva che tutti coloro che lavorano in sistemi complessi sono inclini a errori analoghi ed esposti a pressioni analoghe (Box 2.3). Rispetto a *To Err is Human*, il rapporto *An Organisation with a Memory* pone maggiore enfasi sull'apprendimento da altre attività ad alto rischio, sul pensiero sistemico (*systems thinking*) e sulla necessità di un cambiamento culturale.

Box 2.3 Parallelismi tra sanità e aviazione

Fraintendimento della strumentazione

Aviazione
Due aerei rischiarono una collisione sopra Londra quando un controllore del traffico aereo diede istruzione per la discesa al pilota sbagliato. I due aerei stavano volando in cerchio in attesa di atterrare, ma apparivano così vicini uno all'altro sullo schermo del radar del controllore che i loro codici identificativi risultavano difficili da distinguere. Il controllore voleva far scendere l'aereo che si trovava a quota inferiore, ma erroneamente diede istruzione di farlo all'aereo che si trovava a quota superiore. I due apparecchi distavano uno dall'altro poco più di 100 metri, quando il pilota dell'areo in discesa si accorse del pericolo e riprese quota verso la salvezza.

Sanità
I cardiotocografi (CTG) sono utilizzati per monitorare e visualizzare il ritmo cardiaco fetale durante il travaglio. Si basano sulla rilevazione mediante ultrasuoni dei movimenti del cuore del feto. Sono stati segnalati alla Medical Devices Agency diversi casi nei quali, nonostante i monitor mostrassero un tracciato cardiaco, venivano partoriti feti morti. Con ogni probabilità il CTG stava registrando il battito cardiaco materno invece di quello fetale. Un avviso di sicurezza diffuso nel marzo 1998 raccomandava di accertarsi che il monitor CTG stesse effettivamente visualizzando il ritmo cardiaco fetale, di utilizzare i monitor secondo le istruzioni dei costruttori e di non affidarsi a un solo sistema di monitoraggio.

Omissioni pericolose

Aviazione
Un aereo della Royal Flight fu obbligato a un atterraggio di emergenza quando l'equipaggio rilevò un significativo calo della pressione dell'olio in tutti e quattro i motori. Il pilota dovette spegnere due motori prima dell'atterraggio e un terzo durante il rullaggio sulla pista. Dalla successiva indagine risultò che nessuno dei tappi dell'olio era stato riposizionato al termine della manutenzione di routine e che, di conseguenza, tutti i motori avevano perso olio durante il funzionamento.

Sanità
Due pazienti morirono in due distinti casi nei quali contenitori per infusione furono ricollegati al dispositivo per fleboclisi. Entrambi i pazienti furono vittime di embolia gassosa fatale. Un successivo avviso di sicurezza raccomandò di eliminare sempre i contenitori per infusione parzialmente utilizzati, poiché il loro impiego aumentava il rischio sia di embolia gassosa sia di infezioni.

(Da Department of Health, 2000)

I temi affrontati in questi rapporti saranno tutti esaminati nei prossimi capitoli, ma occorre prima analizzare gli studi sulla natura e sulla portata del danno. È proprio vero che la sanità uccide ogni anno decine di migliaia di persone negli Stati Uniti e, di conseguenza, probabilmente centinaia di migliaia nel mondo?

Bibliografia

Bogner MS (1994) Human Error in Medicine. Lawrence Erlbaum, Hillsdale NJ

Brennan TA, Leape LL, Laird NM et al (1991) Incidence of adverse events and negligence in hospitalized patients; results from the Harvard Medical Practice Study I. New England Journal of Medicine, 324(6):370-376

Bristol Royal Infirmary (2001) Learning from Bristol: Report of the Public Inquiry in to Children's Heart Surgery at the Bristol Infirmary. The Stationery Office, London

Cook RI,Woods DD, Miller CA (1998) A Tale of Two Stories: Contrasting Views of Patient Safety. US National Patient Safety Foundation

Cooper JB, Newbower RS, Long CD, McPeek B (1978) Preventable anesthesia mishaps: a study of human factors. Anesthesiology, 49:399-406

Cooper JB, Newbower RS, Kitz RJ (1984) An analysis of major errors and equipment failures in anesthesia management: considerations for prevention and detection. Anesthesiology, 60:34-42

Cooper JB (1994) Towards patient safety in anaesthesia. Annals Academy of Medicine, 23(4):552-557

Davies JM (2000) From Dryden to Winnipeg and all Points Beyond. In: Hayward BN, Lowe MC (eds) Avebury Aviation Management, Vol 1, Proceedings of the Fourth Australian Aviation Psychology Symposium. Ashgate, Aldershot UK

Department of Health (2000) An Organisation with a Memory: Learning from Adverse Events in the NHS. The Stationery Office, London

Eagle CJ, Davies JM, Reason J (1992) Accident analysis of large-scale technological disasters applied to an anaesthetic complication. Canadian Journal of Anaesthesia, 39(2):118-122

Gaba DM (2000) Anaesthesiology as a model for patient safety in health care. British Medical Journal, 320:785-788

Gawande A (2002) Complications: A Surgeons Notes on an Imperfect Science. Picador, NewYork

Gigerenzer G (2002) Reckoning with Risk. Learning to Live with Uncertainty. Penguin Books, London

Her Majesty's Government (1995) Medical (Professional Performance) Act. The Stationery Office, London

Hiatt HH, Barnes BA, Brennan TA et al (1989) A study of medical injury and medical malpractice: an overview. New England Journal of Medicine, 321(7):480-484

Kerr JM (1932) Maternal Mortality and Morbidity. E & S Livingstone, Edinburgh

Kohn L, Corrigan J, Donaldson ME (1999) To Err is Human. National Academy Press, Washington DC

Langley GJ, Nolan KM, Nolan TW et al (1996) The Improvement Guide: A Practical Approach to Enhancing Organizational Performance. Jossey-Bass Publishers, San Francisco CA

Leape LL, Brennan TA, Laird N et al (1991) The nature of adverse events in hospitalized patients. Results of the Harvard Medical Practice Study II. The New England Journal of Medicine, 324(6):377-384

Leape LL (1994) Error in medicine. Journal of the American Medical Association, 272(23):1851-1857

Leape LL, Berwick DM (2000) Safe healthcare: are we up to it? British Medical Journal, 320:725-726

Leape LL (2000) Institute of Medicine medical error figures are not exaggerated. Journal of the American Medical Association, 284(1):95-97

Maxwell R (1984) Quality assessment in health. British Medical Journal, 288:1470-1472

McIntyre N, Popper K (1983) The critical attitude in medicine: the need for a new ethics. British Medical Journal, 287:1919-1923

Medawar P (1969) The Art of the Soluble. Creativity and Originality in Science. Pelican Books, London

Mohr JC (2000) American medical malpractice litigation in historical perspective. Journal of the American Medical Association, 283(13):1731-1737

Oxley WHF, Philips MH, Young J (1935) Maternal mortality in Rochdale. British Medical Journal, 1:304-307

Reason JT (1993) The human factor in medical accidents. In: Vincent C, Ennis M, Audley RJ (eds) Medical Accidents. Oxford University Press, Oxford, pp 1-16

Sharpe VA, Faden AI (1998) Medical Harm. Historical, Conceptual and Ethical Dimensions of Iatrogenic Illness. Cambridge University Press, Cambridge

Smith R (1998) All changed, utterly changed. British Medical Journal, 316:1917-1918

Smith R (2000) Facing up to medical error. British Medical Journal, 320:797

Studdert DM, Mello MM, Gawande AA et al (2006) Claims, errors, and compensation payments in medical malpractice litigation. The New England Journal of Medicine, 354(19):2024-2033

Treasure T (1998) Lessons from the Bristol case. More openness – on risks and an individual surgeons' performance. British Medical Journal, 316:1685-1686

Vincent CA (1989) Research into medical accidents: a case of negligence? British Medical Journal, 299:1150-1153

Vincent CA (1993) The study of errors and accidents in medicine. In: Vincent C, Ennis M, Audley RJ (eds) Medical Accidents. Oxford University Press, Oxford

Vincent CA, Ennis M, Audley RJ (eds) (1993) Medical Accidents. Oxford University Press, Oxford

Vincent CA (1995) Clinical Risk Management, 1st edn. British Medical Journal Publications, London

Vincent CA (2001a) Caring for patients harmed by treatment. In: Vincent CA (ed) Clinical Risk Management: Enhancing Patient Safety, 2nd edn. BMJ Books, London, pp 461-479

Vincent CA (ed) (2001b) Clinical Risk Management: Enhancing Patient Safety, 2nd edn. BMJ Books, London

Walshe K, Offen N (2001) Avery public failure: lessons for quality improvement in healthcare organisations from the Bristol Royal Infirmary. Quality and Safety in Health Care, 10(4):250-256

Wennberg J, Gittlesohn A (1973) Small area variations in health care delivery. Science, 182:1102-1108

Integrazione di sicurezza e qualità

3

La sicurezza del paziente è la nostra principale priorità. Oggi è possibile sentire questa affermazione pronunciata da ministri, amministratori, conferenzieri e da molti candidati nei colloqui di assunzione. Questa enfasi sulla sicurezza è senz'altro benvenuta, ma la dichiarazione, sebbene possa essere sincera, non è strettamente esatta. Come ho sentito dire a un dirigente di una compagnia petrolifera: "La sicurezza non è la nostra principale priorità. La nostra principale priorità è estrarre petrolio dal sottosuolo. Tuttavia, quando sicurezza e produttività entrano in conflitto, allora la sicurezza diventa prioritaria."

Analogamente, in sanità la sicurezza non è la priorità più importante. L'erogazione di cure ai pazienti è la priorità, ma quando si verifica un conflitto, proprio come nell'industria petrolifera, la sicurezza dovrebbe divenire prioritaria sugli altri obiettivi. In realtà, la sicurezza è uno dei numerosi obiettivi in competizione ma, essendo meno tangibile, è talora meno valutata di un bilancio o di un rendiconto dell'attività svolta ed è facilmente trascurata o dimenticata sotto l'incalzare delle varie incombenze. In pratica, un amministratore deve far quadrare costi, sicurezza, efficienza, accesso alle cure, soddisfazione dei pazienti e numerosi altri obiettivi. La caposala responsabile di un reparto deve destreggiarsi tra la sicurezza e l'esigenza di una rapida rotazione dei pazienti. Un medico può discutere una procedura rischiosa ma potenzialmente efficace con un paziente, che a sua volta deve confrontare la sicurezza con altri obiettivi. In tutti questi esempi la sicurezza è controbilanciata da altri aspetti della qualità delle cure in un contesto di costi e di risorse limitati.

In questo capitolo innanzi tutto definiremo e discuteremo la sicurezza del paziente, per poi esaminarla nel più ampio contesto delle altre dimensioni della qualità delle cure.

Definizione della sicurezza del paziente

Nella forma più semplice, la sicurezza del paziente può essere definita come:

> Evitare, prevenire e mitigare effetti avversi o danni derivanti dal processo di assistenza sanitaria.

3

> ## Box 3.1 Definizione delle caratteristiche della sicurezza del paziente
>
> La sicurezza del paziente consiste innanzi tutto nell'evitare, nel prevenire e nel mitigare eventi avversi o danni provocati dalla stessa assistenza sanitaria. Essa dovrebbe riguardare l'ampia gamma di eventi che va dagli *errori* e dalle *deviazioni* fino agli *incidenti*.
> La sicurezza emerge dall'interazione tra le componenti del sistema. Essa è qualcosa di più dell'assenza di eventi avversi e dell'evitare errori o eventi identificabili e prevenibili. La sicurezza non si fonda su una persona, un'apparecchiatura o un reparto. Il suo miglioramento dipende dalla comprensione del modo in cui essa emerge dall'interazione delle sue componenti.
> La *sicurezza del paziente* è correlata alla *qualità delle cure*, ma i due concetti non sono intercambiabili. La sicurezza è un importante sottoinsieme della qualità. Sinora le attività di gestione della qualità non si sono sufficientemente concentrate sui problemi della sicurezza del paziente.
> (Da United States National Patient Safety Foundation, 2000. Riproduzione autorizzata. Tutti i diritti riservati)

Questa definizione contribuisce in qualche modo a differenziare la sicurezza del paziente dagli aspetti più generali della qualità delle cure; l'attenzione è concentrata sul "lato oscuro della qualità" (Vincent, 1997), cioè sulle cure effettivamente dannose e non semplicemente di livello qualitativamente inadeguato. L'assistenza sanitaria è, per lo meno in molti casi, intrinsecamente rischiosa e la definizione lo riconosce implicitamente. Facendo anche riferimento alla mitigazione degli eventi avversi o dei danni, la definizione si estende oltre i tradizionali aspetti della sicurezza, per coprire un'area che in molte industrie sarebbe chiamata gestione del disastro. In sanità la mitigazione si riferisce innanzi tutto alla necessità di un rapido intervento medico per fronteggiare immediatamente la crisi, ma anche alla necessità di curare i pazienti danneggiati e di supportare il personale coinvolto.

La breve definizione fornita sopra, tuttavia, non coglie pienamente gli aspetti caratterizzanti della sicurezza del paziente e il relativo quadro concettuale. La National Patient Safety Foundation statunitense ha tentato di farlo, mettendo a punto un programma di ricerca sulla sicurezza del paziente (Box 3.1). In particolare è stato evidenziato che le tradizionali iniziative per la qualità non avevano affrontato pienamente l'errore e il danno, che la sicurezza si fonda tanto sui sistemi quanto sulle persone e che deve essere attivamente perseguita e promossa. Cercare semplicemente di evitare un danno non basta; occorre invece ridurre ogni genere di errore e perseguire un'elevata affidabilità come componente essenziale di cure di alta qualità.

Sicurezza del paziente: ridurre il danno o ridurre l'errore?

La sicurezza del paziente è talvolta equiparata alla prevenzione degli errori. Tale assunto sembra abbastanza innocuo, ma è potenzialmente riduttivo. Non vi è dubbio che la comprensione degli errori sia fondamentale per la sicurezza del paziente; tuttavia, scegliere di focalizzare la ricerca e la pratica per la sicurezza del paziente sull'errore anziché sul danno comporta notevoli differenze di impostazione. Formulare un obiettivo di uno specifico programma solo in termini di riduzione dell'errore ha senso quando, per esempio, il vostro obiettivo è semplicemente ridurre gli insuccessi in una procedura clinica sulla base della ragionevole convinzione che ciò determinerà un incremento complessivo di affidabilità, efficienza e sicurezza. Quando invece consideriamo lo scopo generale della sicurezza del paziente, esiste una serie di motivi per assegnare al danno un ruolo di primo piano nelle nostre valutazioni.

Il primo motivo è molto semplice. Il danno è ciò di cui i pazienti si preoccupano maggiormente. Possiamo tutti sopportare errori nelle nostre cure, almeno entro certi limiti, purché non si giunga al danno.

Secondo. Consideriamo tutte le miriadi di forme di danno che possono derivare dalle cure: complicazioni chirurgiche, infezioni da iniezioni con strumenti non sterili, infezioni da sovraffollamento ospedaliero, reazioni avverse a farmaci, sovradosaggio da pompe per infusione mal progettate e così via. Dovremmo presumere che tutti questi danni siano necessariamente dovuti a errori? Se equipariamo la sicurezza del paziente alla riduzione degli errori, corriamo il rischio di non considerare tutte quelle forme di danno che non sono dovute (o lo sono solo parzialmente) a errore.

Terzo. Molti errori non conducono a danno e, anzi, possono essere necessari per la comprensione e il mantenimento della sicurezza. Per esempio, i chirurghi possono commettere durante un intervento un discreto numero di errori minori, nessuno dei quali è tale da compromette realmente la sicurezza del paziente o l'outcome finale (Joice et al., 1998). Come hanno sostenuto Hofer e colleghi (2000), identificare errori non equivale a identificarli come cause di danni. A titolo esemplificativo, questi autori ipotizzano uno studio su una serie di reazioni a trasfusioni di sangue, che rivela errori di procedura nel 60% dei pazienti che presentano reazioni. Tale risultato dovrebbe certamente far considerare la possibilità che questi errori siano la causa del danno. Tuttavia, essi proseguono:

> Supponiamo ora che anche nelle trasfusioni che non hanno provocato reazioni vi sia una percentuale di errori di procedura del 60%. Possiamo concludere che gli errori sono la causa dell'evento avverso? Possiamo dedurre che eliminando gli errori le reazioni alla trasfusione scomparirebbero? È chiaro che non è possibile. (Hofer et al., 2000)

Questa difficoltà di collegare gli errori ai danni è un esempio del problema più generale di collegare le procedure agli outcome (Lilford et al., 2004) e non è specifico della sicurezza del paziente. Di fatto, possiamo cercare di ridurre il danno senza neppure considerare l'errore. Nel loro articolo "Patient safety efforts should focus on medical injuries" Peter Layde e colleghi (2002) descrivono un consolidato approccio di sanità pubblica per la riduzione delle lesioni, ispirato agli sforzi per il controllo delle malattie infettive. Il modello per la prevenzione delle lesioni identifica i fattori intrinseci che predispongono alla lesione, rappresentati essenzialmente dalle caratteristiche proprie del paziente (per esempio, età avanzata o altre vulnerabilità), dai fattori causali (i vari rischi associati ai farmaci e agli interventi) e dagli aspetti sociali, fisici e ambientali circostanti. Da questa breve sintesi emergono due punti specifici. Primo: è possibile concepire la riduzione delle lesioni senza menzionare nemmeno il termine errore. Secondo: sebbene possano essere costruiti modelli sofisticati delle cause di

3

lesione, talvolta è possibile aggirare i problemi semplicemente intervenendo su punti critici della catena causale:

> Sebbene indubbiamente numerosi fattori – comprese le caratteristiche personali e comportamentali dei bambini e di coloro che se ne prendevano cura – contribuissero alle cadute mortali di bambini, il Department of Health della città di New York propose una strategia classica per la prevenzione delle lesioni: installare barriere alle finestre. (Layde et al., 2002)

Che cos'è la qualità?

Iniziamo dal quadro generale: la copertura dell'assistenza sanitaria nelle strutture e nei paesi. L'Organizzazione Mondiale della Sanità definisce l'efficacia della copertura sanitaria come la probabilità che una persona riceva, quando necessario, un beneficio per la salute, che è influenzata da un'ampia gamma di fattori clinici, economici, politici e di altra natura. In questo quadro la qualità dell'assistenza sanitaria è definita dalla misura del beneficio potenziale per la salute effettivamente fornito da una struttura sanitaria al gruppo di pazienti di sua competenza. In sostanza, l'idea è che la qualità riflette il divario tra ciò che potrebbe essere realizzato e ciò che effettivamente si verifica. Quando il divario è piccolo, la qualità è buona; quando è grande, la qualità è scadente. Il beneficio potenziale per la salute può non essere ottenuto a causa di svariati problemi di qualità, comprese iniquità nell'erogazione delle cure, mancanza di accesso alle cure e assistenza sanitaria inefficiente e non sicura, o forse dannosa.

Il divario della qualità è stato ben espresso da Donabedian (2003) con un semplice diagramma (Fig. 3.1), che raffigura il decorso di una malattia non trattata o parzialmente trattata, confrontato con quello della stessa malattia quando il paziente riceve un trattamento corretto e tempestivo. Ho aggiunto al diagramma un'ulteriore curva per

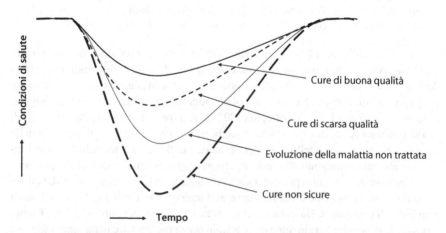

Fig. 3.1 Qualità dell'assistenza sanitaria e decorso della malattia. (Adattata da Donabedian, 2003)

rappresentare una situazione nella quale il paziente in realtà peggiora in seguito al trattamento per evidenziare la dimensione della sicurezza. Si tratta naturalmente di una rappresentazione molto idealizzata: in realtà l'evoluzione tipica della malattia in un paziente, indipendentemente dal parametro rilevato, è un percorso irregolare verso la guarigione, nel quale un buon trattamento si intreccia con problemi di qualità e sicurezza. Tuttavia, il divario nella qualità delle cure è reale e sostanziale, secondo l'Institute of Medicine (2001) è abissale.

Il divario nella qualità delle cure

Elizabeth McGlynn e colleghi hanno condotto negli Stati Uniti uno studio su 6712 adulti attraverso l'esame della loro documentazione clinica e mediante interviste telefoniche (McGlynn et al., 2003). Mentre la maggior parte degli studi sulla qualità delle cure prestate si è concentrata su una specifica patologia o uno specifico trattamento, questi ricercatori si sono proposti una valutazione generale della qualità delle cure prestate ad adulti statunitensi con significativi problemi di salute. Sono stati sviluppati indicatori di qualità delle cure per una gamma di condizioni sia acute sia croniche, che riflettevano le cure standard che avrebbero dovuto essere prestate secondo le linee guida nazionali (Tabella 3.1).

Incredibilmente, anche negli Stati Uniti, con i loro costi sanitari favolosamente elevati, benché spesi prevalentemente per l'80% della popolazione, i pazienti ricevevano solo il 55% delle cure complessivamente raccomandate. Sono stati rilevati sia sovrautilizzo di cure (esami e trattamenti non necessari) sia sottoutilizzo, ma quest'ultimo era il problema più frequente. L'entità del sottoutilizzo variava notevolmente a seconda delle condizioni considerate, passando dall'80% circa di cure corrette prestate per la cataratta senile e il cancro della mammella a meno del 25% per la fibrillazione atriale, la frattura dell'anca e la dipendenza da alcol. Anche se i ricercatori riconoscono che potrebbero essere state prestate più cure di quanto registrato o ricordato dai pazienti, precedenti studi suggeriscono che ciò comporterebbe solo un modesto aumento rispetto alle percentuali rilevate per i diversi indicatori. Gli autori concludono sobriamente:

> I nostri risultati indicano che mediamente gli americani ricevono circa metà delle prestazioni sanitarie raccomandate [...] Queste carenze, che costituiscono serie minacce per la salute e il benessere della popolazione statunitense, permangono nonostante le iniziative per migliorare le cure da parte sia del governo federale sia dei sistemi di assistenza sanitaria privati. (McGlynn et al., 2003)

McGlynn e colleghi sostengono che questi dati hanno importanti implicazioni per la salute generale della popolazione, comportando in qualche misura danni evitabili. Per esempio, solo il 24% dei diabetici valutati nello studio effettuava regolarmente esami del sangue, indispensabili per controllare strettamente la glicemia e prevenire complicazioni. I pazienti ipertesi ricevevano il 65% dei trattamenti raccomandati, mentre è noto che l'ipertensione non controllata aumenta il rischio di patologie cardiache, ictus e morte. Naturalmente, non è possibile valutare per ogni singolo paziente

3

Tabella 3.1 Indicatori di qualità selezionati per specifiche condizioni

Condizione (Numero di indicatori)	Descrizione dell'indicatore selezionato	Tipo di condizione trattata	Modalità trattamento	Problema di qualità
Asma (25)	Agenti ad azione prolungata per pazienti con uso frequente di beta-2 antagonisti a breve durata d'azione	Cronica	Farmacologica	Sottoutilizzo
Cancro colorettale (12)	Trattamento chirurgico appropriato	Cronica	Chirurgica	Sottoutilizzo
Insufficienza cardiaca congestizia (36)	Frazione di eiezione valutata prima della terapia medica	Cronica	Test di laboratorio o radiografici	Sottoutilizzo
Patologia coronarica (37)	Non impiego di nifedipina in pazienti con infarto miocardico acuto	Cronica	Farmacologica	Sovrautilizzo
Frattura dell'anca (9)	Profilassi antibiotica il giorno dell'intervento	Acuta	Farmacologica	Sottoutilizzo
Cefalea (21)	Uso di farmaci appropriati in pazienti con emicrania acuta	Acuta	Farmacologica	Sovrautilizzo
Ipertensione (27)	Sostituzione del trattamento quando la pressione arteriosa permane non adeguatamente controllata	Cronica	Farmacologica	Sottoutilizzo
Prevenzione (38)	Screening del cancro della cervice uterina	Preventiva	Test di laboratorio o radiografici	Sottoutilizzo

Adattata da McGlynn et al., 2003

le implicazioni, che in molti casi possono non manifestarsi, ma il quadro complessivo è a dir poco allarmante. Risultati analoghi emergono da studi recenti condotti su bambini (Mangione-Smith et al., 2007).

Poiché lo studio di McGlynn e colleghi è limitato agli Stati Uniti, è difficile stabilire se i risultati sarebbero simili valutando sistemi sanitari di tipo diverso. In un sistema sanitario pubblico e più strettamente controllato, come il National Health Service britannico, ci si potrebbe aspettare una più stretta aderenza a procedure e protocolli; d'altro canto, la maggior parte dei medici statunitensi riceve incentivi economici per indagini e trattamenti, cosicché ci si attenderebbe un tasso di prestazioni più elevato.

Le relazioni tra sicurezza e qualità

Il grande teorico della qualità della sanità Avedis Donabedian ha introdotto l'ormai classica distinzione tra struttura, processo e outcome dell'assistenza sanitaria. Tale distinzione è stata fondamentale per comprendere che la qualità dipende dalle relazioni tra numerose componenti e che processo e outcome possono essere valutati separatamente (Donabedian, 1968). Egli ha inoltre sottolineato che la qualità sanitaria include non solo l'eccellenza tecnica delle cure, ma anche la maniera e l'umanità con le quali queste vengono prestate, una puntualizzazione scontata ai giorni nostri ma non negli anni Sessanta. Ciò non vuol dire che allora i medici non fossero attenti e sensibili, semplicemente queste caratteristiche non erano considerate una componente della qualità delle cure, e tanto meno si riteneva che fosse possibile misurare questi sottili aspetti umani dell'assistenza sanitaria. Maxwell (1984) ha sviluppato ulteriormente questa idea, identificando sei dimensioni fondamentali della qualità: eccellenza tecnica, accettabilità sociale, umanità, costo, equità e rispondenza al bisogno.

La sicurezza manca del tutto nella lista di Maxwell delle dimensioni della qualità, sebbene sia certamente correlata all'eccellenza tecnica e all'accettabilità sociale. Come mai? Sembrerebbe il più fondamentale requisito di qualsiasi servizio – sia esso pubblico o privato – che implichi un rischio. Se viaggiamo in auto o in treno, se prendiamo un aereo, se soggiorniamo in un albergo o viviamo vicino a una centrale nucleare, vogliamo innanzi tutto essere sicuri. A posteriori, è oggi facile considerare la sicurezza come parte essenziale della qualità, ma allora i termini "errore" e "danno" non erano ancora entrati a far parte del linguaggio della sanità. Nel 1999, tuttavia, il rapporto *To Err is Human* dell'Institute of Medicine ha posto la sicurezza in primo piano, descrivendola come la prima dimensione della qualità (Kohn et al., 1999).

Le relazioni tra sicurezza e qualità delle cure sono state espresse in modi diversi, presentando la sicurezza come una dimensione della qualità, oppure entrambe come partecipi di un *continuum*. Molti ritengono soddisfacente descrivere le relazioni tra sicurezza e qualità come un *continuum*, dove la sicurezza rappresenta semplicemente il versante più "critico" dei più generali problemi di qualità. Tuttavia, ciò significa eludere in pratica il problema, suggerendo che qualità e sicurezza siano necessariamente complementari. La qualità dell'assistenza sanitaria è stata descritta in numerosi modi diversi da vari autori (Donabedian, 1968; Maxwell, 1984; Langley et al., 1996), ma gli aspetti più importanti, compresa la sicurezza, sono stati ben espressi dalle sei dimensioni che costituiscono la base del rapporto *Crossing the Quality Chasm* (Superare l'abissale divario della qualità) (2001) dell'Institute of Medicine (Box 3.2). Comprendere il senso di tutto ciò non è semplice, ma diventa più chiaro quando si prendono in esame esempi specifici di cure non sicure o di qualità scadente.

Il rapporto *Crossing the Quality Chasm* dell'Institute of Medicine riporta la travagliata storia della signora Martinez, una madre lavoratrice di poco più di 50 anni (Box 3.3). Due mammografie di routine mostrarono reperti anomali, ma la donna non era stata informata del primo. I medici che la seguirono erano per la maggior parte competenti e attenti, ma il sistema sanitario nel suo complesso l'abbandonò a se stessa. Lunghi ritardi tra gli appuntamenti, informazioni di laboratorio scomparse, carenze nella comunicazione e una quantità di altri problemi ridussero le sue possibilità di sopravvivenza. Il suo stato d'ansia e di sofferenza fu molto aggravato dai pericoli e dalle inefficienze del sistema sanitario. Ella soffrì una disabilità prevenibile e di lunga durata, e avrebbe potuto perdere la vita. Nel rapporto si osserva che l'assistenza alla signora Martinez fu inadeguata per diversi aspetti.

> ### Box 3.2 Obiettivi specifici per il miglioramento della qualità in sanità
>
> *Sicurezza*: evitare che i pazienti riportino danni dalle cure intese ad aiutarli.
>
> *Efficacia*: fornire servizi basati sulle conoscenze scientifiche a tutti coloro che possono beneficiarne e astenersi dal fornirli a coloro che non ne trarrebbero beneficio (evitare sottoutilizzo e sovrautilizzo).
>
> *Centralità del paziente*: fornire cure rispettose e rispondenti alle preferenze, ai bisogni e ai valori del singolo paziente e assicurarsi che i suoi valori orientino tutte le decisioni cliniche.
>
> *Tempestività*: ridurre le attese e i ritardi potenzialmente dannosi sia per chi riceve sia per chi presta le cure.
>
> *Efficienza*: evitare sprechi, in particolare di attrezzature, materiali, idee ed energie.
>
> *Equità*: assicurare una qualità delle cure indipendente dalle caratteristiche personali del paziente, quali sesso, etnia, provenienza geografica e condizione socio-economica.
>
> (Da Institute of Medicine, 2001. Riproduzione autorizzata da National Academies Press. © National Academy of Sciences)

- Primo: l'assistenza non fu sicura. Né la paziente né il precedente medico di base furono informati del reperto anomalo nella mammografia eseguita un anno prima. Di conseguenza, trascorse almeno un anno prima che l'anomalia fosse valutata. La signora Martinez non poté mai avere la certezza che i responsabili delle sue cure possedessero tutte le informazioni necessarie su di lei. Le fu chiesto ripetutamente di raccontare la sua storia, che col passare del tempo diveniva più lunga e complessa.
- Secondo: le cure non furono efficaci. Molte delle cure cui fu sottoposta non erano quelle ottimali; trattamenti già dimostratisi inefficaci durante un ricovero vennero raccomandati nel successivo come se fossero proposte nuove.
- Terzo: le cure non furono tempestive. Vi furono continui e ripetuti ritardi tra gli esami e i successivi trattamenti.
- Quarto: le cure non furono centrate sulla paziente. La signora Martinez ebbe scarso supporto e insufficienti informazioni per aiutarla a comprendere le implicazioni delle scelte relative all'intervento chirurgico, alla radioterapia e alla chemioterapia.
- Infine: le cure non furono efficienti. Buona parte della complessità e dei costi delle cure derivò dal dover trattare un tumore in uno stadio più avanzato di quanto avrebbe potuto essere.

Il primo elemento che emerge da questo caso è che non esiste una netta linea di demarcazione tra sicurezza e aspetti più generali della qualità. La signora Martinez non subì un danno nel senso di riportare una lesione dovuta a un farmaco o a una complicazione chirurgica, ma certamente subì un danno prevenibile in seguito ai numerosi errori e alle deficienze nelle sue cure, che consentirono alla malattia di progredire a uno stadio molto più avanzato. Tuttavia, l'assistenza da lei ricevuta presentò anche una serie di altri problemi in termini di efficienza, tempestività e centralità del paziente, che esiteremmo a descrivere come problemi di sicurezza, nonostante possano aver contribuito al danno prevenibile. Questi diversi problemi fecero anche sì che la signora Martinez provasse una "sensazione di insicurezza", di per se stessa importante, sebbene normalmente non compresa tra gli aspetti della sicurezza del paziente. Più in generale, l'esperienza della qualità e della sicurezza dal punto di vista del paziente – spesso

Box 3.3 Il caso della signora Martinez

La signora Martinez, una lavoratrice divorziata di poco più di 50 anni, madre di due ragazzi che frequentavano la scuola media, doveva scegliere un nuovo medico di famiglia. Dopo aver ricevuto alcuni consigli da una vicina, si rivolse a vari studi professionali. I primi due interpellati non accettavano nuovi pazienti. Infine trovò uno studio disponibile e ritenne che fosse adeguato, pur non avendo informazioni in merito. La signora Martinez chiamò per fissare un appuntamento con il suo nuovo medico solo dopo diversi mesi. Le risposero che la prima data disponibile per casi non urgenti era dopo due mesi; ella sperò di non terminare nel frattempo le medicine per l'ipertensione.

Quando si recò alla prima visita, le fu chiesto di compilare una scheda anamnestica nella sala d'aspetto; ebbe difficoltà a ricordarsi le date, gli eventi significativi e le dosi dei farmaci. Dopo aver atteso un'ora, fu ricevuta dal dottor McGonagle, che la visitò. Sebbene l'esame del seno sembrasse normale, il medico le prescrisse una mammografia.

La signora Martinez chiamò uno dei centri convenzionati con la sua assicurazione e le fu fissata la mammografia dopo sei settimane. Il personale le suggerì di portare con sé le lastre, che le erano state spedite, delle mammografie effettuate in passato . Per qualche motivo le lastre non erano mai state inviate e, distratta da altri impegni, la signora dimenticò di occuparsene.

Una settimana dopo la mammografia, l'ufficio del dottor McGonagle chiamò la paziente per informarla che, a causa di un risultato anomalo, avrebbe dovuto prendere appuntamento con un chirurgo per sottoporsi a una biopsia. La prima data disponibile era nove settimane dopo, ma intanto la signora Martinez era divenuta molto ansiosa. Odiava anche solo pensare di avere un cancro nel proprio corpo, soprattutto perché una sua sorella maggiore era morta della stessa malattia. Per settimane non riuscì a dormire, domandandosi che cosa sarebbe accaduto ai suoi figli, se fosse stata debilitata da una malattia, o al suo lavoro, se avesse dovuto sottoporsi a un intervento e a lunghi trattamenti. Dopo numerose telefonate riuscì finalmente a rintracciare le sue vecchie mammografie. Saltò fuori che un possibile reperto anomalo era stato evidenziato l'anno precedente, ma né lei né il suo precedente medico di base ne erano stati informati.

Finalmente la signora Martinez andò all'appuntamento con il chirurgo e fu programmata la biopsia, dalla quale risultò la presenza di un tipo di cancro poco comune e la possibile diffusione ai linfonodi. La donna si sentiva contemporaneamente terrorizzata, arrabbiata, depressa e smarrita, ma doveva decidere il tipo di intervento al quale sottoporsi. Era una decisione difficile, poiché era stato condotto solo uno studio limitato che confrontava lumpectomia e mastectomia per quel tipo di cancro della mammella. Alla fine optò per la mastectomia.

Prima dell'intervento, la paziente dovette sottoporsi a scintigrafia ossea e TC addominale per escludere metastasi ossee o epatiche. Quando giunse in ospedale per l'intervento, tuttavia, il referto di uno di questi importanti esami mancava. Il personale lo richiese e finalmente lo rintracciò alcune ore dopo, ma nel frattempo si temette di dover rinviare l'intervento.

Nel corso della mastectomia furono trovati diversi linfonodi positivi. Ciò significava dover incontrare il chirurgo, un oncologo e un radiologo, come pure il suo medico di famiglia, per decidere i passi successivi. Infine si decise di effettuare una radioterapia e una chemioterapia. Alla signora Martinez fu dato il numero di telefono dell'American Cancer Society.

Dopo meno di sei mesi la signora Martinoz si accorse di un gonfiore sotto l'ascella: il cancro si era esteso anche al polmone. La donna fu sottoposta a ulteriori cicli di radioterapia e di chemioterapia. Dovunque andasse per sottoporsi alle cure, le pareti erano grigie, le sedie scomode e talora doveva attendere ore sebbene avesse un appuntamento.

(Da Institute of Medicine, 2001. Riproduzione autorizzata da National Academies Press. © National Academy of Sciences)

3

fortemente influenzata dalla comunicazione, dall'attenzione e dall'atteggiamento del personale – può non concordare pienamente con valutazioni più tecniche del processo e dell'outcome. Ciò non significa che uno solo di questi punti di vista sia "corretto", ma semplicemente che la qualità ha molte sfaccettature.

Quando un problema di qualità diventa un problema di sicurezza?

È dunque evidente che la sicurezza è una dimensione dei più generali problemi di qualità, sebbene sia, a mio avviso, la più critica e determinante per i pazienti. Che cosa fa sì che un problema sia classificato come "di sicurezza" piuttosto che "di qualità"? Gli esempi più drammatici tendono a riferirsi a eventi rari, come la morte in seguito a un'iniezione di vincristina, che sarà discussa nel Capitolo 8. A livello individuale, episodi come questo sono tra i più tragici incidenti che si possano immaginare. A livello di popolazione, tuttavia, il danno derivante, per esempio, dalla mancata somministrazione di trombolitici o dall'omissione di indagini di routine può essere molto maggiore. Consideriamo questa sintesi di uno studio condotto su 9356 pazienti con sospetta angina pectoris (Hemingway et al., 2008):

> Gli autori hanno valutato l'appropriatezza dell'angiografia in 9356 pazienti con sospetta angina pectoris [...] e misurato gli outcome a 3 anni. Oltre metà dei pazienti che avevano indicazioni appropriate per l'angiografia non era stata sottoposta all'esame. La mancata esecuzione, quando indicata, dell'angiografia coronarica era associata a un outcome composito (morte cardiaca, infarto del miocardio e sindrome coronarica acuta) 2,5 volte peggiore. (Faxon, 2008. Riproduzione autorizzata da American College of Physicians)

Per molti di questi pazienti la qualità delle cure fu scadente: le cure non furono tempestive o appropriate. Inoltre, la scadente qualità delle cure risultò associata a un danno, non nel senso che ne fosse la causa diretta, ma nel senso che alcuni pazienti subirono un danno a causa di deficienze nell'assistenza ricevuta. Nella maggior parte degli studi sugli eventi avversi (vedi Capitolo 4) ciò sarebbe stato considerato un evento avverso prevenibile, anche se la connessione tra le cure scadenti e l'outcome avrebbe dovuto essere valutata in ciascun caso. L'aspetto più generale comunque è che, almeno in questo esempio, cure di qualità scadente e cure non sicure coincidono.

Brown e colleghi (2008) sono giunti alla conclusione che eventi di diversa natura dovrebbero essere considerati in maniera diversa, come problemi di sicurezza o come problemi più generali di qualità, a seconda della loro forza causale e dell'immediatezza del danno. In sostanza, eventi che causano un danno definito e sono chiaramente correlati a specifici errori o problemi nel processo dell'assistenza sanitaria dovrebbero essere descritti come problemi di sicurezza. La Tabella 3.2 fornisce alcuni esempi di eventi e outcome di diversa natura che illustrano questo concetto. I primi due esempi, una reazione avversa a un farmaco e una complicazione chirurgica, dovrebbero essere classificati come problemi di sicurezza e, incidentalmente, per essi è forse più adatta la definizione di "errore". Anche la mancata vaccinazione potrebbe essere naturalmente considerata come un problema di sicurezza, in quanto è probabile che ne risulti un

Tabella 3.2 Sicurezza e qualità, causalità e immediatezza

	Evento	Causalità	Immediatezza
Sicurezza ↑	Somministrazione intratecale di vincristina/cloruro di potassio con conseguente decesso	Alta	Alta
	Resezione del dotto biliare comune durante colecistectomia	Alta	Alta
	Mancata vaccinazione, con conseguente sviluppo della malattia che la vaccinazione avrebbe prevenuto	Alta	Bassa
	Mancata somministrazione di trombolitici in infarto miocardico. Il paziente muore in ospedale in seguito a un ulteriore infarto	Bassa	Alta
↓ **Qualità**	Mancata prescrizione di betabloccanti alla dimissione dall'ospedale dopo infarto miocardico. Il paziente è colpito successivamente da un nuovo infarto	Bassa	Bassa

Da Brown et al., 2008. Riproduzione autorizzata da BMJ Publishing Group Ltd

danno. In un certo senso anche i pazienti degli ultimi due esempi hanno subito un danno (in entrambi i casi un ulteriore infarto del miocardio) e ci sono state alcune lacune nella loro assistenza; tuttavia, l'assenza di una chiara correlazione tra tali lacune e i danni successivi tende a far classificare questi esempi come problemi più generali di qualità delle cure.

A mio avviso, anche l'emergere delle preoccupazioni riguardo la sicurezza nella sanità segna un mutamento negli atteggiamenti e nelle valutazioni sociali rispetto al livello di rischio considerato accettabile. Nel capitolo precedente abbiamo visto che negli anni Cinquanta molti rischi dell'assistenza sanitaria erano noti, almeno ad alcuni, ma in larga misura considerati come un'inevitabile conseguenza dell'intervento medico. Gradualmente alcuni tipi di eventi e di danni sono stati considerati inaccettabili e al tempo stesso potenzialmente prevenibili. L'esempio più chiaro è costituito dalle infezioni associate alle cure mediche, che in passato erano, se non proprio accettate, giudicate uno spiacevole effetto collaterale. Con l'aumento della comprensione dei processi sottostanti, dei meccanismi di trasmissione e dei metodi di prevenzione, unitamente a una maggiore pressione da parte dell'opinione pubblica e degli enti regolatori, tali infezioni stanno diventando inaccettabili, sia per i pazienti sia per gli operatori della sanità. Con ciò non intendo affermare che tutte queste infezioni possono essere prevenute, ma semplicemente che esse non sono più tollerate come una volta.

La lista degli eventi inaccettabili (*never events*) (vedi Capitolo 6) – come un intervento chirurgico sul sito sbagliato o il suicidio di un paziente ricoverato in ospedale – stilata in diversi paesi, ha il significato di una dichiarazione che certi tipi di mancanze non possono essere tollerati. Da questo punto di vista, la sicurezza esprime l'aspirazione a cure migliori; classificare un problema tra quelli di sicurezza ha un forte valore motivazionale, e forse emotivo, indicando che determinati outcome non possono e non devono essere tollerati.

3

Qual è stato l'apporto della sicurezza alla qualità?

L'attenzione dedicata alla sicurezza del paziente ha probabilmente provocato un certo fastidio in alcuni di coloro che per decenni hanno lavorato per il miglioramento della qualità. Certamente, si può cogliere una nota di irritazione in alcuni degli articoli che sottolineano come taluni concetti di sicurezza e "nuove scoperte" siano semplicemente rielaborazioni di idee di vecchia data sul miglioramento della qualità.

Se la sicurezza è una dimensione fondamentale della qualità, era proprio necessario inventare la sicurezza del paziente? Timothy Hofer, Eve Kerr e Rodney Hayward si pongono questo fondamentale interrogativo in un articolo del 2000, criticando il concetto di errore medico.

In che cosa la ricerca per identificare l'errore differisce dai considerevoli sforzi degli ultimi 15-20 anni per monitorare, definire e migliorare la qualità delle cure? L'eliminazione dell'errore ci fornisce un mezzo per accelerare in modo sostanziale il miglioramento dell'assistenza sanitaria? (Hofer et al., 2000)

Come molte altre attività, anche la sanità propone nuove iniziative che, a un esame più attento, si rivelano estremamente simili a vecchie iniziative, ma con una nuova etichetta. Alcuni concetti e idee fondamentali relativi alla sicurezza del paziente potrebbero essere certamente rintracciati nei primi scritti dei pionieri della qualità, seppure spesso in forma embrionale.

La sicurezza, tuttavia, può arricchire il movimento per la qualità apportando nuova forza, nuove idee e nuovi approcci da applicare nella ricerca condivisa del miglioramento della sanità. Ciò che è più importante, abbiamo iniziato a comprendere che i pazienti hanno sofferto molto più di quanto si pensasse in precedenza e sono stati lasciati a se stessi dal sistema sanitario. Alcuni dei principali contributi della sicurezza del paziente sono:

- mostrare chiaramente che l'assistenza sanitaria può essere realmente pericolosa per i pazienti;
- attirare l'attenzione sull'impatto e sulle conseguenze dell'errore e del danno;
- affrontare direttamente il problema dell'errore medico e comprenderne la natura e le cause;
- prestare un'attenzione molto maggiore alla performance umana;
- prestare un'attenzione molto maggiore all'ergonomia e ai problemi psicologici;
- utilizzare una più ampia gamma di modelli per la sicurezza e la qualità tratti soprattutto da attività ad alto rischio;
- introdurre nuovi strumenti e nuove tecniche per il miglioramento della sanità.

Don Berwick ha fatto forse più di ogni altro al mondo nella sua pluridecennale ricerca per migliorare la qualità delle cure. Egli è profondamente impegnato nello studio e nella pratica della qualità e ha tratto lezioni ed esperienze da molte fonti diverse. Eppure nel 2001 l'emergere della sicurezza del paziente gli ha ancora suggerito nuovi motivi di riflessione.

Nel campo della sicurezza continuo a sentirmi come un principiante. Non si tratta di falsa umiltà, ma di una sincera confessione. Sono giunto relativamente impreparato al settore della sicurezza quattro anni or sono [...] Continuo a scoprire che cose che ritenevo vere, semplicemente non lo sono. E non sono vere nemmeno cose che ho imparato e che quindi consideravo vere. Questa continua evoluzione della mia comprensione ha influenzato il modo in cui parlo di sicurezza. Una serie di lezioni mi ha indotto a cambiare il mio modo di pensare in materia. (Berwick, 2002)

Don Berwick è un principiante della sicurezza nello stessa maniera in cui il famoso golfista Tiger Woods sarebbe un principiante se decidesse di passare al tennis; non facciamo fatica a immaginare che avrebbe un piccolo vantaggio rispetto agli altri neofiti del tennis. Ma le lezioni apprese da Don Berwick ci rivelano alcuni punti di vista sul mondo della sicurezza che si sono dimostrati utili nello sforzo più generale di migliorare la qualità (Box 3.4).

La ricerca per la sicurezza e la qualità

La sicurezza del paziente, come del resto la sicurezza in molte altre attività, si è largamente avvalsa dell'analisi dettagliata di eventi e incidenti e della loro interpretazione. L'analisi sistemica di singoli casi (vedi Capitolo 7) può essere enormemente produttiva, poiché rivela le complesse influenze che si esercitano sulla sicurezza e sulla qualità, fornisce importanti ipotesi per ulteriori indagini e offre un valore aggiunto culturale e formativo, particolarmente rilevante ai fini della sicurezza. Al di là del loro potenziale analitico, le storie possono rappresentare veicoli davvero utili della cultura e della comprensione della sicurezza all'interno delle organizzazioni. Un'altra caratteristica determinante è stata l'importanza assegnata al concetto di errore. Tutto ciò ha suscitato diffidenze tra le persone abituate agli approcci epidemiologici standard e alla relativa strumentazione metodologica degli studi di popolazione e dei trial randomizzati controllati.

Non è necessario disfarci dei casi studio, che hanno una lunga e onorata storia in medicina, o delle sottigliezze dell'analisi psicologica o degli apporti delle altre discipline. Tuttavia, come vedremo più avanti, la sicurezza del paziente non ha sufficientemente sviluppato gli aspetti quantitativi; ciò si sta oggi rivelando un problema e un serio ostacolo al progresso. In molti casi, gli interventi per la sicurezza e la qualità non sono stati valutati con gli stessi criteri adottati per i farmaci e altri importanti interventi (e nemmeno, possiamo aggiungere, lo è stata la maggior parte delle iniziative di gestione o politica sanitaria). Le iniziative sulla sicurezza non richiedono necessariamente valutazioni complesse e in alcuni casi trial randomizzati non sono né fattibili né auspicabili; dopo tutto ci sono stati pochi trial randomizzati controllati in aviazione, ma gli aeroplani continuano a volare. Ciò nonostante, la sicurezza del paziente ha bisogno di adeguarsi alla metodologia scientifica standard e agli approcci epidemiologici e deve assegnare alla misurazione e all'epidemiologia un peso pari a quello dell'interpretazione e dell'analisi.

Box 3.4 Sicurezza del paziente: insegnamenti da un principiante

Lezione 1

Credevo: Il problema sono gli errori.

Ho imparato: Il problema è il danno.

Se crediamo che la nostra battaglia sia contro gli errori, siamo destinati a perdere. Il problema è il danno. Gli errori sono inevitabili: ci saranno sempre... Mi piacerebbe che il vocabolario della sicurezza del paziente fosse più concentrato sulla domanda "Come possiamo impedire che i pazienti affidati a noi siano danneggiati?" e meno sulla domanda "Come possiamo evitare che si verifichino errori?"

Lezione 2

Credevo: Le regole creano sicurezza.

Ho imparato: Le regole e la violazione delle regole creano sicurezza.

La sicurezza è una proprietà di un sistema complesso che emerge continuamente: è più simile a guidare un'auto che a preparare un dolce... L'infrazione delle regole è la risposta adattativa di operatori intelligenti, impegnati in prima linea nell'assistenza sanitaria. Nella violazione delle regole risiede il successivo livello di informazione su cosa fare per rendere una persona sicura. Le regole dovrebbero assomigliare alle istruzioni per guidare un'automobile, che consentono al guidatore di adattarsi alle circostanze reali, più che a una ricetta che prescrive punto per punto come preparare un dolce. L'eccesso di dettaglio è un problema per la sicurezza.

Lezione 3

Credevo: Le segnalazioni sono necessarie per registrare i problemi e progredire.

Ho imparato: Le storie sono necessarie per acquisire conoscenza.

Oggi abbiamo la fissazione delle segnalazioni. Le segnalazioni quantitative non contengono quasi informazioni. Ciò di cui abbiamo bisogno sono le *storie*. Una segnalazione che dimentica la storia è per lo più inutile. Abbiamo bisogno di raccogliere conoscenza. Abbiamo bisogno di conversazioni accanto al caminetto, non di tabulati. La domanda "Quante volte?" non è abbastanza potente; la domanda deve essere "Che cosa è accaduto?"

Lezione 4

Credevo: La tecnologia è il puntello principale della sicurezza.

Ho imparato: Il dialogo è il puntello principale della sicurezza.

Tutte le tecnologie – anche quelle per accrescere la sicurezza – presentano rischi. Il mondo della tecnologia deve essere incanalato, altrimenti ci danneggerà. Lo sviluppo di tecnologie per la sicurezza è fondamentale, ma deve essere supportato dalla conversazione, un processo umano per recuperare il controllo.

Lezione 5

Credevo: La sanità è per la maggior parte simile alle altre attività ad alto rischio.

Ho imparato: La sanità è molto diversa dalle altre attività ad alto rischio.

C'è molto da imparare dalle altre attività. Vi sono tuttavia importanti, fondamentali differenze tra la sanità e altri settori. La semplicistica adozione di procedure di sicurezza riprese da altri settori è problematica, poiché la gamma di livelli di rischio in sanità è estremamente ampia. Una singola risposta non basta assolutamente. È importante sapere a quale livello si sta operando.

Lezione 6

Credevo: È importante ciò che accade prima del danno.

Ho imparato: È altrettanto importante ciò che accade dopo il danno.

Parte della nostra cultura sulla sicurezza deve concentrarsi sull'aspetto della guarigione. Dobbiamo guarire entrambe le persone ferite: la persona danneggiata e la persona che ha causato il danno. Dobbiamo trasferire una certa quantità di energia sul versante della guarigione. L'ostacolo più importante possono essere le debolezze personali, specialmente l'incapacità di scusarsi. Alcuni medici non vogliono o non sanno esprimere quanto sono dispiaciuti. Le scuse sono l'inizio del processo di riconciliazione con il paziente.

(Adattato da Berwick, 2002)

Bibliografia

Berwick DM (2002) Patient safety: lessons from a novice. Advances in Neonatal Care, 2(3):121-122

Brown C, Hofer T, Johal A et al (2008) An epistemology of patient safety research: a framework for study design and interpretation. Part 1: Conceptualising and developing interventions. Quality and Safety in Health Care, 17(3):158-162

Donabedian A (2003) An Introduction to Quality Assurance in Health Care. Oxford University Press, Oxford

Donabedian A (1968) Promoting quality through evaluating the process of patient care. Medical Care, 6(3):181-202

Faxon DP (2008) Assessing appropriateness of coronary angiography: another step in improving quality. Annals of Internal Medicine, 149(4):276-278

Hemingway H, Chen R, Junghans C et al (2008) Appropriateness criteria for coronary angiography in angina: reliability and validity. Annals of Internal Medicine, 149(4):221-231

Hofer TP, Kerr EA, Hayward RA (2000) What is an error? Effective Clinical Practice, 3(6):261-269

Institute of Medicine (2001) Crossing the Quality Chasm. A New Health System for the 21st Century. National Academy Press, Washington DC

Joice P, Hanna GB, Cuschieri A (1998) Errors enacted during endoscopic surgery – a human realiability analysis. Applied Ergonomics, 29(6):409-414

Kohn L, Corrigan J, Donaldson ME (1999) To Err is Human. National Academy Press, Washington DC

Langley GJ, Nolan KM, Nolan TW et al (1996) The Improvement Guide: A Practical Approach to Enhancing Organizational Performance. Jossey-Bass Publishers, San Francisco CA

Layde PM, Maas LA, Teret SP et al (2002) Patient Safety Efforts Should Focus on Medical Injuries. JAMA: The Journal of the American Medical Association, 287(15):1993-1997

Lilford R, Mohammed MA, Spiegelhalter D, Thomson R (2004) Use and misuse of process and outcome data in managing performance of acute medical care: avoiding institutional stigma. Lancet, 363:1147-1154

Mangione-Smith R, DeCristofaro AH, Setodji CM et al (2007) The quality of ambulatory care delivered to children in the United States. The New England Journal of Medicine, 357(15):1515-1523

Maxwell R (1984) Quality assessment in health. British Medical Journal, 288:1470-1472

McGlynn EA, Asch SM, Adams J et al (2003) The quality of health care delivered to adults in the United States. New England Journal of Medicine, 348(26):2635-2645

United States National Patient Safety Foundation (2000) Agenda for research and development in patient safety. http:/www.npsf.org/pdf/r/researchagenda.pdf

Vincent C (2006) Patient Safety. Elsevier Churchill Livingstone, Edinburgh

Vincent CA (1997) Risk, safety and the dark side of quality. British Medical Journal, 314:1775-1776

I rischi della sanità

Quanto è sicura l'assistenza sanitaria? Con quale frequenza si verificano errori? I casi eccezionali sono rari incidenti isolati in un sistema altrimenti sicuro, oppure sono, come è stato affermato, solo la punta di un iceberg? Per varie ragioni, non è facile rispondere a queste domande apparentemente lineari. Definire l'errore e il danno non è semplice come può sembrare: studi di tipo differente mettono in luce aspetti diversi del problema e il confronto tra risultati ottenuti in contesti diversi non è sempre fattibile. Possiamo tuttavia farci un'idea dell'entità complessiva del problema e delle sfide da affrontare. Come vedremo, sebbene i tassi di errore e di danno varino a seconda delle situazioni, vi sono oggi solide evidenze di elevati tassi di errore in molti contesti, come pure notevoli evidenze di danno ai pazienti. Per cominciare, dobbiamo esaminare i principali metodi disponibili per lo studio dell'errore e del danno, poiché sarebbe altrimenti molto difficile comprendere il significato dei risultati.

Studio degli errori e degli eventi avversi

Per studiare gli errori e gli eventi avversi esistono numerosi metodi, ciascuno dei quali si è evoluto nel tempo e adattato ai diversi contesti. Ogni metodo presenta particolari vantaggi e punti di forza, ma anche limiti e punti deboli. Ci si potrebbe dunque chiedere quale sia il metodo migliore. Come spesso accade nella ricerca, la risposta è che dipende da ciò che si intende fare e dalle domande cui si intende dare risposta. Alcuni metodi sono utili per identificare con quale frequenza si verificano gli eventi avversi, altri sono più adatti per comprendere perché accadono; alcuni sono sistemi di allarme, altri metodi di conteggio, e così via. L'incapacità di comprendere che metodi diversi hanno obiettivi diversi ha condotto nel corso degli anni a notevoli confusioni e a molti dibattiti infruttuosi. Per esempio, le principali revisioni retrospettive delle cartelle cliniche sono state talvolta criticate per non aver fornito informazioni sui fattori umani e su altri elementi che non sono compresi tra i dati clinici. In effetti, questi studi non si propongono di fornire tali informazioni: il loro scopo principale è valutare la natura e

4

la dimensione del danno, sebbene recenti tecniche di revisione suggeriscano che è possibile estrarre anche elementi utili sulle cause e sulla prevenzione. In ogni caso, la metodologia dello studio dipende dai problemi oggetto di valutazione, dalle risorse disponibili e dal contesto della ricerca.

Metodi di studio

Thomas e Petersen (2003) hanno classificato i metodi per lo studio degli errori e degli eventi avversi in otto grandi gruppi, identificando i relativi vantaggi e svantaggi. Nel loro lavoro impiegano il termine "errore" in senso ampio, includendovi sbagli, eventi avversi mancati (designati come *close call* o *near miss*) e fattori che contribuiscono all'errore. In un successivo capitolo discuteremo le difficoltà connesse alla definizione e alla classificazione degli errori, ma in questa parte del volume il termine errore è impiegato in senso lato per indicare qualsiasi evento che non comporta un danno per il paziente. Le espressioni *close call* e *near miss* sono raramente definite con esattezza, ma in generale si riferiscono a eventi nei quali il danno è stato evitato di stretta misura e comprendono sia gli eventi che non si sono sviluppati fino al punto di danneggiare effettivamente un paziente, sia quelli nei quali un'azione tempestiva ha evitato il disastro.

Le Tabelle 4.1 e 4.2 sintetizzano i principali tipi di studi condotti su errori ed eventi avversi, con i rispettivi vantaggi e limiti. L'originaria versione proposta da Thomas e

Tabella 4.1 Metodi per la misurazione di errori ed eventi avversi

Metodo di studio	Vantaggi	Svantaggi
Analisi dei dati amministrativi	Dati facilmente disponibili Non costoso	Può basarsi su dati incompleti e inesatti I dati sono disgiunti dal contesto clinico
Revisione della documentazione clinica/ delle cartelle cliniche	Dati facilmente disponibili Di uso comune	Valutazioni sugli eventi avversi non affidabili Documentazione clinica incompleta Bias retrospettivo
Revisione della documentazione clinica in formato elettronico	Non costoso, dopo l'investimento iniziale Monitoraggio in tempo reale Integrazione di molteplici fonti di dati	Possibilità di errori nella programmazione e nell'inserimento dei dati Implementazione costosa
Osservazione delle cure prestate al paziente	Potenzialmente accurato e preciso Fornisce dati non altrimenti reperibili Scopre più errori attivi degli altri metodi	Richiede molto tempo ed è costoso Difficoltà di formare osservatori affidabili Potenziali problemi di confidenzialità Possibile sovrabbondanza di informazioni
Sorveglianza clinica attiva	Potenzialmente accurato e preciso per gli eventi avversi	Richiede molto tempo ed è costoso

Adattata da Thomas, Petersen, 2003

Tabella 4.2 Metodi per la comprensione delle cause di errori ed eventi avversi

Metodo di studio	Vantaggi	Svantaggi
Morbidity and mortality meetings e autopsie	Possono suggerire fattori contribuenti Familiare agli operatori sanitari	Bias retrospettivo Bias di segnalazione Focalizzato sugli errori diagnostici Poco usato
Analisi dei casi/ delle cause profonde	Possono suggerire fattori contribuenti Approccio sistemico strutturato Comprende dati recenti da interviste	Bias retrospettivo Tende a focalizzarsi su eventi gravi Insufficientemente standardizzato nella pratica
Analisi delle denunce	Fornisce molteplici punti di vista (pazienti, operatori, legali)	Bias retrospettivo Bias di segnalazione Fonti dei dati non standardizzate
Sistemi di segnalazione degli errori	Fornisce molteplici punti di vista nel corso del tempo Può far parte delle procedure di routine	Bias di segnalazione Bias retrospettivo

Adattata da Thomas, Petersen, 2003

Petersen (2003) è stata suddivisa in due tabelle distinte e i contenuti sono stati modificati; in particolare è stata aggiunta una voce per l'analisi dei casi (*case analysis*). Le analisi di casi, spesso consistenti in analisi delle cause profonde (*root cause analysis*) o analisi sistemiche (*systems analysis*), condividono alcune caratteristiche dei *morbidity and mortality meeting* (incontri su morbilità e mortalità), ma sono generalmente più mirate e impiegano uno specifico metodo di analisi (Vincent, 2003) (Capitolo 8).

I metodi differiscono per vari aspetti: alcuni sono orientati al rilevamento dell'incidenza degli errori e degli eventi (quanti sono stati) (Tabella 4.1), altri alla valutazione delle loro cause e dei fattori contribuenti (perché è successo) (Tabella 4.2). I diversi metodi si basano su differenti fonti di dati: documentazioni cliniche, osservazioni, denunce, segnalazioni volontarie e così via. Alcuni si concentrano su singoli o pochi casi con specifiche caratteristiche, per esempio denunce, mentre altri studiano campioni randomizzati di determinate popolazioni.

Secondo Thomas e Petersen questi metodi possono essere distribuiti lungo un *continuum* dove la sorveglianza clinica attiva di specifici tipi di eventi avversi (per esempio, complicazioni chirurgiche) rappresenta il metodo ideale per valutare l'incidenza, mentre metodi come l'analisi dei casi e i *morbidity and mortality meeting* sono più orientati alle cause. Non esiste una maniera ottimale per stimare l'incidenza di eventi avversi o errori; per varie ragioni, ogni tecnica fornisce un quadro parziale. La revisione della documentazione clinica è esauriente e sistematica, ma per definizione è limitata agli aspetti registrati dai dati clinici.

I sistemi di segnalazione sono fortemente dipendenti dalla buona volontà del personale e riflettono in modo molto imperfetto i tassi sottostanti di errori o eventi avversi (ma sono utili per altri scopi).

4

Bias retrospettivo

Il bias retrospettivo (*hindsight bias* o bias del "senno di poi") è citato diverse volte nella tabella. Di che cosa si tratta? Il concetto deriva dalla letteratura psicologica e in particolare da studi sperimentali che dimostrano che a posteriori le persone esagerano ciò che sapevano prima che si verificasse l'evento: è l'effetto "lo sapevo sin dall'inizio". Dopo un disastro, con il senno di poi, tutto appare semplice e l'"esperto" che analizza il caso si domanda come il medico coinvolto abbia potuto non accorgersi delle ovvie connessioni. Vista a posteriori, la situazione realmente affrontata dal clinico risulta inevitabilmente estremamente semplificata. Non possiamo cogliere le molteplici opzioni che all'epoca si offrivano al medico né la storia dettagliata di una visita. Meno ancora possiamo cogliere le pressioni e le distrazioni che possono aver influenzato il giudizio clinico, come la stanchezza, la fame o il doversi occupare di parecchi altri pazienti con condizioni complesse.

Il bias retrospettivo ha un altro aspetto, noto come *outcome bias*, particolarmente rilevante in sanità. Quando un outcome è sfavorevole, coloro che riesaminano il caso sono più propensi a criticare le cure prestate e a trovare errori. Per esempio, Caplan e colleghi (1991) chiesero a due gruppi di medici di rivedere una serie di appunti clinici. Gli appunti sottoposti ai due gruppi erano identici, salvo per gli outcome dei pazienti, che erano soddisfacenti per un gruppo di revisori e scadenti per l'altro. Il gruppo degli outcome scadenti fece critiche molto più dure dell'altro gruppo, sebbene le cure descritte fossero identiche. Dunque nell'analisi retrospettiva semplifichiamo le cose e tendiamo a essere più critici quando l'outcome è sfavorevole.

Studio degli eventi avversi mediante revisione della documentazione dei casi

La revisione retrospettiva della documentazione clinica si propone di valutare natura, incidenza e impatto economico degli eventi avversi e di fornire alcune informazioni sulle loro cause. Si definiscono eventi avversi le lesioni non intenzionali causate dalla gestione clinica anziché dal processo patologico e che si traducono in un danno definito o, quanto meno, nel prolungamento del ricovero ospedaliero (Box 4.1). Nella sicurezza del paziente le definizioni sono fondamentali e occorre avere sempre ben presenti le differenze terminologiche. Per esempio, uno studio condotto negli Stati Uniti da Andrews e colleghi (1997) rilevava in un'unità chirurgica un tasso del 17,7% di gravi eventi avversi, molto più elevato rispetto alla maggior parte degli altri studi. Tuttavia, la definizione di eventi avversi utilizzata da questi autori era assai diversa da quella normalmente impiegata; inoltre, a differenza della maggioranza degli altri studi, essi si servirono di osservazioni anziché della revisione di documentazione clinica. Non si tratta di difetti: lo studio è di buona qualità. Il punto è che occorre fare attenzione alle definizioni quando si interpretano risultati e si confrontano studi diversi.

Il processo base per la revisione della documentazione clinica è il seguente. Nella fase I, infermieri o impiegati con esperienza nella gestione della documentazione vengono addestrati a identificare i casi che soddisfano uno o più dei 18 ben definiti criteri

---

Box 4.1   Definizione di evento avverso

Un evento avverso è una lesione non intenzionale causata dalla gestione clinica, anziché dal processo patologico, sufficientemente seria da provocare il prolungamento del ricovero oppure un danno o una disabilità temporanea o permanente al paziente al momento della dimissione (o entrambi).
- La gestione clinica comprende sia le azioni di un singolo membro del personale sia il sistema sanitario nel suo complesso.
- La gestione clinica comprende atti di omissione (per esempio, mancate diagnosi o mancati trattamenti) e di esecuzione (per esempio, trattamenti non corretti).
- La causalità di un evento avverso da parte della gestione clinica viene valutata su una scala a 6 livelli, dove 1 indica "praticamente nessuna evidenza di causalità", mentre 6 indica "evidenza praticamente certa di causalità". Nei risultati sono riportati solo gli eventi avversi con punteggio uguale o superiore a 4, essendo richiesta un'evidenza di causalità più probabile che improbabile.
- Gli eventi avversi possono essere o meno prevenibili: una valutazione distinta da quella della causalità. Anche la prevenibilità viene valutata su una scala a 6 livelli e solo gli eventi avversi con punteggio uguale o superiore a 4 sono considerati prevenibili.
- Il danno può risultare da interventi o da mancati interventi. Sono inclusi anche i danni derivanti da mancato arresto del processo patologico, a condizione che le cure standard fossero chiaramente in grado di prevenire il danno.
- Il danno deve essere non intenzionale, poiché alcuni danni possono essere provocati deliberatamente e per validi motivi (per esempio, amputazioni).
- Gli eventi avversi includono le complicazioni note, giudicate in grado di condurre a un danno, ma scarsamente prevenibili.

(Da Brennan et al., 1991)

---

di screening, quali morte, trasferimento a una *special care unit*, o riammissione non programmata in ospedale entro 12 mesi. Questi criteri hanno dimostrato di essere associati a un'aumentata probabilità di eventi avversi (Neale, Woloshynowych, 2003). Nella fase II, medici addestrati analizzano in dettaglio le documentazioni selezionate nella fase I, per stabilire se contengono o meno evidenze di eventi avversi mediante una serie di domande standard. Il metodo base è stato seguito in tutti i principali studi nazionali, sebbene siano state sviluppate varianti della scheda di revisione e della selezione dei dati (Woloshynowych et al., 2003). In Francia Philippe Michel ha applicato una revisione prospettica, nella quale il riesame della documentazione viene condotto a breve distanza di tempo dalla dimissione su un gruppo predefinito di pazienti e, in alcuni casi, integrata con interviste al personale (Michel et al., 2004).

In questo campo il classico, pionieristico, studio è l'Harvard Medical Practice Study, che a distanza di vent'anni è ancora estremamente autorevole e ampiamente dibattuto (Box 4.2). Analoghi studi sono stati condotti in Australia (Wilson et al., 1995), Utah e Colorado (Gawande et al., 1999), Regno Unito (Vincent et al., 2001), Danimarca (Schioler et al., 2001), Nuova Zelanda (Davis et al., 2002), Canada (Baker et al., 2004), Francia (Michel et al., 2007) e altri paesi. I risultati di questi studi sono riassunti nella Tabella 4.3 ed evidenziano, come afferma Peter Davis, un nuovo rischio per la sanità pubblica:

Box 4.2 L'Harvard Medical Practice Study

L'Harvard Medical Practice Study sottopose a revisione le documentazioni di 30 195 pazienti ricoverati nel 1984 in 51 strutture randomizzate non psichiatriche per acuti dello Stato di New York.
L'obiettivo dello studio era migliorare la comprensione dell'epidemiologia del danno ai pazienti e indirizzare gli sforzi per adeguare i sistemi di risarcimento. L'attenzione era quindi concentrata sui danni che potevano sfociare in un'azione legale. Di conseguenza, gli errori minori e quelli responsabili solo di lievi disturbi o disagi non furono considerati.
Nel 3,7% dei ricoveri si erano verificati eventi avversi, 26,7% dei quali dovuti a negligenza (definita come performance inferiore agli standard attesi per i medici della struttura, e che avrebbe potuto dunque dare luogo a un'azione legale).
Quasi metà degli eventi avversi (47,7%) era associata a un intervento chirurgico; i rimanenti eventi avversi più comuni erano: reazioni avverse a farmaci, errori diagnostici, errori terapeutici, eventi connessi a procedure e altri. Il 6,6% degli eventi avversi aveva determinato una disabilità permanente e il 13,6% aveva comportato la morte del paziente.
L'estrapolazione di questi dati suggeriva che negli Stati Uniti, ogni anno, circa 100 000 decessi fossero associati a eventi avversi .
Successive analisi indicarono che il 69,6% degli eventi avversi era potenzialmente prevenibile.

(Da: Brennan et al., 1991; Leape et al., 1991)

Tabella 4.3 Eventi avversi in strutture ospedaliere per acuti in dieci paesi

Studio	Autori	Anno di ricovero	Numero di ricoveri	Tasso di eventi avversi (% di ricoveri)
Harvard Medical Practice Study (HMPS)	Brennan et al., 1991; Leape et al., 1991	1984	30.195	3,7
Utah-Colorado Study (UTCOS)	Thomas et al., 2000b	1992	14.052	2,9
Quality in Australian Health Care Study (QAHCS)	Wilson et al., 1995	1992	14.179	16,6
Regno Unito	Vincent et al., 2001	1999	1.014	10,8
Danimarca	Schioler et al., 2001	1998	1.097	9,0
Nuova Zelanda	Davis et al., 2002	1998	6.579	11,2
Canada	Baker et al., 2004	2000	3.745	7,5
Francia	Michel et al., 2007	2004	8.754	6,6 *
Regno Unito	Sari et al., 2007	2004	1.006	8,7
Spagna	Aranaz-Andres et al., 2008	2005	5.624	8,4
Paesi Bassi	Zegers et al., 2009	2006	7.926	5,7
Svezia	Soop et al., 2009	2006	1.967	12,3

* Su 1000 giorni di ricovero

Tra i venti principali fattori di rischio che ogni anno rendono conto di circa tre quarti di tutti i decessi, gli eventi avversi ospedalieri occupano l'undicesimo posto, seguiti da inquinamento atmosferico, alcol e droghe, violenza e incidenti stradali. (Davis, 2004)

Negli studi più recenti i tassi di eventi avversi sono compresi tra l'8 e il 12%, un intervallo oggi considerato tipico dei sistemi sanitari avanzati (de Vries et al., 2008). Il tasso per paziente è sempre leggermente superiore, poiché alcuni pazienti soffrono più di un evento; circa la metà degli eventi avversi è generalmente giudicata prevenibile. I tassi statunitensi sono molto più bassi, quelli australiani molto più elevati. I tassi più bassi registrati negli Stati Uniti potrebbero riflettere una migliore qualità delle cure, ma più verosimilmente riflettono un'attenzione concentrata soprattutto sulle lesioni da negligenza, mentre la maggior parte degli altri studi considera la qualità delle cure in senso più ampio (Thomas et al., 2000a). In un attento confronto sui tipi specifici di eventi avversi, Eric Thomas e colleghi hanno anche rilevato che i revisori australiani riferivano un numero molto superiore di complicazioni minori attese o previste, come infezioni delle ferite, lesioni cutanee e infezioni delle vie urinarie. Si tratta in senso stretto di eventi avversi, non considerati tuttavia dai revisori americani, che erano concentrati su lesioni più gravi (Thomas et al., 2000a).

Nel Box 4.3 sono riportati esempi di eventi avversi tratti dal primo studio britannico. Alcuni di essi, come le reazioni ad anestetici, pur non essendo seri per il paziente, sono classificati come eventi avversi in quanto determinarono il prolungamento di un giorno

---

Box 4.3 Esempi di eventi avversi di varia gravità

– Una ragazza di 18 anni fu ricoverata in day hospital in un reparto di chirurgia per un esame auricolare da eseguire in anestesia. Durante il ricovero la paziente ebbe tre convulsioni causate dall'anestetico e richiese la somministrazione endovenosa di farmaci anticonvulsivanti e il prolungamento del ricovero per consentire l'osservazione nel corso della notte.

– Una signora di 65 anni fu ricoverata in ospedale per un intervento di plastica di un laparocele. Dopo l'intervento la ferita chirurgica non si rimarginò. La paziente fu dimessa con una ferita suppurante e maleodorante. Tornò tre giorni più tardi con la ferita ancora aperta e infetta, che richiese un intervento in anestesia generale per la pulizia e la nuova sutura, la somministrazione di antibiotici e una permanenza in ospedale di 15 giorni.

– Una donna di 24 anni, affetta da spina bifida, non sentendosi bene si presentò al pronto soccorso: aveva le caviglie gonfie e riferì di aver avuto recentemente un'infezione delle vie urinarie. Fu trattata con antibiotici e rimandata a casa. Una settimana dopo fu ricoverata con importante edema agli arti inferiori, ipertensione arteriosa e aumento della pressione venosa centrale. Fu posta diagnosi di insufficienza cardiaca congestizia ipertensiva con una settimana di ritardo, a causa dell'incompleta valutazione iniziale al pronto soccorso.

– Un uomo di 53 anni con anamnesi di ictus, infezione da MRSA (*Staphylococcus aureus* meticillino-resistente), ulcere agli arti inferiori e insufficienza cardiaca fu ricoverato per il trattamento di ulcere venose e cellulite a entrambe le gambe. Nel postoperatorio gli fu posizionato un catetere urinario; la gestione non corretta del catetere determinò la necrosi della punta del pene. Il paziente fu sottoposto a cateterizzazione sovrapubica e sviluppò un'infezione. Il ricovero ospedaliero fu prolungato di 26 giorni.

(Da: Vincent et al., 2001; Neale et al., 2001)

4

della durata del ricovero; probabilmente non erano prevenibili in quanto sarebbe stato difficile prevedere una simile reazione idiosincrasica. Molti eventi avversi (circa il 70% nella maggior parte degli studi) non comportano gravi conseguenze per il paziente; gli effetti degli eventi minori possono essere di natura più economica, nel senso di tempo e risorse sprecati, che clinica. Tuttavia, come mostrano i rimanenti esempi, alcuni eventi possono provocare notevoli sofferenze non necessarie e tempi di degenza più lunghi.

Impatto e costo degli eventi avversi

Come mostrano gli esempi riportati nel Box 4.3, molti pazienti subiscono aumentate sofferenze e disabilità a causa di gravi eventi avversi. Spesso subiscono anche traumi psicologici e possono vivere gli incidenti occorsi durante il loro trattamento come un terribile tradimento della loro fiducia. Dopo aver commesso un errore, il personale può provare vergogna, senso di colpa e depressione; contenziosi e reclami costituiscono un ulteriore peso (Vincent, 1997). Questi aspetti della sicurezza del paziente di fondamentale importanza, ma generalmente oggetto di attenzione davvero troppo scarsa, sono trattati nei Capitoli 8 e 9.

I costi economici degli eventi avversi, in termini di trattamenti aggiuntivi e giorni supplementari di ricovero, sono notevoli e assai maggiori dei costi dei contenziosi. Uno dei risultati più concordanti delle revisioni delle documentazioni cliniche è che un paziente che subisce un evento avverso rimane in ospedale, mediamente, da 6 a 8 giorni in più. Dal punto di vista clinico, pochi giorni di ricovero in più costituiscono un fatto di scarso rilievo, che non è sempre particolarmente traumatico o spiacevole per il paziente. Tuttavia, tirando le somme ed estrapolando i risultati su base nazionale, i costi sono impressionanti. In Gran Bretagna il costo degli eventi avversi prevenibili è di 1 miliardo di sterline all'anno solo per i giorni di ricovero supplementari (Vincent et al., 2001). I maggiori costi per i giorni di lavoro persi, le indennità per disabilità e le altre conseguenze economiche sarebbero ancora maggiori. Il rapporto dell'Institute of Medicine del 1999 stimò che negli Stati Uniti i costi totali annui (mancato reddito, mancati lavori domestici, disabilità, costi sanitari) erano compresi tra 17 e 29 miliardi di dollari per gli eventi avversi prevenibili e circa il doppio per gli eventi avversi totali; i costi sanitari rappresentavano oltre metà dei costi totali. Anche usando le stime più basse, i costi totali nazionali associati a tutti gli eventi avversi e a quelli prevenibili rappresentavano, rispettivamente, il 4% e il 2% circa della spesa sanitaria nazionale (Kohn et al., 1999).

Il recente studio olandese sugli eventi avversi ha stimato i costi dell'assistenza ospedaliera diretta, costituiti essenzialmente dal prolungamento del ricovero, trovando che circa il 3% di tutti i giorni di ricovero e l'1% della spesa sanitaria totale potevano essere attribuiti a eventi avversi prevenibili (Zegers et al., 2009). I costi complessivi reali sono probabilmente molto più elevati, poiché questa stima non include i trattamenti e le indagini aggiuntive, né gli ulteriori costi sociali correlati già discussi. Occorre inoltre ricordare che queste stime sono limitate al settore ospedaliero; non abbiamo alcuna idea dell'entità dei costi addizionali per eventi avversi nell'assistenza primaria o nei servizi di salute mentale.

Complicazioni ed eventi avversi in chirurgia

Una significativa percentuale di eventi avversi è associata a procedure chirurgiche. Nello Utah-Colorado Medical Practice Study, per esempio, per i pazienti ricoverati che avevano subito un intervento l'incidenza annuale di eventi avversi era del 3%, metà dei quali era prevenibile. Alcuni interventi, come impianto di bypass agli arti, riparazione di aneurismi aortici addominali e resezione del colon, erano a rischio particolarmente elevato di eventi avversi prevenibili (Thomas et al., 2000b; Thomas, Brennan, 2001).

Nel Regno Unito i tassi di complicazioni per alcuni interventi di alta chirurgia sono del 20-25%, con una mortalità accettabile del 5-10% (Vincent et al., 2004). Tuttavia, almeno il 30-50% delle complicazioni serie che si verificano in pazienti sottoposti a interventi di chirurgia generale sono considerate evitabili. In Canada, Wanzel e colleghi (2002) hanno monitorato prospetticamente la presenza di complicazioni e la relativa documentazione per tutti i 192 pazienti ricoverati nell'arco di due mesi in un reparto di chirurgia generale: 75 pazienti (39%) hanno subito un totale di 144 complicazioni, delle quali 2 sono state fatali, 2 hanno messo a rischio la vita e 90 sono state di moderata gravità. Quasi tutte le complicazioni erano documentate nelle cartelle cliniche, ma solo il 20% era stato discusso nei *morbidity and mortality rounds*; circa un quinto delle complicazioni era dovuto in parte a errori.

A un esame più attento, molti eventi avversi classificati come chirurgici sono risultati dovuti a problemi nella gestione del reparto anziché a procedure intraoperatorie. Per esempio, nel loro studio sugli eventi avversi, Neale e colleghi (2001) hanno identificato come prevenibili lesioni da pressione, infezioni polmonari, cadute e gestione scadente di cateteri uretrali, oltre a vari problemi nella somministrazione di farmaci e fleboclisi.

Morti da eventi avversi: quanto sono attendibili i risultati delle revisioni retrospettive della documentazione clinica?

Come qualsiasi altro metodo di ricerca, anche la revisione retrospettiva delle documentazioni cliniche ha i suoi punti deboli e i risultati degli studi devono essere interpretati tenendo nella dovuta considerazione i limiti metodologici. Gli eventi avversi che non sono registrati nelle cartelle cliniche o che, quanto meno, non possono essere desunti da queste, non saranno rilevati, e quindi il riesame della documentazione fornirà probabilmente una stima dell'entità del danno inferiore a quella reale. Inoltre, poiché la revisione della documentazione si basa necessariamente su un implicito giudizio clinico, l'accordo tra revisori, in particolare in relazione alla valutazione della prevenibilità, risulta spesso solo modesto (Neale, Woloshynowych, 2003).

Sono stati compiuti grandi sforzi per incrementare l'accuratezza e la riproducibilità di queste valutazioni mediante l'addestramento degli operatori, la raccolta strutturata delle informazioni, il ricorso a doppie revisioni (con *re-review*) e la risoluzione delle divergenze di valutazione; tuttavia, anche con l'addestramento l'attendibilità di tali giudizi rimane modesta. Nonostante ciò, in seguito a una serie di studi approfonditi, Kieran Walshe è giunto alla conclusione che il riconoscimento degli eventi avversi mediante revisione della documentazione clinica possiede affidabilità e validità da moderate a buone per quanto riguarda la valutazione della qualità delle cure nel contesto ospedaliero (Walshe, 2000).

Questi e altri problemi metodologici sono sfociati in dibattiti sul numero di decessi dovuti a eventi avversi, soprattutto dopo le clamorose denunce secondo le quali ogni anno circa 98 000 americani morivano in seguito a eventi avversi ospedalieri. Gli aspetti metodologici sono troppo complessi per essere qui presentati in modo esaustivo, ma è importante sottolineare che le cifre sono state messe in discussione per fornire un'idea delle diverse posizioni. Per esempio, basandosi sulle stime della mortalità ospedaliera all'epoca dello studio di Harvard, un gruppo di ricercatori sostenne che i pazienti che secondo lo studio erano deceduti in seguito a eventi avversi erano già gravemente malati e probabilmente sarebbero morti comunque (McDonald et al., 2000). In un altro tentativo di fare chiarezza, Hayward e Hofer (2001) confrontarono i dati dello studio di Harvard con i risultati da loro ottenuti in una revisione degli standard delle cure erogate a pazienti deceduti in ospedale mentre erano sottoposti a terapie attive, contrapposte a terapie palliative. Gli autori trovarono che solo lo 0,5% dei pazienti sarebbe sopravvissuto più di tre mesi, pur avendo tutti ricevuto cure ottimali. Di conseguenza, alcuni decessi erano forse prevenibili, ma la grande maggioranza di queste persone era già molto malata e sarebbe morta in ogni caso.

In una replica a McDonald e colleghi, Lucian Leape (2000) osservò che alcuni sembravano ritenere che molti decessi attribuiti a eventi avversi costituissero episodi minori occorsi durante la cura di persone gravemente malate, che probabilmente sarebbero morte comunque. Egli sottolineò che i malati terminali erano stati esclusi dallo studio, ma riconobbe che vi era un piccolo gruppo di pazienti (il 14% delle morti attribuite a eventi avversi) gravemente malati, nei quali l'evento avverso aveva fatto precipitare una situazione già precaria. Nel rimanente 86%, tuttavia, le carenze nelle cure ricevute furono un fattore determinante per il decesso.

Per esempio, Leape menziona complicazioni tromboemboliche in un paziente con fibrillazione atriale non trattato con anticoagulanti, grave sepsi derivata da un ritardo di trattamento di un'occlusione intestinale e danno cerebrale conseguente a uno shock emorragico (Leape, 2000).

Il problema dell'incidenza e della prevenibilità degli eventi avversi nei pazienti poi deceduti è stato affrontato recentemente in un importante studio olandese (Zegers et al., 2009). Sono state esaminate le documentazioni di 7926 pazienti di 21 ospedali: 3943 ricoveri di pazienti poi dimessi e 3983 ricoveri di pazienti deceduti nel 2004. È stato incluso un ampio sottogruppo di pazienti deceduti in ospedale per determinare l'incidenza delle morti potenzialmente prevenibili, in particolare rispetto a precedenti studi internazionali. Di questi pazienti, 663 hanno subito un totale di 744 eventi avversi (il 10% dei pazienti ne ha subiti due o più). Tra i pazienti deceduti l'incidenza di eventi avversi è risultata del 10,7%, mentre il tasso di eventi avversi prevenibili era del 5,2%. L'incidenza di eventi avversi è quindi risultata significativamente maggiore nei pazienti deceduti che in quelli sopravvissuti. Circa la metà dei pazienti con eventi avversi prevenibili aveva un'aspettativa di vita superiore a un anno; pur non essendo chiaro

quanto l'evento avverso abbia contribuito al decesso di queste persone, è implicito
che la loro vita sia stata abbreviata di alcuni mesi. Secondo le stime degli autori, circa
1735 (CI 95%: 1482-2032) decessi verificatisi nel 2004 negli ospedali olandesi erano
potenzialmente prevenibili. Occorre osservare che qui la terminologia potrebbe generare un po' di disorientamento, in quanto gli eventi avversi descritti non sono rappresentati dai decessi, ma dai gravi problemi che nel corso delle terapie hanno causato
un danno che, a sua volta, ha affrettato il decesso. Occorre anche ricordare che un
evento avverso in prossimità della fine della vita non dovrebbe essere valutato solo
considerando di quanto ha anticipato la morte; contrarre un'infezione da *Clostridium
difficile* o subire una grave reazione avversa a un farmaco in uno degli ultimi giorni
di vita può trasformare un trapasso che potrebbe essere relativamente tranquillo in un
incubo di dolore e sofferenza.

Infezioni acquisite in ospedale

La forza dei principali studi sugli eventi avversi è che essi rivelano l'entità complessiva
del danno ai pazienti e anche, in una certa misura, la sua natura e le sue cause. Nei
prossimi paragrafi esamineremo due dei principali tipi di danno, le infezioni ospedaliere e gli eventi avversi da farmaci. Affronteremo quindi l'importante questione di chi
sia maggiormente vulnerabile al danno.

L'infezione ospedaliera, o infezione associata alle cure sanitarie (HCAI, *healthcare
associated infection*), è la più frequente complicazione di cui soffrono i pazienti ospedalizzati. Nell'Harvard Medical Practice Study un singolo tipo di infezione ospedaliera,
l'infezione da ferita chirurgica, costituiva la seconda categoria di eventi avversi per
frequenza (Burke, 2003). Attualmente il 5-10% dei pazienti ricoverati in ospedale in
Gran Bretagna e negli Stati Uniti contrae una o più infezioni; ogni anno ne sono colpite
milioni di persone. In un ampio studio condotto nel 2006 nel Regno Unito su oltre
75 000 pazienti, Smyth e colleghi hanno rilevato un tasso di prevalenza del 7,59%
(Smyth et al., 2008). Ogni anno negli Stati Uniti 90 000 decessi sono attribuiti a queste
infezioni, il cui aggravio sui costi della sanità è stimato in 5 miliardi di dollari. Nelle
unità di terapia intensiva i tassi sono anche più elevati: circa il 30% dei pazienti ne è
colpito, con un impatto sia sulla morbilità sia sulla mortalità (Vincent, 2003).

Quattro tipologie rendono conto dell'80% circa delle infezioni ospedaliere: infezioni
delle vie urinarie, spesso associate all'utilizzo del catetere, infezioni del torrente ematico, spesso causate dai dispositivi endovascolari, infezioni di siti chirurgici e polmo-
niti. Ognuna di queste tipologie può avere più di un'origine ed essere causata da una
o più specie batteriche. Una fonte particolarmente importante di infezioni è costituita
dagli accessi venosi e la possibilità di infezione è tanto maggiore quanto più a lungo
questi vengono lasciati in sede. Ciò è particolarmente allarmante, in quanto spesso tali
accessi non vengono utilizzati. In uno studio un terzo dei pazienti ricoverati in un ospedale generale aveva accessi venosi o cateteri: un terzo di questi accessi non era in uso
attivo, il 20% delle cannule inserite non fu mai utilizzato e il 5% di tutti gli accessi in
uso determinò spiacevoli complicazioni (Baker et al., 2002). Non tutte le infezioni

4

sono sempre in qualche modo prevenibili, e tra i fattori contribuenti hanno notevole importanza il sovraffollamento e la carenza di personale (Clements et al., 2008). È opinione comune, tuttavia, che molte infezioni potrebbero essere evitate con interventi quali l'appropriata profilassi antibiotica prima degli interventi chirurgici e le campagne per l'igiene delle mani tra gli operatori sanitari. Nonostante i numerosi studi e le massicce campagne, l'adesione agli standard minimi di igiene delle mani è ancora ampiamente insufficiente ed è enormemente difficile indurre un cambiamento.

Per decenni il controllo delle infezioni è stato considerato un problema di sanità pubblica, che era contrastato da medici specialisti e infermieri esperti, più che dal miglioramento generale della qualità. La crescita del movimento per la sicurezza del paziente ha stimolato e supportato il controllo delle infezioni, inducendo coloro che se ne occupavano a estendere il proprio impegno al monitoraggio dell'uso degli antibiotici, oltreché delle infezioni, e a partecipare al più ampio sforzo per rendere la sanità più sicura (Burke, 2003). A sua volta, la sicurezza del paziente può apprendere molto dalle tecniche per il controllo delle infezioni, in particolare riguardo ai metodi di sorveglianza, di risposta rapida ai problemi e di analisi epidemiologica. Il controllo delle infezioni richiede, tra l'altro, un'accurata descrizione dei tipi di infezione accompagnata sia da una risposta rapida alle epidemie sia dalla sorveglianza e dal monitoraggio sistematici di routine.

Sicurezza delle iniezioni nei paesi in via di sviluppo

La sicurezza del paziente, quale è descritta in questo libro, si è sviluppata soprattutto nei sistemi sanitari dei paesi avanzati e con una disponibilità relativamente buona di risorse. Tuttavia, la sicurezza dell'assistenza sanitaria rappresenta un problema enorme nei paesi più poveri, dove le infezioni costituiscono la principale causa di mortalità. La mortalità e la morbilità associate a patologie prevalgono, ma i rischi di infezione derivanti dalla stessa assistenza sanitaria sono spaventosi. Per dare un'idea delle dimensioni dei problemi da fronteggiare nei sistemi sanitari dei paesi in via di sviluppo, considereremo brevemente la questione della sicurezza delle iniezioni, attingendo da un'approfondita revisione condotta da Yvan Hutin e colleghi (Hutin et al., 2003). Questa revisione fa parte di una serie di programmi correlati alla sicurezza, attivati dall'Organizzazione Mondiale della Sanità, che hanno per oggetto temi quali la sicurezza degli emoderivati, la sicurezza chimica, la sicurezza dei vaccini e dell'immunizzazione, la sicurezza dei farmaci e dei dispositivi medici.

Nel corso del XX secolo, l'utilizzo dell'iniezione è aumentato vertiginosamente, e oggi rappresenta probabilmente la procedura sanitaria più diffusa. Molte iniezioni utilizzate per somministrare trattamenti nei paesi in via di sviluppo non sono di fatto necessarie, poiché il trattamento farmacologico per via orale avrebbe un'efficacia pari o superiore. Una delle ragioni per cui questa pratica continua a essere largamente utilizzata è la maggiore fiducia nel potere delle iniezioni, in contrapposizione a quello delle pillole. Il pericolo è legato al riutilizzo delle siringhe senza sterilizzazione, ma spesso solo con un risciacquo tra un'iniezione e l'altra. Non si deve pensare che ciò sia puramente dovuto a insufficiente addestramento o a standard scadenti: in un paese povero ogni cosa viene riutilizzata semplicemente perché non vi è alternativa. Sebbene la mancanza di conoscenze e gli standard scadenti abbiano un ruolo, il pericolo è reso enormemente complesso dalla strutturale mancanza di risorse e dalla necessità di riutilizzare, appena possibile, qualsiasi parte di attrezzatura.

Un'enorme quantità di iniezioni viene effettuata in modo non sicuro e il numero di persone interessate è impressionante (Fig. 4.1). In alcuni paesi del Sudest asiatico almeno il 75% delle iniezioni sono non sicure, determinando un rischio massiccio di epatite, infezione da HIV e da altri agenti patogeni trasmessi dal sangue. Hutin e colleghi sollecitano una maggiore enfasi sul rischio legato alle iniezioni non sicure in tutti i programmi contro l'HIV, una migliore gestione dei rifiuti taglienti e un maggior utilizzo di siringhe monouso che diventano inutilizzabili dopo la prima iniezione. Secondo gli autori, i programmi di aiuti sanitari con distribuzione di farmaci dovrebbero comprendere i costi di questo tipo di siringhe, altrimenti potrebbero fare più danno che bene. I programmi dell'Organizzazione Mondiale della Sanità, specie in Burkina Faso, hanno dimostrato la possibilità di importanti cambiamenti.

Le dimensioni del danno causato ai pazienti dai sistemi sanitari nei paesi in via di sviluppo sono in larga misura sconosciute, ma la potenzialità di errori e di danni in sistemi deboli e privi di risorse è proporzionalmente ancora maggiore. Le scadenti condizioni delle infrastrutture e delle attrezzature, l'inaffidabilità delle forniture e della qualità dei farmaci, le criticità nella gestione dei rifiuti e nel controllo delle infezioni

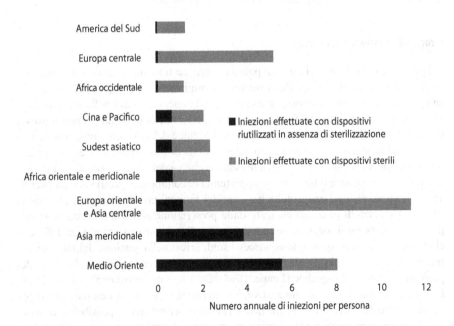

Fig. 4.1 Iniezioni effettuate nel mondo con dispositivi sterili e con dispositivi riutilizzati in assenza di sterilizzazione. (Da Hutin et al., 2003. Riproduzione autorizzata da BMJ Publishing Group Ltd)

4

e la grave mancanza di finanziamenti per costi operativi essenziali rendono la probabilità di errore e di danno molto maggiore che nei paesi industrializzati. Possiamo pensare che l'aspirazione a una sanità sicura sia una prerogativa dei paesi ricchi e dei sistemi sanitari avanzati, che la sicurezza sia un lusso che le persone povere non possono permettersi. In realtà, potrebbe essere vero il contrario. Quando si hanno poche risorse, la cosa più importante è non causare danni o sprecare quelle risorse in cure di qualità scadente. Coloro che vivono in povertà, senza una vera assistenza sanitaria, possono meno che mai permettersi cure non sicure.

Studi sugli errori nella gestione dei farmaci e sugli eventi avversi da farmaci

Studi sugli errori clinici sono stati condotti in molti settori della pratica clinica, in relazione, per esempio, a errori diagnostici, studi autoptici, esami istopatologici, interpretazione di esami radiologici e altre aeree; esiste inoltre una vasta letteratura sui processi decisionali in medicina e sui diversi tipi di bias dai quali tali processi possono essere affetti (Leape, 1994; Croskerry, 2002). Gli studi sull'errore rappresentano un modo per esaminare i processi clinico-assistenziali e valutare se questi soddisfano alcuni specifici standard. Le radiografie a fini diagnostici vengono lette correttamente? I farmaci vengono prescritti e somministrati nel modo corretto? Gli studi sugli errori hanno dunque un orientamento diverso rispetto a quelli sugli eventi avversi, che sono focalizzati sugli outcome delle cure. Il settore più ampiamente analizzato, e che utilizzeremo per esemplificare questo tipo di studi, è quello dei farmaci.

Errori nella gestione dei farmaci

Gli errori nella gestione dei farmaci possono verificarsi in qualsiasi fase del processo di prescrizione, preparazione della ricetta e somministrazione al paziente. In questa categoria di errori sono compresi errori di prescrizione, omissioni nella somministrazione, somministrazione del farmaco sbagliato, errori nella quantità (troppa o troppo poca) di farmaco somministrata, mancata prescrizione del farmaco, preparazione non corretta del farmaco, errori nella via o nella velocità di somministrazione. Con un numero così elevato di brevi passaggi nella catena che va dalla prescrizione al momento in cui il paziente riceve il farmaco, le opportunità di commettere errori sono parecchie. Talvolta gli studi sugli errori nella gestione dei farmaci prendono in considerazione l'intera sequenza di passaggi elencati, dalla prescrizione alla somministrazione, ma più frequentemente si focalizzano su un'area specifica. In un suo articolo del 1994 Lucian Leape sintetizzò quanto si conosceva sugli errori nella gestione dei farmaci, affermando che, secondo gli studi condotti in merito, si verificavano nel 2-14% dei pazienti ricoverati in ospedale (Leape, 1994). Da allora numerosi ospedali negli Stati Uniti, e in minor misura anche altrove, hanno introdotto sistemi computerizzati per l'inserimento delle prescrizioni, che hanno ridotto enormemente la possibilità di alcuni tipi di errori, soprattutto perché spesso incorporano sistemi di allarme e segnalazioni di possibili controindicazioni e reazioni allergiche.

Tuttavia nel mondo la maggior parte degli ospedali fa ancora uso di prescrizioni scritte a mano su carta che devono essere decifrate. Avvalendosi di farmacisti per valutare prospetticamente i dettagli delle prescrizioni, Bryony Dean e colleghi hanno esaminato l'incidenza di errori di prescrizione clinicamente rilevanti nell'arco di quattro settimane su un campione di pazienti di un ospedale britannico nel quale si utilizzavano ancora ricette scritte a mano (Dean et al., 2002). Nel periodo considerato erano state scritte circa 36 200 ricette, l'1,5% delle quali conteneva un errore di prescrizione, potenzialmente grave in un caso su quattro. Per esempio, a un paziente anziano era stata prescritta una dose di diazepam quintupla di quella voluta (10 mg), in quanto nella ricetta era stato scritto 10 mL (equivalenti a 50 mg). Secondo questi dati, ogni settimana nell'ospedale venivano commessi circa 150 errori di prescrizione, 35 dei quali gravi. Gli autori hanno osservato che, poiché nell'arco della giornata veniva prescritto un farmaco ogni 20 secondi circa, il tasso di errore non sembrava elevato. Tuttavia, ogni anno centinaia di pazienti erano vittime di errori potenzialmente gravi. Sebbene in Gran Bretagna, come in qualsiasi altro paese, il tasso annuale di errori nella gestione dei farmaci sia sconosciuto, i risultati pubblicati non mostrano alcun segno di riduzione nel tempo di tali errori (Vincent et al., 2008).

Richiedendo competenze tecniche e specifiche attrezzature, la somministrazione endovenosa di farmaci presenta rischi e possibilità di errore maggiori rispetto alla somministrazione per via orale. Taxis e Barber (2003) hanno preso in esame 430 dosi di farmaci per via endovenosa e in quasi la metà hanno riscontrato un errore, o nella preparazione o nella somministrazione del farmaco. Alcuni esempi degli errori più gravi sono presentati nel Box 4.4. La maggior parte degli errori nella preparazione era associata a preparazioni che richiedono passaggi multipli, per esempio la ricostituzione di un farmaco con un solvente e l'aggiunta di un diluente: errori tipici erano la preparazione di dosi sbagliate o l'impiego del solvente sbagliato. Quanto più complessa è la

---

Box 4.4 Esempi di errori potenzialmente gravi con farmaci somministrati per via endovenosa

L'intero contenuto di una fiala da 125 000 UI di eparina fu preparata come infusione continua, risultando in un sovradosaggio di 5 volte a un paziente di un reparto di medicina generale di un ospedale universitario.
Commento L'emorragia è una delle complicazioni gravi e potenzialmente fatali del sovradosaggio di eparina.

Un infermiere iniettò in una sacca da infusione contenente cloruro di sodio allo 0,9% (già connessa alla cannula del paziente) 750 mg di vancomicina senza mescolare la soluzione. Probabilmente il paziente ricevette una soluzione concentrata di vancomicina, come in bolo.
Commento L'infusione rapida di vancomicina comporta il rischio di reazioni, quali grave ipotensione (fino allo shock e all'arresto cardiaco) e arrossamento della parte superiore del corpo.

L'infusione continua di adrenalina in un paziente ricoverato in terapia intensiva fu interrotta per circa 10 minuti perché la nuova infusione non era stata preparata per tempo.
Commento La pressione arteriosa di questo paziente scese a un livello pericolosamente basso. Per stabilizzare il paziente fino alla ripresa dell'infusione di adrenalina, gli fu somministrata una dose in bolo del farmaco.

(Da Taxis, Barber, 2003. Riproduzione autorizzata da BMJ Publishing Group Ltd)

4

procedura, tanto maggiori sono le possibilità di errore, un argomento sul quale torneremo nei prossimi capitoli.

Non sempre i tassi degli errori nella gestione dei farmaci sono così elevati. In alcuni contesti – forse quelli in cui specifici farmaci vengono utilizzati di routine o quelli dove è possibile un approccio altamente proceduralizzato – sono più bassi. Per esempio, in uno studio il tasso di errori importanti in 30 000 preparazioni citotossiche era solo dello 0,19% (Limat et al., 2001). Pur essendo eccezionalmente basso, questo tasso potrebbe ancora riflettere un numero consistente di pazienti coinvolti ogni anno in un ospedale e, a maggior ragione, in un paese.

Eventi avversi da farmaci

Come si è visto, gli studi sugli errori nella gestione dei farmaci valutano se un farmaco è stato prescritto e somministrato correttamente; indipendentemente dal fatto che vi sia stato o meno un danno reale o potenziale al paziente. Al contrario, gli studi sugli eventi avversi da farmaci, o ADE (*adverse drug event*), si focalizzano sul danno, che può essere stato causato o meno da un errore. Per esempio, se un paziente ha una reazione allergica che non poteva essere prevista, si tratta di un caso sfortunato e non di un errore. Se la documentazione clinica segnala l'allergia e il farmaco viene comunque somministrato, allora si tratta certamente di un errore, sebbene l'indagine possa rivelare una catena piuttosto complessa di cause.

In una revisione di dieci studi condotti in quattro diversi paesi, Kanjanarat e colleghi (2004) hanno rilevato nei pazienti ospedalizzati un tasso mediano di ADE dell'1,8%, circa un terzo dei quali giudicati prevenibili. Tra le cause più frequenti di ADE vi erano sovradosaggio di antipertensivi con conseguente bradicardia o ipotensione, prescrizione di penicillina a pazienti con storia nota di reazioni allergiche al farmaco, sovradosaggio e inadeguato monitoraggio di warfarin con conseguenti emorragie e sovradosaggi o sottodosaggi di oppioidi associati, rispettivamente, a depressione respiratoria e insufficiente controllo del dolore. Il sottoutilizzo di un farmaco implica una definizione di ADE leggermente più ampia dell'usuale, ma certamente l'erroneo sottoutilizzo di un antidolorifico causa sofferenze evitabili.

Evidenze sempre più numerose indicano che molti ADE si verificano al di fuori dell'ambito ospedaliero, determinando spesso il ricovero. Per esempio, a Boston, Tejal Gandhi e colleghi hanno condotto un accurato studio sulle diverse terapie farmacologiche di 661 pazienti non ospedalizzati; lo studio, durato tre mesi, prevedeva la revisione della documentazione clinica e interviste telefoniche ai pazienti (Gandhi et al., 2003). Incredibilmente, è emerso che quasi un quarto dei pazienti aveva avuto un ADE e circa il 6% una reazione grave. Gli ADE gravi, molti dei quali erano chiaramente prevenibili, comprendevano bradicardia, ipotensione e sanguinamento gastrointestinale. Altre conseguenze erano meno gravi, in quanto non rappresentavano un'immediata minaccia per la vita, ma erano certamente serie per il paziente. Per esempio, un paziente ha sofferto di una prolungata disfunzione sessuale poiché il suo medico curante non aveva provveduto a interrompere una terapia con SSRI (*selective serotonin reuptake inhibitor*); un altro ha avuto continui disturbi del sonno a causa dell'assunzione di un antidepressivo di cui il suo medico non era a conoscenza. Tali reazioni rappresentano molti mesi di sofferenze prolungate ed evitabili, per non parlare dello spreco di tempo e risorse. Se questi risultati fossero generalizzabili a tutti gli Stati Uniti, le implicazioni economiche sarebbero impressionanti.

Molti pazienti finiscono in ospedale in seguito a problemi dovuti a farmaci insorti in ambito extraospedaliero; trattamenti finalizzati al benessere delle persone hanno l'effetto opposto e conducono al ricovero. In una revisione di 15 studi, Winterstein e colleghi (2002) hanno scoperto che mediamente il 4,3% di tutti i ricoveri ospedalieri era correlato a un farmaco, concludendo che la morbilità correlata a farmaci costituisce un significativo problema sanitario e che è in larga misura prevenibile. I farmaci più frequentemente correlati al ricovero ospedaliero sono: antibiotici, anticoagulanti, betabloccanti, digossina, diuretici, ipoglicemizzanti e antinfiammatori non steroidei (Howard et al., 2003; Wiffen et al., 2002).

Vulnerabilità dei pazienti anziani e fragili

La maggior parte dei ricoverati in ospedale sono anziani. In Gran Bretagna, per esempio, i pazienti di oltre 65 anni, in particolare affetti da patologie croniche multiple, rendono conto del 60% circa dei ricoveri e del 70% dei giorni di ricovero; molte di queste persone sono anche fisicamente fragili e possono avere deficit cognitivi di varia entità (Oliver, 2008). Stranamente, è stata dedicata un'attenzione relativamente scarsa alla sicurezza del paziente nella popolazione anziana, sebbene questa sia particolarmente vulnerabile agli errori e ai danni dell'assistenza sanitaria (Tsilimingras et al., 2003; Long, 2010).

Le più famose polemiche sulla sicurezza del paziente sono state associate ai drammi delle morti, generalmente improvvise, di persone giovani, che restano impresse nella memoria e appaiono più importanti rispetto al lento declino di una persona anziana in seguito a disidratazione, errori nella gestione dei farmaci e negligenza. La mia collega, Susy Long, ha passato in rassegna tutti i principali studi sugli eventi avversi per verificare se la frequenza di eventi avversi tra le persone anziane fosse diversa rispetto agli altri gruppi d'età.

> In tutti i principali studi sugli eventi avversi dai quali era possibile ricavare evidenze relative agli anziani, vi sono prove incontrovertibili che le persone di età avanzata subiscono più eventi avversi dei giovani [...] Come è ragionevole attendersi, rispetto alle loro controparti più giovani, in ospedale gli anziani sono maggiormente coinvolti in alcuni tipi di eventi avversi, quali cadute, infezioni ospedaliere acquisite ed errori nella gestione dei farmaci, piuttosto che in complicazioni correlate a procedure invasive. (Long, 2010)

Si tratta semplicemente di problemi connessi alla vecchiaia? Gli anziani ricevono un trattamento peggiore perché considerati "senza speranze", occupanti "abusivi" di posti letto e così via? L'atteggiamento della società nei confronti degli anziani permea anche l'assistenza sanitaria e influenza le cure che essi ricevono? Per esempio, nella documentazione clinica anglosassone continua a essere utilizzata occasionalmente

4

l'espressione *acopia*[1], invece di un'appropriata valutazione complessiva dei problemi clinici e funzionali del paziente, conducendo a un "nichilismo terapeutico" discriminatorio nei confronti dell'anziano (Oliver, 2008). Si tratta di una questione molto complessa, poiché non riguarda solo l'atteggiamento del personale, medico e non, ma anche l'erogazione dei servizi, le decisioni circa la destinazione delle risorse e così via. I servizi sanitari non sono sufficientemente orientati verso la cura delle persone anziane con patologie multiple, anche se dovrebbero esserlo, visto che si tratta dei principali clienti. La medicina per gli anziani è anche particolarmente complessa e impegnativa, poiché richiede una particolare abilità per gestire il trattamento di patologie multiple dovendo contemporaneamente considerare una varietà di problemi psicologici, familiari e sociali; è pertanto singolare che una delle specialità più impegnative goda di così scarso prestigio tra i laureati in medicina (Gawande, Rockwood, 2006).

Sebbene il modo di pensare, la cultura e l'erogazione dell'assistenza sanitaria influenzino la qualità delle cure fornite, gli anziani sono vulnerabili al danno per concrete ragioni fisiologiche. Innanzi tutto, essi soffrono con maggiore probabilità di patologie multiple, ricevono terapie multiple e rimangono più a lungo in ospedale, e ricoveri ospedalieri più lunghi aumentano il rischio di tutte le complicazioni dell'ospedalizzazione. In secondo luogo, per la loro fragilità le persone anziane hanno una ridotta riserva fisiologica e, per esempio, sono colpite da un ADE più gravemente rispetto ai soggetti più giovani e impiegano più tempo per recuperare. Terzo, una volta indeboliti, essi diventano più vulnerabili a una spirale discendente: per esempio, una caduta li rende più deboli, si instaura un'infezione seguita da delirium, che rende difficoltosa l'alimentazione, con conseguente malnutrizione e aumentata fragilità; una volta instaurata, tale tendenza è molto difficile da invertire (Long, 2010).

In ospedale le persone anziane soffrono di numerose sindromi geriatriche (i cosiddetti *geriatric giants*), e ciò complica il trattamento delle altre patologie sottostanti e peggiora la loro qualità di vita complessiva. Queste sindromi includono delirium, depressione, lesioni da pressione, incontinenza, disidratazione e malnutrizione. Si tratta di condizioni che possono colpire chiunque, ma alle quali gli anziani sono molto più vulnerabili; inoltre, sono raramente isolate (Fig. 4.2). Fin troppo spesso, una volta che il paziente anziano è migliorato abbastanza per lasciare l'ospedale, l'effetto combinato di queste sindromi geriatriche avrà condotto (in modo spesso irreversibile) al declino funzionale, alla perdita di indipendenza e alla probabile istituzionalizzazione. Per contro, una gestione attiva ed efficace di queste condizioni nello stadio iniziale produce un rapido miglioramento su diversi fronti (Long, 2010).

Molti ricoveri ospedalieri d'urgenza di persone anziane hanno come causa principale una di queste sindromi, spesso sovrapposta a condizioni cliniche preesistenti; tuttavia, ciascuna sindrome può anche svilupparsi in ospedale come problema completamente nuovo. Se ciò si verifica, dovrebbero essere considerate eventi avversi, poiché sono ampiamente prevenibili e sono associate a un aumento di morbilità e

---

[1] Il termine indica l'incapacità/impossibilità di fronteggiare le situazioni (in inglese *to copy*). Nel contesto specifico si potrebbe approssimativamente tradurre "mancata risposta alle cure" (*N.d.T.*).

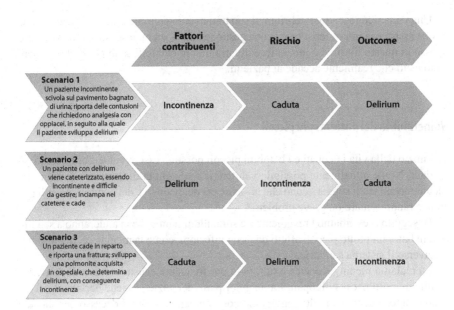

Fig. 4.2 Spirale discendente nell'assistenza del paziente anziano. (Da Long, 2010)

mortalità (Inouye et al., 1999). Per chiarire questo concetto, prendiamo brevemente in considerazione il delirium.

Il delirium è una condizione caratterizzata da confusione acuta e interferenza con la coscienza e la funzione cognitiva; durante il ricovero ospedaliero ne soffre il 30% circa dei pazienti anziani. Il delirium può essere precipitato da uno qualsiasi, o più spesso da una combinazione, dei seguenti fattori: malattia in atto (per esempio, sepsi), trattamenti specifici della malattia (per esempio, farmaci) e condizioni sottostanti prevenibili (per esempio, stitichezza). Per i pazienti che vengono ricoverati in ospedale con delirium vi è il rischio che questo non venga riconosciuto, per un errore di diagnosi, o che venga gestito in modo inadeguato. Le strategie per prevenire o trattare il delirium sono diverse; alcune intervengono sul metabolismo sottostante, mentre altre si fondano principalmente sull'orientamento cognitivo e su una buona assistenza infermieristica. Uno studio largamente citato di Inouye e colleghi (1999) dimostra che l'incidenza di delirium può essere drasticamente ridotta mediante l'attenta implementazione di strategie note. Con strategie semplici ma accuratamente monitorate, gli autori si sono concentrati su sei noti fattori di rischio per delirium – deterioramento cognitivo, mancanza di sonno, immobilità, calo della vista, calo dell'udito e disidratazione – e hanno ridotto l'incidenza di delirium in un reparto geriatrico dal 15 al 9%. Possiamo sintetizzare i risultati affermando che avrete meno probabilità di essere preda di delirium se l'assistenza che ricevete vi aiuta a vedere ciò che fate, a sentire ciò che accade, a spostarvi, a riuscire a dormire e a bere a sufficienza, in un ambiente dove le persone vi parlano e vi fanno capire che cosa sta accadendo.

4

Una volta riconosciuto il delirium, il suo trattamento consiste essenzialmente in una buona assistenza infermieristica e in una gestione basata sul buonsenso. Come vedremo spesso in questo libro, vi è un enorme divario tra ciò che tutti sanno dovrebbe essere fatto e ciò che realmente accade ai pazienti.

Vulnerabilità dei pazienti più piccoli

All'inizio della vita i neonati e i bambini piccoli possono essere vulnerabili quanto gli anziani. Non è attualmente possibile valutare la reale entità di danni e infortuni, ma alcuni recenti studi suggeriscono che la sicurezza dei neonati e dei bambini piccoli potrebbe rappresentare un grave problema.

Di seguito presentiamo brevemente tre studi illuminanti, che ci aiuteranno a seguire alcuni bambini molto piccoli affetti da gravi infezioni, come la meningite, nel loro iter attraverso il sistema sanitario.

La malattia meningococcica è tuttora la più frequente causa infettiva di morte infantile in molti paesi sviluppati. La maggior parte dei pazienti viene portata al più vicino pronto soccorso e molti peggiorano così rapidamente che il decesso per shock e insufficienza multiorgano interviene spesso prima del trasferimento a un'unità di terapia intensiva pediatrica (PICU, *paediatric intensive care unit*). La rapidità con la quale si fa la diagnosi, si somministrano antibiotici e si trattano shock e insufficienza multiorgano costituisce uno dei principali determinanti dell'outcome (Ninis et al., 2005). Nelly Ninis e colleghi hanno confrontato le cure prestate ai bambini morti in seguito all'infezione con quelle dei piccoli pazienti sopravvissuti, per valutare il possibile ruolo di una gestione non ottimale nella riduzione della probabilità di sopravvivenza. I risultati hanno mostrato che tre fattori riducevano notevolmente tali possibilità: mancata assistenza di un pediatra, assenza di supervisione da parte di personale esperto e somministrazione non adeguata e corretta di liquidi. Le conclusioni e le riflessioni degli autori sulle cause di questi problemi appaiono altamente istruttive.

> Nei piccoli pazienti esistono differenze legate all'età, per quanto riguarda i valori normali di pressione arteriosa, la frequenza cardiaca e la frequenza respiratoria, che spesso non sono state tenute in debita considerazione dal personale medico. Molti bambini hanno presentato un aumento estremo di frequenza cardiaca e respiratoria, senza che questo sembri aver richiamato l'attenzione dei medici [...] Spesso ciò pare dovuto al fatto che i piccoli pazienti erano affidati principalmente alle cure di medici (personale di pronto soccorso, specialisti in terapia intensiva e anestesisti) addestrati a riconoscere malattie gravi negli adulti, che non sembravano riconoscere la gravità dei segni della malattia, pur avendoli registrati. Abbiamo constatato che i bambini seguiti da medici sprovvisti di preparazione pediatrica andavano incontro a un rischio di morte più alto. Anche la mancanza di supervisione da parte di uno specialista esperto rappresentava un fattore indipendente per maggior rischio di morte. Lasciati a gestire senza supervisione bambini malati, i giovani medici possono mancare dell'esperienza necessaria per riconoscere la progressione della malattia e la necessità di cure pediatriche intensive e di terapia inotropa. (Ninis et al., 2005. Riproduzione autorizzata da BMJ Publishing Group Ltd)

Pertanto nei bambini piccoli gravi infezioni possono non essere riconosciute o, se riconosciute, non essere trattate con sufficiente urgenza. Ciò è stato recentemente confermato da uno studio condotto da David Inwald e colleghi (2009) su bambini giunti in PICU in stato di shock. Tale condizione esige un trattamento immediato e aggressivo con infusione di liquidi e farmaci vasoattivi, poiché ogni ora di ritardo accresce notevolmente il rischio di morte. Eppure il 62% dei bambini ricoverati in PICU in stato di shock non era stato trattato in modo appropriato secondo le linee guida standard.

Una volta ricoverati in PICU, questi bambini hanno naturalmente una probabilità molto maggiore di ricevere il trattamento di cui hanno bisogno, ma si trovano comunque ad affrontare altri rischi recentemente identificati da numerosi studi. Nei Paesi Bassi, Snijders e colleghi hanno esaminato 4846 segnalazioni di eventi occorsi in 3859 ricoveri in unità di terapia intensiva neonatale; si tratta del primo studio specialistico di eventi segnalati a livello locale in queste unità. Nelle segnalazioni prevalevano problemi relativi a farmaci e attrezzature, sebbene fossero frequenti anche problemi di diagnosi, che non sono generalmente segnalati in modo adeguato (Tabella 4.4). Danni significativi ai pazienti erano descritti in 70 di queste segnalazioni (circa il 2% dei ricoveri).

Due di questi eventi potrebbero aver contribuito alla morte del paziente: un sovradosaggio di 10 volte nella somministrazione di morfina a un paziente prematuro e instabile; un malfunzionamento del monitoraggio della funzione cerebrale con conseguente ritardo nel trattamento di crisi epilettiche. Altri cinque eventi hanno presumibilmente causato importanti danni permanenti: un ritardo di 3 giorni nei risultati di un test per ipotiroidismo congenito; un ventilatore difettoso, con conseguente acidosi metabolica severa; l'occlusione di un accesso arterioso, risultante nella necrosi di un piede; ustioni da clorexidina; necrosi cutanea in seguito a infusione sottocutanea di eritrociti concentrati. (Snijders et al., 2009)

Un'ulteriore conferma dei rischi specifici delle cure neonatali è fornita da Isabelle Ligi e colleghi in un ampio studio condotto su eventi che "hanno compromesso la sicurezza" del paziente in un'unità di cure intensive neonatali. Nella documentazione clinica è stato inserito un modulo per la registrazione di tali eventi e un medico ha visitato il reparto due volte alla settimana per rilevare ogni ulteriore evento non riportato dal personale dell'unità. Complessivamente sono stati studiati 388 pazienti per un totale di 10 436 giorni, rilevando 267 eventi iatrogeni in 116 pazienti. Le infezioni nosocomiali e gli eventi a carico dell'apparato respiratorio erano più gravi, mentre le lesioni cutanee e gli errori nella gestione dei farmaci erano più frequenti, ma generalmente con minori conseguenze. Come prevedibile, i pazienti con un peso alla nascita molto basso erano particolarmente a rischio di eventi avversi, richiedendo procedure più invasive, ricoveri più prolungati e un importante supporto fisiologico. Il tasso di eventi segnalati è piuttosto basso: un evento per paziente ogni 40 giorni. Tuttavia, poiché la durata media dei ricoveri dei neonati era di circa un mese, ognuno di essi aveva un'elevata probabilità di andare incontro a un evento che ne comprometteva la sicurezza (Ligi et al., 2008). Inoltre, come vedremo nel prossimo capitolo, il tasso reale di eventi è quasi certamente molto più alto di quello che emerge dalle segnalazioni; cosicché questi piccoli pazienti sono presumibilmente soggetti a livelli di rischio più elevati di quanto appare di dati.

4

Tabella 4.4 Eventi in terapia intensiva neonatale

Tipo di evento	Descrizione	Frequenza
Linee, cannule, altri materiali, attrezzature per ventilazione meccanica	Errato posizionamento	260
	Rimozione imprevista	147
	Utilizzo errato	92
	Perdite	79
	Infusione sottocutanea	74
	Malfunzionamento dell'apparecchio	75
	Connessione errata	64
	Materiale danneggiato	43
	Indisponibilità	33
	Occlusione	29
	Tempo di permanenza prolungato	17
	Altri	471
	Combinazioni dei precedenti	65
Farmaci, alimentazione, emoderivati	Dosaggio errato	463
	Modalità di infusione errata	214
	Tempo di infusione errato	143
	Somministrazione incompleta	126
	Concentrazione errata	105
	Prodotto errato	102
	Via di somministrazione errata	52
	Prodotto scaduto	50
	Identificazione errata del paziente	47
	Altri	563
	Combinazioni dei precedenti	102
Procedure diagnostiche	Esami non eseguiti	140
	Esami non necessari	61
	Ritardo nei risultati	46
	Materiali non ricevuti	26
	Mancata tempestività	21
	Richiesta di esami errati	15
	Identificazione errata del paziente	12
	Esecuzione di esami errati	8
	Altri	219
	Combinazioni dei precedenti	38
Altri eventi/combinazioni di eventi		196
Totale eventi descritti		4198

Da Snijders et al., 2007. Riproduzione autorizzata da BMJ Publishing Group Ltd

Bibliografia

Andrews LB, Stocking C, Krizek T et al (1997) An alternative strategy for studying adverse events in medical care. Lancet, 349:309-313

Aranaz-Andres JM, Aibar-Remon C, Vitaller-Murillo J et al (2008) Incidence of adverse events related to healthcare in Spain: results of the Spanish National Study of Adverse Events. Journal of Epidemiology and Community Health, 62(12):1022-1029

Baker GR, Norton PG, Flintoff V et al (2004) The Canadian adverse events study: the incidence of adverse events among hospital patients in Canada. Canadian Medical Association Journal, 170(11):1678-1686

Baker N, Tweedale C, Ellis CJ (2002) Adverse events with medical devices may go unreported. British Medical Journal, 325:905

Brennan TA, Leape LL, Laird NM et al (1991) Incidence of adverse events and negligence in hospitalized patients. New England Journal of Medicine, 324(6):370-376

Burke JP (2003) Infection control – a problem for patient safety. The New England Journal of Medicine, 348(7):651

Caplan RA, Posner KL, Cheney FW (1991) Effect of outcome on physicians' judgements of appropriateness of care. Journal of the American Medical Association, 265:1957-1960

Clements A, Halton K, Graves N et al (2008) Overcrowding and understaffing in modern health-care systems: key determinants in meticillin-resistant Staphylococcus aureus transmission. Lancet Infectious Diseases, 8(7):427-434

Croskerry P (2002) Achieving quality in clinical decision making: cognitive strategies and detection of bias. Academic Emergency Medicine, 9(11):1184-1204

Davis P, Lay-Yee R, Briant R et al (2002) Adverse events in New Zealand public hospitals I: occurrence and impact. New Zealand Medical Journal, 115:U271

Davis P (2004) Health care as a risk factor. Canadian Medical Association Journal, 170(11):1688-1689

de Vries EN, Ramrattan MA, Smorenburg SM et al (2008) The incidence and nature of in-hospital adverse events: a systematic review. Quality and Safety in Health Care, 17(3):216-223

Dean B, Schachter M, Vincent C, Barber N (2002) Prescribing errors in hospital inpatients: their incidence and clinical significance. Quality and Safety in Health Care, 11 (4):340-344

Gandhi TK,Weingart SN, Borus J et al (2003) Adverse drug events in ambulatory care. New England Journal of Medicine, 348(16):1556-1564

Gawande A (2007) The way we age now. The New Yorker, April 30

Gawande A, Thomas EJ, Zinner MJ, Brennan TA (1999) The incidence and nature of surgical adverse events in Utah and Colorado in 1992. Surgery, 126(1):66-75

Hayward RA, Hofer TP (2001) Estimating hospital deaths due to medical errors. Journal of the American Medical Association, 286(4):415-420

Howard RL, Avery AJ, Howard PD, Partridge M (2003) Investigation into the reasons for preventable drug related admissions to a medical admissions unit: observational study. Quality and Safety in Healthcare, 12(4):280-285

Hutin YJF, Hauri AM, Armstrong GL (2003) Use of injections in healthcare settings worldwide, 2000: literature review and regional estimates. British Medical Journal, 327:1075

Inouye SK, Bogardus ST Jr, Charpentier PA et al (1999) A multicomponent intervention to prevent delirium in hospitalized older patients. The New England Journal of Medicine, 340(9):669-676

Inwald DP, Tasker RC, Peters MJ et al (2009) Emergency management of children with severe sepsis in the United Kingdom: the results of the Paediatric Intensive Care Society sepsis audit. Archives of Disease in Childhood, 94(5):348-353

Kanjanarrat P, Winterstein AG, Johns TE et al (2004) Nature of preventable adverse drug events in hospitals: a literature review. American Journal of Health System Pharmacy, 60:1750-1759

Kohn L, Corrigan J, Donaldson ME (1999) To Err is Human. National Academy Press, Washington DC

Leape LL (2000) Institute of Medicine medical error figures are not exaggerated. Journal of the American Medical Association, 284(1):95-97

4

Leape LL, Brennan TA, Laird N et al (1991) The nature of adverse events in hospitalized patients. Results of the Harvard Medical Practice Study II. The New England Journal of Medicine, 324(6):377-384

Leape LL (1994) Error in medicine. Journal of the American Medical Association, 272(23):1851-1857

Ligi I, Arnaud F, Jouve E et al (2008) Iatrogenic events in admitted neonates: a prospective cohort study. The Lancet, 371:404-410

Limat S, Drouhin JP, Demesmay K et al (2001) Incidence and risk factors of preparation errors in a centralized cytotoxic preparation unit. Pharmacy World and Science, 23(3):102-106

Long S (2010) Adverse events in the care of the elderly (Unpublished PhD thesis)

McDonald CJ, Weiner M, Hui SL (2000) Deaths due to medical errors are exaggerated in Institute of Medicine report. Journal of the American Medical Association, 284(1):93-95

Michel P, Quenon JL, Djihoud A et al (2007) French national survey of inpatient adverse events prospectively assessed with ward staff. Quality and Safety in Health Care, 16(5):369-377

Michel P, Quenon JL, de Sarasqueta AM, Scemama O (2004) Comparison of three methods for estimating rates of adverse events and rates of preventable adverse events in acute care hospitals. British Medical Journal, 328:199

Neale G, Woloshynowych M,Vincent CA (2001) Exploring the causes of adverse events in NHS hospital practice. Journal of the Royal Society of Medicine, 94(7):322-330

Neale G, Woloshynowych M (2003) Retrospective case record review: a blunt instrument that needs sharpening. Quality and Safety in Health Care, 12(1):2-3

Ninis N, Phillips C, Bailey L et al (2005) The role of healthcare delivery in the outcome of meningococcal disease in children: case-control study of fatal and nonfatal cases. British Medical Journal, 330:1475

Oliver D (2008) 'Acopia' and 'social admission' are not diagnoses: why older people deserve better. Journal of the Royal Society of Medicine, 101(4):168-174

Sari AB-A, Sheldon TA, Cracknell A, Turnbull A (2007) Sensitivity of routine system for reporting patient safety incidents in an NHS hospital: retrospective patient case note review. British Medical Journal, 334:79

Schioler T, Lipczak H, Pedersen BL et al (2001) Danish adverse event study. [Incidence of adverse events in hospitals. A retrospective study of medical records]. Ugeskr Laeger, 163(1):1585-1586

Smyth ET, McIlvenny G, Enstone JE et al (2008) Four country healthcare associated infection prevalence survey 2006: overview of the results. Journal of Hospital Infection, 69(3):230-248

Snijders C, van Lingen RA, Molendijk A et al (2007) Incidents and errors in neonatal intensive care: a review of the literature. Archives of Disease in Childhood 92(5):210-215

Snijders C, van Lingen RA, Klip H et al (2009) Specialty-based, voluntary incident reporting in neonatal intensive care: description of 4846 incident reports. Archives of Disease in Childhood – Fetal and Neonatal Edition, 94(3):F210-F215

Soop M, Fryksmark U, Koster M, Haglund B (2009) The incidence of adverse events in Swedish hospitals: a retrospective medical record review study. International Journal for Quality in Health Care, 21(4):285-291

Taxis K, Barber N (2003) Ethnographic study of incidence and severity of intravenous drug errors. British Medical Journal, 326:684

Thomas EJ, Studdert DM, Runciman WB et al (2000a) A comparison of iatrogenic injury studies in Australia and the USA 1: context, methods, casemix, population, patient and hospital characteristics. International Journal for Quality in Health Care, 12 (5):371-378

Thomas EJ, Studdert DM, Burstin HR et al (2000b) Incidence and types of adverse events and negligent care in Utah and Colorado. Medical Care, 38(3):261-271

Thomas EJ, Brennan T (2001) Errors and adverse events in medicine: an overview. In: Vincent CA (ed) Clinical Risk Management. Enhancing Patient Safety, 2nd edn. BMJ Publications, London, pp 31-44

Thomas EJ, Petersen LA (2003) Measuring errors and adverse events in healthcare. Journal of General Internal Medicine, 18(1):61-67

Tsilimingras D, Rosen AK, Berlowitz DR (2003) Patient safety in geriatrics: A call for action. Journals of Gerontology Series A – Biological Sciences and Medical Sciences, 58(9):813-819

Vincent C, Neale G, Woloshynowych M (2001) Adverse events in British hospitals: preliminary retrospective record review. British Medical Journal, 322:517-519

Vincent C (2003) Understanding and responding to adverse events. New England Journal of Medicine, 348(11):1051-1056

Vincent C, Moorthy K, Sarker SK et al (2004) Systems approaches to surgical quality and safety: from concept to measurement. Annals of Surgery, 239:475-482

Vincent CA (1997) Risk, safety and the dark side of quality. British Medical Journal, 314:1775-1776

Vincent C, Aylin P, Franklin BD et al (2008) Is healthcare getting safer? British Medical Journal, 337:a2426

Vincent JL (2003) Nosocomial infections in adult intensive care units. Lancet, 361:2068-2077

Walshe K (2000) Adverse events in healthcare: issues in measurement. Quality in Health Care, 9(1):47-52

Wanzel KR, Hamstra SJ, Anastakis DJ et al (2002) Effect of visual-spatial ability on learning of spatially-complex surgical skills. The Lancet, 359:230-231

Wiffen P, Gill M, Edwards J, Moore A (2002) Adverse drug reactions in hospital patients. A systematic review of the prospective and retrospective studies. Bandolier Extra, 22-11-2004

Wilson RM, Runciman WB, Gibber RW et al (1995) The Quality in Australian Health Care Study. Medical Journal of Australia, 163:458-471

Winterstein AG, Sauer BC, Hepler CD, Poole C (2002) Preventable drug related hospital admissions. The Annals Of Pharmacotherapy, 36(7-8):1238-1248

Woloshynowych M, Neale G, Vincent C (2003) Case record review of adverse events: a new approach. Quality and Safety in Health Care, 12(6):411-415

Zegers M, de Bruijne MC, Wagner C et al (2009) Adverse events and potentially preventable deaths in Dutch hospitals: results of a retrospective patient record review study. Quality and Safety in Health Care, 18(4):297-302

Sistemi di segnalazione e apprendimento

Il termine "segnalazione" possiede molteplici significati ed è utilizzato in contesti assai diversificati, che vanno dall'evento senza danno al sinistro. Contengono segnalazioni le pagelle scolastiche, temute da tanti di noi, e preparate da un'autorità che, a seconda dei casi, appariva benevola, indifferente o malevola. Nelle accezioni più cupe la segnalazione assume le sembianze del Grande Fratello, della perfidia e della delazione. Tuttavia, la segnalazione è anche comunicazione positiva, informativa e necessaria. Contengono segnalazioni i notiziari sugli eventi che accadono nel mondo, i rapporti prodotti da organizzazioni e governi per informare (o nascondere) e anche, semplicemente, la narrazione di fatti accaduti e il resoconto di eventi. I numerosi tipi di segnalazione propri del sistema sanitario possono essere associati a tutti questi diversi significati, e ciò comporta notevole confusione e rende estremamente sospetti i tentativi di incoraggiare la segnalazione di errori, eventi clinici e problemi di sicurezza.

In linea teorica, la segnalazione riferita alla sicurezza del paziente è, idealmente, la comunicazione di informazioni rilevanti per la sicurezza. Tuttavia, le segnalazioni relative alla sicurezza del paziente sono spesso confuse, o quanto meno combinate, con altre forme di segnalazione che in alcune circostante possono essere chiamate in causa contemporaneamente. Se vi sentite confusi, non allarmatevi. Nella maggior parte dei sistemi sanitari i sistemi di segnalazione mancano di coerenza e di integrazione; le duplicazioni di funzioni sono frequenti, all'interno della stessa istituzione operano più sistemi e sotto la voce "segnalazione" sono raggruppate numerose attività diverse. Per cominciare, dunque, descriveremo alcuni dei differenti tipi di segnalazione, come premessa necessaria per l'esame dei sistemi di segnalazione per la sicurezza.

Tipologie diverse di segnalazione in sanità

Ogni sistema sanitario utilizza diverse tipologie di sistemi di segnalazione che hanno obiettivi differenti. Per illustrare le principali tipologie, esamineremo i sistemi di segnalazione in uso nel National Health Service (NHS) britannico e alcuni dei problemi derivanti dalla profusione di sistemi scarsamente integrati. In quanto organismo nazionale, in linea di principio l'NHS dovrebbe essere in grado di sviluppare un sistema più razionale, per esempio, di quello statunitense, con la sua enorme eterogeneità di strutture sanitarie pubbliche e private. Tuttavia, i sistemi di segnalazione sono cresciuti come funghi e, con il crescente interesse per la sicurezza del paziente, nessuna specialità o struttura è ritenuta completa senza un sistema di segnalazione (Box 5.1). Gli enti elencati nel box sono investiti di molte responsabilità, e nella maggior parte dei casi il ricevere segnalazioni di vario genere rappresenta solo una piccola parte delle loro funzioni. Ciò nonostante, per l'NHS è a dir poco gravoso fornire risposte, o anche semplicemente ricordarsi di farlo, agli enti che possono esigere segnalazioni.

Le indagini su eventi gravi sono una funzione essenziale di alcuni organismi come il Coroner o la polizia. Quando le circostanze sono insolite o sospette, o forse criminose, il Coroner può avviare un'indagine, la cui profondità e complessità in caso di eventi clinici è variabile. Indagini possono essere anche promosse da autorità sanitarie o enti regolatori come la Care Quality Commission. Nel Regno Unito anche l'Health and Safety Executive ha funzioni regolatorie sui problemi di sicurezza, sebbene focalizzate soprattutto sulla sicurezza del personale, degli edifici e delle attrezzature. I

Box 5.1 Alcuni enti e autorità che richiedono segnalazioni da parte del NHS britannico

- Chief medical Officer
- Coroner
- Counter-fraud and Security Agency
- Environmental Health Agency
- General Dental Council
- General Medical Council
- Health and Safety Executive
- Health Professions Council
- Health Protection Agency
- Care Quality Commission
- Medicines Healthcare Products Regulatory Agency
- National Clinical Assessment Authority
- National Patient Safety Agency
- NHS Estates
- NHS Information Authority
- NHS Litigation Authority
- Nursing and Midwifery Council
- Polizia
- Prison Health Service
- Purchasing and Supply Agency
- Royal Pharmaceutical Society
- Royal College of Nursing
- Sterilization and Embryology Authority
- Strategic Health Authorities

medici britannici sono tenuti a segnalare al General Medical Council qualsiasi collega metta in pericolo i pazienti, e altri professionisti hanno responsabilità analoghe. Un numero ridotto di medici rappresenta infatti un pericolo, talvolta per avventatezza o criminalità, ma più frequentemente per mancanza di competenze, problemi di salute o personali. Spesso le strutture sanitarie sono lente nel reagire a tali problemi e nel segnalarli, sia per lealtà verso i colleghi sia per una fiducia, sovente malriposta, che "le cose si aggiusteranno da sole".

L'apprendimento e il miglioramento possono risultare da qualsiasi sistema di segnalazione come funzione aggiuntiva rispetto a quella fondamentale. In questo libro, tuttavia, ci interessiamo soprattutto dei sistemi che hanno come obiettivo principale l'apprendimento. Un primo e importante esempio, in proposito, è rappresentato dal sistema britannico della Yellow Card, istituito nel 1964, in seguito alla tragedia della talidomide, per fornire un sistema di rilevazione precoce dei rischi emergenti nella sicurezza dei farmaci. Dall'avvio del programma sono stati ricevute oltre 600 000 segnalazioni di sospette reazioni avverse a farmaci da parte di pazienti, medici e aziende farmaceutiche, che sono obbligate per legge a riferire i sospetti di gravi effetti collaterali. Il sistema della Yellow Card ha fornito, per esempio, le prime evidenze che il warfarin poteva interagire con il succo di mirtillo, con riduzione della propria efficacia, e che il farmaco Zyban, utilizzato per la cessazione dell'abitudine del fumo, poteva provocare crisi epilettiche (Medicines and Healthcare Products Regulatory Agency, 2009). Molti paesi impiegano sistemi simili per monitorare, tra l'altro, le reazioni avverse a farmaci, i problemi relativi ai dispositivi medici e la sicurezza degli emoderivati.

La crescente attenzione per la sicurezza del paziente ha determinato la creazione di molti nuovi sistemi di segnalazione e apprendimento, tra i quali in particolare il Reporting and Learning System (RLS) istituito dalla National Patient Safety Agency britannica. Ciò ha comportato un maggiore coordinamento delle informazioni sui problemi e sui danni connessi alla sicurezza e una più ampia diffusione degli insegnamenti ricavati da eventi con conseguenze gravi, come le morti in seguito a puntura lombare. I sistemi locali per la gestione del rischio possono avere come obiettivo anche l'apprendimento, ma operano principalmente come sistemi di allerta per reclami e contenziosi incombenti, funzioni che spesso mal si accordano con le iniziative per la sicurezza del paziente. Tuttavia, prima di descrivere questi sistemi, esamineremo i sistemi di segnalazioni in settori diversi dalla sanità per vedere come gestiscono la segnalazione e l'analisi degli eventi e quali insegnamenti hanno fornito nel corso degli anni.

I sistemi di segnalazione e apprendimento nei settori aeronautico e aerospaziale

I sistemi di segnalazione in sanità hanno tratto ispirazione da sistemi analoghi impiegati in altri settori, in particolare quelli aeronautico e nucleare. Nell'aviazione i sistemi di segnalazione sono oggi ben sviluppati e forniscono importanti feedback relativi alla sicurezza, ma non è sempre stato così. Il capitano Mike Holton descrive così la situazione che condusse all'istituzione del British Airways Safety Information System

5

(BASIS), una situazione che può apparire stranamente familiare a molti clinici e amministratori della sanità:

> Nel 1989 la British Airways possedeva 47 classificatori a quattro cassetti contenenti i risultati di precedenti indagini. La maggior parte degli incartamenti aveva solo valore storico. Sarebbe stato necessario un esercito di persone per esaminare accuratamente i documenti, ricavarne indicazioni o produrre analisi utili. (Department of Health, 2000)

Negli ultimi 20 anni, tuttavia, vi sono stati progressi fondamentali nella segnalazione e nel monitoraggio dei problemi di sicurezza. A livello internazionale opera l'Aviation Safety System, che assicura il collegamento tra la supervisione degli enti regolatori e i sistemi informativi delle compagnie aeree. Il sistema è costituito da cinque componenti principali, che assicurano la rilevazione, l'analisi e le misure assunte riguardo agli eventi occorsi o mancati (*near miss*) o ad altri errori, e parallelamente provvede all'identificazione proattiva dei problemi che potrebbero dare luogo a un rischio per la sicurezza se non tenuti sotto controllo. Quando la situazione lo richiede, il sistema è in grado di rispondere molto rapidamente (Tabella 5.1).

L'importanza dei confronti tra sanità e aviazione è stata spesso esagerata, ma l'esperienza dei sistemi di segnalazione su larga scala del settore aeronautico si è dimostrata estremamente istruttiva. Sebbene i contenuti delle segnalazioni in questi due settori siano ovviamente assai diversi, esistono molti aspetti comuni, per quanto riguarda sia

Tabella 5.1 Componenti dell'Aviation Safety System

Componente	Funzione e meccanismo
Indagini su incidenti ed eventi gravi	Regolate dall'International Convention on International Civil Aviation (ICAO), Accident/Incident Data Reporting Programme (ADREP). L'ADREP comprende misure per la diffusione internazionale dei risultati delle indagini
Mandatory Occurrence Reporting Scheme (MORS)	Fornisce un meccanismo per la notifica e la segnalazione di una gamma di eventi avversi, indipendentemente dal fatto che abbiano determinato un incidente. Il MORS alimenta un database nazionale per consentire analisi di andamento e feedback al settore
Confidential Human Factors Incident Reporting Programme (CHIRP)	Gestito da un organismo indipendente, fornisce attenti follow up e feedback su segnalazioni di errori umani rese preliminarmente anonime
Sistemi informativi delle compagnie aeree sulla sicurezza	Un esempio è rappresentato dal sistema BASIS della British Airways,che registra gli eventi correlati in qualsiasi modo alla sicurezza. Le informazioni sono condivise su basi di reciprocità all'interno dei sistemi; il personale segnala dietro esplicita garanzia che nessuno sarà punito per un errore non dovuto a negligenza
Sistemi di monitoraggio operativo	Monitoraggio proattivo della competenza dell'equipaggio mediante regolare controllo e valutazione dei dati delle informazioni del Flight Data Recorder dopo ogni volo. Esistono accordi tra compagnie e sindacati circa il trattamento degli eventuali eventi o errori rilevati con tale procedura

Da Department of Health, 2000

i principi della segnalazione sia la cultura, gli atteggiamenti e i comportamenti che occorre promuovere affinché le segnalazioni siano affidabili ed efficaci. La maggior parte dei sistemi di segnalazione industriali trae notevoli vantaggi dall'incoraggiare la segnalazione di eventi avversi mancati (*near miss*), di problemi di sicurezza in genere e di qualsiasi elemento preoccupi operatori o piloti (Barach, Small, 2000). Tutti i sistemi di segnalazione forniscono feedback sotto forma sia di regolari rapporti sugli eventi recenti sia, ciò che è fondamentale, di misure e provvedimenti volti a potenziare la sicurezza; possono anche fornire feedback a chi ha effettuato una segnalazione. La segnalazione di eventi avversi mancati (*near miss*) è vitale, poiché essi costituiscono segnali d'allarme di potenziali catastrofi e consentono approcci proattivi e preventivi alla sicurezza, oltre a ricordare costantemente i pericoli sempre presenti anche in settori che, sotto ogni punto di vista, sono già molto sicuri.

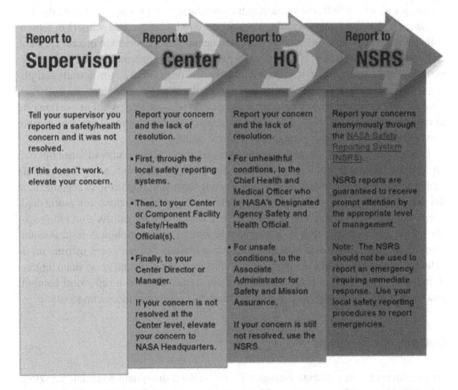

Fig. 5.1 Gerarchia adottata dalla NASA per le segnalazioni relative a sicurezza e rischi. Chiunque segnala un incidente, un mancato incidente o un'azione/situazione insicura può rivolgersi direttamente ai livelli via via superiori – dal proprio supervisore sino alla direzione generale (*Headquarters*) della NASA – fino a ottenere una risposta. Se il problema non viene risolto, esiste anche un sistema di segnalazione anonimo (*NASA Safety Reporting System*) per impedire che le segnalazioni siano ignorate. Naturalmente, la segnalazione di emergenze segue un iter diverso, a risposta immediata

Come mostra la Fig. 5.1, la NASA afferma esplicitamente che ogni membro del personale è tenuto a segnalare qualsiasi problema di sicurezza, ma stabilisce altrettanto esplicitamente che la persona che riceve la segnalazione è tenuta a provvedere in proposito; ogni membro del personale ha il diritto di risalire la catena gerarchica fino a quando non ottiene una risposta. Chi lavora nella sanità dovrebbe domandarsi quanto questa prassi sia paragonabile a quella del proprio ambiente di lavoro; la maggior parte delle strutture sanitarie è ancora molto lontana dalla larghezza di vedute della NASA.

Obbligatoria o volontaria?

Alcuni sistemi di segnalazione sono obbligatori, in quanto la segnalazione è tassativa, ma molti funzionano su base volontaria. Può sembrare strano, dato che sono in gioco le vite di un gran numero di persone. Ma siamo sicuri che dovrebbe essere obbligatorio segnalare gli eventi? Secondo Charles Billings – che ha progettato, sperimentato e gestito l'Aviation Safety Reporting System per vent'anni – il sistema di segnalazione, comunque si inizi, alla fine diventa sempre volontario. Ciò può essere causato da inerzia da parte di coloro che dovrebbero segnalare, da vincoli come la scarsità di tempo, dalla decisione del personale di non segnalare un particolare evento in quanto si ritiene che non abbia i requisiti previsti, essendo per alcuni versi anomalo, o dal fatto che le istruzioni del manuale sono stampate in piccolo (Billings, 1998). Non si tratta semplicemente di cinismo. Il fatto è che i sistemi di segnalazione, sia obbligatori sia volontari, funzionano realmente solo se coloro che segnalano non sono coinvolti nel sistema: se lo considerano utile, effettuano la segnalazione; in caso contrario, ci saranno sempre buone ragioni per non segnalare questo o quell'evento.

Il rapporto dell'Institute of Medicine, per esempio, raccomandava l'istituzione di un sistema nazionale obbligatorio di segnalazione per gli eventi avversi seguiti da morte o danno grave. È evidente l'analogia con il sistema obbligatorio di segnalazione dei gravi incidenti aerei, che funziona parallelamente alla segnalazione volontaria degli eventi nei quali non si registrano danni. La segnalazione obbligatoria a un ente regolatorio ha altri obiettivi, al di là dell'apprendimento. I sistemi obbligatori dimostrano il senso di responsabilità delle organizzazioni in materia di eventi seri, offrono un livello minimo di protezione al pubblico e garantiscono che gli eventi gravi siano oggetto di indagini approfondite. Fatto ancora più importante, questi enti regolatori hanno il potere, quando necessario, di imporre cambiamenti nelle organizzazioni sanitarie.

Confidenzialità e anonimato

La riservatezza è un elemento comune di tutti i sistemi di segnalazione dell'aviazione e di altri settori; anche in quelli gestiti da enti regolatori viene posta attenzione a distinguere i sistemi di segnalazione dalle funzioni disciplinari e di valutazione delle performance (Barach, Small, 2000). Tuttavia pochissimi sistemi prevedono segnalazioni anonime, che sembrerebbero il modo più semplice per assicurare la riservatezza. Come mai? Professionalità e responsabilità hanno un ruolo importante. L'etica professionale richiede che i piloti segnalino i problemi critici di sicurezza, non solo perché vi sono obbligati, ma perché ciò è considerato una fondamentale responsabilità professionale; in quest'ottica l'anonimato non è necessario, sebbene i rapporti possano essere resi anonimi una volta che l'episodio sia stato completamente analizzato. L'anonimato del segnalatore comporta anche, comunque, un rilevante svantaggio, in quanto chi gestisce il sistema non può risalire alla fonte per ottenere ulteriori chiarimenti sull'episodio. Quasi tutti i sistemi incoraggiano la segnalazione in forma narrativa, un racconto di ciò che è accaduto. Segnalazioni limitate ai soli dettagli fattuali di base, come spesso avviene nel settore della sanità, non sono realmente utili, poiché forniscono poche informazioni sulle cause dell'evento. La forma narrativa, le riflessioni del pilota e la successiva revisione da parte di un esperto, spesso un pilota in pensione, aggiungono ai dati una ricchezza di informazioni che rappresenta il valore reale della segnalazione.

Conteggio, classificazione e narrazione

Nel settore sanitario molti responsabili della gestione del rischio sottopongono a diversi comitati, a clinici e ad amministratori rapporti mensili sul numero di eventi. Billings suggerisce (Box 5.2) che di per sé ciò rappresenta in larga misura una perdita di tempo, poiché questi sistemi di segnalazione non riflettono mai il tasso effettivo di eventi che si verificano nella pratica, come dovrebbe apparire subito evidente. I grafici mensili sul numero di eventi presentati dai responsabili del rischio clinico sono in larga misura privi di valore informativo, salvo come indice della disponibilità del personale a segnalare. Ciò vuol forse dire che la segnalazione è priva di valore? Assolutamente no, ma ha uno scopo diverso: avvisare dell'esistenza di un problema.

Box 5.2 Interpretare le segnalazioni di eventi: gli insegnamenti dell'aviazione

Il conteggio delle segnalazioni di eventi è una perdita di tempo. Perché?

Perché la segnalazione di eventi è essenzialmente volontaria. Perché la popolazione da cui è estratto il campione è sconosciuta e quindi non caratterizzabile. Perché, infine, nel processo di sintesi e di indicizzazione delle segnalazioni, si perdono troppe informazioni e se ne acquisiscono troppo poche; la cosa migliore è riportare ciecamente tutta la storia nei dettagli, per non dare interpretazioni personali che omettono informazioni importanti.

Le segnalazioni di eventi sono uniche e non facilmente classificabili o incasellabili. Le generalizzazioni sono possibili solo a un esame retrospettivo, disponendo di dati sufficientemente dettagliati e di adeguate interpretazioni dei dati stessi. Ciò richiede tuttavia la comprensione dei dettagli della mansione, del contesto, dell'ambiente e dei relativi vincoli, che possono essere valutati solo da chi possiede una competenza specifica. È per questo che occorrono esperti per analizzare le segnalazioni. La semplice costruzione di classificazioni è largamente insufficiente.

Troppe persone hanno ritenuto che la segnalazione di eventi rappresentasse il nucleo e la componente principale dei sistemi per la gestione del rischio. Credevano che il semplice fatto di raccogliere eventi avrebbe, di per sé, generato soluzioni, potenziando così la sicurezza. Sebbene molti aspetti dei sistemi di segnalazione degli eventi non siano ancora chiari, un fatto è certo: la segnalazione è solo una delle componenti necessarie.

(Da United States National Patient Safety Foundation, 2000. Riproduzione autorizzata. Tutti i diritti riservati)

Anche nella sanità molti sforzi sono dedicati a definire gli eventi da segnalare e a escogitare sistemi di classificazione per registrarli. Tali classificazioni possono essere utili per fornire descrizioni sommarie dei principali tipi di eventi. Tuttavia Billings ci avverte che il reale significato degli eventi appare evidente solo nella loro narrazione e non potrà mai essere colto con la sola classificazione. Per trovare il vero significato di un evento, occorre disporre della sua storia; questa, inoltre, deve essere interpretata da qualcuno che conosca sia il lavoro sia il contesto. Ciò implica che, affinché abbiano un vero valore, le segnalazioni di eventi in sanità devono essere esaminate da clinici e, se possibile, anche da esperti in grado di individuare i fattori umani e i problemi organizzativi. Uno dei principali problemi che deve affrontare il settore sanitario è che nei sistemi evoluti il numero di eventi segnalati è così grande che solo una piccola parte di essi può essere analizzata da esperti con specifica competenza.

I sistemi di segnalazione nell'assistenza sanitaria

Nell'ambito dell'assistenza sanitaria i sistemi di segnalazione operano a diversi livelli. Alcuni sono di tipo generale, in quanto registrano eventi di qualsiasi natura, mentre altri sono specialistici. Alcuni operano essenzialmente a livello locale (sistemi di gestione del rischio negli ospedali), altri a livello regionale o nazionale. Sono stati anche creati sistemi sofisticati per indagare e interpretare problemi specifici, come quelli connessi alle trasfusioni o alle terapie intensive. La natura e gli obiettivi di questi sistemi possono essere pienamente compresi solo considerando a quale livello operano, a chi sono destinati e come vengono gestiti i feedback e le azioni conseguenti. In molti casi, si presta poca attenzione a questi aspetti, cosicché i sistemi nazionali si occupano di problemi che sono meglio affrontati localmente, e viceversa, dando luogo a notevole frustrazione e a duplicazione di sforzi. Esamineremo alcuni sistemi di segnalazione per mostrare il funzionamento dei diversi tipi e i relativi obiettivi; prenderemo quindi in considerazione più dettagliatamente il problema del feedback.

Sistemi di segnalazione locali

Lo sviluppo della gestione del rischio negli Stati Uniti, in Europa e altrove ha condotto all'istituzione, negli ospedali, di sistemi locali di segnalazione degli eventi. Generalmente, esiste un modello standard di segnalazione che prevede i dati clinici di base e un breve resoconto dell'evento. Al personale viene chiesto di segnalare qualsiasi evento che li riguardi o che potrebbe mettere in pericolo un paziente; in pratica, gli eventi gravi sono seguiti da una comunicazione telefonica urgente al responsabile della gestione del rischio. In sistemi più sofisticati, nei quali il personale di un'unità può monitorare di routine un elenco predefinito di eventi, è comunque possibile segnalare anche altri problemi, non contemplati nell'elenco (Box 5.3). Si noti che gli eventi da segnalare non sono necessariamente legati a errori: il danno al paziente può essere inevitabile o avere cause naturali (per esempio, peso alla nascita molto basso). Tutti gli

---

Box 5.3 Esempi di eventi clinici predefiniti da segnalare

Ostetricia
- Morti neonatali e nati morti
- Indice apgar <4 a 5 minuti
- Ematoma subdurale
- Ammissione inattesa in terapia intensiva neonatale
- Malformazioni maggiori rilevate solo alla nascita
- Frattura o paralisi
- Distocia di spalla
- Aspirazione di meconio
- Morte materna
- Trasferimento in terapia intensiva
- Convulsioni
- Complicazioni anestesiologiche maggiori
- Emorragia post partum >1 litro
- Ritardo ≥30 minuti nel taglio cesareo
- Lesione dei tessuti molli, lacerazioni ≥terzo grado
- Rottura d'utero, danno alla vescica
- Errori nella gestione di farmaci

Salute mentale
- Overdose assunta dal paziente durante il ricovero o nel corso della dimissione
- Autolesionismo deliberato da parte del paziente
- Scoperta di oggetti utilizzabili per atti autolesionistici in possesso del paziente
- Dimissione contro il parere medico di un paziente non disintossicato da alcol o sostanze
- Fuga dall'unità
- Incendio appiccato nell'unità
- Morte inattesa o improvvisa del paziente
- Seria violenza fisica o aggressività
- Scoperta di sostanze/alcol nell'unità
- Danni di origine sconosciuta
- Errori nella gestione di farmaci

---

eventi, tuttavia, costituiscono "campanelli d'allarme" (*flags*) di possibili problemi e motivi di riflessione sulla pratica clinica.

I sistemi locali sono teoricamente impiegati come parte di una strategia complessiva di miglioramento della sicurezza e della qualità, ma in pratica possono essere prevalentemente condizionati dalla gestione delle denunce e dei reclami. La tempestiva individuazione di potenziali denunce attraverso la segnalazione di eventi consente all'organizzazione sanitaria di indagare il problema rapidamente, di raccogliere testimonianze quando i ricordi sono ancora freschi, di prendere in consegna la relativa documentazione clinica e di ridurre i costi legali. I responsabili della gestione del rischio, o quanto meno i più proattivi, svolgono anche un ruolo chiave nella comunicazione con i pazienti danneggiati, occupandosi delle loro esigenze e mantenendosi in contatto con loro in una fase in cui sono, comprensibilmente, sofferenti e adirati. Le segnalazioni degli eventi consentono anche alle organizzazioni di gestire in modo proattivo qualsiasi successivo contatto con i media, invece di essere presi in contropiede. In numerosi ospedali opera una commissione per l'esame di denunce ed eventi, per lo più presieduta dal direttore sanitario o da un altro dirigente che, oltre a monitorare il contenzioso, ha anche l'autorità per apportare, quando necessario, cambiamenti nelle procedure cliniche. Talvolta, tuttavia, esiste un conflitto tra la funzione di gestione del rischio e quella focalizzata sulla sicurezza del paziente; la risposta alle crisi e agli eventi gravi può assorbire tutto il tempo del personale, cosicché scarsa attenzione viene dedicata ai programmi a lungo termine, volti in primo luogo a prevenire gli eventi.

Sistemi di segnalazione specialistici

Molte specialità cliniche, in particolare l'anestesia, hanno adottato sistemi di segnalazione come ausilio per il miglioramento della pratica clinica. Tali sistemi sono studiati per fornire informazioni su specifici problemi clinici che possono essere condivisi all'interno di una categoria di professionisti. Come esempio, esamineremo il Johns Hopkins Intensive Care Unit Safety Reporting System (ICU-SRS) in uso negli Stati Uniti (Wu et al., 2002).

L'ICU-SRS è un sistema di segnalazione dei problemi di sicurezza che utilizza il web e si basa su una struttura di fattori contribuenti sviluppata per l'analisi degli eventi. Il modulo disponibile on line prevede: descrizione narrativa dell'evento avverso, informazioni contestuali sul paziente e sul personale, fattori contribuenti e provvedimenti che possono essere adottati per prevenire analoghi eventi in futuro. Il personale utilizza una serie di caselle da spuntare per fornire informazioni relative all'evento, quali età del paziente, luogo dell'evento, gravità del danno e fattori sistemici che possono aver favorito o prevenuto l'evento o aver mitigato il danno conseguente. L'ICU-SRS è concepito come complemento ad altri sistemi di misura e sorveglianza ed è solo una delle componenti del monitoraggio ICU della sicurezza e della qualità. Sono previsti diversi metodi di feedback per incoraggiare la segnalazione da parte del personale, l'apprendimento dagli errori e gli sforzi per aumentare la sicurezza. Gruppi di ricerca e personale operativo si aggiornano sui tipi di eventi segnalati al sistema e sulle raccomandazioni per migliorare la sicurezza attraverso discussioni di casi, bacheche on line con liste di eventi e newsletter trimestrali. Nel primo anno di attività ICU-SRS ha ricevuto 854 segnalazioni da trenta unità partecipanti. La maggior parte degli eventi non aveva provocato danni; tuttavia il 21% aveva determinato un danno fisico e nel 14% dei casi un prolungamento del ricovero. L'analisi è stata focalizzata sulla comprensione dei fattori sistemici:

> Nel primo anno di segnalazioni abbiamo osservato che i fattori connessi all'addestramento e alla formazione hanno un ruolo fondamentale nel favorire gli eventi. In tale categoria sono compresi: conoscenza, competenza, supervisione, richiesta di aiuto e mancata adesione al protocollo prestabilito. Quest'ultimo fattore è il più frequentemente selezionato, con la motivazione che l'operatore non ha sufficiente esperienza per conoscere il protocollo.

Anche i fattori relativi al gruppo di lavoro contribuiscono agli eventi, in particolare la comunicazione scritta e verbale tra i suoi componenti, come pure la sua struttura organizzativa. (Holzmueller et al., 2005. Riproduzione autorizzata da Elsevier)

Gli elementi rivelati dall'analisi costituiscono la base per ulteriori indagini dei problemi di fondo e dei metodi per affrontarli. Per esempio, le unità stanno ora sperimen-
tando un sistema *"check back"*, nel quale i messaggi importanti vengono ripetuti per
conferma dal destinatario per garantire una comunicazione corretta; questa soluzione
semplice ed economica si sta dimostrando molto efficace. Il feedback dei singoli eventi
viene tradotto in storie esemplari, che funzionano come efficaci promemoria di problemi critici.

Sistemi nazionali e altri sistemi su larga scala

I sistemi su larga scala, come quelli nazionali, sono costosi da gestire e presentano lo
svantaggio di essere basati soprattutto su segnalazioni scritte, eventualmente integrate
da verifiche telefoniche. D'altra parte, grazie alla loro portata, raccolgono una grande
mole di dati e hanno la capacità di cogliere eventi che a livello locale possono essere
rari e la cui incidenza è rilevabile solo a livello nazionale. Il Reporting and Learning
System della National Patient Safety Agency britannica è ancora il solo sistema davvero nazionale, ma il sistema dei Veterans Affairs statunitense ha una portata davvero
notevole, come pure l'Australian Incident Monitoring System, l'antenato di tutti i sistemi di segnalazione su larga scala in sanità.

Australian Incident Monitoring System (AIMS)

Il pioniere dei sistemi di segnalazione su larga scala in sanità è sicuramente Bill Runciman, fondatore dell'AIMS, che è stato adottato in diversi stati australiani (Runciman,
2002). L'AIMS fornisce un meccanismo per la segnalazione di qualsiasi genere di
evento nel settore sanitario mediante un unico modulo standardizzato, sia cartaceo sia
on line. Mediante una classificazione prestabilita, il sistema è in grado di raccogliere
informazioni provenienti da varie fonti (come *Coroners' recommendation*, reclami,
denunce e segnalazioni di eventi) (Runciman et al., 2006). Il sistema prevede domande
orientative sul tipo di evento e sui possibili fattori contribuenti da prendere in considerazione. Sono anche registrate le misure adottate in risposta all'evento, sebbene ciò
non sia indispensabile per la segnalazione. L'AIMS ha dato luogo a un numero rilevante di pubblicazioni, ben oltre 100 articoli su riviste medico-scientifiche sottoposte
a peer-review, che hanno prodotto un flusso costante di nuovi risultati e avvertimenti
sui problemi connessi alla sicurezza (Box 5.4).
    Bill Runciman ha condotto un'approfondita riflessione sul valore dei sistemi su
larga scala, avendo compreso che non necessariamente maggiori dimensioni signifi-
cano maggior valore: per esempio, l'analisi delle segnalazioni di eventi relativi a
100 000 casi produce probabilmente le medesime informazioni che si otterrebbero

5

Box 5.4 Alcune lezioni fornite dall'AIMS

- Sviluppo di standard e linee guida nazionali per regolare aspetti della pratica clinica, tra i quali l'utilizzo delle attrezzature e l'ulteriore monitoraggio di specifici problemi
- Utilizzo dei dati delle segnalazioni per chiarire e risolvere i problemi rilevati nell'attrezzatura clinica, fino al richiamo e alla modifica dei dispositivi interessati
- Newsletter, pubblicazioni e raccomandazioni a livello nazionale; feedback delle misure per il miglioramento della sicurezza e della loro attuazione a livello locale
- Aumentata coerenza e identificazione delle segnalazioni e delle indagini sugli eventi, con definizione di priorità e prevenzione degli eventi avversi effettivi e mancati (near miss)
- Aumentata conoscenza dell'epidemiologia degli errori nella gestione dei farmaci in anestesia e maggiore comprensione dei fattori che possono minimizzare gli errori

(Da: Abeysekera et al., 2005; Beckmann et al., 1996; Runciman et al., 1993; Runciman, 2002; Yong, Kluger, 2003)

---

analizzando 100 segnalazioni. Tuttavia, Runciman pone l'accento sul fatto che, a livello locale, molti eventi gravi non si verificano con frequenza sufficiente per coglierne l'importanza complessiva o consentirne un'analisi significativa. Inoltre, molti problemi importanti non sono stati trattati in letteratura e sono registrati solo in questi grandi sistemi (Runciman, 2002).

Reporting and Learning System della National Patient Safety Agency britannica

Il primo vero sistema di segnalazione e apprendimento nazionale è stato avviato nel Regno Unito nel 2004. Le segnalazioni di eventi raccolte dai sistemi di gestione del rischio locali sono inoltrate al Reporting and Learning System nazionale e i diversi tipi di eventi sono sottoposti ad analisi, parallelamente a una serie di altre iniziative nazionali. Quasi tutte le strutture del National Health Service (NHS) segnalano eventi, come peraltro prescritto dall'ente regolatore; nel 2009, tuttavia, 25 (6%) importanti strutture non avevano ancora segnalato alcun evento; non è chiaro se ciò sia dovuto a inefficienza, opposizione al sistema nazionale o negazione in blocco dell'esistenza dei problemi di sicurezza. Sebbene i pazienti possano segnalare direttamente al sistema nazionale, sono disponibili poche informazioni sul numero di eventi segnalati per questa via (la segnalazione da parte dei pazienti sarà discussa nel Capitolo 15).

I problemi tecnici e analitici di un sistema di questo genere sono notevoli, dato il numero sbalorditivo di eventi da trattare. Tra il 1 ottobre e il 31 dicembre 2008 erano stati segnalati in Inghilterra 268.997 eventi, lasciando prevedere per il 2009 oltre un milione di segnalazioni. All'inizio del 2009, il database conteneva complessivamente oltre tre milioni di eventi, la maggior parte dei quali, inevitabilmente, non è stata oggetto di analisi formale.

Come nel caso dell'AIMS, la potenza di questo sistema risiede nella possibilità di esaminare comparativamente eventi rari, integrandoli con altre fonti di dati per fornire un quadro più completo di un problema (Scobie et al., 2006). Per esempio, la National Patient Safety Agency (NPSA) ha identificato alcuni rischi associati a pazienti tracheotomizzati trasferiti in reparto da un'unità di terapia intensiva. Il sistema ha consentito l'identificazione di 36 casi; utilizzando altre fonti, si è scoperto che nei precedenti 10 anni vi erano stati 45 casi di contenzioso relativi a pazienti tracheotomizzati, 7 dei quali deceduti, tutti in un contesto di aumento generalizzato del ricorso alla tracheotomia e di cura di tali pazienti in reparti diversi dalla chirurgia o dalla rianimazione. Le informazioni su questo problema sono state trasmesse al NHS attraverso il *Patient Safety Bulletin* dell'NPSA nel luglio 2005. Si tratta di un buon esempio di sistema nazionale in grado di integrare informazioni che a livello locale sarebbero passate inosservate.

I sistemi di segnalazione riflettono il reale tasso di eventi?

I sistemi di segnalazione in ambito sanitario sono stati istituiti in risposta alle dimensioni del danno rivelate da revisioni delle documentazioni sanitarie. Gli studi condotti hanno però evidenziato un problema di fondo: i sistemi di segnalazione erano intesi a fornire informazioni sull'andamento degli eventi avversi; ma tali sistemi riescono a rilevare effettivamente gli eventi avversi? Diverse ricerche hanno quindi affrontato questo problema giungendo a conclusioni sostanzialmente analoghe (Stanhope et al., 1999; Sari et al., 2007; Blais et al., 2008). A titolo di esempio esamineremo lo studio di Sari e colleghi (2007), che hanno condotto una classica revisione di documentazioni cliniche confrontando i risultati con gli eventi riportati a livello locale. Gli autori hanno esaminato sia gli eventi che avevano determinato un danno sia quelli che avrebbero potuto determinarlo, concludendo:

> Analizzando i ricoveri ospedalieri in reparti di otto specialità, abbiamo rilevato che il 23% era associato a eventi che hanno messo a rischio la sicurezza del paziente e l'11% a eventi avversi. Questi risultati sono simili ai tassi rilevati impiegando metodi analoghi nel Regno Unito e a livello internazionale. Il sistema di segnalazione di routine adottato in questo grande ospedale non ha rilevato la maggioranza degli eventi associati a rischio per la sicurezza del paziente, che sono stati identificati dalla revisione della documentazione clinica, e ha rilevato solo il 5% degli eventi che hanno provocato un danno al paziente. Ciò suggerisce che il sistema di segnalazione di routine sottostima notevolmente l'entità e la gravità degli eventi che mettono a rischio la sicurezza del paziente. (Da Sari et al., 2007. Riproduzione autorizzata da BMJ Publishing Group Ltd)

Non vi è dubbio che la formulazione cauta delle conclusioni sia dovuta al grande investimento effettuato nel Regno Unito in sistemi di segnalazione. Da questo e altri studi risulta tuttavia chiaro che i sistemi di segnalazione di eventi hanno scarsa efficacia nella rilevazione degli eventi avversi (Vincent, 2007). Come strumento di quantificazione del danno, i sistemi di segnalazione volontaria sono inutili, poiché, secondo lo studio di Sari e colleghi, rilevano solo 1 evento avverso su 20. Altri studi hanno riscontrato valori leggermente migliori, ma secondo la maggior parte dei lavori i sistemi di segnalazione rilevano tra il 7 e il 15% degli eventi avversi (Blais et al., 2008). La stima più ottimistica della rilevazione di eventi avversi è stata ottenuta dal mio collega Nicola Stanhope, che ha esaminato l'affidabilità della segnalazione degli eventi avversi in due unità di ostetricia, che disponevano di responsabili addette alla gestione del rischio con formazione di ostetriche. Una revisione retrospettiva delle cartelle cliniche relative a 500 parti ha identificato 196 eventi; di questi, il 23% era stato segnalato dal personale e un ulteriore 22% era stato identificato dalle responsabili della gestione del rischio conducendo le proprie indagini aggiuntive. Una percentuale del 23% rappresenta probabilmente un tetto massimo e richiederebbe un responsabile dedicato alla gestione del rischio in ogni unità ospedaliera che richiami costantemente il personale alla necessità della segnalazione. Decisamente inattuabile su larga scala.

Utilizzo di più sistemi di informazione

A livello locale vi è una grande confusione circa le relazioni tra errori, gli eventi avversi e gli eventi segnalati. Sapendo che circa il 10% dei pazienti ricoverati in ospedale subisce eventi avversi, talvolta i responsabili della gestione del rischio giudicano efficaci i propri sistemi di segnalazione se il numero delle segnalazioni si aggira intorno al 10% dei ricoveri; in tale caso ritengono di registrare tutti gli eventi di rilievo. Questa impostazione è profondamente errata. Gli eventi avversi implicano, per definizione, un danno al paziente o un prolungamento della durata del ricovero; al contrario, la maggior parte degli eventi segnalati non comporta un danno, ma riguarda problemi di sicurezza più generali, come quelli relativi alle apparecchiature. Alcuni degli eventi segnalati sono anche eventi avversi, ma la maggior parte non lo è. Per completare il quadro, l'ampiezza e la natura di ciò che viene segnalato varia comunque notevolmente a seconda del tipo di eventi oggetto di segnalazione, del sistema di segnalazione, della cultura dell'istituzione, della facilità di segnalazione, degli incentivi o disincentivi e di altri fattori.

In pratica i dipartimenti per la gestione del rischio dispongono di molteplici fonti di dati in grado di far luce sugli eventi avversi, in particolare denunce e reclami significativi tendono a richiamare maggiore attenzione, soprattutto se implicano un'inchiesta. Esaminando sei diverse fonti di dati raccolti di routine in un ospedale e sottoponendo a revisione le documentazioni di un campione costituito da 220 casi, Helen Hogan e colleghi hanno rilevato 40 eventi avversi (18,8%) (Hogan et al., 2008). Estrapolata su base annuale, per tutti i ricoveri, la revisione avrebbe rilevato circa 8700 eventi, 4900 dei quali sarebbero stati eventi avversi. Nello stesso periodo erano stati segnalati 484 eventi, 462 eventi avrebbero potuto essere rilevati dai dati amministrativi mediante procedure standard, vi erano stati inoltre 221 reclami, 176 eventi relativi a salute e sicurezza, 21 inchieste e 10 denunce. Come prima, una revisione sistematica della documentazione clinica rivela un numero di eventi e di eventi avversi molto maggiore rispetto a qualsiasi altra fonte. Ciò che è più importante, la sovrapponibilità tra queste differenti fonti di dati era assai scarsa: la grande maggioranza degli eventi emergeva da una sola fonte, dimostrando che gli ospedali devono trovare il

modo di integrare queste diverse fonti di dati se si devono assegnare le corrette priorità
a rischi e pericoli (Olsen et al., 2007).

Ostacoli alla segnalazione

Come abbiamo visto, gli errori, gli eventi avversi e gli eventi in genere sono frequenti,
ma i tassi di segnalazione sono bassi. Come mai? Anche se occorre riconoscere che
non è necessario segnalare tutti gli eventi, e nemmeno la maggioranza di essi, tuttavia
un maggiore flusso di segnalazioni contribuirebbe senza dubbio all'identificazione dei
potenziali problemi di sicurezza.

La questione è stata esaminata in uno studio di Nicola Stanhope e colleghi condotto
sull'attività svolta in due unità di ostetricia (Stanhope et al., 1999). Pur in presenza di
una lista predefinita di eventi, il personale valutava quali segnalare: la segnalazione
poteva non essere stata effettuata perché l'evento era giudicato non prevenibile, perché
le procedure adottate erano ritenute di buona qualità o perché non vi era possibilità di
denunce o reclami; tutte motivazioni che non costituiscono valide ragioni per non effettuare una segnalazione.

Molte delle motivazioni all'origine delle mancate segnalazioni derivano da paura e
sensi di colpa: timore di essere messi in imbarazzo, di essere puniti o coinvolti in un
contenzioso (Leape, 1999; Robinson et al., 2002). I membri più giovani del personale
sentono questi problemi in modo particolarmente acuto ed è chiaro che, affinché il sistema di segnalazione degli eventi sia efficace a livello sia locale sia nazionale, occorre
fare notevoli sforzi per convincere gli operatori che lo scopo è potenziare la sicurezza

---

Box 5.5 Motivazioni addotte per la mancata segnalazione di eventi

- Non so come effettuare la segnalazione
- Non so quali eventi dovrebbero essere segnalati
- Le circostanze o l'outcome spesso rendono la segnalazione superflua
- Rappresenta un aumento del carico di lavoro
- La responsabilità degli eventi avversi viene spesso ingiustamente addebitata ai membri più giovani del personale
- Quando il reparto è pieno, dimentico di effettuare le segnalazioni
- Ho timore del contenzioso
- I miei colleghi potrebbero non sostenermi
- Poiché il personale impara dagli eventi, non è necessario discuterne ulteriormente
- Ho timore di azioni disciplinari
- Non desidero che il caso sia discusso in riunioni
- Non so a chi spetti effettuare segnalazioni
- Le segnalazioni di eventi contribuiscono poco alla qualità delle cure

(Da Firth-Cozens et al., 1994. Riproduzione autorizzata da The Royal Society of Medicine Press)

e non colpevolizzare o punire. Altri studi hanno individuato ostacoli di tipo diverso, tra i quali principalmente la mancanza di feedback e la convinzione che le segnalazioni non avranno alcun seguito (Firth-Cozens, 2002).

> Occorrono mesi e mesi prima che si faccia qualcosa [...] ciò crea un tale clima di apatia che la compilazione di un modulo per una ferita da ago o uno schizzo di sangue appare priva di senso.
> Ho lavorato in tre diverse unità di terapia intensiva e questa [confusione tra pompe per infusione con dosaggi diversi] si è verificata in tutte e tre [...] ho suggerito varie volte di non conservarle una vicina all'altra, ma vengono ancora conservate così. E l'errore continua a ripetersi. (Firth-Cozens et al., 1994. Riproduzione autorizzata da The Royal Society of Medicine Press)

Negli studi condotti sulle segnalazioni si osserva spesso che i medici segnalano solo una parte degli eventi segnalati dagli infermieri. Per la maggior parte, le motivazioni già discusse per la mancata segnalazione sembrano valere per entrambe le professioni; intervengono quindi presumibilmente anche altri fattori. Smith e colleghi (2006) hanno sottoposto a osservazione procedure di anestesia per 130 ore, rilevando 109 eventi minori, nessuno dei quali ha messo direttamente in pericolo il paziente ma che in alcuni casi rappresentavano precise violazioni delle procedure standard. Nessuno di questi eventi, tuttavia, è stato segnalato. Nello stesso periodo sono stati esaminati in riunioni di dipartimento 28 eventi, 5 dei quali considerati dagli anestesisti "eventi critici" e che dunque meritavano di essere discussi, rappresentando opportunità di apprendimento e utili promemoria per rischi specifici. Solo 1 dei 28 eventi era registrato nel sistema informativo dell'ospedale, sebbene tutti gli anestesisti sembrassero conoscere la definizione ufficiale della loro associazione professionale, secondo la quale un evento critico è "un evento che avrebbe potuto provocare un danno". Gli eventi critici osservati, molti dei quali corrispondevano sicuramente ai criteri per una segnalazione formale, comprendevano:
- tubo endotracheale tagliato dall'osteotomo del chirurgo durante osteotomia mascellare;
- paziente diabetico portato in sala operatoria con infusione di insulina in atto, ma non predisposto per l'infusione di destrosio;
- convulsioni postoperatorie in paziente epilettico cui erano stati somministrati propofol e alfentanil per anestesia generale;
- perdita da siringa di tiopentale durante l'induzione rapida per un cesareo d'emergenza (difetto nella siringa preparata dalla farmacia dell'ospedale).
Smith e colleghi commentano:

> Secondo noi ciò conferma la nostra ipotesi che in anestesia la competenza conferisce l'autorità per stabilire i confini tra routine e criticità, ma anche tra pratiche accettabili e inaccettabili. Suggeriamo, tuttavia, che questa discrezionalità nel giudicare un evento critico, da segnalare o accettabile è un prodotto della cultura medica. In altre attività ad alto rischio l'esperienza e il giudizio professionale non autorizzano a stabilire le regole di segnalazione. Per esempio, nell'aviazione tutti i piloti, indipendentemente dal grado e dall'esperienza, sono tenuti a descrivere e segnalare anche gli eventi di minima entità, non solo quelli considerati critici o gravi dai singoli piloti. (Smith et al., 2006)

> ### Box 5.6 Fattori che incoraggiano la segnalazione di eventi e l'apprendimento
>
> - Rendere semplici e rapidi i sistemi e le procedure per la segnalazione di eventi
> - Chiarire il significato di errori ed eventi da segnalare
> - Riservare del tempo per la discussione multidisciplinare di errori singoli o ripetuti
> - Assicurare il feedback ai singoli operatori e al gruppo da cui proviene la segnalazione
> - Adottare il criterio che coloro che effettuano segnalazioni devono essere ringraziati anziché automaticamente colpevolizzati se qualcosa è andato male
> - Trattare errori ed eventi in modo coerente all'interno delle organizzazioni e dei gruppi professionali
> - Prevedere una ragionevole discrezionalità nelle procedure e nelle regole dell'assistenza infermieristica
> - Assicurare la formazione dei clinici sulla gestione del rischio e sulla sicurezza
> - Far partecipare il personale operativo alle commissioni che definiscono gli indirizzi in materia di sicurezza
> - Assicurare che le segnalazioni siano seguite da misure appropriate
>
> (Da Firth-Cozens et al., 1994. Riproduzione autorizzata da The Royal Society of Medicine Press)

Feedback e azione

Saggiamente, Charles Billing ci aveva avvertiti che troppe persone ritenevano che la semplice implementazione di un sistema di segnalazione degli eventi avrebbe condotto magicamente alla soluzione dei problemi di sicurezza. Quando iniziarono a essere istituiti i sistemi di segnalazione tutte le energie si concentrarono sull'acquisizione delle informazioni; tuttora pochi sforzi sono dedicati all'analisi e ancora meno all'azione in risposta all'informazione. Con il senno di poi, credo che abbiamo affrontato il problema della segnalazione dal lato sbagliato: invece di preoccuparci di come acquisire i dati avremmo dovuto innanzi tutto pensare a che cosa fare dopo averli ottenuti. Oggi, quando mi pongono domande sull'organizzazione dei sistemi di segnalazione, la mia prima risposta è chiedere come sarà gestito il feedback dell'informazione e quali misure saranno adottate una volta implementato il sistema.

In questo capitolo abbiamo già visto alcuni esempi di feedback e di azioni di successo, sotto forma di risposta al personale, di miglioramenti della sicurezza e di diffusione della conoscenza con diversi mezzi. Tuttavia, con l'aiuto di una ricerca condotta da Jonathan Benn e colleghi (Benn et al., 2009), possiamo andare oltre e definire realmente le reti di feedback. Lo studio si è basato su interviste con esperti sui sistemi di segnalazione adottati in diversi tipi di attività, compresa la sanità, e su un'ampia revisione della letteratura. È apparso chiaro che un feedback tempestivo ed efficace è essenziale per il successo è l'utilità di qualsiasi sistema e che la mancanza di feedback è una delle principali ragioni di perdita di fiducia nella segnalazione da parte del personale. Occorre sottolineare, però, una differenza cruciale tra la sanità e la maggior parte delle altre attività. Queste ultime tendenzialmente ricevono alcune centinaia di segnalazioni all'anno, anche a livello nazionale; una singola struttura sanitaria, invece, può ricevere migliaia di segnalazioni e ciò limita seriamente la possibilità di feedback individuali.

5

Feedback e azioni possono essere attuati a diversi livelli di un'organizzazione, in momenti diversi e con obiettivi diversi (Tabella 5.3 e Fig. 5.2). Tempestivi riscontri e rapide risposte fanno sì che il personale continui a impegnarsi comprendendo che le sue segnalazioni sono prese in considerazione. Tuttavia, è impossibile analizzare in

Tabella 5.2 Tipi di feedback

Modalità	Tipo	Contenuto ed esempi
A: Riscontro tempestivo	Informazione	– Conferma di ricevimento della segnalazione al segnalatore (per esempio, risposta automatica) – Contatto con il segnalatore (per esempio, chiamata telefonica) – Invio del parere degli esperti di sicurezza (feedback sul tipo di problema) – Definizione del trattamento del problema (e decisione di portare il problema a un livello superiore)
B: Risposta rapida	Azione nell'ambito di strutture locali	– Misure assunte in relazione a minacce immediate per la sicurezza o a problemi gravi che sono stati selezionati per una corsia preferenziale – Soluzioni/espedienti temporanei in attesa del completamento dell'indagine di processo approfondita (ritiro dell'attrezzatura; monitoraggio della procedura; allerta al personale)
C: Aumentare il livello di consapevolezza del rischio	Informazione a tutto il personale di prima linea	– Pubblicazione di informazioni di sicurezza (bollettini e allarmi su problemi specifici tramite posta elettronica o online; newsletter periodiche con casi esemplari e statistiche riassuntive) – Evidenziare le vulnerabilità e promuovere le procedure corrette
D: Informare il personale delle azioni intraprese	Informazioni al segnalatore e all'intera rete di segnalazione	– Tenere al corrente il segnalatore sui progressi conseguiti e sulle azioni risultanti dalla sua segnalazione – Dare ampia pubblicità alle azioni correttive attuate per risolvere il problema di sicurezza allo scopo di incoraggiare le segnalazioni (per esempio, avvalendosi del supporto di una leadership riconosciuta)
E: Migliorare la sicurezza delle strutture	Azione nell'ambito delle strutture locali	– Azioni specifiche e piani di implementazione per miglioramenti permanenti nelle strutture per gestire i fattori contribuenti evidenziati dagli eventi segnalati – Sostituzione di strumenti, attrezzature, ambienti di lavoro, procedure standard di lavoro, programmi di addestramento ecc.) – Valutazione/monitoraggio dell'efficacia delle soluzioni e iterazione

Da Benn et al., 2009. Riproduzione autorizzata da BMJ Publishing Group Ltd

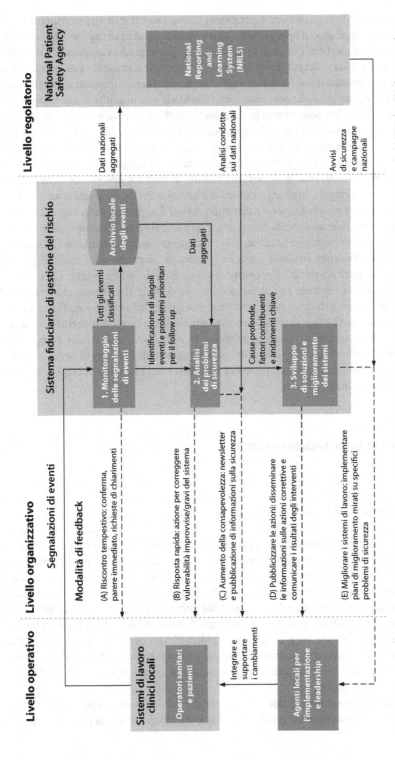

Fig. 5.2 Rappresentazione schematica del Safety Action and Information Feedback from Incident Reporting (SAIFIR). (Da Benn et al., 2009. Riproduzione autorizzata da BMJ Publishing Group Ltd)

dettaglio tutte le segnalazioni e per eventi comuni sarebbe in larga misura inutile; è meglio condurre analisi approfondite su un piccolo numero di segnalazioni che effettuare analisi superficiali su un gran numero, che spesso producono poco più di qualche istogramma. Una volta compiute le analisi, vi sono varie possibilità di azione. Alcuni problemi riguardano solo una particolare unità: per esempio, attrezzature difettose o sistemi di passaggio delle consegne; altri richiedono azioni sull'intera organizzazione, per esempio se l'organico risulta inadeguato. Il feedback circoscritto a un sistema locale o a un ambito specialistico è allettante perché può essere rapido ed è condiviso in un gruppo di esperti che comprendono la significatività dell'evento segnalato e le lezioni da trarre. Tuttavia alcuni problemi di sicurezza, come quelli che coinvolgono la progettazione di attrezzature o il confezionamento di farmaci, non possono essere gestiti facilmente da singole strutture e richiedono azioni a livello regionale o nazionale.

Tutte queste possibilità sono schematizzate nel diagramma della Fig. 5.2, che mostra, tra l'altro, che un sistema di segnalazione non è il semplice e conveniente sistema di sicurezza che potrebbe sembrare. Se costruito in modo corretto, un sistema di segnalazione dovrebbe risultare come un sistema di "segnalazione, analisi, apprendimento, feedback e azione". Per onestà, bisogna dire che pochi sistemi sanitari hanno ottenuto questo risultato a qualsiasi livello, ma definire il processo in questo modo offre l'opportunità di concepire l'intero sistema sin dall'inizio e di pianificare una strategia razionale. Ciò non significa necessariamente, desidero sottolinearlo, costruire sistemi vasti e complicati. Occorre attribuire lo stesso peso alle diverse componenti a qualsiasi livello si operi; attualmente, invece, quasi tutti i sistemi di segnalazione sanitari concentrano la maggior parte dei loro sforzi nella raccolta dei dati, a scapito di tutti gli altri aspetti.

Segnalazione, sorveglianza e oltre

La segnalazione, sia volontaria sia obbligatoria, è un'opzione allettante poiché costituisce un metodo di rilevazione relativamente economico. Come fonte di dati, tuttavia, è inaffidabile e aleatoria e non può mai fornire una misura degli errori o degli eventi avversi, comunque definiti. Riflettendo sull'entusiasmo per la segnalazione e sugli ingenti investimenti effettuati per implementarla (Vincent, 2007), è difficile comprendere come mai i sistemi di segnalazione abbiano assunto un ruolo così predominante nelle iniziative per il miglioramento della sicurezza del paziente. In nessun'altra area della medicina, infatti, la segnalazione volontaria potrebbe mai essere considerata sostitutiva di una raccolta sistematica dei dati. Sarebbe come se nell'aviazione, o in altre attività ad alto rischio, si impiegassero le segnalazioni per determinare i tassi degli eventi gravi. In realtà, l'aviazione ha già stabilito l'epidemiologia degli incidenti sotto forma di esaurienti database; la segnalazione è sempre stata un'aggiunta alla raccolta sistematica dei dati, una funzione complementare destinata a fornire allarmi e informazioni aggiuntive sulla sicurezza.

La segnalazione sarà sempre importante, ma come strumento per potenziare la sicurezza è stata sopravvalutata. A mio avviso, il fatto che solo una piccola percentuale di eventi venga segnalata non è cruciale. Fintantoché il sistema riceve segnalazioni sufficienti per identificare i principali problemi di sicurezza, il numero assoluto di segnalazioni non è fondamentale. Oltre a fornire dati, i sistemi di segnalazione svolgono anche una funzione importante nel far crescere la consapevolezza e la cultura della sicurezza. Tuttavia, i risultati della segnalazione sono spesso fraintesi poiché sono erroneamente interpretati come attendibile riflesso del reale tasso di errori e di eventi avversi. In futuro dovremo considerare informazioni su errori ed eventi avversi provenienti da una gamma più ampia di fonti, e orientarci possibilmente verso una sorveglianza attiva degli eventi salienti. La segnalazione degli eventi è fondamentale, ma costituisce solo uno dei componenti del processo complessivo per la sicurezza del paziente. Di per sé le segnalazioni di eventi sono principalmente indicatori e allarmi per una tipologia di problemi, ma devono essere successivamente analizzate e comprese, come si vedrà in capitoli successivi.

Bibliografia

Abeysekera A, Bergman IJ, Kluger MT, Short TG (2005) Drug error in anaesthetic practice: a review of 896 reports from the Australian Incident Monitoring Study database. Anaesthesia, 60(3):220-227

Barach P, Small SD (2000) Reporting and preventing medical mishaps: lessons from non-medical near miss reporting systems. British Medical Journal, 320:759-763

Beckmann U, West LF, Groombridge GJ et al (1996) The Australian Incident Monitoring Study in Intensive Care: AIMS-ICU. The development and evaluation of an incident reporting system in intensive care. Anaesthesia and Intensive Care, 24(3):314-319

Benn J, Koutantji M, Wallace L et al (2009) Feedback from incident reporting: information and action to improve patient safety. Quality and Safety in Health Care, 18 (1):11-21

Billings C (1998) Incident reporting systems in medicine and experience with the aviation reporting system. In: Cook RI, Woods DD, Miller CA (eds) A Tale of Two Stories: Contrasting Views of Patient Safety. US National Patient Safety Foundation, pp 52-61

Blais R, Bruno D, Bartlett G, Tamblyn R (2008) Can we use incident reports to detect hospital adverse events? Journal of Patient Safety, 4(1):9-12

Department of Health (2000) An Organisation with a Memory: Learning from Adverse Events in the NHS. The Stationery Office, London

Firth-Cozens J (2002) Barriers to incident reporting. Quality and Safety in Health Care, 11(1):7

Firth-Cozens J, Redfern N, Moss F (2004) Confronting errors in patient care: the experiences of doctors and nurses. Clinical Risk, 10:184-190

Hogan H, Olsen S, Scobie S et al (2008) What can we learn about patient safety from information sources within an acute hospital: a step on the ladder of integrated risk management? Quality and Safety in Health Care, 17(3):209-215

Holzmueller CG, Pronovost PJ, Dickman F et al (2005) Creating the web-based intensive care unit safety reporting system. Journal of the American Medical Informatics Association, 12(2):130-139

Leape LL (1999) Why should we report adverse incidents? Journal of Evaluation in Clinical Practice, 5(1):1-4

Medicines and Healthcare Products Regulatory Agency (2009) Yellow Card Scheme First Anniversary for Patient Reporting – Reports from the Public Up 50%. Medicines and Healthcare Products Regulatory Agency, London

Olsen S, Neale G, Schwab K et al (2007) Hospital staff should use more than one method to detect adverse events and potential adverse events: incident reporting, pharmacist surveillance and local real-time record review may all have a place. Quality and Safety in Health Care, 16(1): 40-44

Robinson AR, Hohmann KB, Rifkin JI et al (2002) Physician and public opinions on quality of healthcare and the problem of medical errors. Archives of Internal Medicine, 162(19):2186-2190

Runciman WB, Webb RK, Lee R, Holland R (1993) System failures: an analysis of 2000 incident reports. Anaesthesia and Intensive Care, 21:684-695

Runciman WB (2002) Lessons from the Australian Patient Safety Foundation: setting up a national patient safety surveillance system – is this the right model? Quality and Safety in Health Care, 11(3):246-251

Runciman WB, Williamson JAH, Deakin A et al (2006) An integrated framework for safety, quality and risk management: an information and incident management system based on a universal patient safety classification. Quality and Safety in Health Care, 15(Suppl 1):i82-i90

Sari AB-A, Sheldon TA, Cracknell A, Turnbull A (2007) Sensitivity of routine system for reporting patient safety incidents in an NHS hospital: retrospective patient case note review. British Medical Journal, 334:79

Scobie S, Thomson R, McNeil JJ, Phillips PA (2006) Measurement of the safety and quality of healthcare. Medical Journal of Australia, 184(Suppl 10):S51-S55

Smith AF, Goodwin D, Mort M, Pope C (2006) Adverse events in anaesthetic practice: qualitative study of definition, discussion and reporting. British Journal of Anaesthesia, 96(6):715-721

Stanhope N, Crowley-Murphy M, Vincent C et al (1999) An evaluation of adverse incident reporting. Journal of Evaluation in Clinical Practice, 5(1):5-12

United States National Patient Safety Foundation (2000) Agenda for research and development in patient safety. http://www.npsf.org/pdf/r/researchagenda.pdf

Vincent C (2007) Incident reporting and patient safety. British Medical Journal, 334:51

Wu AW, Provonost P, Morlock L (2002) ICU incident reporting systems. Journal of Critical Care, 17(2):86-94

Yong H, Kluger MT (2003) Incident reporting in anaesthesia: a survey of practice in New Zealand. Anaesthesia and Intensive Care, 31(5):555-559

La misurazione della sicurezza

6

Nell'ultimo decennio sono stati compiuti notevoli sforzi per migliorare la sicurezza dell'assistenza sanitaria. I pazienti sono dunque più sicuri di quanto fossero dieci anni fa? La risposta a questa semplice domanda è stranamente elusiva.

Sebbene alcuni aspetti della sicurezza (per esempio, la prevenibilità) siano difficili da misurare per ragioni tecniche, il problema più sostanziale è che, malgrado le energie spese e le iniziative attuate, la misurazione e la valutazione non sono state tra le priorità. È una faccenda curiosa. Se siete impegnati nel tentativo di ridurre le patologie cardiache, il cancro o gli incidenti stradali, la prima domanda che vi porrete sarà: "quante persone soffrono di patologie cardiache?", oppure "quanti incidenti stradali si verificano ogni anno?", e in seguito vorrete sapere se di anno in anno il numero si va riducendo.

Alcuni sistemi, come quello dello United States Veterans Affairs, hanno investito massicciamente nella valutazione sia economica sia qualitativa dell'assistenza sanitaria e, di conseguenza, possono monitorare la qualità e seguirne l'andamento nel corso del tempo. In molti sistemi sanitari si raccoglie una quantità considerevole di dati sulla sicurezza e sulla qualità, ma ciò ha un impatto relativamente modesto sulla pratica quotidiana. Il problema, almeno in Gran Bretagna, non è la scarsità di dati, ma il fatto che le informazioni sono estremamente disperse e non facilmente accessibili al personale sanitario e agli amministratori. Per esempio, il rapporto dell'inchiesta di Bristol concludeva che "il Bristol Infirmary era sommerso di dati" (Aylin et al., 2004). Tuttavia, poche di queste informazioni erano a disposizione dei genitori, e prima dell'inchiesta non furono d'aiuto nell'identificazione dei problemi che stavano montando. Un tema centrale del recente rapporto di Darzi (2009) è che la qualità deve essere il principio fondamentale del National Health Service britannico e che la qualità deve essere sistematicamente misurata.

La misurazione della qualità è un tema assai vasto, la cui trattazione richiederebbe un intero volume. In questo capitolo ci concentreremo in particolare sui problemi connessi alla misurazione della sicurezza, sebbene molti di essi valgano anche per la misurazione dell'efficacia, dell'efficienza e di altri parametri di qualità. Anche se si forniranno alcuni esempi di misurazioni, il capitolo è concepito soprattutto come

6

esplorazione di alcuni aspetti fondamentali e come quadro di riferimento e preparazione per le discussioni sulla misurazione e sulla valutazione degli interventi per la sicurezza, oggetto di successivi capitoli.

Il ruolo cruciale della misurazione

"Non si può gestire ciò che non si può misurare": questa massima del management è ben nota e forse un po' logora, ma si applica certamente al miglioramento della sicurezza e della qualità. Una delle difficoltà più serie e anche inaspettate della Safer Patients Initiative (vedi Capitolo 17) è stata semplicemente la definizione dei parametri di riferimento per l'affidabilità dei processi clinici. La maggior parte dei team non era in grado di stabilire se i pazienti stessero ricevendo i trattamenti indicati per il loro caso e spesso erano sorpresi scoprendo il divario tra le loro convinzioni e le cure effettivamente prestate ai pazienti.

Esistono tuttavia esempi significativi di importanti cambiamenti dei servizi fondati su misurazioni attente e sistematiche (Chassin, 2002); alcuni di essi sono proposti dal mio collega Erik Mayer (2009).

> Un esempio di come una struttura della qualità basata sulle evidenze possa essere utilizzata per migliorare l'assistenza sanitaria è stato fornito con il rafforzamento delle stroke unit nel Regno Unito in seguito all'implementazione nel 2001 del National Service Framework (NSF) per gli anziani [...] Il Biannual Sentinel Stroke Audit per il 2008, recentemente pubblicato, ha evidenziato un continuo significativo miglioramento nelle stroke unit. In termini di strutture per l'assistenza sanitaria, il 96% degli ospedali britannici dispone oggi di stroke unit specializzate, con un numero crescente di posti letto dedicati; nel 98% degli ospedali è presente un medico con competenze specifiche per gli ictus. Vi sono stati progressi anche nel processo di misurazione delle cure, che hanno riguardato il ricorso a interventi di trombolisi e l'adozione di misure di prevenzione secondaria. Tali iniziative hanno avuto effetti benefici sulla malattia cardiaca coronarica e recentemente sono state ampiamente applicate alle patologie tumorali. (Mayer et al., 2009)

In alcune aree esistono, dunque, buone informazioni sulla sicurezza e sulla qualità, ma in generale le informazioni non sono molto affidabili né esaustive. Ciò ha importanti conseguenze a tutti i livelli delle organizzazioni sanitarie e sull'intera economia del settore. Le direzioni ospedaliere, per esempio, non sono in grado di monitorare efficacemente la sicurezza e la qualità o di misurare l'impatto di eventuali iniziative o programmi intrapresi; sono quindi responsabili di qualcosa che non possono valutare, una condizione davvero poco tranquillizzante. A livello di direzione sanitaria e di personale medico il problema appare ancora più grave. Se deve garantire o migliorare la sicurezza e la qualità, il personale medico deve poter disporre dei dati sulle proprie performance e deve avere l'opportunità di riflettere sugli andamenti e sulle caratteristiche di tali dati nel corso del tempo.

Dobbiamo considerare anche uno dei problemi più ardui per la sicurezza e la qualità. Perché è così difficile coinvolgere i membri del personale medico nelle iniziative sulla sicurezza e sulla qualità? Naturalmente essi si preoccupano moltissimo di tali aspetti e, a livello individuale, la sicurezza e la qualità sono al centro di ogni loro attività. Ciò non vuol dire, tuttavia, che monitorano sistematicamente i processi clinici e gli outcome. E vi sono poche speranze di un coinvolgimento effettivo, in assenza di raccolte sistematiche a livello locale dei dati clinicamente rilevanti, che possano essere diffusi e discussi all'interno dei team clinici.

Alcune definizioni per la misurazione della sicurezza

In altri campi la sicurezza viene valutata in base all'incidenza di incidenti e danni: incidenti aerei, incidenti stradali, danni che comportano perdita di ore di lavoro e infortuni di altra natura sono conteggiati e catalogati con diversi strumenti. La definizione di questi incidenti è relativamente, seppure non sempre, semplice; infatti, mentre un grave scontro stradale può essere definito senza difficoltà, vi sono molti incidenti minori (stradali, ferroviari o aerei) che causano danni più lievi o che possono essere considerati near miss.

L'ideale sarebbe disporre di un indice globale sulla sicurezza, piuttosto che di tassi sugli incidenti stradali o ferroviari, così da poterne seguire l'evoluzione nel tempo e porre domande più complesse in merito alla sicurezza dei diversi componenti del sistema e ai fattori che incrementano o indeboliscono la sicurezza. Tuttavia, questo ragionevole e lodevole obiettivo presenta diversi problemi, attribuibili a varie tipologie di bias. In particolare occorre tenere conto che gli eventi sono spesso non frequenti, che solo in pochi casi è disponibile una definizione standard, che i sistemi di sorveglianza si basano sul self-reporting, che le popolazioni a rischio non sono conosciute e i tempi di esposizione non sono indicati (Pronovost et al., 2006).

La definizione del danno nel settore della sanità si rivela particolarmente difficile per molteplici ragioni.

Innanzi tutto, in altri contesti stabilire relazioni di causa-effetto tra incidenti e lesioni è ragionevolmente semplice; al contrario, poiché i pazienti sono in genere, anche se non sempre, malati, distinguere il danno derivante dalle cure da quello causato dalla malattia è spesso arduo.

Secondo, alcuni trattamenti sanitari sono necessariamente "dannosi" per il paziente: esempi ovvi sono la radioterapia e la chemioterapia.

Terzo, il danno conseguente alle cure può non essere immediatamente rilevato o può manifestarsi solo gradualmente. Difatti, un caso esemplare di errore nella gestione dei farmaci – il sovradosaggio di chemioterapici alla giornalista del *Boston Globe* Betsy Lehman – fu scoperto solo durante una revisione di routine dei dati oggetto di ricerca dello studio clinico al quale la donna partecipava.

Infine, anche se un paziente subisce un danno, ciò non indica necessariamente carenze nelle cure che gli sono state prestate. Un paziente può sviluppare una polmonite a causa di un importante errore nelle cure essenziali; un altro può ricevere cure ottimali e soccombere ugualmente alla polmonite.

6

Tutto ciò pone il problema rilevante di come indicare l'esposizione al rischio di questi pazienti, a quali dati fare riferimento (Pronovost et al., 2006)

Se considerate per un momento questo problema, vi renderete conto che la scelta del denominatore comporta un'enorme differenza, in termini sia di tasso di errore sia di interpretazione dello standard delle cure.

Supponiamo che un paziente riceva ogni giorno 10 dosi di farmaci diversi, che rimanga in ospedale per dieci giorni e che subisca un evento avverso per un sovradosaggio di farmaci. Potreste affermare che, considerate le 100 dosi nell'arco del ricovero, il tasso risultante è dell'1%: senza dubbio serio, ma non pessimo. Tuttavia, calcolato in rapporto ai giorni il tasso diventa del 10%, e in rapporto al ricovero del 100%. Improvvisamente, ciò che sembrava una pura questione tecnica per statistici assume una nuova dimensione.

Struttura, processo e outcome: quale misurazione riflette meglio la sicurezza?

Occorre ora decidere che cosa misurare nella pratica, e anche questo compito non è facile. La prima domanda che viene in mente è la seguente (Provonost et al., 2006): la sicurezza viene riflessa meglio dall'esame della frequenza degli eventi avversi, oppure dallo studio degli errori o della mancata prestazione di interventi appropriati? Anziché porre tale quesito in termini di decisione in un senso o nell'altro, è assai più utile considerare il problema nel più ampio contesto delle relazioni tra i concetti fondamentali della sicurezza.

Sono qui di grande aiuto alcune lucide riflessioni di Richard Lilford e colleghi (Fig. 6.1) (Lilford et al., 2004), che hanno predisposto un diagramma concettuale per chiarire le relazioni tra i diversi fattori coinvolti.

Misurazioni delle strutture

Il diagramma si basa sulla classica distinzione tra struttura, processi e outcome dell'assistenza sanitaria. Le strutture sono rappresentate sia dalle strutture fisiche (edifici e attrezzature) sia dalle caratteristiche dell'istituzione, quali il numero e le qualifiche dei dei membri del personale (Donabedian, 2003). Tali caratteristiche possono essere modificate, ma in genere solo lentamente, e il legame tra questi fattori e gli outcome dei pazienti non è ancora ben chiaro. Alcuni fattori strutturali, quali gli organici e l'organizzazione di terapie intensive, sono stati correlati alla sicurezza e alla qualità dell'assistenza (Aiken et al., 1998; Pronovost et al., 1999; Main et al., 2007). È stata dimostrata una correlazione anche tra formazione e motivazione del personale, che condizionano il morale e l'ambiente di lavoro, e gli outcome dei pazienti, compresi i tassi di decessi in ospedale (West et al., 2002).

Secondo Lilford e colleghi queste influenze sono mediate da numerose variabili (che saranno discusse più avanti), tra le quali il morale, la motivazione e la cultura

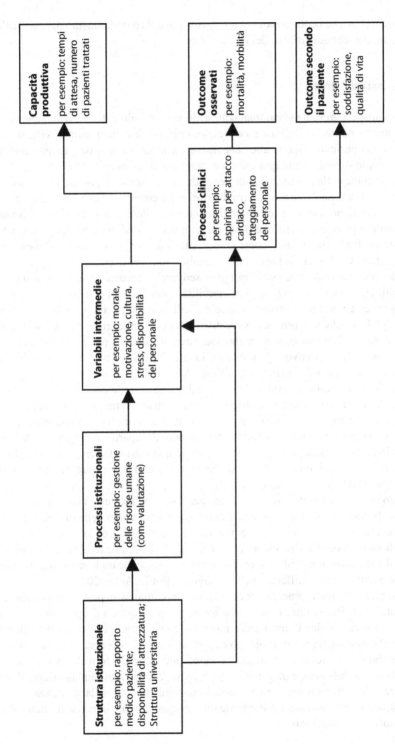

Fig. 6.1 Diagramma concettuale che correla all'outcome diverse strutture e variabili di processo. (Da Lilford et al., 2004)

della sicurezza, che condizionando l'atteggiamento e il comportamento del personale, si riflettono anche sui risultati del lavoro clinico.

Misurazioni dell'outcome

Gli outcome rappresentano cambiamenti nello stato di salute del paziente, che comprendono mortalità, morbilità e modificazioni più sottili della qualità di vita, soddisfazione del paziente rispetto alle cure ricevute e modificazioni del comportamento correlate allo stato di salute (per esempio, smettere di fumare).

Gli outcome della sicurezza hanno senza dubbio la massima priorità per i pazienti e i loro familiari. Sebbene il riscontro di errori nelle cure che ricevete possa preoccuparvi, la vostra priorità assoluta è non riportare alcun danno, o quanto meno lasciare l'ospedale o giungere al termine di un trattamento in condizioni non peggiori delle precedenti. Tra i principali outcome sfavorevoli sono compresi infezioni, eventi avversi da farmaci, lesioni da pressione e complicazioni chirurgiche.

Il decesso e le complicazioni chirurgiche sembrano outcome relativamente inequivocabili. Tuttavia, alcuni indicatori di morbilità, come infezione di ferita, fistola anastomotica ed emorragia postpartum sono difficili da definire con precisione (Lilford et al., 2004). Anche la morte può porre difficoltà di classificazione, nel senso che un decesso in ospedale può semplicemente indicare l'arrivo di un paziente terminale che muore poco dopo il ricovero. Un decesso in tali circostanze non dice nulla circa la qualità o la sicurezza delle cure in quell'ospedale.

Gli outcome sono determinati da una combinazione tra le condizioni di base dei pazienti e le cure da essi effettivamente ricevute. Qualsiasi tipo di indicatore di outcome, per esempio l'infezione di una ferita, riflette solo molto indirettamente la sicurezza e la qualità delle cure prestate. Il confronto di reparti o istituzioni sulla base di tali indicatori è dunque problematico, poiché qualsiasi differenza può semplicemente riflettere differenze tra le popolazioni di pazienti come pure tra altri fattori, come qualità dei dati e variazioni casuali.

È largamente utilizzato l'aggiustamento per case-mix, nel quale i tassi, la mortalità o la morbilità vengono statisticamente corretti per tener conto delle differenze nella popolazione di pazienti, ma rimangono sempre incertezze circa la validità dei confronti basati su tali dati. Con ciò non si vuole suggerire che tale tecnica non sia valida o che il confronto non debba essere fatto, ma solo sottolineare la necessità di interpretare attentamente le differenze che emergono (Bottle, Aylin, 2008).

I problemi di aggiustamento per case-mix hanno tuttavia un peso molto minore se un'unità, o un'istituzione, vuole semplicemente monitorare i propri progressi nel tempo e utilizzare i dati di mortalità o morbilità come stimolo e misura del miglioramento. Partendo dalla ragionevole ipotesi che la popolazione di pazienti sia relativamente stabile nel tempo, un'organizzazione può certamente utilizzare i dati di mortalità o morbilità come indicatori (Bottle, Aylin, 2008). Ogni cambiamento riflette, seppure non perfettamente, un corrispondente cambiamento nella sicurezza e nella qualità, sebbene possa essere difficile identificare quali miglioramenti sono stati critici per il successo complessivo.

Misurazioni del processo

Donabedian descrive i processi clinici come "le attività che costituiscono l'assistenza sanitaria, comprendenti diagnosi, trattamento, riabilitazione, prevenzione ed educazione del paziente". Questa definizione descrive essenzialmente ciò che fanno gli operatori della sanità, sebbene comprenda anche le azioni e le cure praticate dai pazienti stessi e dai loro familiari.

È ovviamente impossibile cogliere la qualità del mutevole lavoro clinico quotidiano nella sua interezza, è però possibile selezionare e isolare specifici processi clinici che siano palesemente appropriati, supportati da sostanziali evidenze e, idealmente, considerati in maniera concorde dai medici curanti desiderabili per una certa tipologia di pazienti. Esempi di tali misurazioni potrebbero essere l'utilizzo di betabloccanti dopo infarto del miocardio e l'impiego tempestivo di antibiotici in caso di polmonite.

Quando si considera il miglioramento della sicurezza e della qualità, le misurazioni del processo presentano diversi vantaggi, sia che si vogliano confrontare le organizzazioni sia, più semplicemente, che si intenda monitorare il cambiamento nel tempo. Secondo Richard Lilford e colleghi, se lo scopo principale è orientare gli sforzi verso il miglioramento delle performance, la misurazione dei processi clinici presenta diversi vantaggi rispetto alla misurazione degli outcome:

• la misurazione dei processi si focalizza sulla violazione di procedure o standard condivisi, rendendo evidenti le deviazioni;
• la misurazione dei processi può essere effettuata nel luogo in cui vengono erogate le cure, superando la distanza temporale tra intervento e outcome;
• la misurazione dei processi può essere applicata a tutte le istituzioni (non solo all'1, 2 o 5% rappresentato dalle peggiori), e quindi offre la speranza di migliorare la qualità media delle cure, con profitto molto maggiore per la sanità pubblica (Lilford et al., 2004).

Occorre tuttavia osservare che, nella pratica, dimostrare che miglioramenti nei processi producono miglioramenti negli outcome si è rivelato difficile. Per esempio, sono state trovate solo deboli correlazioni tra processo e outcome per l'infarto del miocardio, per una serie di condizioni mediche acute, per la frattura dell'anca e per l'ictus (Lilford et al., 2004).

Variabili intermedie

Procedendo nella lettura di questo libro, risulterà chiaro che molteplici fattori possono influenzare la sicurezza e la qualità delle cure prestate ai pazienti. Lavoro di squadra, performance individuali, utilizzo di tecnologia, condizioni nelle quali le persone lavorano, etica e cultura dell'organizzazione: possono tutti avere un ruolo rilevante; in termini di misurazione, si tratta di "variabili intermedie". Queste possono influenzare le cure solo indirettamente, ma sono anche un possibile riflesso della sicurezza di un'organizzazione e del suo potenziale di migliorare in futuro le cure. Occorre osservare, tuttavia, che la valutazione della sicurezza sulla base di ciò che è accaduto ci dice solo quanto un sistema è stato sicuro in passato e non fornisce informazioni su quanto il sistema è pericoloso ora o lo sarà in futuro.

Guardando ancora oltre, alla possibilità di ricavare misurazioni che riflettano meglio la probabilità del danno, potremmo voler valutare i livelli di rischio, la capacità di recupero dei sistemi quando si verificano errori e indici, come la cultura della sicurezza o gli organici, in grado di riflettere la sicurezza globale dei sistemi. Alcuni di questi aspetti saranno esaminati più avanti. Sebbene molti di questi fattori siano quasi certamente rilevanti per la sicurezza e la qualità, per ora è sufficiente osservare, per esempio, che il tipo preciso di leadership e il modo in cui essa influenza la sicurezza delle cure rimane ancora da chiarire.

Integrazione di sicurezza e qualità a livello di processo

Sia la misurazione del danno sia la valutazione delle criticità nel processo di cura possono riflettere i livelli complessivi di sicurezza. La mancata prestazione di cure appropriate può determinare o meno un danno, ma è senza dubbio ragionevole considerare questo genere di criticità di pertinenza della sicurezza. Queste misurazioni del processo sembrano tuttavia simili, se non identiche, alle più generali misurazioni dell'efficacia, dell'affidabilità e dell'efficienza condotte in numerosi studi sulla qualità dell'assistenza sanitaria. Ciò significa che le misurazioni della sicurezza non sono nient'altro che misurazioni della qualità sotto diverso nome? Non esattamente, anche se quando analizziamo il livello del processo anziché gli outcome, le stesse misurazioni possono riflettere sia la sicurezza (nel senso di possibilità di danno) sia altri aspetti della qualità (efficienza, efficacia e così via). A mio parere, la ragione per la quale questa sovrapposizione ha tardato a manifestarsi è legata al fatto che inizialmente la nostra preoccupazione circa la sicurezza era motivata da eventi relativamente rari associati a gravi conseguenze.

Le valutazioni della qualità sono sempre state mirate agli standard globali dell'assistenza sanitaria fornita a popolazioni di pazienti. Al contrario, la sicurezza del paziente era inizialmente focalizzata su eventi più rari, spesso tragici, non contemplati dalla tradizionale valutazione della qualità. Tuttavia, quando la sicurezza è stata studiata più sistematicamente, è diventato evidente che la frequenza dell'errore e del danno era molto maggiore di quanto ritenuto in precedenza e che era necessario valutare la sicurezza di tutti i pazienti. Non si trattava più solo di cercare di prevenire eventi rari, ma occorreva fronteggiare un'epidemia di infezioni, di reazioni avverse a farmaci e di complicazioni, insieme a una moltitudine di altri incidenti più rari e meno prevedibili.

La graduale riconciliazione di questi concetti, e l'esigenza di mantenere l'attenzione su entrambi, è stata eloquentemente espressa da Vahe Kazandjian e colleghi (2008) nell'articolo "Safety is a part of quality: a proposal for a continuum in performance measurement", del quale riportiamo qui un brano, che merita di essere citato per intero.

Gli indicatori di qualità valutano la dimensione dei fenomeni (eventi, frequenza dei processi ecc.). Le variazioni nel tempo delle misure aiutano le organizzazioni sanitarie a identificare le priorità per il miglioramento, attraverso processi decisionali su basi sia statistiche sia cliniche. Per questa semplice ragione, resta essenziale l'analisi comparativa, sia rispetto alle performance passate della stessa organizzazione sia rispetto a quelle di organizzazioni analoghe (previo aggiustamento delle variabili confondenti, quando necessario). Nel caso degli indicatori di sicurezza, tuttavia, la filosofia risulta completamente diversa. Gli eventi avversi, spesso descritti con una terminologia che va dai "never events" ai "near misses", possono non richiedere dati comparativi. In effetti, per alcune misurazioni della sicurezza si potrebbe sostenere che anche un solo evento avverso è troppo. La gestione del rischio e i responsabili di tale gestione si concentrano principalmente su questi particolari casi. Per esempio, non era necessario stabilire quante dosi sbagliate di chemioterapici fossero state somministrate a un paziente che aveva sviluppato un'insufficienza renale, ma era sufficiente sapere che un paziente aveva sviluppato un'insufficienza renale a causa di un errato dosaggio della chemioterapia. È intrinseco negli eventi che danno una misura della sicurezza verificarsi con bassa frequenza, sebbene gli outcome associati possano essere catastrofici.

Poiché la letteratura scientifica si è concentrata in misura crescente sull'importanza dei near misses e anche sui potenziali errori, sembra necessario riesaminare a fondo l'originaria distinzione tra indicatori di "qualità" e di "sicurezza". Fondamentali lavori sugli errori condotti in ogni genere di attività hanno chiaramente stabilito che gli errori possono verificarsi in qualsiasi processo. È quindi della massima importanza comprendere l'ambiente, le strutture e i processi, come pure gli atteggiamenti delle persone, piuttosto che i risultati, definiti come eventi quantificabili o qualificabili.

Ciò rende conto della riconciliazione tra i concetti, da una parte, e i meccanismi di definizione ed elaborazione degli indicatori di qualità, dall'altra. Quando l'analisi di un processo è necessaria per capire se sono state applicate le migliori conoscenze disponibili (pratica evidence-based) o se il processo era intrinsecamente predisposto a esiti indesiderabili (come errori), la distinzione stessa tra indicatori di "qualità" e di "sicurezza" diventa quanto mai vaga. (Da Kazandjian et al., 2008)

Approcci alla misurazione della sicurezza

Abbiamo già discusso la revisione della documentazione clinica e la segnalazione di eventi avversi come metodi per valutare questi ultimi in un determinato momento. Cercheremo ora di capire se tali metodi possano essere anche utilizzati di routine per monitorare la sicurezza nel tempo.

Revisione sistematica della documentazione clinica

La sicurezza del paziente è naturalmente supportata da studi su larga scala degli eventi avversi. Se vogliamo monitorarne l'evoluzione nel tempo, dovremmo sicuramente ripetere questi studi a livello sia locale sia nazionale. A livello nazionale, però, rimane il fatto che nessun paese ha avuto il coraggio di ripetere uno studio sull'incidenza degli eventi avversi a fini di confronto; l'Olanda, tuttavia, ha condotto un importante studio (Zegers et al., 2009) e programmato un follow up per valutare l'evoluzione della sicurezza del paziente.

La revisione delle cartelle cliniche è talvolta considerata troppo dispendiosa in termini di tempo e comparativamente costosa. Ciò nonostante, con l'esperienza, l'affinamento e lo sviluppo di programmi di addestramento (Olsen et al., 2007), può essere effettuata in modo relativamente economico, producendo analisi sistematiche e dettagliate. Poche organizzazioni, tra le quali la Royal North Shore di Sidney (Harrison, comunicazione personale), effettuano formali revisioni annuali delle cartelle cliniche, utilizzandole come base per i loro sistemi di assicurazione e miglioramento della qualità. La revisione della documentazione clinica dovrebbe essere ripetuta nel tempo, studiandone gli andamenti, soprattutto perché oggi siamo in grado di definire e monitorare specifici tipi di eventi avversi invece di valutare solo i tassi complessivi. L'attendibilità e la validità della valutazione degli eventi avversi non sono ancora ai livelli desiderati, ma potrebbero certamente essere migliorate sviluppando definizioni specifiche per classi particolari di eventi.

Analisi mediante trigger

Esiste un'altra categoria di strumenti che viene talvolta proposta per la misurazione della sicurezza, quella dei trigger (dati "spia"). In pratica, le documentazioni cliniche vengono vagliate, da un medico o talvolta con procedure computerizzate, per individuare alcuni dati che possono indicare che si è verificato un evento avverso. Tali dati includono, per esempio, un ritorno inatteso in sala operatoria, un decesso in ospedale o, più specificamente, una riduzione della conta delle piastrine o il ricorso a una terapia di sostituzione renale. La ricerca dei trigger è stata ampiamente utilizzata in alcuni programmi gestiti dall'Institute of Healthcare Improvement, come la Safer Patient's Initiative, che saranno discussi più avanti. Questo tipo di strumenti può certamente essere utile per fornire una "visione panoramica della sicurezza" (Pronovost et al., 2006) per evidenziare trend e aree preoccupanti. In realtà non è chiaro se i trigger possano fornire una misurazione degli eventi avversi; gli ospedali potrebbero sostenere di aver ottenuto una riduzione del 50% degli eventi avversi, in quanto hanno riscontrato una diminuzione del 50% dei trigger, che non è affatto la stessa cosa. La ricerca dei trigger è molto simile allo Stadio 1 delle revisioni delle documentazioni cliniche, uno strumento di screening per individuare possibili problemi. Sono certamente utili come filtro, ma le ambiguità nel loro utilizzo per la misurazione sono poco rassicuranti.

Segnalazione obbligatoria di eventi inaccettabili

Alcuni eventi che coinvolgono la sicurezza del paziente sono rari. I decessi per iniezione di farmaci endovenosi nel midollo spinale sono, fortunatamente, molto rari. Si

Box 6.1   Esempi di eventi inaccettabili (*never events*)

Eventi chirurgici
- Intervento eseguito sul sito sbagliato o sul paziente sbagliato
- Ritenzione non intenzionale di oggetto estraneo in un paziente dopo intervento chirurgico
- Decesso durante o immediatamente dopo l'intervento di un paziente di classe ASA I

Eventi causati da dispositivi
- Morte o grave disabilità del paziente associata all'utilizzo di farmaci, dispositivi o prodotti biologici contaminati forniti dalla struttura sanitaria
- Morte o grave disabilità del paziente associata all'utilizzo o al funzionamento di un dispositivo medico, che viene utilizzato o funziona in modo diverso da quello previsto
- Morte o grave disabilità del paziente associata a embolia gassosa intravascolare verificatasi durante un trattamento in una struttura sanitaria

Eventi da mancata protezione
- Bambino consegnato alla persona sbagliata alla dimissione
- Suicidio o tentato suicidio, con conseguente grave disabilità, di un paziente ricoverato in una struttura sanitaria

Eventi nella gestione delle cure
- Morte o grave disabilità del paziente associata a errore nella gestione dei farmaci
- Morte o grave disabilità del paziente associata a reazione emolitica causata da somministrazione di sangue o emoderivati non compatibili
- Morte materna o grave disabilità associata al travaglio o al parto assistiti in una struttura sanitaria in una gravidanza a basso rischio
- Lesioni da pressione di grado 3 o 4 acquisite durante il ricovero in una struttura sanitaria

Eventi ambientali
- Qualsiasi incidente nel quale una linea per la somministrazione al paziente di ossigeno o altro gas contiene il gas sbagliato o è contaminata da sostanze tossiche
- Morte o grave disabilità del paziente associata a caduta durante il ricovero in una struttura sanitaria
- Morte o grave disabilità del paziente associata all'utilizzo di sistemi di contenzione o sponde del letto durante il ricovero in una struttura sanitaria

Eventi criminosi
- Rapimento di un paziente di qualsiasi età
- Violenza sessuale su un paziente all'interno di una struttura sanitaria o nelle sue pertinenze

(Da National Quality Forum. Riproduzione autorizzata. Copyright 2004)

tratta dei più rilevanti e più inquietanti eventi avversi, più strettamente assimilabili a quelli che in altri settori sono chiamati "incidenti". Questi incidenti costituiscono la lista dei 28 eventi inaccettabili (never events) stilata dal National Quality Forum nel 2004 e da allora adottata come un obiettivo della sicurezza da numerose organizzazioni.

6

Non saremo mai in grado di misurare sistematicamente gli eventi inaccettabili, e si spera che ciò non sarà necessario. L'identificazione di questi rari ma terribili incidenti sarà sempre basata sulla segnalazione, almeno fin quando non saranno disponibili sistemi affidabili per l'analisi elettronica delle documentazioni cliniche.

Indicatori di sicurezza: utilizzo dei dati di routine

La misurazione dei dati clinici può richiedere molto tempo; il personale può essere oberato dal numero di moduli da compilare e, ancora più esasperante, dal dover inserire gli stessi dati in moduli solo leggermente diversi per vari uffici e per enti esterni. Per esempio, nel Regno Unito vi sono circa 270 database sanitari nazionali (Raftery et al., 2005) e altri 105 database clinici. La prospettiva di aggiungere ulteriori sistemi finalizzati alla raccolta di informazioni rilevanti per la sicurezza deve essere valutata in rapporto alle risorse, di tempo e denaro, che richiederebbero. Una possibile soluzione è rendere più efficace l'utilizzo dei vasti ed esaurienti database impiegati dai sistemi sanitari per monitorare le attività svolte e i dati economici e clinici. Pur non essendo

---

Box 6.2 Patient Safety Indicators dell'Agency for Healthcare Research and Quality

– Complicazioni dell'anestesia
– Decesso in DRG a bassa mortalità
– Lesioni da pressione
– Fallimento nel soccorso
– Corpo estraneo lasciato durante una procedura
– Pneumotorace iatrogeno
– Infezioni selezionate dovute a cure mediche
– Frattura dell'anca postoperatoria
– Emorragia o ematoma postoperatorio
– Squilibri fisiologici e metabolici postoperatori
– Insufficienza respiratoria postoperatoria
– Embolia polmonare o trombosi venosa profonda postoperatoria
– Sepsi postoperatoria
– Deiscenza di ferita chirurgica
– Puntura o lacerazione accidentale
– Reazione trasfusionale
– Trauma alla nascita - lesione del neonato
– Trauma da parto in parto vaginale strumentale
– Trauma da parto in parto vaginale non strumentale
– Trauma da parto in parto cesareo

(Parzialmente adattato da Agency for Healthcare Research and Quality, 2006)

stati creati per monitorare la sicurezza e la qualità, questi database contengono molte informazioni potenzialmente rilevanti.

I clinici tendono a diffidare di queste informazioni, poiché sono spesso codificate da persone che, nonostante la buona volontà, non possiedono le conoscenze specifiche necessarie per registrare sempre correttamente ciò che è contenuto nella documentazione clinica. D'altra parte, le persone impegnate in tale attività possono avere difficoltà a mettersi in contatto con i clinici per avere dei chiarimenti. La natura e l'entità di tali problemi varia notevolmente da un paese all'altro. Dove le prestazioni sanitarie sono fatturate singolarmente o, più in generale, i pagamenti sono riferiti alle singole

Tabella 6.1 Esempi di Patient Safety Indicators dell'Agency for Healthcare and Quality

Nome PSI	Definizione	Problemi di validità
Complicazioni dell'anestesia (PSI 1)	Casi di sovradosaggio di anestetici, reazioni o errato posizionamento di tubo endotracheale su 1000 dimissioni da unità chirurgiche. Non comprende i codici per abuso di farmaci e atti di autolesionismo	Definizione variabile della condizione Sottosegnalazione o screening inadeguato Denominatore non specifico
Decesso in DRG a bassa mortalità (PSI 2)	Decessi intraospedalieri su 1000 pazienti appartenenti a DRG con mortalità <0,5%. Sono esclusi pazienti traumatizzati, immunocompromessi e oncologici	Gravità eterogenea
Lesioni da pressione (PSI 3)	Casi di lesioni da pressione su 1000 pazienti dimessi dopo un periodo di ricovero non inferiore a 5 giorni. Sono esclusi i pazienti con paralisi, appartenenti alle classi MDC 9 e MDC 14 e quelli provenienti da strutture di lunga degenza	Sottosegnalazione o screening inadeguato Gravità eterogenea Bias da case-mix
Fallimento nel soccorso (PSI 4)	Decessi su 1000 pazienti che hanno sviluppato specifiche complicazioni in seguito alle cure durante il ricovero. Sono esclusi i pazienti di età ≥75 anni, i neonati in classe MDC 15, i pazienti provenienti da strutture di lunga degenza e quelli trasferiti a o provenienti da reparti per acuti	Conseguenze avverse Stratificazione suggerita Prevenibilità non chiara Gravità eterogenea
Corpo estraneo lasciato durante una procedura (PSI 5)	Dimissioni con corpi estranei lasciati accidentalmente nel corpo del paziente durante una procedura su 1000 dimissioni	Raro Stratificazione suggerita
Pneumotorace iatrogeno (PSI 6)	Casi di pneumotorace iatrogeno su 1000 dimissioni. Sono esclusi i pazienti traumatizzati, sottoposti a chirurgia toracica o cardiaca, a biopsia polmonare o pleurica e i pazienti appartenenti alla classe MDC 14	Denominatore non specifico

6

prestazioni, viene posta un'attenzione molto maggiore all'appropriatezza e alla completezza della codifica. Senza codifica, la prestazione non viene pagata.

In tutto il mondo sono stati sviluppati diversi importanti programmi di indicatori di qualità, con la partecipazione volontaria di ospedali per condividere le informazioni, confrontare le performance e apprendere reciprocamente. Negli Stati Uniti, l'Agency for Healthcare Research and Quality è stata la prima a definire gruppi fondamentali di indicatori, basati su un solido programma di ricerca, che possono essere utilizzati in tutto il paese. Vi sono tre gruppi di indicatori: Prevention Quality Indicators, Inpatient Hospital Indicators e i più recenti Patient Safety Indicators, sviluppati nel 2004.

I Patient Safety Indicators (PSI) sono stati sviluppati con accuratezza esemplare e la dovuta attenzione per i numerosi elementi critici e per l'utilità degli indicatori. La lista completa degli indicatori è riportata nel Box 6.2; alcuni esempi di definizioni e di problemi rilevanti sono presentati nella Tabella 6.1. È fondamentale comprendere che gli indicatori non identificano necessariamente cure non sicure, e ancora meno specifici errori. Per i panel di esperti solo la reazione trasfusionale grave e la ritenzione di oggetti estranei sono classificate come molto probabilmente dovute a errore. Sebbene questo aspetto sia importante per i singoli casi, risulta meno critico quando i dati sono aggregati nel tempo. Qualsiasi organizzazione vorrebbe ridurre questi eventi e il loro monitoraggio consente sia di attuare programmi per ridurli sia di valutare l'efficacia dei programmi stessi.

Gruppi di ricerca di tutto il mondo hanno adattato i Patient Safety Indicators dell'Agency for Healthcare Research and Quality per applicarli ai propri sistemi sanitari.

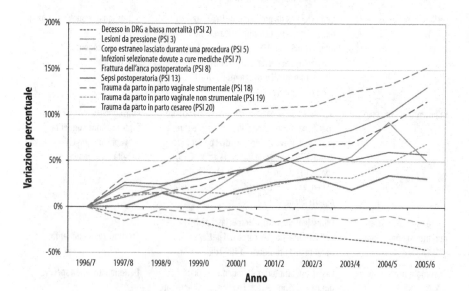

Fig. 6.2 Variazione nel tempo dei tassi di nove Patient Safety Indicators (PSI) dell'Agency for Healthcare Research and Quality. (Da Vincent et al., 2008, su dati tratti da *Hospital Episode Statistics* - England 1996/1997–2005/2006. Riproduzione autorizzata da BMJ Publishing Group Ltd)

Veena Raleigh e colleghi hanno recentemente riportato che, sia negli Stati Uniti sia in Gran Bretagna, gli indicatori sono associati a una maggiore durata del ricovero. Per esempio, le infezioni postoperatorie determinano un incremento medio della degenza di 10 giorni, motivo di sofferenza per il paziente e di maggiori costi per il servizio sanitario (Raleigh et al., 2008). Paul Aylin e colleghi hanno adattato gli indicatori per poterli utilizzare con i dati amministrativi inglesi e li hanno monitorati nel tempo per il National Health Service britannico (Vincent et al., 2008). I decessi tra i pazienti con bassa mortalità attesa (<0,5%) sembra stiano diminuendo significativamente e un minor numero di corpi estranei è stato lasciato nel corpo dei pazienti durante le procedure (Fig. 6.2). Tutti gli altri indicatori sembrano invece in crescita, e ciò suggerirebbe una costante diminuzione della sicurezza dell'assistenza sanitaria. Tuttavia, in questa fase dello sviluppo, la spiegazione più probabile degli andamenti osservati è rappresentata da un miglioramento del sistema di codifica. Ciò significa che si dovrebbe, almeno per il momento, essere cauti nei confronti tra diverse strutture o unità.

Obiettivi, standard e conseguenze inattese della misurazione

La definizione di obiettivi e standard chiari ha senza dubbio portato cambiamenti nelle performance cliniche quando queste sono rigorosamente conformi agli standard, ma definire la misurazione in termini di performance è diverso dal considerarla in termini di miglioramento (Bevan, Hood, 2006). La distinzione tra una misura e un obiettivo o uno standard è sottile. In effetti, non riguarda la natura della misura, quanto l'uso cui è destinata, il contesto nel quale è inserito l'obiettivo o lo standard e le conseguenze derivanti dal soddisfare o meno uno standard. Robert Wachter ha esaminato accuratamente questo aspetto in un articolo sulle conseguenze inattese delle misurazioni, fornendo il seguente esempio relativo a un obiettivo per la somministrazione di antibiotici.

Nel 1998 fu introdotto negli Stati Uniti l'obiettivo della somministrazione entro 8 ore di antibiotici ai pazienti con polmonite acquisita in comunità; tale obiettivo fu successivamente ridotto a 4 ore nel 2002. Poiché i pazienti affetti da polmonite devono essere trattati con antibiotici il più presto possibile, questo obiettivo sembra ragionevole. Dopo la sua introduzione, tuttavia, sono cominciati a emergere diversi problemi; per esempio, pazienti che erano poi risultati non affetti da polmonite venivano trattati inappropriatamente con antibiotici per essere certi di rispettare l'obiettivo. È poi emerso, dalle revisioni, che altri pazienti che sembrava avessero ricevuto "cure di qualità scadente" avevano in realtà ricevuto un'assistenza del tutto appropriata, con ritardi giustificati da valide ragioni cliniche, come l'esclusione di condizioni più pericolose. In seguito l'obiettivo è stato portato a 6 ore e sono state introdotte ulteriori specificazioni per i risultati dei test di conferma, risolvendo alcuni problemi ma creandone altri (Wachter, 2006).

La questione degli standard diviene più problematica con i pazienti affetti da patologie multiple. Può essere appropriato ritardare il trattamento della polmonite, per esempio, mentre sono in corso indagini e trattamenti più urgenti. Ulteriori problemi sorgono dalla combinazione di una molteplicità di trattamenti con il rischio di eventi avversi da farmaci e dai danni che di fatto possono essere prodotti dall'applicazione di procedure standard. Wachter (2006) ha osservato che la misura della qualità è viziata nel paziente con condizioni multiple, cioè, in pratica, nella maggior parte delle persone ricoverate e in molti anziani al di fuori dell'ospedale. Egli considera un'ipotetica donna di 79 anni affetta da cinque comuni patologie: ipertensione, osteoporosi, osteoartrite, diabete mellito di tipo 2 e malattia polmonare cronica ostruttiva. In casi di questo genere se uno dovesse seguire quanto stabiliscono le linee guida, dovrebbe somministrare un'enorme quantità di farmaci che causerebbero comunque danni alla paziente, determinando una contraddizione tra qualità del trattamento e possibilità di realizzarlo (Wachter, 2006).

Di per sé, la misurazione è teoricamente un'operazione neutrale, sebbene potenzialmente costosa in termini di tempo e risorse; tuttavia effettuata sotto la pressione, reale o implicita, a conformarsi a uno standard non è neutrale ma un intervento all'interno di un sistema. Ciò non significa mettere in discussione la misurazione o, necessariamente, gli standard delle performance e la loro utilità. Occorre però valutare i potenziali effetti avversi degli obiettivi e degli standard. In generale, la misurazione della sicurezza e della qualità è meno problematica quando viene condotta dai team clinici a beneficio proprio e dei loro pazienti e per monitorare le cure erogate. I problemi derivanti da case-mix, competizioni, pressioni organizzative e definizioni sono probabilmente meno critici e determinano minori distorsioni.

Andamento della sicurezza nel tempo: i pazienti sono più sicuri?

Torneremo ora alla questione posta all'inizio di questo capitolo. I pazienti sono più sicuri dopo tutti gli sforzi e gli investimenti fatti per la loro sicurezza? Con i miei colleghi dell'Imperial College abbiamo deciso di affrontare la questione utilizzando come caso studio quello del National Health Service britannico (Vincent et al., 2008). Abbiamo esaminato diverse aree fondamentali che riflettono la sicurezza dell'assistenza sanitaria per capire se era possibile valutare il cambiamento e, in caso affermativo, quali cambiamenti emergevano. Ci siamo concentrati su misurazioni dell'outcome, cioè su precisi eventi che interessano i pazienti (infezioni, morbilità, mortalità) e su misurazioni critiche del processo (come errori nella gestione dei farmaci). Nei prossimi paragrafi sono brevemente riassunti i risultati ottenuti.

Mortalità intraospedaliera standardizzata

Negli ultimi 11 anni la mortalità intraospedaliera è significativamente diminuita, come risulta dai tassi standardizzati di mortalità ospedaliera (HSMR, *hospital standardized mortality ratios*). Secondo i calcoli, assumendo come riferimento la mortalità del 2000/2001 (HSMR = 100), il tasso sarebbe calato da 114 nel 1996/1997 a 82 nel 2006/2007. L'HSMR è aggiustato per case-mix in relazione a numerosi fattori, compresi età, sesso, diagnosi, ricovero programmato/non programmato, deprivazione socioeconomica, comorbilità e stagionalità; pertanto le variazioni del tasso non sono dovute semplicemente alle differenti tipologie di pazienti osservati negli ospedali. Ricoveri più brevi e cambiamenti nelle politiche di dimissione possono aver contribuito alla riduzione della mortalità ospedaliera, come pure gli andamenti complessivi della mortalità (sia dentro sia fuori dagli ospedali) e il generalizzato aumento della longevità. Sebbene di difficile interpretazione, il quadro complessivo suggerisce che la sicurezza dell'assistenza sanitaria è quanto meno stabile e, forse, in via di miglioramento.

Mortalità postoperatoria

Un altro approccio per esaminare gli indici di mortalità si basa su audit nazionali condotti da professionisti. Lo Scottish Audit of Surgical Mortality, per esempio, utilizza per la valutazione dei casi moduli che vengono compilati volontariamente dai medici e quindi esaminati da esperti clinici per individuare le ragioni del decesso. Lo Scottish Audit of Surgical Mortality ha dimostrato che i casi in cui un evento avverso contribuisce alla morte di un paziente sono costantemente diminuiti nel corso degli anni, suggerendo che gli sforzi di questo e altri audit per accrescere il coinvolgimento dei responsabili clinici nei processi decisionali e per favorire la collaborazione tra le équipe di chirurgia, anestesia e terapia intensiva sono stati proficui.

La Society of Cardiothoracic Surgeons ha raccolto dati per oltre 20 anni. Vi sono evidenze di un miglioramento degli outcome in cardiochirurgia, con una riduzione della mortalità nel Nord dell'Inghilterra dal 2,4% nel 1997/1998 all'1,8% nel 2004/2005 (Bridgewater et al., 2007). Un'analisi dei dati HES (Hospital Episode Statistics), tuttavia, indica che i progressi si sono osservati soprattutto negli ospedali di piccole e medie dimensioni (Al Sarira et al., 2007). Se tale sviluppo derivi da migliori performance individuali e di gruppo o sia dovuto a una più attenta selezione dei casi non è del tutto chiaro.

Infezioni ospedaliere acquisite

La migliore misura del danno di cui disponiamo, e un possibile modello per la misurazione della sicurezza del paziente in generale (Burke, 2003), è rappresentata dai tassi delle infezioni acquisite in ambito sanitario. Queste infezioni, per la maggior parte prevenibili, vengono misurate utilizzando definizioni e sistemi standardizzati e ben convalidati. Negli Stati Uniti, i Centers for Disease Control and Prevention hanno elaborato delle definizioni standard, e gli ospedali hanno istituito dipartimenti di epidemiologia e di controllo delle infezioni per monitorare in maniera indipendente, segnalare e ridurre le infezioni.

In Gran Bretagna, la Health Protection Agency svolge una funzione analoga. La segnalazione dei casi di batteriemia da *Staphylococcus aureus* meticillino-resistente (MRSA) è obbligatoria dall'aprile 2001, e quella dei casi da *Clostridium difficile* lo è dal gennaio 2004. La segnalazione è pubblica e trasparente e la trasmissione dei dati

6

su MRSA e *C. difficile* deve essere firmata mensilmente dal direttore generale della struttura sanitaria, con il risultato di una forte pressione sia in relazione all'accuratezza delle informazioni sia all'effettiva riduzione delle infezioni. Da questione secondaria, affidata a piccoli gruppi addetti al controllo delle infezioni, è diventata una delle principali priorità organizzative e oggetto di normativa specifica.

Negli anni Novanta si era assistito a un costante aumento dei tassi delle infezioni da MRSA e *C. difficile* ottenuti dalla segnalazione volontaria, anche per effetto di migliori sistemi di rilevazione, sorveglianza e segnalazione. L'introduzione della segnalazione obbligatoria e le concomitanti iniziative per il controllo delle infezioni stanno ora determinando una riduzione a livello nazionale dei casi di MRSA, in particolare nelle strutture universitarie per acuti. Secondo gli ultimi dati forniti dalla Health Protection Agency britannica, i tassi di infezioni da *C. difficile* stanno diminuendo sensibilmente, ma la stessa agenzia esprime cautela circa la possibilità che tale andamento possa mantenersi nel lungo periodo.

Errori nella gestione dei farmaci ed eventi avversi da farmaci

Sono stati pubblicati numerosi studi sui tassi degli errori nella gestione dei farmaci nel Regno Unito (Tabella 6.2). I tassi degli errori di somministrazione non sono diminuiti nel tempo, e possono anche essere aumentati; non emergono variazioni nei tassi degli errori di prescrizione. Tuttavia, in entrambi i casi, la possibilità di un confronto diretto è limitata, poiché gli studi sono stati condotti in contesti differenti e con metodologie

Tabella 6.2 Dati sul tasso di errori nella somministrazione di farmaci nel Regno Unito

Autori	Anno	Tasso di errori	Osservazioni
Ridge et al.	1995	3,5% su 3312 dosi	
Dean et al.	1995	3,0% su 2756 dosi	
Gethins	1996	3,2% su 2000 dosi	
Ho et al.	1997	5,5% su 2170 dosi	
Cavell et al.	1997	5,5% su 1295 dosi	Prescrizione elettronica
Cavell et al.	1997	5,7% su 1206 dosi	Prescrizione manuale
Ogden et al.	1997	5,5% su 2973 dosi	
Taxis et al.	1999	8,0% su 842 dosi	
Dean et al.	2000	4,3% su 3576 dosi	Carrello farmaci tradizionale
Dean et al.	2000	4,2% su 2491 dosi	Comodini dei pazienti
Franklin et al.	2006	6,1% su 1796 dosi	Pre intervento di formazione
Franklin et al.	2006	4,2% su 1397 dosi	Post intervento di formazione
Franklin et al.	2007	7,0% su 1473 dosi	Sistema cartaceo
Franklin et al.	2007	4,3% su 1139 dosi	Prescrizione elettronica, distribuzione automatica a livello di reparto, somministrazione con codice a barre

Tutti gli studi sono osservazionali; sono esclusi dai dati le dosi per somministrazione endovenosa.
Da Vincent et al., 2008. Riproduzione autorizzata da BMJ Publishing Group Ltd

diverse. Gli eventi avversi da farmaci hanno cause numerose e non sarà mai possibile ridurli a zero. Ciò nonostante, molti di essi sono certamente prevenibili e il livello complessivo di eventi avversi da farmaci dovrebbe essere considerato un importante indicatore della sicurezza di qualsiasi sistema sanitario. Dati più completi possono essere ottenuti dalle revisioni delle cartelle cliniche (Barber et al., 2006), ma per individuare le tendenze nei tassi di ADE sarebbe necessario condurre con continuità studi a intervalli regolari. Attualmente non abbiamo idea di quali siano i tassi o gli andamenti nazionali per gli eventi avversi da farmaci.

Complessivamente, i dati che abbiamo esaminato forniscono un quadro confuso. Nonostante alcune difficoltà di interpretazione, vi è una ragionevole evidenza di una riduzione della mortalità intraospedaliera globale e della mortalità dopo alcuni tipi di interventi chirurgici. Vi è pure una buona evidenza di una netta riduzione dei tassi di MRSA e, forse, anche di *C. difficile*. Su nove indicatori di sicurezza (Fig. 6.2), sette mostrano un aumento che sembra implicare una minore sicurezza delle cure o, più probabilmente, una migliore codifica. Per quanto riguarda gli errori nella gestione dei farmaci, gli ADE e la maggior parte degli altri problemi di sicurezza nel National Health Service, di fatto non abbiamo alcuna idea degli andamenti a lungo termine. Il fatto che semplicemente non sappiamo se i pazienti sono più sicuri suggerisce che occorre dedicare nei prossimi dieci anni molta più attenzione alla misurazione e alla valutazione di quanto è stato fatto nel passato decennio.

Bibliografia

Agency for Healthcare Research and Quality (2006) Patient Safety Indicators Overview. AHRQ Quality Indicators (http://www.qualityindicators.ahrq.gov/psi_overview.htm)

Aiken LH, Sloane DM, Sochalski J (1998) Hospital organisation and outcomes. Quality in Health Care, 7(4):222-226

Al Sarira AA, David G, Willmott S et al (2007) Oesophagectomy practice and outcomes in England. The British Journal of Surgery, 94(5):585-591

Aylin P, Tanna S, Bottle A, Jarman J (2004) Dr Foster's case notes: how often are adverse events reported in English hospital statistics? British Medical Journal, 329:369

Barber N, Franklin BD, Comford T et al (2006) Safer, Faster, Better? Evaluating Electronic Prescribing. Report to the Patient Safety Research Programme. Department of Health, London

Bevan G, Hood C (2006) Have targets improved performance in the English NHS? British Medical Journal, 332:419-422

Bottle A, Aylin P (2008) Intelligent information: a national system for monitoring clinical performance. Health Services Research, 43(1 Pt 1):10-31

Bridgewater B, Grayson AD, Brooks N et al (2007) Has the publication of cardiac surgery outcome data been associated with changes in practice in northwest England: an analysis of 25,730 patients undergoing CABG surgery under 30 surgeons over 8 years. Heart, 93(6):744-748

Burke JP (2003) Infection control – A problem for patient safety. The New England Journal of Medicine, 348(7):651-656

Chassin MR (2002) Achieving and sustaining improved quality: lessons from New York State and cardiac surgery. Health Aff (Millwood), 21(4):40-51

Darzi A (2009) High Quality Care for All. Department of Health, London

Donabedian A (2003) An Introduction to Quality Assurance in Health Care. Oxford University Press, Oxford

Kazandjian VA, Wicker KG, Matthes N, Ogunbo S (2008) Safety is part of quality: a proposal for a continuum in performance measurement. Journal of Evaluation in Clinical Practice, 14(2):354-359

Lilford R, Mohammed MA, Spiegelhalter D, Thomson R (2004) Use and misuse of process and outcome data in managing performance of acute medical care: avoiding institutional stigma. Lancet, 363:1147-1154

Main DS, Henderson WG, Pratte K et al (2007) Relationship of processes and structures of care in general surgery to postoperative outcomes: a descriptive analysis. Journal of the American College of Surgeons, 204(6):1157-1165

Mayer EK, Chow A, Vale JA, Athanasiou T (2009) Appraising the quality of care in surgery. World Journal of Surgery, 33(8):1584-1593

Olsen S, Neale G, Schwab K et al (2007) Hospital staff should use more than one method to detect adverse events and potential adverse events: incident reporting, pharmacist surveillance and local real-time record review may all have a place. Quality and Safety in Health Care, 16(1): 40-44

Pronovost PJ, Dang D, Dorman T et al (1999) ICU nurse to patient ratio greater than 1 to 2 associated with an increased risk of complications in abdominal aortic surgery patients. Critical Care Medicine, 27(12):A27

Pronovost PJ, Miller MR, Wachter RM (2006) Tracking progress in patient safety – an elusive target. Journal of the American Medical Association, 296(6):696-699

Raftery J, Roderick P, Stevens A (2005) Potential use of routine databases in health technology assessment. Health Technology Assessment, 9(20):iii-iv

Raleigh VS, Cooper J, Bremner SA, Scobie S (2008) Patient safety indicators for England from hospital administrative data: case-control analysis and comparison with US data. British Medical Journal, 337:337:a1702

Vincent C, Aylin P, Franklin BD et al (2008) Is healthcare getting safer? British Medical Journal, 337:a2426

Wachter RM (2006) Expected and unanticipated consequences of the quality and information technology revolutions. The Journal of the American Medical Association, 295(23):2780-2783

West MA, Borrill C, Dawson J et al (2002) The link between the management of employees and patient mortality in acute hospitals. International Journal of Human Resource Management, 13(8):1299-1310

Zegers M, de Bruijne MC, Wagner C et al (2009) Adverse events and potentially preventable deaths in Dutch hospitals: results of a retrospective patient record review study. Quality and Safety in Health Care, 18(4):297-302

Parte terza

Dall'analisi degli incidenti alla progettazione dei sistemi

Errore umano e pensiero sistemico

Si imputano abitualmente all'errore umano gli incidenti aerei o ferroviari, e quelli che si verificano nella chirurgia complessa e in generale nell'assistenza sanitaria. Subito dopo un incidente la gente esprime giudizi affrettati e, fin troppo spesso, condanna la persona più evidentemente associata al disastro. Il pilota di un aereo, il medico che ha fatto l'iniezione, il conducente del treno che è passato con il semaforo rosso, vengono rapidamente identificati. Tuttavia, questi giudizi frettolosi e la condanna d'ufficio ci impediscono di scoprire la "seconda storia" (Cook et al., 1998), cioè la storia nella sua piena ricchezza e complessità, come emerge solo dopo un'indagine attenta e approfondita. Sebbene una singola azione o omissione possa essere la causa immediata di un incidente, un'analisi più attenta rivela in genere una serie di eventi e deviazioni dalle procedure sicure, ciascuno influenzato dall'ambiente di lavoro e dal più ampio contesto organizzativo (Vincent et al., 1998).

I prossimi due capitoli tratteranno l'errore umano, il pensiero sistemico e l'analisi degli incidenti e dei disastri. In questo capitolo si affrontano i problemi concettuali di fondo, mentre nel prossimo si esamineranno gli aspetti più pratici; tuttavia, come appunto nel caso della medicina, la pratica sfugge se non si comprende la teoria. Cominceremo studiando gli insegnamenti di alcuni dei più gravi incidenti, per mettere a fuoco i temi che saranno oggetto dei due capitoli di questa parte. Approfondiremo quindi lo spinoso argomento dell'errore umano, occupandoci del concetto e delle definizioni, della natura dell'errore in medicina, della psicologia dell'errore e dei diversi modi per gestire l'errore.

Gli insegnamenti di alcuni gravissimi incidenti

La nostra conoscenza di come gli eventi precedano il manifestarsi di un disastro è notevolmente cresciuta negli ultimi vent'anni grazie all'esame accurato di diversi incidenti di grande risonanza (Box 7.1 e 7.2). La descrizione sintetica dei principali incidenti e il resoconto del disastro dello Space Shuttle *Columbia* forniscono lo spunto per riflettere

Box 7.1 Alcuni dei principali disastri dovuti a errore umano

Chernobyl (aprile 1986)
Il reattore n. 4 da 1000 MW di Chernobyl esplose, rilasciando radioattività su gran parte dell'Europa. Le cause dell'incidente furono oggetto di grande dibattito, tuttavia una commissione d'inchiesta sovietica ammise "deliberate, sistematiche e numerose violazioni" delle procedure di sicurezza.

Piper Alpha (luglio 1988)
Una grossa esplosione su una piattaforma petrolifera provocò un incendio e la morte di 167 persone. L'inchiesta Cullen (1990) rilevò numerose cause tecniche e organizzative la cui origine andava ricercata nella cultura, nella struttura e nelle procedure della Occidental Petroleum. L'errore di manutenzione che determinò la perdita iniziale era il risultato di inesperienza, procedure di manutenzione scadenti e meccanismi di apprendimento insufficienti.

Space Shuttle Challenger (gennaio 1986)
Un'esplosione subito dopo il decollo causò la morte di tutti gli astronauti che si trovavano a bordo. La guarnizione ad anello di uno dei razzi si ruppe dopo il decollo, provocando la fuoriuscita di un getto di carburante in fiamme. Le cause del difetto della guarnizione erano riconducibili a una mentalità organizzativa rigida, a inconciliabilità tra sicurezza e rispetto dei tempi e agli effetti della stanchezza sul processo decisionale.

Herald of Free Enterprise (marzo 1987)
Il traghetto affondò nelle acque poco profonde al largo di Zeebruge, in Belgio, provocando la morte di 189 passeggeri e dell'equipaggio. L'indagine portò alla luce le pressioni commerciali nel settore dei traghetti e i contrasti tra gestione a bordo e gestione a terra, che portarono a trascurare le misure di sicurezza. Risultò che la compagnia era "malata di trascuratezza".

Incidente alla stazione ferroviaria di Paddington (ottobre 1999)
31 persone perirono quando un treno, passato con il segnale rosso, si immise sulla linea ferroviaria in uscita da Paddington scontrandosi frontalmente con un treno espresso che stava arrivando in stazione. L'inchiesta identificò lacune nell'addestramento dei macchinisti, la grave e sistematica omissione dell'esame delle segnalazioni sulla scarsa visibilità del segnale, una cultura della sicurezza fiacca e del tutto inadeguata e significative carenze nella comunicazione tra le diverse strutture.

(Da Lucas, 1997. Copyright Elsevier 1997)

sui numerosi modi in cui un incidente può verificarsi e sulla complessità della storia che può emergere da un'indagine seria. Gli esseri umani hanno l'opportunità di contribuire a un incidente in diversi punti e fasi dei processi produttivi e operativi. Problemi e difetti possono verificarsi nella progettazione, nel collaudo e nell'implementazione di un nuovo sistema, o durante la manutenzione e la normale operatività. Sebbene possano essere importanti, i difetti tecnici hanno spesso un ruolo secondario. Lo studio delle altre attività, anche se spesso assai differenti dalla sanità, ci aiuta a comprendere il paesaggio concettuale e alcuni aspetti pratici delle indagini sugli incidenti.

Gli errori e le mancanze più ovvie sono in genere quelli che rappresentano la causa diretta di un incidente, come il conducente di un treno che passa con un segnale rosso o il medico che prende la siringa sbagliata e inietta un farmaco fatale. Questi errori

---

Box 7.2 Il disastro dello Space Shuttle *Columbia*

L'indagine indipendente, condotta dal Columbia Accident Investigation Board, sulla perdita avvenuta il 1 febbraio 2003 dello Space Shuttle *Columbia* e dei sette membri del suo equipaggio durò quasi sette mesi, impegnando uno staff di oltre 120 persone, oltre a circa 400 ingegneri della NASA che assistevano i 13 membri del comitato. Gli investigatori esaminarono più di 30.000 documenti, effettuarono oltre 200 interrogatori formali, ascoltarono le deposizioni di dozzine di esperti e presero in considerazione più di 3000 osservazioni provenienti da cittadini. Inoltre, più di 25.000 cercatori passarono al setaccio vaste aree delle regioni occidentali degli Stati Uniti per rintracciare rottami della navetta spaziale. Il comitato riconobbe presto che l'incidente probabilmente non era un evento anomalo e casuale, ma che le sue radici andavano in qualche misura ricercate nella storia della NASA e nella cultura del programma dei voli spaziali umani.

La convinzione dell'importanza di questi fattori si rafforzò col procedere dell'inchiesta, tanto che il rapporto del comitato diede a questi fattori causali un peso pari a quello delle cause fisiche, più facilmente comprese e corrette, dell'incidente.

La causa fisica della perdita del *Columbia* e del suo equipaggio fu una frattura nel Thermal Protection System sul bordo di attacco dell'ala, provocata da un frammento di schiuma isolante che 81,7 secondi dal lancio si era separata dal serbatoio esterno, andando a colpire l'ala. Durante il rientro questa frattura nel Thermal Protection System permise all'aria surriscaldata di penetrare attraverso l'isolamento del bordo d'attacco e di fondere progressivamente la struttura d'alluminio dell'ala sinistra, indebolendola finché le crescenti forze aerodinamiche determinarono la perdita di controllo, il cedimento dell'ala e la distruzione della navetta.

Le cause organizzative di questo incidente avevano origine nella storia e nella cultura del programma dello Space Shuttle, che comprendevano i compromessi iniziali che erano stati necessari per ottenere l'approvazione del programma, i successivi anni di riduzione delle risorse, i mutamenti nelle priorità, le pressioni sui tempi, l'erronea attribuzione allo Shuttle di un compito operativo anziché di sviluppo e la mancanza di una visione nazionale condivisa sul volo spaziale umano. Fu consentito lo sviluppo di caratteristiche culturali e di pratiche organizzative dannose per la sicurezza, tra le quali: fiducia nei passati successi come sostituto di pratiche ingegneristiche appropriate; barriere organizzative che impedivano una comunicazione efficace delle informazioni critiche per la sicurezza e soffocavano le opinioni professionali dissenzienti; mancanza di una gestione integrata dei diversi elementi del programma; sviluppo di una catena di comando informale e di processi decisionali che operavano al di fuori delle regole dell'organizzazione.

(Adattato da US National Aeronautic and Space Administration 2003)

---

sono prevalentemente non intenzionali, sebbene talvolta siano tentativi deliberati, benché mal diretti, di venir fuori da una situazione pericolosa. Alcune delle "violazioni di procedura" a Chernobyl erano in realtà tentativi di utilizzare metodi non ortodossi per evitare il disastro. I tentativi di controllare l'aggravarsi di una crisi possono peggiorare i problemi, come quando la polizia credette di dover contenere dei tifosi di calcio in rivolta, mentre questi in realtà cercavano di sfuggire a un incendio. Problemi possono anche verificarsi nella gestione delle procedure di evacuazione e di emergenza, come quando i passeggeri del treno non riuscirono a fuggire dalle carrozze dopo lo scontro di Paddington.

Le cause immediate sopra descritte sono il risultato di azioni, o omissioni, delle persone presenti sul posto. Tuttavia, altri fattori più a monte nella catena causale possono

7

avere un ruolo nella genesi di un incidente. Queste "condizioni latenti", come sono spesso definite, gettano le basi degli incidenti, nel senso che creano le condizioni nelle quali possono verificarsi errori e guasti (Reason, 1997). Ciò pone gli operatori in prima linea in una posizione scomoda, come spiega eloquentemente James Reason:

> Più che provocare un disastro, gli operatori tendono a ereditare i difetti del sistema [...] il loro ruolo consiste in genere nell'aggiungere il tocco finale a una mistura letale i cui ingredienti stanno cuocendo già da lungo tempo. (Reason, 1990)

Gli incidenti descritti nel Box 7.1 implicano addestramento inadeguato, problemi di programmazione, incompatibilità tra sicurezza e profitto, mancanza di comunicazione, incapacità di affrontare problemi di sicurezza noti e generale trascuratezza nella gestione e nelle procedure. Alcuni di questi difetti potevano essere già note all'epoca, per esempio le carenze di comunicazione tra la direzione e i supervisori potevano essere un problema evidente e di lunga data. Tuttavia, le condizioni latenti possono anche essere create da decisioni perfettamente ragionevoli nel momento in cui sono adottate, ma che a un esame retrospettivo risultano aver contribuito a un incidente. Per esempio, le spese per l'addestramento dei lavoratori addetti alla manutenzione possono essere state tagliate per evitare riduzioni del personale. In qualsiasi organizzazione ci sono sempre pressioni per ridurre l'addestramento, eliminare gli sprechi, lavorare velocemente per rispettare i tempi e così via. I margini di sicurezza vengono erosi poco a poco, talvolta senza che nessuno se ne accorga, portando infine a un incidente.

Un altro aspetto messo in evidenza da queste spiegazioni degli incidenti, in particolare dalle più recenti, è rappresentato dalla cultura della sicurezza e dalla cultura dell'organizzazione. La cultura della sicurezza di una compagnia ferroviaria, per esempio, è stata descritta come "fiacca e del tutto inadeguata". L'indagine per il disastro del *Columbia* fa riferimento a diverse "caratteristiche culturali e pratiche organizzative dannose per la sicurezza", come affidarsi al successo passato anziché ad analisi formali, ostacolare la trasmissione di informazioni relative alla sicurezza, reprimere le voci dissenzienti e assumere decisioni informali che aggirano le regole e le procedure organizzative. Queste caratteristiche sono generalmente tutte di natura culturale, nel senso che si riferiscono o sono intrinseche alle norme, agli atteggiamenti e ai valori delle organizzazioni interessate.

La cultura della sicurezza è difficile da definire con precisione, ma può diventare più concreta riflettendo sull'esperienza personale che ciascuno ha delle organizzazioni. In alcuni reparti ospedalieri, per esempio, l'atmosfera può essere amichevole e cordiale, ma è evidente che vi è poca tolleranza per il lavoro malfatto e che tutti i membri del personale sono coscienziosi e attenti. Al contrario, altri sviluppano un tipo di sottocultura nel quale l'incuria nel lavoro è tollerata, i rischi si moltiplicano e si consente che prendano piede pratiche potenzialmente pericolose. Questi modelli culturali si sviluppano lentamente, ma logorano la sicurezza e il morale. Qualche volta tali caratteristiche dei reparti o delle organizzazioni vengono attribuite alla personalità degli individui che vi lavorano, che sono considerati negligenti, trascurati e non professionali. L'utilizzo del termine cultura, tuttavia, sottolinea la profonda influenza delle forze sociali nel plasmare il comportamento; siamo tutti più malleabili di quanto ci piaccia pensare e per certi versi sviluppiamo abitudini buone o cattive a seconda dell'ethos che prevale intorno a noi.

Dovremmo anche osservare che grossi incidenti nelle attività ad alto rischio sono spesso lo stimolo per miglioramenti della sicurezza di vasta portata. Per esempio, l'inchiesta sul disastro della piattaforma petrolifera Piper Alpha condusse a una quantità di raccomandazioni e all'implementazione di diverse strategie per la riduzione del rischio, che riguardavano l'intero settore e affrontavano un'ampia varietà di questioni. Queste includevano l'istituzione di un unico ente regolatore per la sicurezza delle attività offshore, una diversa collocazione delle valvole per il blocco d'emergenza degli oleodotti, la predisposizione di rifugi di sicurezza temporanei per i lavoratori della piattaforma, nuove procedure di evacuazione e prescrizioni per l'addestramento alla sicurezza in emergenza (Reason, 1990; Vincent et al., 1998).

Occorre, infine, considerare le risorse necessarie per la comprensione di questi incidenti. Nel caso del *Columbia*, centinaia di persone sono state impegnate nella vasta indagine su tutti gli aspetti del funzionamento della NASA. Certamente tutti questi incidenti sono stati delle tragedie; la morte di molte persone avrebbe potuto essere evitata, c'era moltissimo in gioco per le organizzazioni coinvolte ed enormi pressioni politiche e mediatiche da affrontare. In confronto, le morti evitabili in sanità ricevono un'attenzione relativamente scarsa e solo raramente sono oggetto di importanti inchieste. Grandi somme di denaro vengono spese per le misure di sicurezza di strade e ferrovie, e ancora relativamente poche per la sanità. Oggi la sicurezza del paziente è, fortunatamente per il personale e per i pazienti, tra le priorità dell'assistenza sanitaria in molti paesi, ma le risorse destinate a tale scopo sono tuttora piuttosto scarse.

La sanità è simile agli altri settori?

Le industrie aerea, nucleare, chimica e petrolifera sono, al pari della sanità, attività ad alto rischio condotte in organizzazioni grandi e complesse da persone, per la maggior parte, scrupolose e altamente specializzate. Pressioni commerciali, politiche, sociali e umanitarie hanno costretto queste industrie ad aumentare il loro impegno e a compiere grossi sforzi per migliorare e mantenere la sicurezza. La sanità, al contrario, si è affidata alla motivazione intrinseca e sulla professionalità del personale medico e direttivo che, per quanto essenziali, non sono sufficienti per garantire la sicurezza. Sentire altre persone che lavorano in ambienti a rischio parlare della sicurezza nel proprio lavoro come di qualcosa da discutere, analizzare, gestire e sviluppare ci fa comprendere come la sicurezza non sia solo un sottoprodotto di operatori che danno il meglio, ma un fenomeno assai più complesso e sfuggente.

Dovremmo, tuttavia, essere cauti nel tracciare parallelismi tra la sanità e altre settori. Il monitoraggio altamente tecnologico e la vigilanza degli anestesisti e il lavoro dei piloti dell'aviazione commerciale sono per alcuni versi simili, ma il lavoro dei chirurghi e quello dei piloti sono profondamente diversi. La medicina d'urgenza può trovare modelli e analogie migliori nel settore militare o nella lotta contro gli incendi più che nell'aviazione. L'analogia tra il lavoro dei medici e quello dei piloti è stata sopravvalutata, sebbene numerose idee e pratiche utili siano state trasferite dall'aviazione alla medicina. Per esempio, la simulazione e l'addestramento dei team in anestesia e altre specialità sono state fortemente influenzate dall'addestramento degli equipaggi in aviazione. Tuttavia, l'addestramento dei team chirurgici deve basarsi su compiti particolari e sulle prove che essi devono affrontare. Non possiamo semplicemente importare in blocco l'addestramento utilizzato nell'aviazione; questa può offrire stimoli e idee, ma il concreto addestramento deve essere sviluppato e sperimentato all'interno del contesto sanitario.

Differenze tra sanità e altri settori

Quali differenze possono essere individuate tra l'assistenza sanitaria e altre attività? Innanzi tutto, la sanità comprende una straordinaria gamma di attività diverse. Comprende l'ambito della chirurgia, spesso routinario, ma talvolta altamente rischioso e imprevedibile; le cure primarie, in cui i pazienti possono avere con i loro medici curanti rapporti che durano anni; il trattamento di psicosi acute, che richiede risposte rapide e una considerevole tolleranza per i comportamenti stravaganti; processi altamente organizzati e "ultrasicuri", come la radioterapia o la gestione degli emoderivati; la medicina d'urgenza, intrinsecamente imprevedibile e in costante evoluzione. A questo elenco possiamo aggiungere la medicina ospedaliera, le cure di comunità, i pazienti che controllano e gestiscono autonomamente le proprie condizioni e, di gran lunga più importanti nelle culture più povere, le cure domiciliari. Considerando anche solo superficialmente la varietà che caratterizza l'assistenza sanitaria, i facili parallelismi con altri settori indubbiamente ad alto rischio, ma con una gamma di attività relativamente limitata, cominciano a vacillare.

Il lavoro in molte industrie a rischio elevato, come quella nucleare, è, teoricamente, routinario e prevedibile. Le emergenze e le deviazioni dalle normali procedure sono insolite e da evitare. Anche molti aspetti dell'assistenza sanitaria sono ampiamente routinari e potrebbero, per la maggior parte, essere organizzati assai meglio secondo lo schema di una linea di produzione. Anche buona parte delle cure per le patologie croniche, come l'asma e il diabete, è routinaria e prevedibile, ma ciò non vuol dire che le persone affette da queste malattie debbano essere trattate in maniera abitudinaria e standardizzata. In alcuni settori, tuttavia, il personale sanitario deve affrontare elevati livelli di incertezza. Nella medicina ospedaliera, per esempio, le patologie dei pazienti possono essere mascherate, difficili da diagnosticare, i risultati degli esami non chiaramente dirimenti, il trattamento reso complesso dalla coesistenza di patologie multiple, e così via. La tolleranza per l'incertezza, da parte del personale e ancor più dei pazienti, è dunque essenziale. La natura del lavoro è molto diversa dalla maggior parte dei contesti industriali.

Si deve inoltre considerare che i piloti e i tecnici delle centrali nucleari dedicano la maggior parte del loro tempo ai controlli di routine e alle attività di monitoraggio, più che a vere e proprie attività operative. Gran parte del funzionamento degli aerei e degli impianti non richiede l'intervento del pilota o dell'operatore, che si limitano a controllare e a osservare. I piloti, naturalmente, assumono il controllo manuale e devono essere altamente competenti, ma l'effettivo "lavoro pratico" è una parte relativamente piccola della loro attività (Reason, 1997). Al contrario, gran parte del lavoro nell'assistenza sanitaria è molto "pratica" e, di conseguenza, molto più soggetto all'errore. La maggior parte dei compiti di routine, come applicare una flebo o posizionare un accesso per la somministrazione di farmaci, richiedono competenza e comportano una componente di rischio. Infine, e più ovviamente, i passeggeri di un treno o di un aereo sono in genere in condizioni di salute ragionevolmente buone. Molti pazienti sono molto giovani, molto anziani, molto malati o molto disturbati, e in modi diversi vulnerabili ai problemi anche piccoli delle loro cure.

Organizzazione della sicurezza nella sanità e in altri settori

Oltre a confrontare le specifiche attività lavorative, possiamo anche considerare analogie e differenze organizzative più generali. David Gaba (2000) ha individuato diversi modi in cui l'approccio alla sicurezza in sanità differisce da quello di altre attività critiche dal punto di vista della sicurezza.

Primo, le attività a rischio elevato sono per la maggior parte molto centralizzate con una chiara struttura di controllo; in confronto, l'assistenza sanitaria, compresi i sistemi nazionali come quello britannico, è frammentata e decentralizzata. Ciò rende molto difficile regolare e standardizzare le attrezzature e le procedure di base; per esempio, la standardizzazione del disegno delle pompe da infusione è altamente auspicabile, ma in pratica assai difficile da ottenere.

Secondo, altre attività danno un'importanza molto maggiore alla standardizzazione dell'addestramento e del processo lavorativo. René Amalberti (2001) ha osservato che è un segno del successo e della sicurezza dell'aviazione commerciale il fatto che non ci preoccupiamo di sapere quale pilota è ai comandi di un determinato volo; diamo per scontato che i piloti siano, per usare un'espressione di Amalberti, "attori equivalenti", intercambiabili. Ciò non è un'offesa, ma un omaggio alla loro preparazione e alla loro professionalità. In sanità l'autonomia del singolo medico, sebbene assolutamente indispensabile a livello clinico, può anche rappresentare una minaccia per la sicurezza (Gaba, 2000; Amalberti et al., 2005). Se gli infermieri di terapia intensiva, per esempio, dovessero continuamente adeguarsi ai diversi modi di operare dei medici di turno, si introdurrebbe una variabilità inutile e la possibilità di errori.

Terzo, le organizzazioni sicure dedicano una grande quantità di attenzione e risorse per garantire che gli operatori abbiano la preparazione e le competenze necessarie per il lavoro; il corso di laurea in medicina è un addestramento lungo e complesso, ma ancora oggi i giovani medici arrivano in un nuovo reparto e si pensa che possano apprendere le procedure locali in modo informale, talvolta con conseguenze catastrofiche, come si vedrà nel prossimo capitolo. Infine, Gaba osserva che la sanità è relativamente poco regolata rispetto ad altri settori. In molti paesi esistono numerosi enti regolatori, ciascuno responsabile di qualche aspetto dell'istruzione, dell'addestramento e della pratica clinica. La regolamentazione, tuttavia, ha un'influenza quotidiana ancora molto modesta sulla pratica clinica. Tutti questi problemi sono complessi e molti saranno ripresi nei prossimi capitoli. Per ora, è sufficiente osservare che vi sono numerose differenze, come pure analogie, tra la sanità e altri settori, in termini sia di attività sia di organizzazione.

7

Che cos'è l'errore?

Per alcuni mesi ho conservato il tè nello scomparto destro di un *tea caddy*[1] e quando è finito ho riempito lo scomparto di sinistra. Ma per una settimana ho continuato a sollevare il coperchio dello scomparto destro, sebbene talvolta la mia mano tentennasse, poiché mi tornava in mente che lo scomparto era vuoto.

La sicurezza del paziente è afflitta da difficoltà con la terminologia e i problemi di più ardua soluzione si presentano quando si utilizza il termine errore. Per esempio, potreste credere che sia relativamente facile definire l'espressione "errore di prescrizione": un farmaco, penserete, è prescritto correttamente oppure no. Eppure, raggiungere un consenso su tale concetto ha richiesto uno studio approfondito e diverse iterazioni nella ricerca di definizioni all'interno di un gruppo di clinici, lasciando ancora margine per disaccordi (Dean et al., 2000). Questi problemi di definizione e classificazione sono di lunga data e certamente non circoscritti alla sanità, e purtroppo non li risolveremo in questa sede. Tuttavia, possiamo almeno fare alcune distinzioni e mostrare i possibili modi per definire e discutere l'errore, con la speranza che ciò possa dissolvere parte della nebbia che avvolge il termine e consentirci di distinguere i diversi usi, propri e impropri, che se ne fanno nella letteratura sulla sicurezza del paziente.

Definizione di errore

Nella vita di tutti i giorni, riconoscere un errore sembra abbastanza semplice, pur ammettendo che talvolta possa essere più difficile. La mia vita quotidiana è accompagnata da una pletora di *slips* (distrazioni), *lapses* (dimenticanze) e altri "senior moments" (secondo l'amabile definizione americana), che sono spesso motivo di commenti critici da parte di coloro che mi circondano. (Come puoi essertene già dimenticato?) Gli *slips* momentanei, come nell'esempio di Darwin riportato sopra, sono velocemente riconosciuti; altri errori possono essere riconosciuti solo a distanza di molto tempo. Potete rendervi conto di aver preso la direzione sbagliata solo un po' di tempo dopo, quando diventa chiaro che vi siete irreparabilmente persi. Alcuni errori, come sposare la persona sbagliata, possono diventare evidenti solo a distanza di anni. Un'importante caratteristica comune di tutti questi esempi è che un'azione viene riconosciuta come errore solo dopo l'evento. L'errore umano è una valutazione fatta con il senno di poi (Woods, Cook, 2002). Non esiste una particolare categoria di cose che facciamo o non facciamo che possiamo definire errori; è solo che alcune delle cose che facciamo producono conseguenze indesiderabili o non volute. Ciò non significa che non possiamo studiare l'errore o esaminare come i nostri altrimenti efficienti cervelli ci conducano fuori strada in alcune circostanze, ma suggerisce che per spiegare l'errore non esistono meccanismi cognitivi specifici, diversi da quelli che spiegano altri pensieri e comportamenti umani.

---

[1] Armadietto o carrello un tempo utilizzato per conservare e preparare il tè [*N.d.T.*].

Eric Hollnagel (1998) osserva che storicamente il termine errore è stato utilizzato in tre diverse accezioni: come la causa di qualcosa (disastro aereo dovuto a errore umano), come l'azione o l'evento stesso (dare il farmaco sbagliato) o come l'esito di un'azione (la morte di un paziente). Le distinzioni non sono assolute, poiché molti usi del termine coinvolgono sia la causa sia la conseguenza a diversi livelli, ma hanno una caratterizzazione assai differente. Per esempio, la National Patient Safety Agency britannica ha scoperto che i pazienti equiparano un "evento avverso prevenibile" a un "errore medico". Benché tecnicamente più chiari, termini come "evento avverso" sembrano solo un pretesto o un modo per mascherare il fatto che qualcuno era responsabile.

La definizione più precisa di errore, e più in accordo con l'uso quotidiano, è quella che lo associa a comportamenti e azioni osservabili. Secondo la definizione operativa proposta da Senders e Moray (1991), un errore significa che è stato fatto qualcosa che:

• non era desiderato da una serie di regole o da un osservatore esterno;
• conduce il lavoro o il sistema al di fuori dei limiti accettabili;
• non era nelle intenzioni dell'attore.

Tale definizione, e altre simili (Hollnagel, 1998), implicano una serie di criteri per definire un errore. Primo, deve esserci una serie di regole o standard, esplicitamente fissata o almeno implicita e accettata in quell'ambiente; secondo, deve esserci qualche tipo di mancanza o "insufficiente performance"; terzo, la persona coinvolta non aveva quell'intenzione e doveva essere in grado, almeno potenzialmente, di agire in modo diverso. Tutti e tre questi criteri possono essere messi in discussione, o almeno dimostrarsi difficili da identificare nella pratica. Molta clinica medica, per esempio, è intrinsecamente incerta e spesso non vi sono linee guida o protocolli che indichino il trattamento. Inoltre, il difetto non è necessariamente semplice da individuare; certamente non sempre è chiaro, per lo meno in quel momento, quando una diagnosi è sbagliata o a quale livello la concentrazione ematica di un farmaco diventa pericolosamente elevata. Infine, il concetto di intenzione, e l'essere almeno in teoria in grado di agire in modo diverso, è inficiato dal fatto che il comportamento delle persone è spesso influenzato da fattori, come la stanchezza o la pressione dei colleghi, dei quali si può non essere consapevoli e sui quali si può avere uno scarso controllo. Così, nonostante la definizione operativa sia ragionevole, dobbiamo essere consapevoli dei suoi limiti e delle difficoltà di applicarla nella pratica.

Classificazione degli errori

La classificazione degli errori può essere affrontata da varie prospettive diverse. Un errore può essere descritto in termini di comportamento implicato, di processi psicologici sottostanti e di fattori che vi hanno contribuito. La somministrazione di un farmaco sbagliato, per esempio, può essere classificata in termini di comportamento (l'azione di somministrare il farmaco), in termini psicologici come uno *slip* (discusso in precedenza) ed essere dovuta, almeno in parte, a stanchezza. Per cercare di adottare una classificazione coerente, tali distinzioni devono essere tenute bene in mente, poiché alcuni schemi sviluppati nella sanità mescolano insieme questi punti di vista indiscriminatamente.

7

Gli esperti in ergonomia cognitiva che lavorano nelle industrie ad alto rischio devono spesso stimare la probabilità che si verifichi un incidente, quando preparano un *safety case* per convincere l'ente regolatore che tutte le ragionevoli precauzioni per la sicurezza sono state prese.

La preparazione di un *safety case* prevede in genere la valutazione di quali errori possono verificarsi, con quale frequenza e in quali combinazioni. Per facilitare tale compito, sono stati proposti diversi schemi di classificazione. Uno dei più dettagliati, che incorpora elementi utili di molti schemi precedenti, è quello utilizzato nella tecnica PHEA (*predictive human error analysis*) (Embrey, 1992; Hollnagel, 1998) (Tabella 7.1).

La tecnica PHEA è stata sviluppata per le attività nelle quali le azioni di una particolare persona addetta al controllo delle operazioni possono essere specificate in maniera piuttosto precisa (per operazioni si intendono qui le operazioni del sistema, non gli interventi chirurgici). Lo schema è volutamente generico, uno schema di classificazione di livello elevato che può essere applicato in molti contesti diversi. Tale schema

Tabella 7.1 Classificazione degli errori secondo la tecnica PHEA

Errori di pianificazione	Esecuzione di un piano non corretto
	Esecuzione di un piano corretto ma non appropriato
	Piano corretto, ma eseguito troppo presto o troppo tardi
	Piano corretto, ma eseguito in sequenza errata
Errori nelle operazioni	Operazione troppo lunga o troppo breve
	Operazione programmata non correttamente
	Operazione in direzione sbagliata
	Operazione insufficiente/eccessiva
	Operazione giusta, oggetto sbagliato
	Oggetto giusto, operazione sbagliata
	Operazione omessa
	Operazione incompleta
Errori nel controllo	Controllo omesso
	Controllo incompleto
	Controllo giusto su oggetto sbagliato
	Controllo sbagliato su oggetto giusto
	Controllo programmato non correttamente
Errori nel recupero delle informazioni	Informazioni non raccolte
	Raccolta di informazioni sbagliate
	Raccolta incompleta di informazioni
Errori nella comunicazione	Informazioni non comunicate
	Comunicazione di informazioni sbagliate
	Comunicazione incompleta di informazioni
Errori nella selezione	Selezione omessa
	Selezione sbagliata

Da Hollnagel, 1998

contempla gli errori di omissione (mancata esecuzione di un'operazione), gli errori di commissione (fare la cosa sbagliata) e gli errori non pertinenti (fare una cosa non necessaria). Vi è in genere un accordo piuttosto buono, quando a giudici indipendenti viene chiesto di classificare gli errori con schemi di questo tipo, che almeno forniscono un punto di partenza nella descrizione dei fenomeni di interesse. L'esame di questi schemi consente di considerare gli esseri umani con un nuovo rispetto: c'è da stupirsi non per la quantità di errori che si verificano, ma per la quantità di volte in cui le cose vanno bene, considerate le numerose opportunità che vadano male.

La chiarezza concettuale in merito all'errore non è solo una fissazione da teorici, ma ha conseguenze pratiche concrete. Le classificazioni degli errori in medicina lasciano spesso molto a desiderare, poiché frequentemente raggruppano e confondono tipi di concetti profondamente diversi. I sistemi di segnalazione, per esempio, possono chiedere al segnalatore di definire l'errore commesso selezionando il tipo di errore da una lista. In uno dei sistemi che ho revisionato le cause di un errore prevedevano "somministrazione di farmaco sbagliato", "sbaglio" e "stanchezza", e il medico ne doveva scegliere una; in realtà, però, potevano essere applicabili anche tutte e tre. Se non viene proposta una serie sensata di opzioni, non vi è speranza di apprendere niente di utile dall'evento.

Descrizione e classificazione dell'errore in medicina

Gli schemi generali di classificazione dell'errore possono sembrare assai distanti dal mondo della sanità, troppo astratti, troppo concettuali e di interesse solo per i ricercatori. Tuttavia, il PHEA si applica abbastanza facilmente a molte procedure mediche standard. Consideriamo la verifica delle apparecchiature per l'anestesia prima di un intervento: devono essere compiuti diversi tipi di controlli, ma tutte le modalità di errore nel controllo sono probabilmente comprese in una delle cinque tipologie elencate nella classificazione PHEA (Tabella 7.1). Nell'utilizzo delle apparecchiature per anestesia, i farmaci anestetici possono essere somministrati troppo a lungo o nel momento sbagliato, le manopole possono essere ruotate nella direzione sbagliata, può essere ruotata la manopola sbagliata, e così via. La comunicazione tra il chirurgo e l'anestesista, per esempio sulla perdita di sangue, potrebbe mancare, essere incompleta o fuorviante. Consapevoli dell'importanza della chiarezza e della classificazione, alcuni ricercatori hanno cercato di mettere a fuoco le definizioni in uso e di costruire schemi di classificazione sui quali tutti potessero concordare. Esamineremo brevemente studi condotti sull'errore di prescrizione e sull'errore di diagnosi, che presentano difficoltà differenti sia di classificazione sia di comprensione.

Errore di prescrizione

Secondo alcuni studi, una percentuale compresa tra lo 0,4 e l'1,9% di tutte le prescrizioni scritte relative a medicinali contiene errori, che causano un danno nell'1% circa dei pazienti ricoverati. Uno dei principali problemi nell'interpretazione e nel confronto

7

di questi studi è che molte delle definizioni di errore di prescrizione utilizzate sono ambigue o addirittura assenti. Per portare un po' di rigore e chiarezza, Bryony Dean e colleghi (Dean et al., 2000) hanno condotto uno studio per individuare una definizione di errore di prescrizione che fosse accettata dagli operatori sanitari, servendosi di un processo iterativo fino a ottenere un largo consenso. La lista finale concordata è riportata nella Tabella 7.2, e si può osservare come la definizione individuata contempli

Tabella 7.2 Possibili tipologie di errori di prescrizione

Prescrizione non appropriata per il paziente	Il farmaco è controindicato
	Il paziente è allergico al farmaco
	Si ignorano interazioni potenzialmente significative del farmaco
	La dose è inadeguata
	La dose determina livelli sierici superiori/inferiori a quelli terapeutici
	Non viene modificata la dose in risposta a livelli sierici diversi da quelli terapeutici
	Si prosegue la somministrazione in presenza di reazioni avverse
	Vengono prescritti due farmaci quando uno solo è necessario
	Viene prescritto un farmaco in assenza di indicazione
Problemi relativi alla preparazione del farmaco	Prescrizione di un farmaco per infusione endovenosa con un diluente non compatibile
	Prescrizione di un farmaco da somministrare attraverso linea periferica in concentrazione eccessiva per tale via di somministrazione
Errori nella comunicazione di informazioni essenziali	Prescrizione di un farmaco, una dose o una via di somministrazione diversi da quelli voluti
	Scrittura illeggibile
	Indicazione abbreviata del nome del farmaco
	Formulazione ambigua della prescrizione
	Prescrizione di "una compressa" di un farmaco disponibile in dosaggi diversi
	Mancata indicazione della via di somministrazione per un farmaco che può essere somministrato attraverso più d'una via
	Prescrizione di un'infusione intermittente senza specificarne la durata
	Omissione della firma
Errori di trascrizione	Mancata prescrizione in ospedale di un farmaco che il paziente stava assumendo prima del ricovero
	Prosecuzione di un errore di prescrizione del medico di base dopo il ricovero in ospedale
	Trascrizione non corretta nella riscrittura della cartella clinica
	Scrivere "milligrammi" anziché "microgrammi"
	Scrivere alla dimissione una prescrizione che si discosta involontariamente da quella seguita in ospedale
	Scrivere al ricovero una prescrizione che si discosta involontariamente da quella seguita prima del ricovero

Da Dean, 2000

un'ampia gamma di errori specifici. La scelta di procedere "dal basso verso l'alto" e di basarsi sui punti di vista di farmacisti, medici e infermieri ha fatto sì che la definizione finale sia clinicamente significativa e che le descrizioni degli atti e delle omissioni che ne risultano siano chiaramente definite.

Come risulta dalla Tabella 7.2, le descrizioni sono, per quanto possibile, appropriatamente espresse in termini di comportamento, sebbene sia necessario includere anche concetti come "intenzione". Molti degli specifici tipi di errore di prescrizione ricadono nelle categorie generali dello schema PHEA. Vi sono, per esempio, errori di pianificazione (prescrizione diversa da quella voluta), errori operativi (scrittura illeggibile, utilizzo di abbreviazioni), errori di comunicazione di vario genere (errori di trascrizione) e così via. Può non esserci una completa corrispondenza tra uno schema e l'altro, ma il confronto tra i due schemi dimostra la relazione tra schemi generali e specifici e che gli stessi errori possono, anche in termini di comportamento, essere classificati in più di uno schema.

Errori diagnostici

Gli errori di prescrizione costituiscono una tipologia di errore definita in modo relativamente chiaro, in quanto si riferiscono almeno a una specifica azione: scrivere o registrare in altra forma un farmaco, una dose e una via di somministrazione. Al contrario, la diagnosi non è un'azione, ma piuttosto un processo di pensiero; mentre la prescrizione viene effettuata in un momento e in un luogo particolari, la diagnosi è spesso più una storia in divenire. Gli errori di diagnosi sono più difficili da specificare e la categoria "errori diagnostici" è più ampia e meno definita. La lista di esempi riportata nella Tabella 7.3 mostra come l'etichetta "errore diagnostico" possa indicare sia un evento relativamente discreto (non rilevare una frattura quando si osserva una radiografia) sia qualcosa che succede nel corso di mesi o anche anni (un cancro del polmone non diagnosticato per errori di coordinazione nell'assistenza di un paziente non ricoverato). Questi esempi dimostrano che il termine errore può rappresentare un'eccessiva semplificazione di un fenomeno assai complesso e talvolta una lunga storia di malattia non diagnosticata.

Considerando la loro verosimile importanza nel determinare un danno ai pazienti o un trattamento inadeguato, gli errori diagnostici non hanno ancora ricevuto l'attenzione necessaria; l'enfasi sui sistemi ci ha allontanati dall'esame di competenze cliniche essenziali quali la diagnosi e il processo decisionale. Gli errori diagnostici sono anche molto ardui da studiare, essendo difficili da definire, difficili da fissare in un preciso momento temporale e non osservabili direttamente: recentemente sono stati descritti come la "nuova frontiera" della sicurezza del paziente (Newman-Toker, Pronovost, 2009). Graber, Gordon e Franklin (2002), tra gli altri, hanno sostenuto la necessità di affrontare con decisione gli errori diagnostici, suddividendoli in tre ampie categorie a seconda del tipo di intervento necessario per la loro riduzione (Tabella 7.3). Gli autori distinguono "errori senza colpa", originati dalla difficoltà di diagnosticare la particolare condizione, "errori di sistema", dovuti principalmente a problemi tecnici e organizzativi, e "errori cognitivi", dovuti a difetti di pensiero e ragionamento.

7

Tabella 7.3 Esempi di errori diagnostici

Esempi	Commenti
Errori di incertezza (errori no-fault)	
Mancata diagnosi di appendicite in paziente anziano senza dolore addominale	Presentazione inusuale della malattia
Mancata diagnosi di malattia di Lyme in un'epoca in cui questa era sconosciuta	Limiti della conoscenza medica
Errata diagnosi di comune raffreddore in paziente affetto da mononucleosi	Diagnosi ragionevole ma non corretta
Errori scatenati da fattori sistemici (errori sistemici)	
Cancro del colon non diagnosticato per aver eseguito una sigmoidoscopia flessibile anziché una colonscopia	Mancanza di attrezzature o risultati appropriati
Mancata diagnosi al pronto soccorso di una frattura	Mancata disponibilità di un radiologo per controllare la valutazione iniziale
Ritardo nella diagnosi perché il personale del reparto non era stato informato del ricovero del paziente	Inadeguato coordinamento delle cure
Errori di pensiero e ragionamento (errori cognitivi)	
Diagnosi errata di tachicardia ventricolare nella lettura di un ECG con artefatti elettrici che simulano disritmia	Conoscenza inadeguata
Mancata diagnosi di cancro della mammella dovuta a mancata palpazione della mammella	Raccolta dell'anamnesi e valutazione inadeguate
Errata diagnosi di artrite degenerativa (senza richiedere ulteriori esami) in un paziente con artrite settica	Decisione prematura presa senza considerare altre possibilità

Adattata da Graber et al., 2002

Dovremmo essere cauti nell'accettare una divisione netta in errori senza colpa, di sistema e cognitivi, poiché tale distinzione, sebbene generalmente utile, è potenzialmente fuorviante. Primo, distinguere alcuni errori come "cognitivi" è un po' curioso: in un certo senso tutti gli errori sono "cognitivi", in quanto tutti i nostri pensieri e tutte le nostre azioni coinvolgono la cognizione. L'implicazione dell'espressione "errore cognitivo" è certamente localizzare la causa dell'errore diagnostico in insuccessi di giudizio e di processo decisionale. Secondo, sebbene ampiamente utilizzata, l'espressione "errore di sistema" costituisce a mio parere un utilizzo orribile e incomprensibile del linguaggio. I sistemi possono fallire, guastarsi o non funzionare, ma solo le persone commettono errori. Errore di sistema è in genere un'espressione sommaria piuttosto insoddisfacente per indicare fattori che hanno contribuito a una mancata diagnosi accurata, quali l'assenza di un radiologo o la scarsa coordinazione nelle cure. In realtà, la diagnosi rappresenta sempre un'interazione tra il paziente e il medico o un altro professionista, entrambi influenzati dal sistema nel quale operano.

Psicologia dell'errore

Nei capitoli precedenti l'errore è stato esaminato principalmente in termini di comportamento e di outcome; tuttavia, gli errori possono essere studiati anche dal punto di vista psicologico. Le analisi psicologiche di cui tratteremo riguardano in particolare gli errori compiuti in un preciso momento temporale e indagano i meccanismi alla base dell'errore. Non vi è, dunque, necessariamente una semplice corrispondenza con gli errori in medicina, che, come si è visto, possono riferirsi a eventi sviluppatisi in un arco di tempo maggiore. Analizzandone le diverse tipologie, James Reason (1990) suddivide gli errori in due grandi categorie: errori di esecuzione, che comprendono *slips* e *lapses* (distrazioni e dimenticanze), ed errori di conoscenza o di pianificazione, *mistakes*. Reason prende in considerazione anche le violazioni, che, a differenza degli errori, sono atti intenzionali che deviano, per una ragione o per l'altra, dal corso usuale o atteso delle azioni.

Slips e lapses

Questi errori si verificano quando una persona sa ciò che deve fare, ma l'azione risultante è diversa dalle intenzioni. Gli *slips* si riferiscono ad azioni osservabili e sono associati a difetti di attenzione, mentre i *lapses* rappresentano eventi interni e sono associati a difetti di memoria. Entrambi i tipi di errori si verificano durante l'esecuzione di compiti routinari in cui prevale l'automatismo, generalmente in ambienti familiari. Essi sono quasi invariabilmente associati a forme di distrazione, che possono provenire dall'ambiente circostante o essere originate da motivi personali di preoccupazione. Quando Charles Darwin dirigeva la mano verso lo scomparto sbagliato, commetteva un errore dovuto a un difetto di memoria (*lapse*); se, invece, pur ricordandosi dove si trovava il tè, si fosse momentaneamente distratto e avesse toccato il coperchio dello scomparto sbagliato senza aprirlo, avrebbe commesso un errore di distrazione (*slip*).

Mistakes

Slips e *lapses* sono errori di esecuzione: si ha intenzione di fare una cosa, ma questa non va come previsto. Nel caso dei *mistakes*, le azioni possono svolgersi esattamente come pianificato, ma è il piano stesso che devia dai percorsi adeguati per raggiungere l'obiettivo desiderato. Qui l'errore è situato a un livello superiore: nel processo mentale coinvolto nella pianificazione, nella formulazione delle intenzioni, nel giudizio e nella soluzione dei problemi (Reason, 1990). Se un medico tratta un paziente con dolore toracico come se avesse un infarto del miocardio, che in realtà non ha, commette un *mistake*. L'intenzione è chiara, l'azione corrisponde all'intenzione, ma il piano è sbagliato.

Gli errori nell'applicazione delle regole si verificano quando la persona conosce già alcune regole o procedure, acquisite attraverso l'addestramento o l'esperienza. Tali errori possono verificarsi applicando la regola sbagliata, per esempio trattando un paziente per asma quando si dovrebbero seguire le linee guida per la polmonite. In altri casi, l'errore può essere commesso per difetti insiti nella procedura stessa, per esempio a causa di linee guida cliniche carenti.

Gli errori di conoscenza si verificano in situazioni nuove, nelle quali la soluzione di un problema deve essere trovata sul momento. Per esempio, un medico può semplicemente avere scarsa familiarità con la presentazione clinica di una certa malattia, oppure di fronte a diverse possibilità diagnostiche può essere incerto su quella da scegliere; un chirurgo può ipotizzare quale sia l'origine di un sanguinamento e commettere un errore di valutazione comprensibile considerando il notevole stress e l'incertezza. In nessuno di questi casi il medico ha un buon "modello mentale" di ciò che sta accadendo su cui basare le proprie decisioni, e tanto meno dispone di regole o procedure specifiche da seguire.

Violazioni

Per definizione, gli errori sono non intenzionali, nel senso che non vogliamo commettere errori. Al contrario, le violazioni rappresentano deviazioni deliberate da pratiche operative, procedure, standard o regole sicure. Ciò non vuol dire che si intenda determinare un cattivo risultato, come nel caso del sabotaggio deliberato di un'attrezzatura; in genere chi viola una procedura spera che in quell'occasione ciò non crei problemi o addirittura sia d'aiuto nel portare a termine il compito. Le violazioni differiscono dagli errori per diversi importanti aspetti. Mentre gli errori sono principalmente dovuti ai limiti umani della capacità di pensiero e di memoria, le violazioni sono più strettamente correlate agli atteggiamenti, alle motivazioni o agli ambienti di lavoro. Il contesto sociale delle violazioni è molto importante e per comprenderle, e se necessario contenerle, occorre una particolare attenzione alla cultura dell'intera organizzazione, come pure agli atteggiamenti delle persone coinvolte.

Reason (1990) distingue tre tipi di violazioni.

- Una violazione di routine consiste essenzialmente nel prendere una scorciatoia per qualche ragione, magari per risparmiare tempo o semplicemente per dedicarsi a un compito più urgente.
- Una violazione necessaria si verifica quando una persona infrange una regola perché sembra il solo modo per portare a termine il compito. Per esempio, se non c'è nessun collega disponibile, un infermiere può trovarsi a somministrare un farmaco che dovrebbe essere ricontrollato da un altro infermiere. L'infermiere probabilmente somministrerà ugualmente il farmaco, sapendo di violare la procedura, ma privilegiando l'interesse del paziente. Naturalmente ciò può anche avere conseguenze disastrose, come vedremo nel prossimo capitolo.
- Una violazione per vantaggio personale si compie talvolta solo per terminare più in fretta un lavoro oppure, più grave, per sfuggire alla noia o "per divertimento". Pensiamo a un giovane chirurgo che esegue nel cuore della notte e senza supervisione un difficile intervento che avrebbe potuto essere tranquillamente rinviato al mattino successivo. La motivazione è rappresentata in parte dal desiderio di fare esperienza, di mettersi alla prova, ma può esservi anche un forte elemento di eccitazione nel camminare sul filo del rasoio, sfidando le istruzioni del superiore.

Il punto di vista psicologico sull'errore ha avuto grande influenza in medicina, costituendo un asse portante di uno dei più importanti articoli della letteratura sulla sicurezza del paziente (Leape, 1994). Errori e violazioni sono anche una componente del modello organizzativo degli incidenti discusso nel prossimo capitolo. Tuttavia i tentativi di mettere in pratica questi concetti nella sanità, per esempio nei sistemi di segnalazione, sono spesso falliti. Come mai? Una ragione importante è che, nella pratica, la distinzione tra *slips*, *mistakes* e violazioni non è sempre chiara, sia per un osservatore sia per il diretto interessato. Le relazioni tra il comportamento osservato, che può essere facilmente descritto, e il meccanismo psicologico sono spesso difficili da discernere. Somministrare il farmaco sbagliato può essere uno *slip* (un momento di distrazione e si prende la siringa sbagliata), un *mistake* (un'incomprensione sul farmaco da somministrare) o anche una violazione (una deliberata sovrasedazione di un paziente difficile). Le teorie non sono facili da mettere in pratica, salvo nelle situazioni in cui è possibile studiare attentamente le azioni, il contesto e le caratteristiche individuali delle persone coinvolte.

Prospettive sull'errore e sulla riduzione degli errori

Come dovrebbe essere ormai chiaro, l'errore presenta molteplici sfaccettature e dunque il tema dell'errore e della sua riduzione può essere affrontato in diversi modi. Sebbene esista un gran numero di classificazioni e di sistemi per la riduzione degli errori, possiamo distinguere alcune prospettive generali o, come sono state talora chiamate, "paradigmi dell'errore". Secondo Deborah Lucas (1997) e James Reason (1997), si possono identificare quattro prospettive: ingegneristica, psicologica, individuale e organizzativa. La prospettiva psicologica è già stata discussa e non sarà ulteriormente esaminata. In medicina queste diverse prospettive vengono raramente menzionate, ma conoscendole sarà facile constatare che sono spesso presenti nelle discussioni sulla sicurezza in sanità. Ciascuna prospettiva conduce a diversi tipi di soluzioni del problema dell'errore. Alcuni si limitano a incolpare i medici per i loro errori e ritengono che la disciplina e la riqualificazione del personale siano la soluzione giusta; altri vorrebbero automatizzare tutto quanto; altri ancora attribuiscono ogni problema al "sistema". Ogni prospettiva possiede caratteristiche utili, ma è improbabile che l'adesione acritica a una di esse dia buoni risultati.

La prospettiva ingegneristica

La peculiarità della prospettiva ingegneristica è che gli esseri umani sono considerati componenti potenzialmente inaffidabili del sistema. Nella sua forma estrema, tale prospettiva implica che l'uomo dovrebbe essere escluso dal sistema aumentando l'automazione ed evitando così il problema dell'errore umano. Nella sua forma meno estrema, l'approccio ingegneristico considera gli esseri umani come parti importanti di sistemi complessi, ma assegna particolare importanza alle modalità di interazione

---

Box 7.3 Il disastro del *Vincennes*

Nel 1988 l'incrociatore statunitense *Vincennes* abbattè per errore un Airbus di linea con 290 passeggeri a bordo. Il *Vincennes* era stato dotato del sofisticato Tactical Information Co-ordinator (TIC), che segnalò la presenza di un aereo nemico. Il capitano ricevette anche un avviso che poteva trattarsi di un volo commerciale, ma, pressato dalla necessità di una decisione immediata e privilegiando la sicurezza della nave e dell'equipaggio, accettò l'indicazione del TIC e abbatté l'aereo. Paradossalmente, su un'altra nave da guerra americana, dotata di un sistema automatico meno sofisticato, l'equipaggio si fidò meno del sistema e decise che si trattava di un aereo civile.

(Da Lucas, 1997. Copyright Elsevier)

---

tra persone e tecnologia. Per esempio, il disegno dei monitor per anestesia deve essere accuratamente studiato per evitare che il gran numero di informazioni visualizzate possa causare interpretazioni sbagliate ed errori nei momenti di emergenza.

Nelle catene di montaggio, per la produzione di computer e automobili, il minor coinvolgimento dell'uomo in compiti ripetitivi ha indubbiamente condotto a una maggiore affidabilità. Tuttavia, non sempre l'automazione determina un miglioramento della sicurezza, ma può anzi introdurre nuovi problemi, un concetto reso bene da Lisanne Bainbridge con l'espressione "ironie dell'automazione" (Bainbridge, 1987). In particolare, gli operatori dei macchinari diventano molto meno abili nei compiti pratici e spendono molto più tempo a osservare e a controllare. Ciò è ben illustrato nella storiella del pilota di un aereo di linea commerciale che si rivolge al co-pilota e dice, riferendosi al computer di bordo che controlla il velivolo: "Che cosa starà facendo ora?" Vi sono state, tuttavia, alcune tragedie nella vita reale in cui l'automazione ha portato fuori strada gli esseri umani, con tragiche conseguenze (Box 7.3).

Prospettiva individuale: il modello basato sulla persona

Nella vita di tutti i giorni gli errori sono frequentemente attribuiti alla stupidità, alla trascuratezza, alla smemoratezza, all'avventatezza e ad altri difetti individuali. L'implicazione è non solo che le persone che commettono un errore possiedono alcune caratteristiche che producono l'errore, ma che essendo tali caratteristiche sotto il loro controllo esse sono responsabili per gli errori commessi. Questo è l'errore visto dalla prospettiva individuale, che negli studi sulla comprensione degli incidenti James Reason definisce "person model" (Reason, 2000).

Da questo punto di vista, gli sforzi per ridurre gli errori sono centrati sulle persone e si basano sull'esortazione a "fare meglio", sulla riqualificazione oppure sull'aggiunta di nuove regole o procedure. Per gli errori con conseguenze più gravi sono previste sanzioni più pesanti, come pubblico biasimo, azioni disciplinari, sospensione, condanna da parte dei media e così via. Secondo la prospettiva legale, l'errore e l'intera nozione di negligenza in medicina sono costruiti sui concetti di responsabilità personale, colpa, biasimo e risarcimento. Questo punto di vista è fortemente radicato nella sanità, come dimostra l'immediata sospensione di infermieri che commettono gravi errori, rinviando a un secondo tempo la riflessione e i chiarimenti sull'incidente, ammesso che abbiano luogo. Quando automatica e non ponderata, la condanna può penalizzare gli individui al punto da distruggerne la carriera. Tuttavia, essa rappresenta anche uno dei principali ostacoli al miglioramento della sicurezza e, dunque, alla creazione della "cultura onesta e trasparente", che sarà discussa più avanti.

La dissennatezza del rozzo modello basato sulla persona è evidente. È importante, tuttavia, non cadere nell'estremo opposto, attribuendo ogni cosa al "sistema". Occorre invece preservare la responsabilità individuale, e al contempo comprendere le interrelazioni tra persona, tecnologia e organizzazione. Le caratteristiche individuali possono certo contribuire al verificarsi di un errore o a un outcome sfavorevole. Per esempio, la motivazione e l'atteggiamento sono importanti determinanti del comportamento delle persone e della coscienziosità con cui eseguono il loro lavoro. Un forte senso di responsabilità personale è fondamentale per essere un buon medico. La sicurezza del paziente non rappresenta un mondo ideale nel quale tutti sono sempre motivati e probi. Le persone che deliberatamente si comportano in modo sconsiderato e senza riguardo per il benessere dei propri pazienti meritano di essere biasimate, indipendentemente dal fatto che commettano errori.

Prospettiva organizzativa: il modello sistemico

La citazione da James Reason riportata all'inizio di questo capitolo esprime perfettamente l'essenza del punto di vista organizzativo sugli incidenti, definito spesso in ambito sanitario "modello sistemico" (*system model*). L'idea di fondo su cui si basa questo approccio è che gli errori e il comportamento umano non possono essere compresi isolatamente, ma solo in relazione al contesto nel quale la gente lavora. Il personale medico è influenzato dalla natura del compito che svolge, dal gruppo di lavoro, dall'ambiente di lavoro e dal più ampio contesto organizzativo, cioè dai cosiddetti fattori sistemici (Vincent et al., 1998). Da questa prospettiva, gli errori sono visti non tanto come il prodotto della fallibilità personale, quanto come le conseguenze di problemi più generali presenti nell'ambiente di lavoro.

Nel considerare come le persone contribuiscono al verificarsi degli incidenti, occorre quindi distinguere tra "errori attivi" e "condizioni latenti" (Reason, 1997). Gli errori attivi corrispondono alle azioni non sicure di vario tipo (errori e violazioni) che sono state già descritte. Sono commessi da persone che all'interno del sistema sono impegnate in prima linea, in mansioni operative o a diretto contatto con il paziente. Esempi di errori attivi sono: aprire al momento sbagliato il portellone di un traghetto, spegnere il motore sbagliato di un aereo di linea, leggere in modo sbagliato il monitor per l'anestesia. Queste azioni non sicure possono avere, e spesso hanno, conseguenze immediate.

Tutti gli errori attivi si verificano, tuttavia, in un contesto particolare e possono essere precipitati da quelle che Reason chiama "condizioni latenti". Forse la compagnia dei traghetti è diventata col tempo più permissiva, e le procedure per l'apertura dei portelloni sono mal definite o ambigue; il disegno della cabina di pilotaggio e i segnali

7

d'allarme sono fuorvianti; le etichette delle siringhe non distinguono con sufficiente chiarezza i farmaci pericolosi; gli anestesisti lavorano troppe ore e la stanchezza li rende meno vigili. Queste condizioni latenti originano dalle scelte dei progettisti, di coloro che scrivono le procedure e le linee guida, dei dirigenti e così via. Si noti che, mentre gli errori possono essere compiuti da chiunque, non è facile prevedere gli effetti a lungo termine delle scelte di progettazione o di gestione, che a loro volta sono compiute tenendo conto di numerose esigenze in concorrenza tra loro. Per esempio, i team chirurgici possono essere sollecitati a smaltire le liste d'attesa dei pazienti che devono essere operati. Si tratta di scelte, per certi versi ben intenzionate, che tuttavia se portate all'eccesso possono rendere non sicuri i processi clinico-assistenziali. Alcune decisioni, per esempio quelle relative alla progettazione di strumenti, possono avere conseguenze a distanza di anni, quando una particolare combinazione di circostanze mette sotto pressione le persone e il sistema. Il modello sistemico e le sue applicazioni in sanità saranno ulteriormente approfonditi nel prossimo capitolo, dove si esamineranno più dettagliatamente le cause del danno ai pazienti.

Errore, colpa e censura

Il quadro dell'errore e delle sue cause che sta emergendo è piuttosto diverso dalla nozione comune degli errori, degli incidenti e del comportamento di professionisti preparati. Ci facciamo un quadro rassicurante di un mondo nel quale siamo in mani sicure, assistiti da professionisti infallibili, addestrati alla perfezione, che, oltre a essere ovviamente persone sensibili, sono in grado di svolgere il proprio compito con la regolarità e la precisione di una macchina. In questo scenario gli errori sono causati solo da avventatezza o trascuratezza e siamo fin troppo pronti a incolpare le persone che sembrano essere causa degli incidenti.

Senza dubbio nella sanità è diffusa una cultura della colpa, che è essenziale cambiare per potenziare la sicurezza. La scelta di trattare il tema della colpa solo alla fine di un capitolo interamente dedicato all'errore può sembrare eccentrica, ma la ragione è semplice. La questione della colpa in relazione all'errore è spesso presentata senza un preliminare approfondimento della natura dell'errore e può risultare, tutt'al più, un'esortazione a comportarsi bene. Si tratta generalmente di un appello molto ragionevole a un atteggiamento più corretto e sensibile nei confronti delle persone coinvolte in gravi incidenti o in outcome sfavorevoli per i pazienti. Tuttavia, una maggiore comprensione dell'errore e delle sue cause rafforza notevolmente gli argomenti a favore di una cultura più equilibrata e corretta. Gli errori sono frequenti e sono commessi anche dalle persone migliori; l'errore è spesso scatenato da circostanze al di fuori del nostro controllo, dunque è spesso al di fuori del nostro controllo cosciente; gli incidenti più gravi sono raramente dovuti a una sola persona e così via. Tenuto conto di tutte queste considerazioni, la ricerca di un colpevole diventa non tanto moralmente sbagliata, quanto sostanzialmente irrilevante ai fini della sicurezza. Questa comprensione conduce a una prospettiva molto diversa, sia riguardo alle cause del danno ai pazienti sia riguardo alle misure da adottare.

Il concetto di errore: è utile per progettare sistemi sanitari sicuri?

Dopo un intero capitolo sull'errore può sembrare ancora più curioso, se non assurdo, domandarsi se il concetto di errore sia utile per la sicurezza del paziente. Il titolo di questo paragrafo echeggia quello di un capitolo scritto da Jens Rasmussen (Rasmussen, 1997), il cui lavoro ha influenzato ogni campo della sicurezza e ha rappresentato uno dei principali riferimenti per molte figure di primo piano per la sicurezza del paziente. Possiamo qui fornire solo un accenno ad alcune delle sue idee, ma esse prepareranno il campo per successivi capitoli sulla creazione della sicurezza.

Il pensiero di Rasmussen è stato molto influenzato dai suoi studi sugli operatori delle centrali nucleari (Rasmussen, 2000). Anche in quell'ambiente, che si potrebbe immaginare sia uno dei più altamente proceduralizzati, egli ha riscontrato notevoli flessibilità, adattamenti alle circostanze e deviazioni dalle linee guida e dalle procedure. Ciò non perché gli addetti alle centrali nucleari fossero particolarmente avventati o desiderosi di mettere in pericolo il prossimo, tutt'altro. Il fatto è che, sebbene fossero addestrati alle procedure standard e le conoscessero bene, nella pratica essi spesso non le seguivano, ma cercavano piuttosto di eseguire il proprio compito nel modo che sembrava migliore in quello specifico momento. La concezione di Rasmussen del lavoro umano è quella della nostra esperienza quotidiana: ci adattiamo continuamente a nuove circostanze, facendo del nostro meglio e affrontando molteplici pressioni organizzative. In una critica a tutto campo, egli giunge alla conclusione che l'errore è spesso una supersemplificazione, che chi indaga sull'incidente non può mai cogliere realmente le scelte e i dilemmi affrontati da chi è coinvolto nell'incidente, che l'errore spesso gioca un ruolo cruciale nell'apprendimento e che la correzione dell'errore è altrettanto meritevole di studio dell'errore stesso. Lo studio degli errori e degli incidenti, sebbene certamente illuminante, non sarà mai sufficiente. Dobbiamo capire come le persone lavorano e come si adattano alle pressioni e alle circostanze.

Inoltre, a causa della loro natura instabile e mutevole, i sistemi sono condizionati in modi imprevedibili dalle stesse misure di sicurezza. Con l'introduzione del radar per accrescere la sicurezza in mare, i capitani delle navi (e gli armatori) furono in grado di prevedere meglio il brutto tempo; poterono quindi viaggiare di più anche in condizioni meteorologiche avverse, aumentando l'efficienza e il numero dei viaggi. Una misura per migliorare la sicurezza ebbe dunque anche l'effetto di aumentare il pericolo, esponendo le navi a peggiori condizioni meteorologiche. Analogamente, Morel, Amalberti e Chauvin (2008) hanno studiato la pesca d'alto mare, probabilmente una delle attività con il peggior tasso di incidenti registrati. I capitani dei pescherecci d'alto mare hanno adottato nuove tecnologie di sicurezza per identificare più accuratamente le altre navi ed evitare collisioni. Tuttavia, essi hanno impiegato questa tecnologia per correre consapevolmente maggiori rischi allo scopo di realizzare pesche più abbondanti. Paradossalmente, ogni volta che un sistema diventa più sicuro, aumenta anche la pressione per un incremento delle performance; ciò determina un maggiore ricorso alle scorciatoie e il conseguente decadimento della sicurezza, fino al verificarsi del successivo incidente. Essendo generalmente estremamente sicura, l'anestesia è vulnerabile alle pressioni da parte dei pazienti e del management per "produrre di più", e ciò mette a rischio la sicurezza (Healzer et al., 1998).

Documentarsi e riflettere su questi aspetti aiuta a comprendere che la sicurezza di un sistema è un concetto molto più fluido e dinamico di quanto spesso si crede. Molti di coloro che hanno il compito di migliorare la sicurezza ritengono che la via da seguire sia rappresentata da una crescente standardizzazione, da una maggiore automazione, da un migliore addestramento e da un generale irrigidimento delle procedure. Senza sottovalutare l'importanza di queste misure, soprattutto in sistemi sanitari disorganiz-zati, Rasmussen ci aiuta a comprendere che non potranno mai rappresentare una solu-zione definitiva. Sia a livello individuale sia a livello di organizzazione, la sicurezza è assai più una questione di mantenere la rotta in un contesto instabile e mutevole, che di fissare standard attendendosi che le persone vi aderiscano sempre. Coloro che ope-rano all'interno di un sistema finiranno sempre per adattarsi alle circostanze, talora fa-cendo scadere la sicurezza del processo, ma più spesso potenziandola con le loro anticipazioni e improvvisazioni in un ambiente complesso e mutevole.

Bibliografia

Amalberti R (2001) The paradoxes of almost totally safe transportation systems. Safety Science, 37:109-126

Amalberti R, Auroy Y, Berwick D, Barach P (2005) Five system barriers to achieving ultrasafe health care. Annals of Internal Medicine, 142(9):756-764

Bainbridge L (1987) Ironies of automation. In: Rasmussen J, Duncanand K, Leplat J (eds) New Technology and Human Error. John Wiley & Sons, Chichester, pp 271-283

Browne J (2003) Charles Darwin. Vol I: Voyaging. Pimlico Books, London

Cook RI, Woods DD, Miller CA (1998) A Tale of Two Stories: Contrasting Views of Patient Safety. US National Patient Safety Foundation

Dean B, Barber N, Schachter M (2000) What is a prescribing error? Quality in Health Care, 9:232-237

Dean B, Schachter M, Vincent C, Barber N (2002) Causes of prescribing errors in hospital inpa-tients: a prospective study. The Lancet, 359(9315):232-237

Embrey DE (1992) Quantitative and Qualitative Prediction of Human Error in Safety Assessments. Institute of Chemical Engineering, Rugby

Gaba DM (2000) Anaesthesiology as a model for patient safety in healthcare. British Medical Journal, 320:785-788

Graber M, Gordon R, Franklin N (2002) Reducing diagnostic errors in medicine: what's the goal? Academic Medicine, 77(10):981-992

Healzer JM, Howard SK, Gaba DM (1998) Attitudes toward production pressure and patient safety: a survey of anesthesia residents. Journal of Clinical Monitoring and Computing, 14(2):145-146

Hollnagel E (1998) Cognitive Reliability and Error Analysis Method. Elsevier, Oxford

Leape LL (1994) Error in medicine. Journal of the American Medical Association, 272(23):1851-1857

Lucas D (1997) The causes of human error. In: Redmill F, Rajan J (eds) Human Factors in Safety Critical Systems. Butterworth Heinemann, Oxford

Morel G, Amalberti R, Chauvin C (2008) Articulating the differences between safety and resilience: the decision-making process of professional sea-fishing skippers. Human Factors, 50(1):1-16

Newman-Toker DE, Pronovost PJ (2009) Diagnostic errors – the next frontier for patient safety. JAMA: The Journal of the American Medical Association, 301(10):1060-1062

Rasmussen J (1997) Risk management in a dynamic society: a modelling problem. Safety Science, 27:183-213

Rasmussen J (2000) The concept of human error. Is it useful for the design of safe systems in healthcare? In: Vincent CA, de Mol B (eds) Safety in Medicine. Elsevier, Oxford

Reason JT (1990) Human Error. Cambridge University Press, New York

Reason JT (1997) Managing the Risks of Organisational Accidents. Ashgate, Aldershot

Reason JT (2000) Human error: models and management. British Medical Journal, 320:768-770

Senders JW, Moray N (1991) Human Error: Course, Prediction and Reduction. Lawrence Earlbaum Associates, Hillsdale, NJ

US National Aeronautics and Space Administration (2003) Report of the Columbia Accident Investigation Board

Vincent C, Taylor-Adams S, Stanhope N (1998) Framework for analysing risk and safety in clinical medicine. British Medical Journal, 316:1154-1157

Woods DD, Cook RI (2002) Nine steps to move forward from error. Cognition, Technology & Work, 4:137-144

Alle 17.00 circa di giovedì 4 gennaio 2001 David James, un paziente in day-hospital nel reparto E17 del Queen's Medical Centre Nottingham (QMC), venne preparato per la somministrazione intratecale (spinale) di chemioterapico, come previsto dal programma medico di mantenimento dopo il positivo trattamento di una forma di leucemia.

Dopo aver eseguito la puntura lombare e aver somministrato la corretta terapia citotossica (citosina), sotto la supervisione del medico specialista dottor Mitchell, lo specializzando dottor North ricevette dal dottor Mitchell un secondo farmaco da somministrare al paziente, che in seguito morì. Purtroppo il secondo farmaco, la vincristina, non dovrebbe mai essere somministrato per via intratecale, perché è quasi sempre fatale.

Sfortunatamente, nonostante la rapidità con cui venne effettuato il trattamento d'emergenza nel tentativo di riparare all'errore, alle ore 8.10 del 2 febbraio 2001 il paziente morì. (Toft, 2001)

Dopo un'indagine interna presso il QMC, il professor Brian Toft ricevette dal Chief Medical Officer britannico l'incarico di condurre un'inchiesta sul decesso e di individuare sia le aeree di vulnerabilità nella procedura di iniezione intratecale di questi farmaci sia i modi per rendere tale procedura a prova di errore (Toft, 2001). L'inchiesta fu quindi orientata, sin dall'inizio, all'apprendimento e al cambiamento. Utilizzeremo questa triste vicenda, e il ponderato rapporto di Brian Toft, per introdurre il tema dell'analisi dei casi. Sebbene all'epoca i nomi delle persone coinvolte fossero stati resi pubblici, ho preferito cambiarli, poiché riproporli oggi non sarebbe di alcuna utilità. Questo tragico caso illustra in modo esemplare i modelli dell'incidente organizzativo e del pensiero sistemico.

La prospettiva sistemica dell'errore in medicina non fu, tuttavia, l'approccio adottato dai tribunali. Il dottor Mitchell fu accusato di omicidio colposo, giudicato colpevole e condannato a otto mesi di prigione. I genitori di David James definirono la sentenza irrisoria, sottolineando che la pena per il furto di un'attrezzatura in ospedale sarebbe stata probabilmente più severa (Balen, 2004). La rabbia e il desiderio di giustizia sono più che comprensibili e si potrebbe sostenere che nessuno, indipendentemente dalla professione, dovrebbe dovrebbe godere dell'immunità rispetto ad accuse di omicidio colposo. D'altro canto, la criminalizzazione degli errori medici fatali e la distruzione

La sicurezza del paziente. Charles Vincent
© Springer-Verlag Italia 2011

di carriere e persone non ci aiuta realmente a migliorare la sicurezza del paziente. Come affermò il dottor Mitchell, quando fu interrogato dalla polizia: "So che non è una scusa valida, ma sono un essere umano" (Holbrook, 2003). Il ruolo che compete alla legge nell'assistenza sanitaria è troppo complesso per essere discusso qui ed è comunque fortemente dipendente dalla cultura e, in generale, dagli atteggiamenti e dai valori sociali. Dovremmo, tuttavia, considerare il contrasto tra la valutazione giudiziaria dell'errore e il concetto di omicidio colposo, da una parte, e la visione che emerge dall'inchiesta di Brian Toft, dall'altra. Dopo aver esaminato tutte le circostanze del caso e il modo in cui le probabilità si sono accanite contro questo sfortunato paziente e i medici coinvolti nella tragedia, il lettore potrà riconsiderare il verdetto.

Background dell'incidente

Purché somministrata per via endovenosa (i.v.), la vincristina è un farmaco utile e potente nella lotta contro la leucemia. I rischi di un'accidentale somministrazione intratecale sono ben noti: il prodotto riporta le avvertenze sui possibili effetti e la letteratura riporta chiaramente i pericoli e i casi verificatisi in passato. Il team medico del QMC aveva adottato diverse misure per prevenire l'accidentale utilizzo intratecale e senza dubbio tali precauzioni erano prese sul serio. Su richiesta del personale sanitario, il protocollo standard redatto per iscritto era stato modificato in modo che citosina e vincristina dovessero essere somministrate in giorni diversi per evitare qualsiasi confusione potenzialmente fatale. Inoltre, per ridurre ulteriormente la probabilità di confusione, i farmaci per via endovenosa e quelli per via intratecale venivano forniti separatamente ai reparti. Ciò nonostante, per una combinazione di circostanze, tutte queste difese furono insufficienti e David James morì (Box 8.1).

Le misure di difesa, di cui si tratterà ancora più avanti, rappresentano gli strumenti mediante i quali i sistemi garantiscono la sicurezza. Talvolta il termine è impiegato per indicare praticamente qualsiasi misura di sicurezza, ma generalmente si riferisce a particolari barriere, di tipo amministrativo, fisico o di altra natura, che proteggono o mettono in guardia contro le deviazioni dalla normale procedura. Di norma queste difese e barriere "intercettano" un errore e bloccano la traiettoria di un incidente. In questo esempio erano presenti molte difese e barriere, sotto forma di procedure e protocolli, usi e pratiche. La somministrazione di citosina e vincristina in giorni distinti, per esempio, rappresenta chiaramente una difesa contro la somministrazione errata. La separazione dei due farmaci nella farmacia e la distribuzione separata al reparto sono altri esempi di difesa contro l'errore. La presenza di due medici per la verifica delle etichette e dei dosaggi rappresenta un ulteriore controllo, un'altra barriera contro un potenziale incidente. Se uno di questi controlli fallisce, il risultato è in genere ancora buono. Per esempio, purché venga distribuito il farmaco corretto, non vi sarà alcun danno se il medico non controlla coscienziosamente o se si distrae durante il controllo. Ciò nonostante è buona pratica controllare sempre "per sicurezza". Talvolta, tuttavia, come in questo caso, viene infranta contemporaneamente tutta una serie di difese e barriere. Tale circostanza è illustrata efficacemente da James Reason con la metafora

Box 8.1   La morte di David James

Il signor James arrivò in reparto intorno alle 16.00; era in ritardo per la chemioterapia, ma il personale riuscì ugualmente a inserirlo nel programma. Il farmacista del reparto aveva già richiesto la citosina, precisando che la vincristina doveva essere "inviata separatamente" il giorno successivo. La farmacia preparò i farmaci corretamente e questi furono riposti su due ripiani distinti del frigorifero della farmacia. Nel pomeriggio la coordinatrice dei pazienti del day hospital si recò nella farmacia dell'ospedale, dove le fu consegnata una busta trasparente che conteneva due buste più piccole, ciascuna contenente una siringa: una di vincristina e una di citosina. Ella non sapeva che i due farmaci non dovevano essere trasportati nella stessa busta.

Il dottor North informò il dottor Mitchell e gli chiese di sovrintendere alla procedura, come previsto dal protocollo. Dopo aver accertato che l'emocromo del paziente fosse soddisfacente, il dottor Mitchell comunicò al dottor North che avrebbero proceduto con la chemioterapia. L'infermiera addetta prelevò dal frigorifero del reparto, dove era stata posta dalla coordinatrice dei pazienti in day hospital, la busta di plastica trasparente all'interno della quale si trovavano due pacchetti trasparenti contenenti ognuno una siringa. L'infermiera osservò che il nome "David James" era stampato sull'etichetta di entrambe le siringhe, consegnò la busta e tornò al suo lavoro.

Il dottor Mitchell controllò la prescrizione e verificò che il nome del paziente, i farmaci e i dosaggi corrispondessero alle informazioni riportate sulle etichette delle siringhe. Egli, tuttavia, non fece attenzione al fatto che la somministrazione di vincristina era programmata per il giorno successivo e che il farmaco doveva essere somministrato per via endovenosa. Ritenendo che la procedura per i farmaci citotossici fosse simile a quella in uso nel suo precedente posto di lavoro, e poiché i farmaci erano stati inviati in reparto contemporaneamente, il dottor Mitchell diede per scontato che entrambi i farmaci dovessero essere somministrati per via intratecale. Ciò non gli parve insolito, poiché in passato aveva già somministrato due chemioterapici diversi per via intratecale.

La puntura lombare fu eseguita con successo e venne prelevato un campione di liquor per le analisi. Il dottor Mitchell prese dunque la prima siringa, lesse ad alta voce il nome del paziente, quello del farmaco e la dose riportati sull'etichetta, e la passò al dottor North. Il dottor Mitchell non lesse però la via di somministrazione. Dopo aver ricevuto la siringa, il dottor North chiese se si trattava di citosina e il dottor Mitchell rispose affermativamente. Il dottor North rimosse quindi il cappuccio di protezione dalla siringa, avvitò questa sull'ago spinale e iniettò il contenuto.

Dopo aver posato la prima siringa, il dottor Mitchell passò al dottor North la siringa contenente vincristina, leggendo ancora ad alta voce il nome del paziente, quello del farmaco e il dosaggio. Ancora una volta non lesse la via di somministrazione. Tuttavia, in seguito egli non era in grado di ricordare se:

> [...] in realtà pronunciai la parola "vincristina", ma nella mia mente era chiaramente impressa l'idea che si trattasse di metotrexato e non di un farmaco da non somministrare per via intratecale. Se mi fossi reso conto che si trattava di vincristina avrei immediatamente interrotto la procedura e non avrei mai permesso che il dottor North somministrasse quel farmaco.

Il dottor Mitchell non riuscì a spiegare come mai avesse sostituito mentalmente la parola metotrexato alla parola vincristina, salvo per il fatto che nella sua mente i farmaci da somministrare per via diversa da quella intratecale semplicemente non avrebbero potuto essere presenti contemporaneamente.

Il dottor North rimase sorpreso quando gli fu passata una seconda siringa, poiché l'unica volta in cui aveva eseguito un'iniezione intratecale sotto supervisione era stata utilizzata una sola siringa. Tuttavia, egli pensò che in quell'occasione "[...] il paziente fosse in una fase diversa del suo trattamento o che fosse sottoposto a un diverso regime terapeutico". Il dottor North, con la seconda siringa in mano, chiese al dottor Mitchell: "Vincristina?", e il dottor Mitchell rispose affermativamente. Allora il dottor North chiese: "Vincristina per via intratecale?", e il dottor Mitchell rispose ancora affermativamente. Il dottor North rimosse quindi il cappuccio dalla siringa per avvitarla sull'ago spinale e iniettò il contenuto al paziente, con conseguenze fatali.

(Adattato da Toft, 2001)

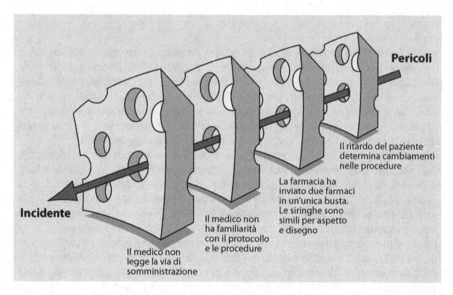

Fig. 8.1 La traiettoria dell'incidente vista attraverso la metafora del "formaggio svizzero" di Reason (Adattata da Reason, 1997)

del "formaggio svizzero", nella quale la traiettoria di un incidente riesce talvolta a farsi strada quando tutti i buchi del formaggio sono allineati, rendendo bene l'idea di come il pericolo sia sempre in agguato (Fig. 8.1; Reason, 1990) .

Morte per iniezione spinale: una finestra sul sistema

Dalla cronologia emerge la classica "catena di eventi" che conduce alla tragedia. Il dottor Mitchell lavorava da poco in quel reparto, non aveva familiarità con il regime chemioterapico e non conosceva il paziente. La farmacia dell'ospedale, sebbene avesse separato i due farmaci, li aveva per qualche motivo posti nella stessa busta. Nonostante i medici coinvolti possano essere ritenuti responsabili delle proprie specifiche azioni e omissioni, è evidente che le circostanze hanno congiurato contro di loro. Tuttavia, questo caso illustra anche alcuni aspetti molto più generali, problemi che pervadono la sanità, come pure altre organizzazioni, e che anche in questo momento, mentre leggete, mettono a rischio i pazienti.

Convinzioni sull'affidabilità del sistema

Il reparto nel quale morì David James aveva utilizzato questi farmaci per molti anni senza registrare alcun evento grave. Dopo un evento di questo genere, e l'analisi che ne è conseguita, si comprende come i sistemi, per quanto ragionevolmente solidi, fossero comunque ben lontani dall'essere privi di difetti. Era riposta un'immensa fiducia sulla consuetudine, sulla pratica e sul fatto che le persone sapessero semplicemente ciò che stavano facendo. Con personale esperto, che conosce le procedure del reparto, è abbastanza ragionevole fare affidamento su tali elementi, ma quando in reparto arriva personale nuovo e si trova a operare senza una fase preliminare di apprendimento e addestramento, il sistema diventa inevitabilmente non sicuro. Di fatto, sembra che l'unità in cui morì David James funzionasse bene, ogni membro dello staff rispettava il lavoro svolto dai colleghi e l'attività quotidiana si svolgeva regolarmente. Paradossalmente, la sicurezza crea di per sé dei pericoli, in quanto una tranquilla routine tende a generare un falso senso di sicurezza. Quanto più sicuri si diventa, tanto più è necessario ricordarsi che l'ambiente è intrinsecamente non sicuro. Questo è ciò che James Reason intende quando afferma che il prezzo della sicurezza è un'inquietudine cronica preoccupazione (Reason, 2001). In realtà, il fatto stesso di presupporre che tutto vada bene può di per sé essere pericoloso.

Convinzioni sulle persone

Brian Toft apre l'esame delle implicite convinzioni da parte delle persone coinvolte in questo caso affermando:

> Un nuovo arrivato presume di sapere come funziona l'organizzazione e crede che i colleghi la pensino come lui, e praticamente non si preoccupa mai di verificare la correttezza di queste convinzioni. (Toft, 2001)

Il dottor Mitchell, il nuovo membro del personale medico coinvolto nella vicenda, presuppone, per esempio, che i chemioterapici con diversa via di somministrazione non si sarebbero mai trovati in reparto contemporaneamente. Egli partì anche dal presupposto di essere autorizzato per supervisionare il dottor North, e che a questi era consentito somministrare questi farmaci sotto supervisione. Ancora più incautamente, egli presuppose che il dottor North conoscesse bene il caso del signor James e che non fosse pertanto necessario consultare la documentazione clinica del paziente. Il dottor North, a sua volta, era convinto che il dottor Mitchell sapesse ciò che stava facendo e che fosse autorizzato a fargli da supervisore; inoltre pensò che, anche se lui non avrebbe dovuto somministrare quei farmaci, ciò era consentito se autorizzato dal dottor Mitchell. Sfortunatamente, le convinzioni dei due medici combaciavano perfettamente, e implicitamente essi si rassicuravano a vicenda sulla reciproca competenza e sulla sostanziale normalità della situazione.

Anche i responsabili del reparto, sebbene non direttamente coinvolti, avevano le proprie convinzioni. Essi presumevano che il dottor Mitchell conoscesse i pericoli associati alla vincristina, che non fosse necessaria una fase preliminare di apprendimento per gli specializzandi e che il dottor Mitchell fosse consapevole che "affiancamento" significasse che non doveva somministrare i farmaci citotossici.

Nessuna delle supposizioni fatte dalle persone coinvolte era del tutto irragionevole. Tutti noi facciamo supposizioni di questo genere; di fatto ne abbiamo bisogno per svolgere i nostri compiti quotidiani. Sono considerate competenti persone che, in realtà, devono necessariamente "improvvisare", facendo del loro meglio nelle circostanze in cui vengono a trovarsi. In sanità ciò accade continuamente, perché gli specializzandi devono far fronte a situazioni per loro non familiari, oppure perché medici più esperti, ma nuovi di un reparto, sentono di dover dimostrare maggiore competenza di quella che hanno realmente. Non possiamo verificare sempre ogni cosa. Tuttavia, è possibile quanto meno essere consapevoli che molte delle nostre supposizioni sono probabilmente sbagliate e cominciare a cercare, prima che il disastro abbia luogo, i buchi nel formaggio svizzero, cioè nella nostra organizzazione. Il tema della vigilanza e dell'anticipazione dell'errore e del pericolo sarà ripreso più avanti.

Influenza della gerarchia sulla comunicazione

Quando gli fu chiesto perché non contestò il dottor Mitchell, il dottor North rispose:

> Innanzi tutto, per la mia limitata esperienza di questo tipo di trattamento, non ero nella posizione per farlo. In secondo luogo, ero uno specializzando e facevo ciò che mi veniva detto di fare dallo specialista. Egli era il mio supervisore e diedi per scontato che avesse le conoscenze per sapere ciò che doveva essere fatto. Il dottor Mitchell era stato assunto come specialista dal QMC, che è un centro d'eccellenza, e non me la sentii di contraddirlo. (Toft, 2001)

Il dottor North si trovava in posizione molto difficile. Egli presuppose che il dottor Mitchell, in quanto specialista, sapesse ciò che stava facendo e sottolinea, ragionevolmente, la propria limitata esperienza del trattamento. Tuttavia, pur sapendo che la vincristina non deve essere somministrata per via intratecale, non riuscì a parlare liberamente e a contraddire il collega più anziano. Possono qui essere mosse delle critiche sia al dottor North, per non aver avuto il coraggio di chiedere ulteriori controlli, sia al dottor Mitchell, per non aver preso più seriamente le domande del giovane collega o, almeno, per non aver interrotto la procedura per effettuare le verifiche del caso.

L'interazione tra i due medici può anche essere vista come un riflesso del più generale problema di gerarchia nell'ambito dei team clinici. In uno studio nel quale si chiedeva ai membri giovani di un team se sarebbero stati capaci di mettere in discussione le decisioni prese dai colleghi anziani, i piloti risposero quasi unanimemente in modo affermativo (Helmreich, 2000). La disponibilità dei giovani piloti a mettere in discussione le decisioni non è considerata una minaccia all'autorità, ma una difesa aggiuntiva contro possibili errori. Al contrario, nello stesso studio, quasi un quarto dei primari chirurghi affermava che i membri giovani del team non dovrebbero mettere in discussione le decisioni dei colleghi anziani.

Aspetto delle siringhe contenenti farmaci citotossici

Le siringhe contenenti vincristina riportavano sull'etichetta "per iniezione endovenosa" e quelle contenenti citosina "per uso intratecale". Potreste pensare che ciò sia abbastanza chiaro, ma in un reparto movimentato, dove ogni giorno vengono effettuate numerose iniezioni, il disegno e la confezione dei farmaci costituiscono importanti determinanti della probabilità di errore. Nei pochi minuti finali che precedettero l'iniezione fatale i medici coinvolti non furono aiutati dalla somiglianza, per aspetto e confezionamento, tra i farmaci. In primo luogo, le etichette erano simili e, mentre la stampa in grassetto del nome del farmaco e della dose era ben evidente, non vi erano altri forti segnali visivi per guidare lo sguardo del lettore sull'importanza della via di somministrazione. In secondo luogo, le siringhe utilizzate per somministrare i due farmaci avevano dimensioni simili; la dimensione della siringa non forniva alcuna indicazione sulla via di somministrazione da utilizzare. Terzo, entrambi i farmaci avevano l'aspetto di un liquido chiaro e il loro volume era simile; né il colore né il volume fornivano alcuna indicazione sulla corretta via di somministrazione. Infine, la caratteristica fisica più pericolosa di tutte, secondo Toft, è:

che una siringa contenente vincristina possa essere connessa all'ago spinale che distribuisce al paziente farmaci per via intratecale. Chiaramente, dopo aver effettuato tale connessione, la vita del paziente è in pericolo, poiché non vi sono altre protezioni per prevenire la somministrazione di vincristina. (Toft, 2001).

È dunque evidente che: primo, le siringhe e l'etichettatura sono simili senza motivo e, secondo, che vi sono possibili soluzioni di disegno che potrebbero ridurre, o anche eliminare, questo tipo di incidente. Più ovviamente, le siringhe di farmaci per uso intratecale potrebbero avere caratteristiche specifiche, di adattabilità, colore e disegno. Sebbene ciò possa non eliminare la possibilità di iniettare il farmaco corretto, aggiungerebbe un potente controllo sulla somministrazione sbagliata. Analogamente, gli eventi fatali causati in anestesia dallo scambio della linea per erogare ossigeno con quella per erogare protossido d'azoto sono state eliminate semplicemente rendendo impossibile connettere la linea del protossido d'azoto con l'ingresso per l'ossigeno. Nella vita quotidiana ci sono migliaia di questi controlli e guide per il comportamento. In alcuni paesi europei, per esempio, per il rifornimento di benzina senza piombo si usa una pistola erogatrice di diametro ridotto; le pistole più grandi, per la benzina normale o per il gasolio, semplicemente non entrano nella bocchetta del serbatoio. In molte aree della sanità dobbiamo ancora imparare queste lezioni e apportare questi ovvi miglioramenti.

Differenze ingiustificate tra le pratiche di diversi ospedali

Il Joint Council for Clinical Oncology ha pubblicato le linee guida per la somministrazione di chemioterapici citotossici. Tuttavia, si tratta solo di raccomandazioni, e infatti il Council non aveva probabilmente il potere di renderle obbligatorie. Così, ciò che un singolo medico conosce sulla procedura di somministrazione di farmaci citotossici dipende, almeno per certi versi, dalla consuetudine e dalla pratica locali. Di conseguenza, quando si cambia posto di lavoro si trovano pratiche diverse e vi sono notevoli possibilità di confusione, in particolare nelle prime settimane.

8

La somministrazione di farmaci citotossici reclama con urgenza l'adozione di standard nazionali, supportati da buona progettazione e addestramento. Il semplice utilizzo delle stesse procedure in tutto il paese sarebbe, se fossero ben disegnate, di per sé una misura di sicurezza. Come esempio di una standardizzazione attesa da lungo tempo, la National Patient Safety Agency britannica ha reso un grande servizio al servizio sanitario britannico semplicemente standardizzando il *crash call number*[1] di tutti gli ospedali, che in precedenza usavano molti numeri diversi.

Si potrebbe dire, ed è stato detto, molto di più sulla morte di David James. Il nostro proposito, tuttavia, non era riesumare questa tragedia o criticare le persone coinvolte, ma utilizzare la vicenda per mostrare la complessità degli eventi che conducono al danno e per evidenziare i molteplici aspetti della sicurezza del paziente. Si è visto come una combinazione di errori individuali, supposizioni riguardo all'ambiente di lavoro, inadeguata progettazione, problemi di comunicazione, problemi all'interno del gruppo di lavoro e altri fattori contribuenti abbia portato alla morte di un paziente. Di fatto, come si è visto nel precedente capitolo, questa stessa miscela di fattori individuali, progettuali e organizzativi è alla base di molti incidenti e disastri. Questo tema sarà ora trattato in modo più sistematico esaminando il modello di James Reason degli incidenti organizzativi e la sua applicazione in sanità (Reason, 2001).

Eziologia degli incidenti "organizzativi"

Molti degli incidenti che si verificano in sanità e in altri settori, per essere compresi pienamente, devono essere considerati da un punto di vista sistemico generale. Le azioni e gli errori dei singoli svolgono in genere un ruolo centrale, ma il pensiero e il comportamento sono fortemente influenzati e indotti sia dall'ambiente di lavoro immediatamente circostante sia da più ampi processi organizzativi. James Reason ha fissato gli elementi essenziali di questa interpretazione nel suo modello di incidente organizzativo (Reason, 1997). Prima di descrivere il modello, occorre comunque sottolineare che non tutti gli errori devono essere interpretati in relazione all'intero quadro organizzativo; alcuni sono circoscritti al contesto locale e possono essere perfettamente spiegati da fattori individuali e dalle caratteristiche del compito specifico. Tuttavia, gli incidenti più gravi quasi sempre evolvono nel tempo, coinvolgono diverse persone e un considerevole numero di fattori contribuenti; in tali circostanze il modello organizzativo (Fig. 8.2) si dimostra estremamente illuminante.

La sequenza che porta a un incidente ha inizio (da sinistra) con le conseguenze negative di processi organizzativi, quali pianificazione, programmazione, previsione, progettazione, manutenzione, strategia e regolamentazione. Le condizioni latenti così create sono trasmesse, lungo diversi percorsi organizzativi e dipartimentali, al luogo di lavoro (sala operatoria, reparto ecc.), dove danno origine alle condizioni locali che

---

[1] Il *crash call number* è il numero telefonico interno di un ospedale per richiedere l'intervento d'emergenza nei casi di arresto cardiaco.

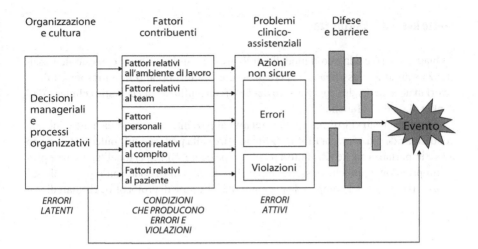

Fig. 8.2 Modello di incidente organizzativo (Adattata da Reason, 1997)

favoriscono gli errori e le violazioni (per esempio, carichi di lavoro eccessivi o inter-facce uomo-macchina inadeguate). È probabile che molte azioni non sicure vengano commesse, ma un numero assai basso riuscirà a penetrare le difese producendo danni. Il fatto che misure di sicurezza messe in atto, come allarmi o procedure standard, possano fallire a causa di errori organizzativi o di errori umani è rappresentato nella figura dalla freccia che collega direttamente i processi organizzativi alle difese.

Il modello rappresenta le persone che operano in prima linea come eredi più che come diretti responsabili di una sequenza che conduce a un incidente. Reason osserva che a prima vista ciò farebbe semplicemente pensare a uno spostamento della "ricerca del colpevole" degli incidenti dalla prima linea alla dirigenza del sistema. Tuttavia, anche i manager operano in un ambiente complesso e gli effetti delle loro azioni non sono sempre evidenti; essi sono responsabili al pari del personale che opera a diretto contatto con i pazienti (Reason, 2001). Inoltre qualsiasi decisione di alto livello, presa sia all'interno dell'organizzazione sanitaria sia all'esterno, da enti governativi o regolatori, rappresenta un equilibrio tra rischi e benefici. Talvolta queste decisioni possono essere evidentemente sbagliate, ma anche decisioni a prima vista ragionevoli possono avere in seguito conseguenze negative.

Oltre a evidenziare quanto sia difficile valutare l'assennatezza delle decisioni strategiche, questa analisi estende l'esame degli incidenti al di là dei confini dell'organizzazione stessa, includendo l'ambiente regolatorio. In sanità anche molte organizzazioni esterne, tra le quali produttori, agenzie governative, organizzazioni professionali e di pazienti, hanno un impatto sulla sicurezza del paziente. Il modello rappresentato in Figura 8.2 si riferisce principalmente a una data istituzione, ma la realtà è notevolmente più complessa, poiché il comportamento di altre organizzazioni influenza in molti punti diversi la sequenza che conduce all'incidente.

I sette livelli della sicurezza

Abbiamo esteso e adattato il modello di Reason per utilizzarlo nel contesto dell'assistenza sanitaria, classificando le condizioni e i fattori organizzativi responsabili di errori in un solo quadro complessivo dei fattori che influenzano la pratica clinica (Vincent et al., 1998) (Tabella 8.1).

Al primo posto si trovano i fattori relativi al paziente. In ogni situazione clinica la condizione del paziente ha l'influenza maggiore sulla pratica e sull'outcome. Possono avere importanza anche altri fattori relativi al paziente, come personalità, lingua e problemi psicologici, poiché possono influenzare la comunicazione con il personale sanitario. Il disegno del compito, la disponibilità e l'utilità di protocolli e risultati di test

Tabella 8.1 Quadro dei fattori contribuenti che influenzano la pratica clinica

Tipi di fattori	Fattori contribuenti
Fattori relativi al paziente	Condizioni (complessità e gravità)
	Lingua e comunicazione
	Personalità e fattori sociali
Fattori relativi al compito e alla tecnologia	Disegno del compito e chiarezza della struttura
	Disponibilità e utilizzo di protocolli
	Disponibilità e accuratezza dei risultati dei test
	Supporti decisionali
Fattori individuali (personale)	Conoscenza e competenza
	Capacità
	Salute fisica e mentale
Fattori relativi al gruppo di lavoro	Comunicazione verbale
	Comunicazione scritta
	Supervisione e richiesta d'aiuto
	Leadership del gruppo
Fattori relativi all'ambiente di lavoro	Organico e mix di competenze
	Carico di lavoro e organizzazione dei turni
	Progettazione, disponibilità e manutenzione delle attrezzature
	Supporto amministrativo e manageriale
	Ambiente fisico
Fattori organizzativi e gestionali	Risorse e vincoli finanziari
	Struttura organizzativa
	Politica, standard e obiettivi
	Cultura e priorità della sicurezza
Fattori relativi al contesto istituzionale	Contesto economico e normativo
	Direzione del servizio sanitario nazionale
	Rapporti con organizzazioni esterne

Da Vincent et al., 1998, riproduzione autorizzata da BMJ Publishing Group Ltd

possono influenzare il processo assistenziale e condizionare la qualità delle cure. I fattori individuali includono la conoscenza, le competenze e l'esperienza di ciascun membro del team, e ne influenzano ovviamente la pratica clinica. Ogni membro del team fa parte di un gruppo all'interno dell'unità di degenza o di comunità, ma fa anche parte dell'organizzazione più ampia dell'ospedale, delle cure primarie o del servizio di salute mentale. Il modo in cui un individuo esercita la propria professione, e il suo impatto sul paziente, è indotto e influenzato dagli altri membri del gruppo e dal modo in cui essi comunicano, si supportano e si supervisionano reciprocamente. Il team è influenzato, a sua volta, dalle azioni del management e dalle decisioni prese ai livelli più alti dell'organizzazione. Queste includono le politiche per l'utilizzo di sostituti o personale temporaneo, la formazione continua, l'addestramento e la supervisione e la disponibilità di attrezzature e materiali. L'organizzazione stessa è condizionata dal contesto istituzionale, e in particolare dai vincoli finanziari, dagli enti regolatori esterni e dalla situazione economica e politica generale.

Questo quadro fornisce le basi concettuali per l'analisi degli eventi in sanità, in quanto comprende sia i fattori clinici sia i fattori relativi ai livelli più elevati dell'organizzazione che possono contribuire all'esito finale; in tal modo, consente di considerare l'intera gamma di possibili influenze e può dunque essere utilizzato per orientare

---

Box 8.2 Fattori contribuenti individuati in 88 errori di prescrizione potenzialmente gravi

	Ambiente fisico (13)
Fattori relativi all'ambiente di lavoro	Carenza di personale (37)
	Carico di lavoro eccessivo (31)
	Comunicazione (8)
Fattori relativi al team	Supervisione (4)
	Responsabilità (11)
	Salute fisica: stanchezza, fame o indisposizione (18)
Fattori individuali	Salute mentale: morale basso (8)
	Competenze e conoscenza (24)
Fattori relativi al compito	Protocolli (8)
	Non di routine (9)
	Non collaborativo (2)
Fattori relativi al paziente	Patologia complessa (7)
	Lingua e comunicazione (2)

(Da Dean et al., 2002. Riproduzione autorizzata da Elsevier 2002)

l'indagine e l'analisi di un evento. Tuttavia, il quadro è stato anche impiegato per strutturare e guidare inchieste più ampie e nella progettazione di sistemi di segnalazione come l'ICU-SRS descritto nel Capitolo 5. Bryony Dean e colleghi, per esempio, lo hanno utilizzato per l'analisi di 88 potenziali gravi errori di prescrizione (Dean et al., 2002). Le interviste ai medici prescrittori che avevano commesso 44 di questi errori hanno fornito un ricco resoconto dei fattori contribuenti, che sono poi stati analizzati e classificati utilizzando i sette livelli previsti, sebbene in pratica l'influenza dei fattori di livello più elevato non potesse essere identificata direttamente (Box 8.2). A giudizio del personale, i fattori contribuenti fondamentali erano rappresentati dalla carenza di personale e dai carichi di lavoro, seguiti dalla mancanza di competenze e di conoscenza e dai problemi di salute fisica.

L'indagine e l'analisi degli eventi in sanità

Uno scenario clinico può essere esaminato da prospettive differenti, ognuna delle quali può fare luce su aspetti diversi del caso. Da tempo immemorabile, i casi sono stati utilizzati per l'insegnamento e lo studio della natura delle malattie; essi possono anche essere utilizzati per illustrare il processo decisionale in medicina, la valutazione delle opzioni terapeutiche e talvolta, in particolare quando si analizzano gli errori, l'impatto individuale di eventi e incidenti. L'analisi degli eventi, condotta con l'obiettivo di migliorare la sicurezza dell'assistenza sanitaria, può comprendere tutte queste prospettive, ma include anche una cruciale riflessione sull'intero sistema.

Metodi di indagine

In ambito sanitario sono disponibili diversi metodi di indagine e di analisi, sebbene questi tendano a essere meno sviluppati rispetto ai metodi disponibili nel settore industriale. Negli Stati Uniti lo strumento più diffuso è l'analisi delle cause profonde (*root cause analysis*) della Joint Commission on Accreditation of Healthcare Organizations (JCAHO), un processo intensivo che trae origine dagli approcci di *total quality management* per il miglioramento dell'assistenza sanitaria (Spath, 1999). La Veteran Hospital Administration ha sviluppato un sistema altamente strutturato di domande di triage, che sta diffondendo all'interno della propria organizzazione. Nella nostra unità abbiamo sviluppato un metodo basato sul modello di Reason e sul nostro quadro di fattori contribuenti. La National Patient Safety Agency britannica ha messo a punto un metodo per l'analisi delle cause profonde che rappresenta una miscela degli elementi di tutti questi diversi approcci. Non è qui possibile esaminare tutti i metodi proposti, che differiscono per orientamento, basi teoriche e approccio di fondo. In ogni caso tutti prevedono, sia pure in misura diversa, l'identificazione dei fattori che hanno contribuito al verificarsi dell'incidente. Di seguito è presentata una sintesi dell'approccio che la Clinical Safety Research Unit ha sviluppato nel corso degli anni, in collaborazione con molti colleghi londinesi, noto come *London Protocol* (www.cpssq.org).

Analisi sistemica o analisi delle cause profonde?

Per ragioni ormai storiche, la maggior parte degli altri approcci all'analisi degli eventi che si verificano in sanità viene definita "analisi delle cause profonde"; al contrario, noi abbiamo descritto il nostro approccio all'analisi degli eventi come un'analisi sistemica, poiché riteniamo che tale descrizione sia più accurata e più produttiva. Sebbene largamente diffusa, la definizione analisi delle cause profonde è fuorviante per diversi aspetti. Innanzi tutto, essa implica che vi sia una sola causa profonda, o comunque un piccolo numero; tipicamente, tuttavia, il quadro che emerge è molto più sfumato e il concetto di causa profonda rappresenta un drastica semplificazione. Di solito, infatti, l'evento finale è il prodotto di una catena di eventi e di un'ampia varietà di fattori contribuenti. Ma l'obiezione più importante e fondamentale alla definizione analisi delle cause profonde si riferisce proprio allo scopo dell'indagine. È davvero ovvio che lo scopo sia scoprire che cosa è successo e qual è stata la causa? È certamente necessario scoprire che cosa è successo e perché, per dare spiegazioni al paziente, ai familiari e alle altre persone coinvolte. Tuttavia, se lo scopo è ottenere un sistema sanitario più sicuro, occorre allora andare oltre e riflettere su ciò che l'incidente rivela circa le lacune e le inadeguatezze del sistema sanitario nel quale si è verificato. L'incidente funziona come una "finestra" sul sistema: da qui la definizione "analisi sistemica". Intesa correttamente, l'analisi dell'evento non è la ricerca retrospettiva delle cause profonde, ma un tentativo di guardare al futuro. In un certo senso, le cause specifiche dell'evento in esame non hanno importanza, in quanto fanno ormai parte del passato. Tuttavia, i difetti del sistema evidenziati sono ancora presenti e potrebbero condurre a un altro evento (Vincent, 2004). Il *London Protocol* si propone di guidare la riflessione sugli eventi al fine di rivelare questi difetti.

Analisi sistemica degli eventi clinici: il *London Protocol*

Nel corso di un'indagine le informazioni vengono raccolte da una varietà di fonti. Si esaminano la documentazione clinica, le dichiarazioni e qualsiasi altro documento rilevante. Vengono effettuate interviste strutturate ai membri chiave del personale per stabilire come ciascuno di loro ha percepito la cronologia degli eventi, i principali problemi clinico-assistenziali e i relativi fattori contribuenti. Le domande fondamentali sono: che cosa è accaduto? (esito e cronologia), come è accaduto? (problemi clinico-assistenziali), e perché è accaduto? (fattori contribuenti). I Box 8.3 e 8.4 riportano alcuni esempi di problemi clinico-assistenziali e una sintesi del processo di indagine e analisi.

Una volta chiarita la cronologia degli eventi, vi sono tre principali aspetti da considerare: i problemi clinico-assistenziali identificati all'interno dell'intervallo temporale; il contesto clinico in cui ciascun problema è insorto; i fattori che hanno contribuito al suo insorgere.

Qualsiasi combinazione di fattori contribuenti può concorrere al verificarsi di un singolo problema clinico-assistenziale. Chi svolge l'indagine deve distinguere tra i fattori contribuenti rilevanti solo per quella particolare occasione e quelli di più lunga

8

Box 8.3   Esempi di problemi clinico-assistenziali

– Criticità nel monitoraggio, nell'osservazione o nell'azione
– Ritardo nella diagnosi
– Inadeguata valutazione del rischio (per esempio, rischio di suicidio)
– Inadeguato passaggio delle consegne
– Mancata rilevazione di guasti nelle attrezzature
– Mancata esecuzione di controlli preoperatori
– Mancato rispetto di un protocollo accettato (senza giustificazione clinica)
– Mancata richiesta d'aiuto quando necessario
– Applicazione del protocollo sbagliato
– Trattamento effettuato sul sito sbagliato
– Somministrazione del trattamento sbagliato

(Adattato da Taylor-Adams, Vincent, 2004)

Box 8.4   Sintesi del processo di indagine e analisi

Problemi clinico-assistenziali
Il primo passo in qualsiasi analisi è identificare i problemi clinico-assistenziali. Si tratta di azioni o di omissioni, oppure di altre deviazioni nel processo assistenziale, che hanno un effetto diretto o indiretto sull'esito finale per il paziente.

Contesto clinico e fattori relativi al paziente
Per ciascun problema clinico-assistenziale identificato, chi svolge l'indagine registra gli eventi clinici salienti o le condizioni del paziente in quel momento (per esempio, sanguinamento copioso, caduta della pressione sanguigna) e altri fattori relativi al paziente in grado di influenzare il processo di cura (per esempio, paziente molto ansioso, paziente incapace di comprendere le istruzioni).

Fattori contribuenti
Dopo aver identificato i problemi clinico-assistenziali, chi conduce l'indagine deve considerare le condizioni nelle quali si è verificato l'errore e il più generale contesto organizzativo, cioè i fattori contribuenti. Per ciascun problema clinico-assistenziale, nell'indagine occorre utilizzare il quadro dei fattori contribuenti sia durante le interviste sia successivamente, per identificare i fattori che hanno determinato quel particolare problema nella gestione dell'assistenza. Per esempio:
– fattori individuali possono comprendere la mancanza di conoscenza o di esperienza di un singolo membro dello staff;
– i fattori legati al compito possono includere la mancata disponibilità di risultati di test o protocolli;
– i fattori relativi al team possono comprendere l'inadeguata supervisione o la scarsa comunicazione tra il personale;
– i fattori legati all'ambiente di lavoro possono comprendere carichi di lavoro eccessivi, organico inadeguato o limitato accesso ad attrezzature essenziali.

(Adattato da Taylor-Adams, Vincent, 2004)

data o permanenti dell'unità. Per esempio, un difetto di comunicazione tra due ostetriche potrebbe rappresentare un episodio isolato oppure riflettere una più generale inadeguata comunicazione all'interno dell'unità. Teoricamente dovrebbe essere
intervistato anche il paziente o un suo familiare, ma finora ciò non accade spesso.

Sebbene la documentazione cartacea possa fornire una considerevole quantità di
informazioni, le interviste alle persone coinvolte rappresentano lo strumento più importante per identificare i fattori contribuenti, in particolare se esplorano sistematicamente questi fattori e consentono ai membri del personale di collaborare all'indagine.
Nell'intervista la storia e i "fatti" sono solo il primo passo; il membro del personale
intervistato deve essere anche incoraggiato a identificare sia i problemi clinico-assistenziali sia i fattori contribuenti, poiché ciò arricchisce notevolmente sia l'intervista
sia l'indagine.

Analisi basate su questo metodo sono state condotte in ospedali, setting di cure primarie e unità di salute mentale. Il protocollo può essere utilizzato con modalità diverse
da singoli medici, ricercatori, responsabili della gestione del rischio e team clinici. Un
team clinico può avvalersi di tale metodo per guidare e strutturare la riflessione su un
evento, affinché l'analisi sia approfondita e completa. Per gli eventi gravi dovrebbe
essere costituito un gruppo di persone con competenze e background differenti, sebbene spesso sia sufficiente uno specialista in gestione del rischio o un medico. Il protocollo può essere anche utile dal punto di vista didattico, come strumento per
introdurre il pensiero sistemico, un argomento che può essere studiato, ma che acquista
più concretezza attraverso l'analisi effettiva di un evento.

I fattori contribuenti che riflettono problemi più generali nell'ambito di un'unità
rappresentano il target per il cambiamento e il miglioramento del sistema. Quando si
identificano problemi evidenti è possibile attuare una misura correttiva dopo un singolo
evento, ma quando si prendono in considerazione cambiamenti più sostanziali, occorre
valutare anche altre analisi di eventi e altre fonti di dati (audit di routine e dati sugli
outcome). Le raccomandazioni possono essere contenute in un rapporto ufficiale, ma
è fondamentale che siano seguite dal monitoraggio delle misure adottate e dei relativi
risultati e che sia specificato chi è il responsabile della loro implementazione.

Un caso esemplare

Stephen Rogers (2002) ha adattato questo metodo per utilizzarlo nei contesti delle
cure primarie e della medicina di famiglia, sviluppando anche un modello molto chiaro
per la presentazione sia dell'analisi sia delle raccomandazioni per le azioni correttive.
Rogers descrive il caso di una vedova settantenne che viveva da sola ed era caduta
nel suo appartamento al piano terreno di una casa popolare. La sua lingua madre era
il portoghese e parlava male l'inglese. La paziente soffriva da anni di osteoartrite alle
ginocchia; le era stata consigliata una visita ortopedica ed era in attesa dell'appuntamento. Dopo la caduta, la donna fu portata in ambulanza all'ospedale locale e ricoverata per accertamenti. Durante il ricovero fu visitata da un chirurgo ortopedico, che la
inserì nella sua lista operatoria per un intervento di protesi al ginocchio la settimana

8

successiva. Dopo l'intervento la paziente sviluppò piressia, ma la causa non fu individuata e la donna venne dimessa con l'indicazione di assumere un ciclo completo di antibiotici. Una settimana dopo, un vicino chiamò il servizio infermieristico domiciliare segnalando che nessuno era andato a visitare la paziente. Dopo due visite infermieristiche, la paziente fu esaminata dal medico di base; questi, constatando che il ginocchio era caldo e dolente, fece ricoverare la paziente con una diagnosi provvisoria di artrite settica. Fu confermata un'infezione dell'articolazione del ginocchio da *Staphylococcus aureus* meticillino-resistente e la paziente dovette essere sottoposta a lavaggio artroscopico e a un prolungato trattamento antibiotico. Il medico di famiglia riesaminò il caso, ritenendo che la diagnosi fosse stata indebitamente ritardata. (Adattato da Rogers, 2002)

In questo caso l'analisi, sintetizzata nella Tabella 8.2, è focalizzata sul ritardo nella diagnosi ed elenca i fattori contribuenti identificati in diversi punti del processo di cura. Rogers si concentra su un particolare problema nel processo di cura, il ritardo nella diagnosi di infezione successivo alla dimissione dall'ospedale, che in questo caso copre un periodo di diversi giorni e coinvolge numerosi operatori sanitari. L'origine del problema risaliva, infatti, alla dimissione dall'ospedale senza che fosse stata

Tabella 8.2 Problema clinico-assistenziale: ritardo nel riconoscimento della gravità dei sintomi lamentati dalla paziente

Fattori relativi al paziente	La paziente non fu in grado di esprimere chiaramente al suo medico i propri problemi e le proprie preoccupazioni
Fattori individuali	L'infermiere del servizio domiciliare suppose che la terapia antibiotica fosse stata prescritta dai medici dell'ospedale per un'infezione della ferita
Fattori relativi al compito	La lettera di dimissione della paziente arrivò nove giorni dopo la dimissione
Fattori relativi al team	Il reparto di ortopedia non fece nessuna richiesta di visita infermieristica domiciliare L'infermiere che visitò la paziente non discusse in dettaglio il caso né con i colleghi, né con i medici Gli infermieri del servizio domiciliare non disponevano di mezzi di comunicazione affidabili con i medici e i messaggi erano abitualmente trasmessi attraverso la reception
Fattori relativi all'ambiente di lavoro	L'infermiere che effettuò la visita era stato distaccato temporaneamente al servizio e non conosceva i medici locali
Fattori organizzativi, gestionali e istituzionali	I provvedimenti volti a ottimizzare la gestione dei letti possono compromettere altri aspetti del processo ospedaliero di ammissione e dimissione I problemi di reclutamento del servizio infermieristico determinano carenza di personale

Adattata da Rogers, 2002

accertata la causa dell'infezione, che avrebbe invece dovuto essere oggetto di specifica valutazione in quanto problema clinico-assistenziale. Tuttavia, dopo la dimissione, l'effetto combinato di incomprensione dello scopo della terapia antibiotica, inadeguata informazione da parte dell'ospedale, comunicazione lenta tra i membri del team di cure primarie e altri fattori determinò un ritardo di una settimana nel riconoscimento dell'infezione. Tale ritardo ebbe certamente conseguenze per la paziente, ma l'outcome finale fu buono. L'importanza dell'esempio risiede nel fatto che anche un evento relativamente comune può essere utilizzato per esaminare le carenze nel processo di cura e suggerire i punti nei quali sono possibili miglioramenti.

Per risolvere alcuni dei problemi identificati, fu avviato un piano d'azione basato sul quadro dei fattori contribuenti. Tale piano prevedeva la valutazione delle competenze di un membro del personale, la revisione delle misure organizzative per far fronte ai periodi di carenza di personale, la revisione della politica delle visite domiciliari e delle modalità di comunicazione tra infermieri del servizio domiciliare e medici di famiglia. Si osservi che anche un'analisi dettagliata come questa non conduce direttamente a raccomandazioni sui cambiamenti da apportare. La diffusa convinzione che tutte le analisi formali debbano prevedere un elenco di raccomandazioni presenta alcuni pericoli. Sebbene l'aspettativa di cambiamento sia comprensibile e lodevole, non è sempre né possibile né desiderabile dedurre dall'analisi di un singolo caso quali sono i cambiamenti necessari. L'analisi dei casi talora identifica problemi evidenti, che certamente richiedono una soluzione; ma più spesso le analisi indicano dove possono essere localizzati i problemi, ma non quale sia la loro portata o quali siano le soluzioni ottimali per rendere il sistema più affidabile. Inoltre, si accumulano raccomandazioni che non hanno mai seguito: se un ospedale analizza in profondità 20 casi all'anno, e ciascuno di essi produce 5 raccomandazioni, potrebbero finire per circolare 100 piani d'azione, e ciò sarebbe chiaramente impraticabile. È meglio utilizzare i casi per identificare un piccolo numero di vulnerabilità fondamentali, che possono così essere sistematicamente e ragionevolmente affrontate in progetti a lungo termine di miglioramento e valutazione.

Analisi dell'affidabilità umana

Le analisi di specifici eventi, specie se sistematiche e accurate, possono fare luce su punti deboli del sistema e aiutare a comprendere come mai le cose sono andate storte. Abbiamo visto come l'evento finale sia spesso il risultato di una catena di eventi e di una varietà di fattori contribuenti. Dopo aver compreso questi principi, siamo ora in grado di affrontare l'esame delle criticità sistemiche in un'ottica diversa. Anziché considerare un caso, analizzarlo e vedere dove ci conduce, un approccio alternativo è partire da un processo di cura ed esaminarlo sistematicamente per individuare possibili punti critici. È questa la sfera d'azione dell'analisi dell'affidabilità umana.

L'analisi o valutazione dell'affidabilità umana (HRA, Human Reliability Analysis, or Assessment) è stata definita come l'applicazione di informazioni rilevanti sulle caratteristiche e sul comportamento dell'uomo alla progettazione di oggetti, impianti e ambienti destinati alle persone (Kirwan, 1994). Le tecniche HRA possono essere impiegate nell'analisi degli eventi, ma sono più spesso utilizzate per esaminare un processo o un sistema. Tecniche analitiche di vario tipo vengono sfruttate in attività ad alto rischio e in ambito militare da oltre mezzo secolo. L'analisi delle modalità e degli effetti della vulnerabilità del sistema (FMEA, *failure modes and effects analysis*), per esempio, fu sviluppata nel 1949 dall'esercito statunitense per determinare gli effetti dei guasti dei sistemi e delle attrezzature e negli anni Sessanta fu utilizzata nel Programma Apollo della NASA per prevedere guasti e pianificare misure preventive e sistemi di back-up (Kirwan, 1994). Da allora, l'HRA è stata impiegata in molti settori critici dal punto di vista della sicurezza, compresi l'aviazione, l'industria aerospaziale, i trasporti su ferrovia e per mare, il controllo del traffico aereo, l'industria automobilistica, le piattaforme offshore per l'estrazione di petrolio e gas, l'industria chimica e in ambito militare. L'HRA è stata applicata a tutti gli stadi del "ciclo di vita" di un processo, dalla progettazione alla normale operatività, alla manutenzione, fino alla dismissione (Lyons et al., 2004).

Le tecniche volte a valutare l'affidabilità dei sistemi prima che diventino operativi sono state strettamente associate allo sviluppo dell'industria nucleare: allo scopo di ottenere l'accettazione da parte dell'opinione pubblica e le autorizzazioni necessarie per l'attività, i progettisti e i costruttori di centrali nucleari devono dimostrare *preliminarmente* la sicurezza dei progetti e delle procedure operative previste. Ciò richiede una descrizione estremamente dettagliata dei processi reali, una stima quantitativa della probabilità delle diverse tipologie di malfunzionamenti, una stima quantitativa della probabilità delle diverse tipologie di errori umani e, infine, una modellistica degli effetti risultanti da tutte le possibili combinazioni di errori e guasti, per fornire una valutazione complessiva della sicurezza.

Tecniche di analisi dell'affidabilità umana

Le tecniche di questo tipo – sviluppate da persone diverse, in settori diversi e a fini diversi – sono numerose. Per la maggior parte hanno un'origine commerciale e spesso non sono state oggetto di pubblicazioni scientifiche, né di valutazione o di validazione formali (Lyons et al., 2004). Alcune tecniche sono dirette principalmente a fornire una descrizione accurata di compiti o a pianificare la sequenza delle fasi di un processo. Per esempio, nell'analisi gerarchica dei compiti (hierarchical task analysis) la descrizione dei compiti (task) è scomposta in sotto-compiti (sub-task) o operazioni; questo approccio è stato applicato con molto successo all'analisi degli errori nella chirurgia endoscopica (Joice et al., 1998). L'identificazione e le tecniche di analisi dell'errore umano si avvalgono dell'analisi dei compiti per fornire una descrizione dettagliata delle tipologie di errori che possono verificarsi, dei punti della sequenza dove è più probabile che si verifichino e dei fattori contestuali o ambientali che rendono gli errori più o meno probabili.

L'obiettivo della quantificazione dell'errore umano è produrre le probabilità di errore, basandosi sulle tecniche di analisi dei compiti e di identificazione degli errori per fornire una valutazione probabilistica del rischio (PRA, *probabilistic risk assessment*). Ciò fornisce una stima numerica delle probabilità di errore e una valutazione della probabilità complessiva di malfunzionamento di un sistema. La quantificazione dell'errore è l'aspetto più delicato dell'HRA ed è spesso fortemente basata sul giudizio di esperti, piuttosto che sull'approccio più rigoroso rappresentato dall'osservazione effettiva e dalla registrazione delle frequenze degli errori. Sebbene poco diffuse in sanità, tali tecniche sono state applicate con successo all'anestesia (Pate-Cornell, Bea, 1992). Tuttavia alcune procedure ospedaliere, come le trasfusioni di sangue, sono altamente strutturate e la quantificazione delle probabilità di errore appare perfettamente realizzabile (Lyons et al., 2004).

Il Box 8.5 elenca gli approcci più noti per fornire un'idea generale della gamma di tecniche disponibili. Alcuni approcci si concentrano sulla mappatura dei processi e sull'identificazione dei punti deboli o dei rischi; tra questi vi sono: l'analisi dell'albero degli eventi (*event tree analysis*), l'analisi dell'albero degli errori (*fault tree analysis*) e l'analisi delle modalità e degli effetti della vulnerabilità del sistema (FMEA). Si tratta di approcci di carattere generale utilizzati in forme diverse. L'analisi di operabilità (HAZOP, *hazard and operability study*), utilizzata specialmente nell'industria chimica, fornisce una metodologia e un approccio specifici per questo fondamentale aspetto.

Box 8.5   Tecniche di analisi dell'affidabilità umana

Analisi dell'albero degli errori (Fault Tree Analysis). Parte da un evento indesiderabile potenziale o effettivo per risalire alle cause immediate e remote e alle loro combinazioni.

Analisi dell'albero degli eventi (Event Tree Analysis). Procede dagli eventi, per esempio un guasto di un'attrezzatura, e valuta le possibili conseguenze ipotizzando diversi scenari.

Analisi delle modalità e degli effetti della vulnerabilità del sistema (FMEA). Analizza i potenziali malfunzionamenti dei sistemi o delle loro componenti o funzioni e i relativi effetti. Si considera una componente per volta, definendone le possibili modalità d'errore e individuando i possibili effetti.

Analisi del rischio e punti critici di controllo (HACCP, Hazard Analysis and Critical Control Points). Si tratta di una metodologia sistematica per l'identificazione, la valutazione e il controllo dei rischi, impiegata soprattutto nel settore alimentare.

Analisi di operabilità (HAZOP, Hazard and Operability Study). È un metodo sistematico e qualitativo, basato sul lavoro di gruppo, per identificare i rischi (o le deviazioni rispetto all'intento progettuale) nei processi industriali.

Valutazione probabilistica del rischio (PRA, Probabilistic Risk Assessment). Combina tecniche come FMEA e HAZOP con modellistiche degli errori e alberi degli eventi e assegna probabilità a eventi ed esiti.

Tripod Delta. Si tratta di un sistema integrato di gestione della sicurezza che valuta tipologie generali di malfunzionamento, come problemi di manutenzione e progettazione, e il loro possibile impatto sulla sicurezza.

Tecnica di valutazione e riduzione dell'errore umano (HEART, Human Error Assessment and Reduction Technique). Esamina specifiche tipologie di compiti e le probabilità di errore loro associate, impiegando apposite tabelle che prendono in considerazione le tipologie di compiti e i fattori che influenzano la performance.

(Da Redmill, Rajan, 1997; Reason, 1997)

8

L'analisi probabilistica di affidabilità va ancora oltre, poiché assegna probabilità specifiche ai vari rami dell'albero degli errori, consentendo di ottenere una valutazione complessiva del rischio. Vi sono infine approcci che valutano le condizioni di lavoro degli addetti più che il processo in quanto tale, sottolineando l'importanza dei fattori latenti e dei processi organizzativi, come fa il modello degli incidenti di Reason. Questi approcci comprendono il Tripod Delta, sviluppato da Reason e colleghi per l'industria petrolifera, e la tecnica di valutazione e riduzione dell'errore umano (HEART, *human error assessment and reduction technique*), sviluppata dall'ergonomo Jeremy Williams per valutare in diversi contesti l'influenza delle condizioni che determinano errori (Williams, 1985; Reason, 1997). L'esplorazione sistematica di queste tecniche in sanità è solo agli inizi e limitata prevalentemente a sistemi esistenti. Finora gli esempi di applicazioni di successo sono pochi e sporadici, ma è molto probabile che aumentino di numero e importanza nei prossimi anni.

Esamineremo ora le tecniche attualmente più diffuse in sanità, fornendo qualche esempio della loro applicazione.

Analisi delle modalità e degli effetti della vulnerabilità del sistema (FMEA)

L'uso della FMEA (*failure modes and effects analysis*) è raccomandato dalla Joint Commission on Accreditation of Healthcare Organizations negli Stati Uniti, dalla National Patient Safety Agency nel Regno Unito e dalla Veterans Administration (VA) statunitense e i rispettivi siti web forniscono linee guida. In particolare la VA ha intrapreso una revisione dei metodi disponibili per adattarli all'impiego in sanità utilizzando elementi classici della FMEA, il proprio schema di analisi delle cause profonde e l'approccio HACCP. Le fasi principali del processo della VA sono schematizzate nel Box 8.6 (DeRosier et al., 2002). Appare subito evidente che si tratta di un impegno notevole, che tuttavia è chiaramente necessario quando si ha a che fare con processi complessi, sofisticati e rischiosi. Un punto di forza dell'approccio della VA è l'insistenza sul coinvolgimento dell'alta direzione e sulla necessità del suo sostegno.

Per dare un'idea del funzionamento pratico della FMEA, esamineremo un'analisi condotta presso il Good Samaritan Hospital, in Ohio (Burgmeier, 2002). Il Safety Board dell'ospedale, consapevole della vulnerabilità all'errore dell'assistenza sanitaria, decise di valutare proattivamente i processi ad alto rischio. Il primo processo studiato fu la trasfusione di sangue, poiché interessava un gran numero di pazienti, comportava il rischio di reazioni emolitiche potenzialmente fatali e implicava procedure divenute assai complesse; per salvaguardare i pazienti e soddisfare i requisiti previsti dalla normativa, erano stati introdotti numerosi passaggi e doppi controlli. I benintenzionati sforzi per aumentare la sicurezza mediante l'aggiunta di controlli avevano introdotto un nuovo tipo di rischio, quello derivante dalla complessità.

Il gruppo di lavoro costituito era piuttosto ampio e comprendeva esperti di diverse discipline (gestione del rischio, servizio trasfusionale, amministrazione, chirurgia, terapia intensiva e unità con frequente ricorso alla trasfusione). Dopo la definizione dei ruoli, furono dedicati quattro giorni all'analisi e alla mappatura preliminari. Le difficoltà

Box 8.6 Modalità d'errore e analisi degli effetti nell'assistenza sanitaria: sintesi del processo della Veterans Administration

Fase 1 Definire l'ambito dell'analisi FMEA
Si tratta in genere di un'area a rischio elevato che giustifica un programma di sicurezza a lungo termine.

Fase 2 Costituzione di un gruppo di lavoro multidisciplinare
Dovrebbero essere rappresentate tutte le discipline coinvolte. L'inserimento nel gruppo di figure che non hanno familiarità con il processo in esame favorisce il pensiero critico.

Fase 3 Mappatura del processo utilizzando diagrammi di flusso e schemi
– Creare un diagramma di flusso generale.
– Se il processo è complesso, identificare l'area sulla quale focalizzarsi.
– Identificare tutti i sottoprocessi.
– Creare un diagramma di flusso per i sottoprocessi.

Fase 4 Analisi del rischio
– Elencare tutte le possibili modalità d'errore per ciascun processo e sottoprocesso
– Valutare la gravità del malfunzionamento in ciascun punto specifico.
– Decidere se la modalità d'errore richiede azioni ulteriori.

Fase 5 Azioni
– Decidere se si vuole eliminare, controllare o accettare ciascuna possibile causa di malfunzionamento.
– Individuare possibili linee d'azione per eliminare o controllare le modalità d'errore.
– Individuare le misurazioni degli esiti che saranno utilizzate per la verifica del processo dopo la riprogettazione
– Identificare un solo responsabile dell'azione e del monitoraggio degli esiti.
– Accertare che non siano state introdotte nuove vulnerabilità nel sistema come risultato dei cambiamenti.

(Adattato da DeRosier et al., 2002)

---

incontrate nella sola stesura del diagramma di flusso furono estremamente significative. Esistevano due assetti organizzativi, cinque procedure infermieristiche e una molteplicità di situazioni particolari (per esempio, alcune tipologie di dispositivi per filtrazione sono inadatte per certi emoderivati). Probabilmente nessun membro dell'organizzazione conosceva completamente il processo, fino a quando non si dovette procedere alla sua mappatura. Considerando la complessità di questi processi ospedalieri, non ci si stupisce tanto della frequenza degli errori, quanto della capacità degli operatori di destreggiarsi in questi sistemi straordinariamente imperfetti.

Per ciascuna fase del processo il gruppo di lavoro considerò che cosa poteva andar male (modalità d'errore), perché l'errore poteva verificarsi (causa) e cosa poteva accadere se l'errore si fosse verificato (effetti). Un esempio di analisi di una modalità d'errore è presentato nel Box 8.7. Furono identificate 40 modalità d'errore, a ciascuna delle quali furono assegnati punteggi su una scala da 1 a 10 per *frequenza* (quanto facilmente potrebbe accadere), *gravità* e *rilevabilità* (con quale probabilità l'errore non sarebbe rilevato se si verificasse). Moltiplicati tra loro, questi tre punteggi fornivano

---

Box 8.7 Una modalità d'errore nel processo di trasfusione di sangue

Modalità d'errore
Non sempre la registrazione delle prescrizioni di emoderivati viene controllata da due persone.

Cause
- L'assistenza urgente a un paziente è spesso più importante.
- Gli infermieri non comprendono pienamente le conseguenze della decisione di non registrare una prescrizione quando danno la priorità all'assistenza a un paziente.
- L'infermiere che registra la prescrizione preferisce "sbrigarsi in fretta", anziché seguire attentamente e correttamente la procedura.
- L'attuale direttiva non indica esplicitamente che la prescrizione deve essere controllata da due persone.

Possibili effetti dell'errore
- Spreco di personale e risorse.
- Ritardo nel trattamento del paziente.
- Inutile impegno delle scarse risorse di sangue.
- Aumento del rischio per il paziente.
- Aumento della durata della degenza.

Piano d'azione (soluzioni)
- Modulo di prescrizione specifico per il sangue utilizzato da tutti i dipartimenti e compilato da un medico.
- Modulo di prescrizione inviato via fax al servizio trasfusionale per un controllo incrociato della registrazione della prescrizione effettuata su computer.
- Addestramento di tutti gli operatori coinvolti nel processo di trasfusione di sangue.
- A lungo termine, il medico compilerà direttamente la prescrizione su computer.

(Da Burgmeier, 2002)

---

un indice approssimativo di rischio. Le modalità di errori potenziali col più elevato punteggio sono elencate nel Box 8.8.

Il processo della FMEA produsse una serie di raccomandazioni per cambiamenti immediati e per l'adozione a lungo termine di un sistema di gestione computerizzata delle prescrizioni mediche con codice a barre. I cambiamenti immediati comprendevano: l'introduzione di un modulo standardizzato per gli emoderivati che consentiva ai medici di effettuare la prescrizione mediante la spunta di caselle, documentando il motivo della trasfusione; un sistema di sicurezza che consentiva l'accesso al sangue solo dopo aver digitato il codice di un paziente; un programma di addestramento multimediale. Ma l'aspetto più importante fu rappresentato dalla sintesi dei molteplici assetti organizzativi e procedurali connessi alle trasfusioni in un unico assetto, che comprendeva un diagramma di flusso del nuovo processo. Considerando questi cambiamenti da un punto di vista più generale, possiamo riconoscere un forte elemento centrale di semplificazione e standardizzazione: semplificare gli assetti e le procedure, rendere espliciti i diagrammi di flusso, sviluppare una modulistica standard utilizzata da tutti e fornire l'addestramento necessario per avviare il nuovo sistema. Inoltre, fu introdotta una "difesa" aggiuntiva rappresentata dal sistema di sicurezza

---

Box 8.8   Modalità d'errore più gravi nel processo di trasfusione di sangue

- Verifica non accurata dell'esatta corrispondenza tra sangue e paziente.
- L'infermiere non resta accanto al paziente per almeno 15 minuti dopo l'inizio della trasfusione.
- Mancato confronto tra il nome indicato del paziente e il braccialetto d'identificazione quando viene effettuato il prelievo per la tipizzazione e la prova crociata di compatibilità.
- Mancata verifica del braccialetto d'identificazione da parte di chi applica l'etichetta sui campioni di sangue prelevati per la tipizzazione e la prova crociata di compatibilità.
- Accettazione di istruzioni verbali in luogo di una disposizione scritta da parte di chi applica l'etichetta sui campioni di sangue prelevati per la tipizzazione e la prova crociata di compatibilità.
- Mancato controllo della registrazione della prescrizione da parte di due persone.
- Interpretazione della prescrizione difforme da quanto inteso dal medico.

(Adattato da Burgmeier, 2002)

---

per l'accesso al sangue. Il monitoraggio dei cambiamenti mostrò una costante riduzione della variabilità e dei problemi man mano che il sistema si assestava e nessun caso di errori gravi o danni ai pazienti nei primi mesi. Il giudizio finale del gruppo di lavoro fu che, sebbene offrisse molti vantaggi, la FMEA non era un approccio di facile applicazione: aveva infatti richiesto un investimento notevole di tempo, denaro ed energia, e ciò ne rendeva consigliabile l'applicazione solo nei processi ad alta priorità (Burgmeier, 2002).

Integrazione e valutazione delle tecniche analitiche

L'analisi degli eventi è in genere considerata retrospettiva, mentre tecniche come la FMEA, che esaminano un processo di cura, sono considerate prospettiche e, dunque, potenzialmente superiori. L'idea è che utilizzando l'analisi prospettica si possa prevenire il prossimo evento, mentre utilizzando l'analisi del caso si guarda indietro a qualcosa che è già andata storta. Si potrebbe pensare che diventando l'assistenza sanitaria più sicura, queste analisi prospettiche finiranno col soppiantare l'analisi degli eventi. A parte il fatto che l'assistenza sanitaria dovrà fare ancora parecchia strada prima che le sorgenti di eventi si esauriscano, vi sono numerose ragioni per continuare sia a esplorare i singoli eventi sia a esaminare i sistemi prospetticamente.

Innanzi tutto, non vi è una divisione netta tra tecniche retrospettive e prospettiche; come già osservato, il vero obiettivo dell'analisi dell'evento è utilizzare quest'ultimo come una finestra sul sistema, essenzialmente per individuare le attuali vulnerabilità e i potenziali problemi futuri. Al contrario, la cosiddetta analisi prospettica si basa ampiamente sull'esperienza passata delle persone coinvolte. Le probabilità e i rischi stimati mediante l'analisi delle modalità e degli effetti della vulnerabilità del sistema sono derivati quasi esclusivamente da gruppi di clinici sulla base della loro passata esperienza. Tecniche come la FMEA sono, inoltre, assai dispendiose in termini di

8

tempo e risorse. L'analisi dei singoli eventi, indipendentemente dal fatto che questi abbiano avuto un outcome sfavorevole, può essere adattata in funzione del tempo e delle risorse disponibili, dieci minuti o dieci giorni. Un singolo evento, una storia, impegna quasi sempre un gruppo di operatori sanitari e può essere analizzato da un solo esperto di gestione del rischio o da un intero team clinico. Il futuro è nell'applicazione assennata di entrambi i tipi di tecniche, utilizzando l'analisi sistemica degli eventi per generare stimoli e ipotesi, come premesse per l'analisi complessiva di processi e sistemi, che richiede maggiori risorse.

Uno dei principali problemi di tutte le tecniche discusse è la mancanza di sperimentazione e valutazione formali. In una delle poche revisioni in materia, Jeremy Williams esordisce affermando: "Deve sembrare davvero straordinario alla maggior parte degli scienziati impegnati nella ricerca in altre aree del mondo fisico e tecnologico che gli esperti di affidabilità umana abbiano fatto così poco per validare le tecniche di valutazione dell'affidabilità umana che essi propagano, modificano e diffondono così liberamente" (Williams, 1985); un punto di vista condiviso in seguito da altri autori (Redmill, Rajan, 1997). Benché giunga in ritardo a questi approcci, la sanità può avere in realtà molto da offrire grazie alla tradizione molto più forte nell'uso delle evidenze, dei trial clinici comparativi, degli strumenti di valutazione e delle ricerche quantitative. Tuttavia, mancando una valutazione rigorosa, senz'altro auspicabile, della validità delle diverse tecniche descritte in questo capitolo, occorre considerare con cautela lo stato delle conoscenze da esse derivate. L'analisi degli eventi fornisce una meravigliosa finestra sul sistema complessivo, ma essenzialmente produce ipotesi su dove possono risiedere i problemi che devono essere seguite da ulteriori e più approfondite indagini. Le tecniche sull'affidabilità umana possono produrre dati empirici più sistematici, ma dipendono spesso dall'opinione di esperti, che può anch'essa richiedere un'ulteriore validazione mediante l'osservazione. L'analisi degli incidenti e degli eventi e gli altri metodi rivelano tuttavia moltissimo circa la vulnerabilità dei nostri sistemi e mostrano quanti fattori occorre considerare se si vuole progettare un sistema sanitario di elevata qualità e più sicuro.

Dall'analisi dell'incidente alla progettazione del sistema

Giunti alla fine di questo capitolo, ci troviamo nel punto di passaggio tra la comprensione e l'analisi degli eventi e i metodi di prevenzione e miglioramento della qualità, che saranno trattati nei prossimi capitoli. Sono stati definiti, con una classificazione a sette livelli, i fattori relativi al paziente, al compito e alla tecnologia, all'individuo, al team, all'ambiente di lavoro, all'organizzazione e al contesto istituzionale, che vengono rivelati nelle analisi degli eventi. Gli stessi fattori definiscono anche gli strumenti di intervento e i diversi livelli di attuazione della sicurezza e della qualità, che saranno sistematicamente analizzati nel prosieguo della trattazione.

Pascale Carayon e colleghi hanno giustamente osservato, tuttavia, che i quadri di riferimento proposti da James Reason, da me e da altri colleghi erano principalmente rivolti allo studio e all'analisi degli eventi e degli incidenti. Tali analisi hanno chiare implicazioni per il cambiamento e il disegno dei sistemi, ma ciò non risulta esplicitamente nei modelli. Carayon e colleghi hanno utilizzato la comprensione derivata dalle analisi degli incidenti e da altre fonti per sviluppare un modello per la progettazione di sistemi di lavoro finalizzati alla sicurezza del paziente (SEIPS, *system engineering initiative for patient safety*).

La loro applicazione dell'ingegneria dei sistemi alla sicurezza del paziente si fonda su un particolare ramo dell'ingegneria industriale, l'ergonomia cognitiva. Tale disciplina si concentra sulle interazioni tra le persone e il loro ambiente, che sono determinanti per la performance, la sicurezza, la salute e la qualità della vita lavorativa, come pure per i beni o i servizi prodotti (Carayon et al., 2006). Questo modello è costruito sula base del modello struttura-processo-outcome di Donabedian e incorpora i principali temi dei quadri di riferimento trattati in precedenza. Vi sono alcune differenze di prospettiva: compiti e tecnologie sono separati, paziente e personale sono riuniti nella componente "persona" e il gruppo di lavoro è integrato all'interno della componente organizzativa. Mentre il modello di Donabedian assegna un'importanza molto maggiore alle performance dei singoli operatori sanitari, il modello di Carayon si focalizza sul sistema complessivo e sulle interazioni tra le sue componenti. Va notato che gli outcome del modello SEIPS comprendono, oltre agli outcome del paziente, anche quelli del personale, in base al presupposto che solo un'organizzazione del lavoro sana può fornire cure eccellenti e sicure per il paziente, poiché garantisce nel contempo alla forza lavoro un ambiente sicuro e produttivo. Come sottolineato dagli autori, gli operatori della sanità subiscono numerosi effetti negativi dovuti a difetti nella progettazione dei sistemi, tra i quali insoddisfazione nel lavoro, demotivazione, problemi di salute mentale e fisica.

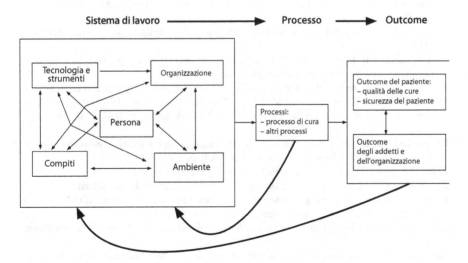

Fig. 8.3 Sistemi di lavoro e sicurezza del paziente nel modello SEIPS. (Da Carayon et al., 2006)

8

Il modello SEIPS è stato utilizzato in uno studio sui centri di chirurgia ambulatoriale ed è stato anche verificato in altri studi. Nel contesto chirurgico gli obiettivi erano essenzialmente due: primo, guidare la valutazione dei sistemi, dei processi e degli outcome in ciascun centro per sviluppare gli interventi di riprogettazione del sistema; secondo, guidare la valutazione degli interventi di riprogettazione. Anche se nel resto del libro non vi faremo esplicito riferimento, il modello SEIPS rappresenta un valido ponte concettuale per passare agli argomenti trattati nelle successive parti del volume, poiché identifica chiaramente gli elementi essenziali per migliorare i sistemi sanitari. Più avanti prenderemo in esame i ruoli della progettazione e della tecnologia, del paziente e del personale, del gruppo di lavoro e delle organizzazioni, come pure la difficile questione dell'integrazione di queste diverse componenti, nell'ambito di programmi a lungo termine di miglioramento stabile. Ma prima occorre affrontare un tema al quale è stata finora dedicata scarsa attenzione: le conseguenze dell'errore e del danno per i pazienti, i loro familiari e il personale sanitario.

Bibliografia

Balen P (2004) Gross negligence manslaughter. Clinical Risk, 10:25-27

Burgmeier J (2002) Failure mode and effect analysis: an application in reducing risk in blood transfusion. Joint Commission Journal on Quality Improvement, 28(6):331-339

Carayon P, Schoofs Hundt A, Karsh BT et al (2006) Work system design for patient safety: the SEIPS model. Quality and Safety in Health Care, 15(Suppl 1):i50-i58

Dean B, Schachter M, Vincent CA, Barber N (2002) Causes of prescribing errors in hospital inpatients: a prospective study. The Lancet, 359:1373-1378

DeRosier J, Stalhandske E, Bagian JP, Nudell MS (2002) Using health care failure mode and effect analysis: the VA National Center for Patient Safety's prospective risk analysis system. Joint Commission Journal on Quality & Safety, 28:248-267

Helmreich RL (2000) On error management: lessons from aviation. British Medical Journal, 320: 781-785

Holbrook J (2003) The criminalisation of fatal medical mistakes. British Medical Journal, 327:1118-1119

Joice P, Hanna GB, Cuschieri A (1998) Errors enacted during endoscopic surgery – a human realiability analysis. Applied Ergonomics, 29(6):409-414

Kirwan B (1994) A Guide to Practical Human Reliability Assessment. Taylor and Francis, London

Lyons M, Adams S,Woloshynowych M, Vincent CA (2004) Human reliability analysis in healthcare: a review of techniques. International Journal of Risk and Safety in Medicine, 16(4):223-237

Pate-Cornell ME, Bea RG (1992) Management errors and system reliability: a probabilistic approach and application to offshore platforms. Risk Analysis, 12(1):1-18

Reason JT (1990) Human Error. Cambridge University Press, New York

Reason JT (1997) Managing the Risks of Organisational Accidents. Ashgate, Aldershot

Reason JT (2001) Understanding adverse events: the human factor. In: Vincent C (ed) Clinical Risk Management: Enhancing Patient Safety, 2nd edn. BMJ Books, London

Redmill R, Rajan J (1997) Human Factors in Safety Critical Systems. Butterworth Heinemann, Oxford

Rogers S (2002) A structured approach for the investigation of clinical incidents in healthcare: application in a general practice setting. British Journal of General Practice, 52(suppl 52):S30-S32

Spath P (1999) Error Reduction in Health Care: A Systems Approach to Improving Patient Safety. AHA Press, Washington

Taylor-Adams S, Vincent C (2004) Systems analysis of clinical incidents: the London Protocol. www.cpssq.org

Toft B (2001) External Inquiry into the adverse incident that occurred at Queen's Medical Centre, Nottingham, 4th January 2001. Department of Health, London

Vincent C, Taylor-Adams S, Stanhope N (1998) Framework for analysing risk and safety in clinical medicine. British Medical Journal, 316:1154-1157

Vincent C (2004) Analysis of clinical incidents: a window on the system not a search for root causes. Quality & Safety in Health Care, 13(4):242-243

Williams JC (1985) Validation of human reliability assessment technique. Reliability Engineering, 11:149-162

Dopo l'evento

La cura dei pazienti danneggiati da un trattamento

I precedenti capitoli hanno mostrato che molti pazienti subiscono errori nel corso del loro trattamento, anche se non sempre se ne rendono conto, e alcuni sono involontariamente danneggiati dall'assistenza sanitaria. Il danno può essere minore, e causare solo fastidio o disagio, ma può anche implicare grave disabilità o morte. Quasi tutti gli outcome sfavorevoli comportano conseguenze psicologiche, che possono essere rappresentate da ansia e angoscia, ma anche da depressione e perfino disperazione. La maggior parte di questo libro è dedicata alla comprensione di come gli eventi avversi si verificano e di come possono essere prevenuti. Ciò che accade dopo tali eventi, tuttavia, può essere altrettanto importante di ciò che accade prima; talvolta gli ospedali e i loro legali rappresentanti trattano i pazienti danneggiati in modo veramente odioso, facendosi beffe dell'etica della sanità. Arnold Simanowitz, tra i primi impegnati in quest'area, rivolgendosi ai medici usava dire: "Sareste sconvolti se sapeste che cosa è stato fatto a vostro nome".

Fortunatamente, in diversi paesi vi è oggi una forte pressione, talvolta supportata dalla normativa, per una comunicazione trasparente; questo è un primo importante passo verso un trattamento più umano e attento dei pazienti e dei loro familiari. Finora, tuttavia, un'attenzione molto minore è stata dedicata alle conseguenze a lungo termine per i pazienti che hanno subito danni e pochissime organizzazioni sanitarie si sono assunte la piena responsabilità di prendersi cura delle persone che hanno subito un danno. Vi è la tendenza a sottovalutare le esperienze di queste persone, ma la comprensione dell'impatto dei danni da loro subiti è un prerequisito per fornire un aiuto utile ed efficace. Lo scopo di questo capitolo è illustrare almeno in parte l'esperienza dei pazienti danneggiati e dei loro familiari e fornire alcune indicazioni su come aiutarli.

Il danno da trattamento medico è diverso dagli altri

I pazienti e le loro famiglie possono soffrire per un danno causato da un trattamento medico in due modi diversi: il primo è relativo agli effetti del danno stesso, il secondo

9

al modo in cui l'evento è gestito nel periodo successivo. Molte persone danneggiate da cure mediche soffrono un trauma aggiuntivo perché l'evento viene gestito in modo insensibile e incompetente. Al contrario, quando il personale assume l'iniziativa, riconosce il danno e prende provvedimenti concreti, il supporto offerto può migliorare l'impatto sia a breve sia a lungo termine. I pazienti che hanno subito un danno hanno bisogno di spiegazioni, di scuse e di sapere quali misure sono state adottate per prevenire il ripetersi di eventi analoghi; spesso hanno anche bisogno di aiuto pratico ed economico (Vincent et al., 1994). I problemi sorgono quando il normale impulso ad aiutare viene frenato dall'ansia, dalla vergogna o semplicemente dal non sapere che cosa dire.

L'impatto emotivo è particolarmente complesso poiché il danno al paziente differisce dalla maggior parte degli altri incidenti per alcuni importanti aspetti. Innanzi tutto, i pazienti sono stati danneggiati, involontariamente, da persone nelle quali avevano riposto considerevole fiducia, e così la loro reazione può essere particolarmente violenta e difficile da fronteggiare. Immaginate quale groviglio di emozioni provereste se foste danneggiati da un membro della vostra stessa famiglia. In secondo luogo, i pazienti sono spesso curati dagli stessi professionisti, e forse anche da quelli coinvolti nel danno iniziale. Poiché essi sono molto spaventati per quanto gli è successo, e provano sentimenti conflittuali nei confronti delle persone coinvolte, anche questo aspetto può essere molto difficile, anche quando il personale è comprensivo e solidale.

L'impatto del danno al paziente

Un danno al paziente comporta conseguenze sia fisiche sia psicologiche e può influenzare molti altri aspetti della vita di una persona.

Danno fisico

Per definizione, tutti i pazienti che subiscono eventi avversi riportano un danno di qualche tipo. Talvolta gli effetti fisici sono decisamente minori e rappresentati semplicemente da qualche disagio e da un prolungamento della degenza ospedaliera. In un certo numero di casi, tuttavia, i danni sono importanti. Per esempio i danni subiti da alcuni dei pazienti che ho avuto modo di intervistare personalmente comprendevano: asportazione non necessaria dell'utero in una giovane donna, tumori non trattati, mastectomie non necessarie, molti casi di dolore cronico, formazione di cicatrici e tutti i problemi correlati di adattamento e repulsione, incontinenza e perdita della funzione intestinale e numerosi altri casi con lunghe sequele di disabilità.

Danno psicologico

I pazienti sono spesso in una condizione psicologica vulnerabile, anche quando la diagnosi è chiara e il trattamento segue il piano concordato; anche le procedure di routine e i parti normali possono determinare sintomi post-traumatici (Clarke et al., 1997;

Czarnocka, Slade, 2000). Quando subiscono un danno o una disgrazia, possono dunque avere una reazione particolarmente grave.

Gli eventi traumatici e potenzialmente fatali producono una varietà di sintomi di natura psicologica, in aggiunta al danno fisico. Eventi improvvisi, gravi, pericolosi o incontrollabili determinano più frequentemente problemi psicologici, specie nelle persone malate, esaurite o affette da disturbi dell'umore (Brewin et al., 1996). La mancata soppressione dello stato di coscienza durante l'anestesia è un esempio di evento di questo tipo. Dopo un'esperienza così terrificante, seppure di breve durata, si soffre spesso di ansia, ricordi intrusivi e disturbanti, distacco emotivo e flashback. Quasi sempre, sebbene dolorosi, i ricordi sperimentati dopo eventi stressanti, come un divorzio o un lutto, tendono gradualmente a scomparire. Tuttavia, possono talvolta essere intensi, prolungati e causare notevole sofferenza. In diversi casi, la persona può sviluppare pienamente la sindrome da disturbo post-traumatico da stress.

Spesso si parla indiscriminatamente di disturbo post-traumatico da stress, ma occorre essere cauti nell'utilizzo di tale definizione, poiché si tratta di una precisa diagnosi psichiatrica basata su criteri stringenti e specifici. Non abbiamo idea di quante persone sviluppino la sindrome piena dopo un trattamento medico, ma il loro numero è probabilmente basso. Tuttavia, l'incidenza di alcuni sintomi caratteristici di questa condizione è verosimilmente assai maggiore. Molti pazienti che hanno riportato un danno soffrono per gli incubi associati al trattamento e al periodo trascorso in ospedale, per il ricordo persistente e intrusivo delle cure e per altri motivi, ma non sviluppano tutta la costellazione di sintomi che identificano il disturbo post-traumatico da stress. La depressione sembra essere la più comune risposta a lungo termine ai problemi cronici del danno causato da trattamenti medici (Vincent, Coulter, 2002), sebbene poche ricerche siano state condotte in questo campo. L'insorgenza e l'entità del disturbo depressivo dipendono dalla gravità del danno subito, dal sostegno ricevuto da familiari, amici e personale sanitario e da diversi altri fattori (Kessler, 1997).

Quando un paziente muore, il trauma è ovviamente ancora più severo, in particolare in seguito a una morte potenzialmente evitabile (Lundin, 1984). Per esempio, molte persone che hanno perso un coniuge o un figlio in un incidente stradale continuano per anni a rimuginare sulla disgrazia e su ciò che si sarebbe potuto fare per prevenirla; spesso sono incapaci di accettare, risolvere o dare un senso alla perdita subita (Lehman et al., 1987). Per i familiari dei pazienti la cui morte è stata improvvisa o inaspettata la perdita può pertanto essere particolarmente difficile da accettare. Se la morte era evitabile, nel senso che cure mediche inadeguate hanno contribuito al decesso, i familiari possono andare incontro a un lutto insolitamente traumatico e prolungato, rimuginando continuamente sulla perdita senza riuscire ad affrontarla.

Impatto più generale sulla famiglia, sulla vita e sul lavoro

Il reale impatto di alcuni eventi diventa evidente solo a distanza di tempo. Un intestino perforato, per esempio, può richiedere una serie di interventi chirurgici e di ricoveri ospedalieri. Come per tutte le lesioni, gli effetti e i problemi associati possono moltiplicarsi nel tempo, in particolare se il recupero è solo parziale. Il dolore cronico, per

9

esempio, influenza l'umore di una persona, la capacità di prendersi cura dei propri figli, la capacità di lavorare, le relazioni familiari e sociali e la vita sessuale. Con il deterioramento delle relazioni, la persona può diventare più isolata, meno impegnata e, di conseguenza, più predisposta alla depressione; questa, a sua volta, rende più difficoltosi il lavoro e la cura dei figli, e così via (Vincent et al., 1993). Il quadro completo può essere aggravato dai problemi economici derivanti dall'inabilità al lavoro e dall'ansia per il futuro che ciò comporta. Molti di questi aspetti non sono considerati dalle organizzazioni sanitarie all'origine del danno (Duclos et al., 2005).

Le esperienze dei pazienti danneggiati e dei loro familiari

L'espressione "evento avverso" è tecnicamente utile, ma deliberatamente neutra. Non riflette, e non è destinata a riflettere, le terribili storie umane spesso nascoste dietro la

---

Box 9.1   Dolore cronico e depressione originati da perforazione del colon

La signora Long fu sottoposta a isteropessi, un intervento di fissazione alla parete addominale del corpo uterino per correggere un vizio di posizione. Dopo l'intervento la paziente si svegliò con un terribile dolore all'addome inferiore, che peggiorò progressivamente nei successivi quattro giorni. La donna era molto spaventata e si rivolse ripetutamente ai medici e agli infermieri, ma essi minimizzarono la cosa dicendole che si trattava di "aria".

Il quinto giorno il dolore era diventato insopportabile e la paziente aveva la sensazione che l'interno dell'addome si "lacerasse". Quella sera la ferita si riaprì e il contenuto intestinale cominciò a filtrare attraverso la medicazione, ma anche allora nessuno sembrò preoccuparsi. Infine il chirurgo si rese conto che l'intestino era stato perforato e venne effettuata una colostomia temporanea.

Il successivo intervento, per ripristinare il transito naturale, fu un "altro fiasco". Dopo pochi giorni dalla cicatrice fuoriuscì materiale fecale, la ferita si infettò e il dolore era straziante, specie dopo aver mangiato. La paziente chiese più volte se poteva essere alimentata mediante fleboclisi, ma il personale infermieristico insistette che continuasse a mangiare. Per due settimane "piangevo per il dolore, veramente terrorizzata: semplicemente non ce la facevo più". La signora Long fu infine trasferita in un altro ospedale, dove fu immediatamente alimentata con una dieta liquida.

L'intervento definitivo per riparare l'intestino ebbe successo, ma lasciò la paziente estenuata e depressa; cominciò a recuperare le forze solo dopo un anno di convalescenza. Tre anni più tardi era ancora continuamente stanca, irritabile e abbattuta: "Non traevo più piacere da niente". Non apprezzava più l'affetto o il conforto e sentiva che andava sempre peggio, diventando più malinconica e preoccupata.

Durante il mestruo le sue cicatrici provocano ancora fastidio e dolore. Si sente molto meno sicura di sé e attraente perché il suo stomaco è "deformato". Con l'aggravarsi della depressione, ha cominciato a perdere interesse per il sesso e prova più imbarazzo per le cicatrici. A distanza di tre anni il trauma subito durante la degenza in ospedale è ancora molto intenso. La signora Long ha ancora incubi sul periodo trascorso in ospedale e non riesce a parlare della sua esperienza senza scoppiare in lacrime. Si sente molto arrabbiata e amareggiata perché nessuno le mai chiesto scusa o ha riconosciuto che è stato commesso un errore.

(Adattato da Vincent, 2001)

Box 9.2 Morte neonatale: lutto e disturbo post-traumatico da stress

Jamie, il figlio del signor Carter, riportò danni alla nascita per inadeguata assistenza ostetrica, che causò lesioni irreparabili al midollo spinale. Morì quando aveva due mesi, senza aver mai ripreso conoscenza.

Tre giorni dopo la nascita il pediatra confermò ai genitori che il loro bambino era affetto, come sospettavano, da gravi handicap. Il piccolo aveva crisi epilettiche ed era parzialmente cieco; non piangeva mai né faceva versi perché le corde vocali erano state danneggiate. Nonostante le lesioni, cresceva e guadagnava peso. Dopo due settimane dalla nascita di Jamie, ai genitori fu comunicato che il bambino non sarebbe sopravvissuto: vissero due mesi terribili, quasi sempre in ospedale, aspettando che morisse.

I coniugi Carter ebbero numerosi incontri con il personale ospedaliero, ma il signor Carter non ebbe mai l'impressione di aver ricevuto una spiegazione esauriente. Si sentì dire frasi come "sono cose che capitano", che, ricorda "mi mandavano veramente in bestia. Ciò che mi ha disturbato di più è che nessuno disse che era stato commesso un errore. Ancora oggi rimango con molti interrogativi. Nessuno agì con sufficiente rapidità. Non venne nessun medico prima che arrivasse il pediatra".

La reazione del signor Carter alla morte di Jamie fu intensa, violenta e prolungata. Per un anno egli soffrì di disturbi della memoria e orribili sogni. Sentendosi "vuoto e senza speranza", divenne silenzioso, si chiuse in se stesso e si allontanò anche da sua moglie. Era tormentato da immagini disturbanti e dai ricordi di Jamie, della sua nascita, della sua lenta agonia e, in particolare, della sua testolina raggrinzita all'approssimarsi della fine. Le immagini della nascita di Jamie continuavano a "presentarsi nella mia mente nei momenti più inaspettati. Erano assai vivide, proprio come se fossi lì. È qualcosa che prende alla gola [...]". Egli soffrì di persistenti disturbi gastrici correlati allo stress; il suo sonno era interrotto da incubi violenti, di un tipo che non aveva mai avuto in precedenza. "C'era sangue ovunque, roba da film dell'orrore". Durante il giorno si affacciavano alla sua mente immagini violente, talvolta di uccisioni, che lo facevano inorridire.

Prima della morte di Jamie, il signor Carter era sempre stato una persona rilassata e tranquilla. Dopo la terribile vicenda divenne facilmente irritabile e tra lui e sua moglie c'erano spesso discussioni. Sul lavoro, la sua irritabilità si trasformava spesso in rabbia, dando luogo a scontri e talvolta a litigi. "Ero di fatto sempre arrabbiato e molto aggressivo. Volevo ferire le persone, cosa che non mi piace affatto. Sentivo che dovevo sempre incolpare qualcuno di qualcosa".

Circa un anno più tardi, la signora Carter rimase di nuovo incinta. Durante la gravidanza il marito era molto preoccupato, ma i suoi sintomi cominciarono ad attenuarsi dopo la nascita della loro bambina. A due anni di distanza gli capita ancora, occasionalmente, di scoppiare a piangere, ed è in generale più triste e silenzioso. Quando passa vicino al cimitero nel quale è sepolto suo figlio prova ancora rabbia, ma questi sentimenti si stanno placando.

(Adattato da Vincent, 2001)

sua asettica formulazione e può essere difficile cogliere pienamente la portata del trauma che le persone si trovano talvolta ad affrontare. Le storie riportate in queste pagine, ma ve ne sarebbero molte altre da raccontare, forniscono un'indicazione di ciò che accade alle persone quando le cose vanno storte. Questa è l'essenza e la motivazione profonda della sicurezza del paziente.

Conoscere e comprendere le esperienze dei pazienti danneggiati è essenziale per fornire a ciascuno un aiuto utile e appropriato. Le due storie reali qui riproposte illustrano alcune delle principali forme di trauma psicologico risultanti da eventi avversi gravi: dolore cronico e depressione, ansia e altre reazioni post-traumatiche. La descrizione di ciascun caso si focalizza sulle esperienze e sugli effetti sulle persone coinvolte, più che sugli eventi clinici che li hanno preceduti. Vengono citate frasi dei pazienti o dei loro familiari tratte dalle interviste. I nomi e altri particolari sono stati modificati per proteggere l'identità degli individui coinvolti.

Per diversi mesi la signora Long soffrì una serie di complicazioni chirurgiche evitabili, che le procurarono un considerevole dolore. Le esperienze traumatiche, associate al dolore cronico e alla debolezza fisica, determinarono una grave depressione durata diversi anni. La depressione si manifestava con sintomi classici, quali abbassamento dell'umore, stanchezza, astenia, bassa autostima e disturbi del sonno, ma non venne rilevata da nessuno degli operatori sanitari coinvolti nelle cure della paziente. I numerosi problemi, insorti nei reparti durante il trattamento chirurgico e l'assistenza, furono aggravati dalla mancanza di spiegazioni e di scuse, dalla mancanza di interesse e risposte da parte dell'ospedale nel quale tutti i problemi si erano verificati e dalla completa incapacità di tutti coloro che avevano in cura la donna di rendersi conto di quanto profondamente fosse stata ferita (Vincent, 2001). Ciò rappresentò il "secondo trauma" che fece seguito al danno iniziale.

Molti dei sintomi e delle esperienze riportate dal signor Carter sono frequenti dopo qualsiasi lutto. Depressione, ricordi angoscianti, rabbia e sogni sulla persona morta non sono inusuali. Tuttavia, l'intensità, le caratteristiche e la durata della reazione del signor Carter indicano che la sua perdita era assai diversa da un lutto comune. Una rabbia di quell'intensità e i violenti sogni a occhi aperti non sono normali e suggeriscono, unitamente agli altri sintomi, che l'uomo era affetto da disturbo post-traumatico da stress. Il personale del reparto di pediatria cercò evidentemente di aiutare i genitori di Jamie, anche se non sembrava comprendere la portata della loro sofferenza e non approfondì le reazioni traumatiche. Considerata la violenza della reazione emotiva del signor Carter, sarebbe stato probabilmente molto difficile per lui accettare una spiegazione nella fase iniziale, anche se la morte fosse stata inevitabile. La necessaria spiegazione avrebbe dovuto essergli fornita gradualmente, nel corso di più incontri, cercando nel contempo di supportarlo e di attenuare l'intensità della sua reazione (Vincent, 2001).

Di che cosa hanno bisogno i pazienti danneggiati?

Immaginate che voi – o vostro marito, vostra madre o vostro figlio – abbiate inspiegabilmente riportato un danno in seguito a un trattamento medico. Che cosa vorreste? Immagino che vorreste sapere che cosa è successo, ricevere delle scuse, essere curati e, in seguito, quali provvedimenti sono stati adottati per evitare che ad altri succeda ciò che è accaduto a voi. Se a causa del danno subito non foste in grado di lavorare o di prendervi cura dei vostri figli, sicuramente apprezzereste un supporto economico che vi aiuti per tutto il tempo necessario per guarire. Se il recupero dell'autonomia non fosse possibile, avreste bisogno di un supporto a lungo termine. In uno dei primi studi sui motivi dei contenziosi, i miei colleghi e io abbiamo rilevato esattamente questo: le persone volevano una spiegazione, delle scuse, provvedimenti preventivi e, in alcuni casi ma non sempre, un risarcimento. Per la maggior parte, le persone che avevano subito un danno volevano che i medici coinvolti si rendessero conto di ciò che stavano provando; sentirsi ignorati o non ascoltati era un'esperienza particolarmente dolorosa e profondamente frustrante, che poteva ritardare la guarigione e l'adattamento (Vincent et al., 1994). Come mi disse un paziente: "Se solo mi avessero parlato onestamente, avrei potuto affrontare la situazione molto meglio".

Tutto questo sembra abbastanza ovvio quando si riflette un momento su ciò di cui si potrebbe aver bisogno. Tuttavia la maggior parte delle organizzazioni sanitarie si è dimostrata, almeno in passato, estremamente sleale nel rapporto con i pazienti danneggiati, ricorrendo talvolta, specie nei contenziosi, a tattiche di rallentamento e manipolazione profondamente scorrette, che hanno notevolmente aggravato i problemi iniziali. La mia espressione "secondo trauma" non è solo un modo di dire, ma rappresenta una precisa descrizione di ciò che alcuni pazienti si trovano a subire.

Ogni paziente danneggiato ha problemi e necessità specifiche. Alcuni hanno un gran bisogno di aiuto professionale qualificato, mentre altri preferiscono fare affidamento sui familiari e sugli amici. Alcuni hanno bisogno principalmente di un trattamento medico per rimediare al danno, mentre in altri prevalgono gli effetti psicologici. A breve termine i due principi più importanti sono dar fiducia al paziente ed essere il più possibile onesti e trasparenti; ciò significa che l'errore e il danno devono essere comunicati al paziente e alla sua famiglia.

Essere trasparenti: atteggiamenti dei pazienti e dei medici rispetto alla comunicazione dell'errore

> Riconoscere che si è verificato un evento avverso può essere difficile e affrontare un paziente che ha subito un danno o una famiglia in lutto può essere anche più difficile. Ma lo scenario alternativo del silenzio e dell'abbandono è peggiore: per i pazienti, per i loro familiari e per coloro che li hanno curati. (Bismark, Paterson, 2005)

Come osservato da Bismark e Paterson (2005), un paziente danneggiato da un trattamento pone il personale coinvolto di fronte a dilemmi gravi e dolorosi. È naturale evitare tale dolore evitando il paziente, la risposta del personale, tuttavia, è cruciale per il recupero. Quando i pazienti pensano che la verità sia stata loro nascosta o che siano stati liquidati come piantagrane, è per loro molto più difficile affrontare il danno. Una spiegazione insufficiente alimenta la loro rabbia, può influenzare il loro processo di guarigione e può portarli a perdere fiducia nel personale che li ha in cura. Possono quindi rifiutare ulteriori trattamenti, che nella maggior parte dei casi sono davvero necessari. Al contrario, una spiegazione onesta e la promessa di continuare a prendersi cura di loro può accrescere la fiducia e rafforzare il rapporto.

Le motivazioni etiche della comunicazione trasparente degli errori sono evidenti ed espresse in molti codici di deontologia medica. Di seguito è riportato un esempio della American Medical Association:

> I pazienti hanno il diritto di conoscere il proprio stato di salute passato e presente e di essere liberati da erronee convinzioni sulle loro condizioni. Occasionalmente si verificano situazioni nelle quali un paziente soffre significative complicazioni mediche che possono risultare

9

da un errore o da una valutazione del medico. In tali situazioni il medico è eticamente tenuto a comunicare al paziente tutti i fatti necessari per assicurare la comprensione di ciò che è successo. (Da American Medical Association, 2001. Riproduzione autorizzata)

Sebbene sia difficile non condividere il principio dell'onestà e della trasparenza, nella pratica si pongono immediatamente numerosi interrogativi. Dovrebbe essere comunicata ogni cosa, anche gli errori minori privi di conseguenze? Dovrebbero essere comunicati tutti i danni gravi, anche quando esserne a conoscenza non comporta sostanziali differenze per il paziente o i familiari? Conoscere la frequenza con cui si verificano errori non comporta ansia inutile per i pazienti? Tutte queste ragionevoli domande cominciano ora a essere indagate sistematicamente.

Focus group e studi su pazienti hanno trovato che la grande maggioranza dei pazienti, indipendentemente dal fatto che abbiano subito o meno errori, avrebbe voluto essere informata di tutti gli errori; la maggior parte avrebbe voluto venirne a conoscenza immediatamente, mentre circa un quarto avrebbe preferito aspettare finché l'intera situazione non fosse stata chiara (Hobgood et al., 2002). Per la maggior parte i pazienti sono fortemente convinti che vorrebbero essere messi al corrente di tutti gli errori dannosi, e che vorrebbero sapere che cosa è successo, come è successo, come se ne potrebbero mitigare gli effetti e che cosa sarà fatto per evitare che si ripeta (Gallagher et al., 2003). Alcuni studi hanno sottoposto ai pazienti diversi ipotetici scenari, rappresentando errori associati a danni di differente gravità e con reazioni variabili da parte dei medici coinvolti. È risultato che la modalità e la tempestività della comunicazione dell'errore sono importanti determinanti della risposta dei pazienti: una comunicazione tardiva o inadeguata comporta valutazioni più negative riguardo alle cure fornite, ai medici coinvolti e alla reputazione dell'ospedale (Cleopas et al., 2006). L'incapacità di comunicare aumenta anche la probabilità che il paziente chieda di essere curato da un diverso team medico e, in alcuni casi, la probabilità di denunce e contenziosi. Studi condotti su ginecologi con un elevato livello di contenziosi, suggeriscono che essi si distinguono dai loro colleghi non tanto per la qualità delle cure, quanto per il diverso atteggiamento, per la scarsa sensibilità e per l'insufficiente capacità di comunicazione (Entman et al., 1994; Hickson et al., 1994). Al contrario, una risposta empatica e diretta, nella quale si accetta la responsabilità, contribuisce al mantenimento della fiducia e del rispetto e riduce la sollecitazione di azioni disciplinari (Schwappach, Koeck, 2004; Mazor et al., 2006).

La classe medica tende a sottovalutare le informazioni che i pazienti vorrebbero sugli errori e gli eventi avversi. Ciò può rappresentare una reale differenza di punti di vista, ma è probabilmente anche dovuto alla consapevolezza dei medici delle difficoltà e degli aspetti pratici della comunicazione. In un focus group i medici presenti concordavano sulla necessità di comunicare gli errori dannosi, ma utilizzavano in genere un linguaggio più cauto. Spesso ciò significava parlare dell'accaduto francamente e attenendosi strettamente ai fatti, ma senza usare la parola errore. "Le è stata somministrata troppa insulina; lo zucchero del sangue si è abbassato troppo e per questo l'hanno trasferita in terapia intensiva [...]" (Gallagher et al., 2003). Se il paziente voleva conoscere maggiori dettagli, allora spiegavano l'origine del problema. In entrambi i gruppi le opinioni erano più diversificate quando si considerava un near miss, la cui comunicazione avrebbe, secondo alcuni pazienti e molti medici, spaventato indebitamente i pazienti e determinato una perdita di fiducia non necessaria.

Comunicazione trasparente: politiche e pratica

Ospedali e altre organizzazioni sanitarie stanno cominciando a considerare seriamente le loro responsabilità in merito alla comunicazione, e i responsabili della gestione del rischio e i medici cominciano a seguire i pazienti danneggiati anche dopo la dimissione e a tener conto anche delle loro necessità a lungo termine. Sebbene il compito di gestire gli eventi avversi ricada principalmente sui singoli medici, essi devono essere supportati dai loro superiori e dall'intera organizzazione. Il successo della gestione degli outcome sfavorevoli dipende dalla sensibilità e dal coraggio dei singoli medici e dei responsabili della gestione del rischio, ma richiede anche attenzione verso alcuni principi basilari ai massimi livelli dell'organizzazione. Tutte le organizzazioni sanitarie necessitano di una forte politica proattiva di intervento e monitoraggio dei pazienti danneggiati da un trattamento. È piuttosto irrealistico, se non ingiusto, aspettarsi trasparenza e onestà dai singoli senza l'appoggio di una politica di trasparenza e onestà approvata dagli organi dirigenti dell'organizzazione coinvolta.

Le politiche di comunicazione trasparente sono sempre più adottate in diversi paesi. Negli Stati Uniti, nel 2001, la JCAHO ha reso la comunicazione trasparente obbligatoria come parte delle sue regole di accreditamento, ma a un anno di distanza solo un terzo dei suoi ospedali aveva attuato tale politica e vi era ancora notevole riluttanza a una comunicazione che distinguesse il danno prevenibile da quello non prevenibile (Lamb et al., 2003); tuttavia, dal 2005 a oggi la percentuale di ospedali che attuano tale politica è salita al 69% (Gallaghet et al., 2007). La National Patient Safety Agency britannica ha adottato il documento "Being Open", un insieme di principi che, sebbene non obbligatori, rappresentano per le organizzazioni sanitarie un forte stimolo a promuovere attivamente tali politiche. Anche il Canadian Patient Safety Institute ha prodotto delle linee guida e diversi stati canadesi hanno emanato legislazioni specifiche per proteggere gli operatori sanitari che esprimono le proprie scuse ai pazienti danneggiati o alle loro famiglie (Silversides, 2009). Da principio teorico raramente messo in pratica, la comunicazione trasparente sta lentamente diventando una normale politica delle organizzazioni sanitarie.

Uno degli approcci di maggiore portata è stato quello dell'Australian Safety and Quality Council, che ha prodotto un opuscolo destinato ai pazienti sul loro diritto all'informazione (Box 9.3) e in seguito strumenti per la formazione e l'addestramento del personale in materia. Il modello di comunicazione trasparente messo a punto dal Safety and Quality Council è ponderato ed esauriente. Comprende molti temi di fondamentale importanza, tra i quali: impegno per la trasparenza, supporto nel tempo, comunicazione ai pazienti dei risultati delle indagini e delle misure che saranno adottate per prevenire eventi futuri. Va sottolineato, in particolare, che la comunicazione trasparente è intesa come un processo, non limitato a una singola occasione. Nei casi presentati all'inizio del capitolo si è visto come la risoluzione di gravi eventi avversi possa

9

Box 9.3 Informazioni per i pazienti sulla comunicazione trasparente

Quando abbiamo bisogno di assistenza sanitaria ci aspettiamo di ricevere le migliori cure disponibili. Ma talvolta le cose non vanno come dovrebbero. Per esempio, un paziente può ricevere una dose sbagliata di un farmaco oppure, dopo un intervento chirurgico, possono verificarsi complicazioni che determinano un risultato inferiore alle aspettative. Per la maggior parte gli eventi avversi sono minori e non danno luogo a danni. Quando un paziente subisce un danno ha diritto di sapere che cosa è accaduto e perché.

Se si verifica un evento avverso, l'ospedale deve attivare un processo di comunicazione trasparente. Ciò significa che ai pazienti, ai loro familiari o a chi se ne prende cura viene comunicato, il più presto possibile dopo l'evento, che cosa è accaduto e che cosa si farà di conseguenza. Una parte importante di tale processo consiste nello spiegare esattamente che cosa è andato storto e perché, e nel ricercare attivamente i modi per impedire che si verifichi nuovamente.

Che cosa mi aspetto se qualcosa va storto?

Se qualcosa non va come previsto durante il vostro soggiorno in ospedale, un membro del personale spiegherà a voi, ai vostri familiari e a chi si prende cura di voi che cosa è accaduto. Potrete anche discutere qualsiasi modifica del piano di cura in atto in seguito all'evento avverso.

In questa situazione avete diritto di:
– far partecipare alla discussione una persona di vostra fiducia;
– chiedere un secondo parere da parte di un altro specialista;
– avviare una procedura di reclamo;
– nominare una persona (familiare o amico) che desiderate sia coinvolta.

Per facilitare il processo vi preghiamo di nominare qualcuno (familiare, amico o hospital patient advocate) per assistervi durante la permanenza in ospedale.

Chi mi fornirà le informazioni in ospedale?

L'accaduto vi sarà spiegato probabilmente da un componente del team clinico che vi sta seguendo. Tuttavia, se avete difficoltà a parlare con questa persona potrete indicarne un'altra. Idealmente dovrebbe trattarsi di qualcuno:
– con cui siete in confidenza e a cui potete parlare liberamente;
– che è stato coinvolto nella vostra cura e conosce i fatti;
– che ha sufficiente autorità per iniziare un'azione diretta a impedire che il problema si verifichi nuovamente.

Chi altro sarà presente?

La persona che discuterà ciò che è accaduto potrà anche avvalersi di qualcuno in grado di assistervi e supportarvi. Un evento avverso è angosciante per il paziente e i suoi cari, ma è anche traumatico per il team clinico coinvolto. Talora le discussioni dopo l'evento possono divenire piuttosto drammatiche e accese. La presenza di qualcuno che non sia direttamente coinvolto può aiutare a rendere la discussione più costruttiva, assistendo tanto voi quanto il membro del team clinico.

Che cosa accadrà dopo?

Se qualcosa va male, una parte del processo di comunicazione trasparente è rappresentata dalle misure assunte per prevenire il ripetersi dell'evento. L'ospedale indagherà per comprendere che cosa non ha funzionato. Sarete informati sui risultati dell'indagine e sui cambiamenti attuati per impedire che una cosa simile accada a qualcun altro. Se l'indagine richiedesse molto tempo verrete aggiornati sui suoi progressi. Se lo desiderate, al termine dell'indagine sarà organizzato un incontro per discuterne i risultati.

(Charles Vincent riconosce il prezioso lavoro dell'OSQH, Office of Safety and Quality in Healthcare, del Western Australian Department of Health nello sviluppo della WA Open disclosure policy: communication and disclosure requirements for health professionals working in Western Australia, 2009, su cui si basa il documento Open disclosure patient information qui riportato. Charles Vincent ringrazia l'OSQH per l'autorizzazione)

richiedere un tempo molto lungo. Anche eventi meno gravi possono richiedere diversi incontri e altri contatti nel corso del tempo; al primo incontro i pazienti possono essere troppo turbati per comprendere pienamente, occorre quindi che abbiano modo di riflettere sulle cose per poi tornare a porre altre domande.

Va anche notato che il documento afferma specificamente che il paziente ha il diritto di reclamare e, presumibilmente, di chiedere un risarcimento. Talvolta la comunicazione trasparente è considerata un modo per ridurre i reclami e i contenziosi: chiedi scusa, e non ti faranno causa. È certamente vero che non ricevere spiegazioni e scuse incentiva fortemente il ricorso all'azione legale (Vincent et al., 1994); tuttavia, sapere che cosa è successo è semplicemente un diritto del paziente. Sebbene la comunicazione trasparente possa di fatto ridurre reclami e denunce, non è questo il suo obiettivo e il suo razionale. Le persone possono comunque voler essere risarcite, e anche questo è un loro diritto nella maggior parte dei sistemi giudiziari; ma la cosa più importante è che essi possono aver bisogno del risarcimento, per esempio per curare un bambino che ha riportato un danno. Attualmente il processo legale deve in genere essere invocato prima che il paziente riceva un risarcimento, tranne che in ordinamenti giuridici come quello svedese o neozelandese, che hanno introdotto sistemi di risarcimento *no-fault*, cioè svincolati dall'accertamento di colpa. Tuttavia, anche in assenza di questo tipo di risarcimento, nei casi meno gravi non sono assolutamente necessari i lunghi tempi processuali. Le organizzazioni sanitarie potrebbero semplicemente essere molto più proattive, intervenendo con offerte di aiuto e, se necessario, con assistenza economica.

Infine l'opuscolo australiano sull'informazione al paziente, riportato nel Box 9.3, richiama giustamente l'attenzione sull'impatto dell'evento avverso sul personale sanitario, che sarà trattato nel prossimo capitolo. Comprensibilmente, i pazienti danneggiati possono non pensare al personale sanitario, ma ogni persona coinvolta in un grave evento è colpita, anche se in misura diversa. Tuttavia, è forse una scelta infelice che nello stesso documento l'evento sia definito "angosciante" per i pazienti e i loro cari e "traumatico" per il team sanitario. Senza voler minimizzare l'impatto sul personale, nella maggior parte dei casi un evento avverso sarà angosciante per i membri dello staff e traumatico per il paziente. Secondo alcuni pazienti, l'espressione "seconda vittima", per descrivere l'esperienza dello staff, sminuisce e mortifica la sofferenza molto più profonda di chi ha subito il danno.

La politica australiana dell'Open Disclosure è stata recentemente valutata da Rick Iedema e colleghi mediante interviste a 23 pazienti e loro familiari e a 131 membri del personale che erano stati coinvolti in una serie di incontri di comunicazione trasparente, di recente introduzione. Alcuni degli errori non avevano avuto conseguenze a lungo termine, ma la maggior parte era stata grave; vi erano state, per esempio, diverse somministrazioni di dosi eccessive di farmaci e alcuni pazienti erano morti, sebbene non necessariamente a causa dell'errore. I familiari hanno accolto positivamente il processo di comunicazione trasparente, hanno molto apprezzato la solidarietà del personale, ma alcuni hanno segnalato di aver ricevuto spiegazioni contraddittorie e scuse parziali o forzate. I pazienti e i familiari avevano in genere desiderio di incontrare il personale sanitario coinvolto ed erano amareggiati se ciò non accadeva.

Tutto il personale era d'accordo nel ritenere gli incontri esperienze utili, seppure difficili, e i pazienti, benché non sempre soddisfatti dei risultati, non rimpiangevano

9

> ## Box 9.4 Caratteristiche essenziali, identificate dai pazienti e dai loro familiari, per un buon processo di comunicazione trasparente
>
> **Il processo deve:**
> - consentire al personale di manifestare rispetto per il paziente (e/o per i suoi familiari), porgendo scuse immediate e sincere;
> - essere condotto, il più possibile, dal personale coinvolto sin dall'inizio nella cura del paziente;
> - consentire ai pazienti di nominare una persona di supporto;
> - consentire ai pazienti di indicare i problemi da chiarire e le azioni da intraprendere;
> - consentire al personale di fornire costantemente un aggiornamento dettagliato man mano che i fatti vengono chiariti, piuttosto che attendere la fine di un'inchiesta a porte chiuse;
> - evitare che i membri del personale esprimano opinioni contraddittorie sulle cause dell'esito inaspettato;
> - evitare che i pazienti siano interrogati ripetutamente sull'accaduto, assegnando tale incarico a un numero limitato di membri del personale;
> - essere condotto in modo ufficiale in tutti i casi di eventi avversi di maggiore gravità.
>
> (Da Iedema et al., 2008. Riproduzione autorizzata da *The Medical Journal of Australia*)

di avervi partecipato. Molte delle difficoltà derivavano dal fatto che il processo era una novità per tutti gli interessati ed era ancora in evoluzione; il personale, in particolare, sentiva di trovarsi in una "zona grigia", nella quale la comunicazione trasparente era stata raccomandata, ma il supporto, la conoscenza e l'addestramento necessari per metterla in pratica non erano ancora stati sviluppati. Le esperienze di tutte le persone coinvolte hanno consentito ai ricercatori di perfezionare il processo e di cominciare a definire le caratteristiche essenziali per il successo degli incontri di comunicazione trasparente (Box 9.4). Se ben riuscita, l'esperienza può avere un impatto molto forte, come ricorda questo membro del personale:

> Non lo dimenticherò mai, dovevano esserci circa 15 persone e due familiari, perché il paziente non era cosciente in quei giorni. Era davvero la cosa più sconvolgente che io avessi mai visto, questo [medico] che diceva: "Non so proprio che cosa è successo. Non riesco davvero a spiegare che cosa è successo, ma non sarebbe dovuto succedere e la responsabilità è mia; ero l'unica persona che ne avesse la responsabilità". Era evidentemente abbattuto e la famiglia ne era colpita. Era un essere umano, e il loro caro era lì dentro in condizioni difficili e nessuno sapeva veramente come sarebbe andata a finire. Ma [il paziente] riprese conoscenza e il rapporto che si era stabilito tra il paziente e la sua compagna e il medico era davvero incredibile e tutti e tre impararono moltissimo da quell'esperienza. (Iedema et al., 2008)

Ostacoli alla comunicazione trasparente

I sostenitori della trasparenza e dell'approccio proattivo ai pazienti angosciati o danneggiati sono spesso messi in discussione da colleghi più preoccupati per i problemi che possono emergere. In generale i medici desiderano essere più trasparenti, ma temono la disapprovazione dei colleghi, i reclami e i contenziosi, l'assalto gratuito dei media e la rabbia e il risentimento dei pazienti e dei loro familiari. Vi è oggettivamente l'imperativo etico di informare i pazienti degli outcome sfavorevoli, ma il timore delle azioni legali e dell'interesse dei mezzi di informazione può agire come un potente disincentivo (Box 9.5).

Rimangono da risolvere anche diverse questioni di natura pratica. Uno dei problemi principali è rappresentato semplicemente dal tempo che richiederebbe la comunicazione adeguata di tutti gli errori. Considerate le proporzioni dell'errore e del danno ai pazienti, il tempo necessario sarebbe sproporzionato. Occorre ancora stabilire modalità di comunicazione appropriate in funzione di ciò che è accaduto. A un estremo, la trasparenza e l'onestà possono richiedere solo 10 secondi per riconoscere un problema minore e per scusarsi. All'estremo opposto, potrebbe essere necessaria una serie di incontri nell'arco di diversi mesi; nei casi gravi, la comunicazione e il supporto continuo possono avere implicazioni che per alcuni pazienti durano letteralmente tutta la vita. Un altro problema da risolvere è chi deve comunicare l'errore. Attualmente la comunicazione è spesso

---

Box 9.5 Ostacoli alla comunicazione trasparente

Fattori ambientali
- Carenza di risorse e di tempo in strutture sanitarie con carichi di lavoro elevati
- Inadeguatezza degli attuali sistemi di segnalazione degli eventi avversi e di apprendimento
- Mancanza di protocolli nelle organizzazioni
- Mancanza di esempi documentati di corretta attuazione della comunicazione trasparente

Fattori professionali
- Mancanza di supporto personale e professionale per gli operatori sanitari coinvolti
- Senso di colpa, vergogna e amarezza
- Mancanza di esperienza e addestramento nella comunicazione
- Incertezza sui casi nei quali è richiesta la comunicazione trasparente
- Culto della segretezza sugli errori professionali
- Timore di rischiare conseguenze medico-legali
- Timore di danneggiare la reputazione professionale
- Sensazione che la comunicazione trasparente sia l'ennesima imposizione burocratica
- Sensazione che il paziente possa reagire in modo eccessivo a eventi relativamente minori
- Scetticismo sulle motivazioni che inducono i pazienti a richiedere la comunicazione trasparente

Fattori relativi al paziente
- Difficoltà a esprimersi, a porre domande e a far valere il proprio bisogno di essere informati
- Mancanza di conoscenza dei problemi medici rilevanti per il proprio caso
- Persistenza di un atteggiamento di fiducia acritica
- Sensazione di debolezza fisica e vulnerabilità
- Ansia per la freddezza del personale dovuta alla percezione di mancanza di gratitudine per le cure ricevute

(Da Pichert, Hickson, 2001. Riproduzione autorizzata da BMJ Publishing Group Ltd)

9

considerata di pertinenza del rapporto medico-paziente, ma molti infermieri si sentono esclusi dal processo e ritengono che la comunicazione dovrebbe provenire dall'intero team clinico (Shannon et al., 2009). La scelta, naturalmente, dipende da ciò che più si adatta al paziente e alla sua famiglia. La comunicazione iniziale di un evento grave può essere gestita con calma e sensibilità da una o due persone; successivamente può essere necessario un incontro con un gruppo più ampio.

Sulla base delle poche informazioni disponibili, sembra chiaro che le organizzazioni che hanno intrapreso la strada della comunicazione trasparente non sono state travolte da azioni legali. Al contrario, l'esperienza è stata positiva e ha notevolmente contribuito alla diffusione di questa politica. Negli Stati Uniti un ospedale ha adottato una politica di comunicazione trasparente nel 1987, decidendo sia di adottare un approccio più pro-attivo alla gestione dei reclami fondati, sia di prendere l'iniziativa di riconoscere i casi in cui era stato compiuto un errore grave. Questa lodevole posizione etica ha condotto nel corso degli anni a cinque importanti transazioni relative a casi in cui i pazienti non erano consapevoli dell'errore commesso ai loro danni. Complessivamente, tuttavia, dall'introduzione di questa politica i costi sostenuti dall'ospedale per i reclami sono stati contenuti e confrontabili a quelli di analoghe istituzioni (Kraman, Hamm, 2002). Dopo cinque anni dall'implementazione di un programma di comunicazione traspa-rente, lo University of Michigan Health System ha constatato la riduzione della fre-quenza dei contenziosi, con una diminuzione dei costi relativi da 3 a 1 milione di dollari, e il dimezzamento del numero dei reclami (Clinton, Obama, 2006).

Dare la notizia dell'errore e del danno

Non ci si può (o almeno non si dovrebbe) attendere che un giovane medico o infermiere si faccia carico di dare la notizia di un grave evento avverso o di affrontarne le conse-guenze a lungo termine. Normalmente l'evento dovrebbe essere discusso con la fami-glia da un medico esperto, anche se spesso affiancato da un collega più giovane. È però importante che un clinico comprenda i principi del processo fin dalle prime fasi della sua carriera per due motivi. Il primo è che a un certo punto dovrà mettere in pra-tica tali principi, e ciò potrebbe accadere prima di quanto immagini. Secondo, e più importante, anche i membri più giovani del personale sanitario avranno già affrontato eventi avversi, pur non avendoli considerati come tali. Un'iniezione dolorosa, un'in-fezione protratta o una procedura traumatica costituiscono comunque per il paziente, soprattutto se inaspettate, eventi avversi. I principi dell'accettazione della risposta del paziente, della spiegazione scrupolosa e della comunicazione trasparente di ciò che è accaduto sono sempre validi e costituiscono una base efficace per affrontare in seguito eventi più gravi.

Quando qualcosa è andato storto il personale sanitario deve prendere l'iniziativa di rivolgersi ai pazienti o ai familiari e affrontare la situazione con trasparenza e one-stà. Evitare, o procrastinare senza necessità, tale confronto suggerirà soltanto che c'è qualcosa da nascondere. Un membro anziano del team clinico dovrà fornire un reso-conto completo e chiaro dell'accaduto. Nel primo incontro può essere anche presente

---

Box 9.6 Comunicare un errore o un evento avverso

– Date la cattiva notizia in un ambiente tranquillo, dove il paziente e/o la famiglia possano manifestare le proprie reazioni e voi possiate rispondere in modo appropriato.
– Trasmettete il messaggio in modo chiaro. L'evento avverso deve essere compreso. "Mi dispiace molto dovervi informare che il risultato della procedura..."
– Attendete in silenzio la reazione. Date al paziente o alla famiglia il tempo di rendersi conto di che cosa è accaduto e di formulare le loro domande.
– Riconoscete e accettate la reazione iniziale. In generale la reazione a una cattiva notizia è un misto di rifiuto, rabbia, rassegnazione, shock ecc. Ascoltate.
– Resistete al desiderio di incolpare o di dare l'impressione di incolpare altri colleghi per l'evento.
– Discutete il supporto che sarà fornito nell'immediato. Dite al paziente o alla famiglia quali misure saranno prese per fornire loro supporto medico, sociale o di altra natura.
– Concludete rassicurandoli che sarete a loro disposizione per rispondere a qualsiasi ulteriore domanda. Discutete i passi successivi.
– Valutate la possibilità di programmare un successivo incontro. Alcuni pazienti vorranno parlarvi solo dopo aver superato lo shock iniziale.
– Successivamente, stendete un riassunto della discussione. L'ideale sarebbe condividerlo con il paziente e i familiari.

(Adattato da Pichert, Hickson, 2001)

---

un giovane medico che segue il paziente. Il paziente e i suoi familiari devono avere il tempo per riflettere su ciò che è stato loro comunicato e l'opportunità di tornare a porre altre domande. Occorre ricordare che dopo un evento le persone possono essere sconvolte e incapaci di assimilare molte informazioni; possono essere necessari diversi incontri nel corso delle settimane o dei mesi successivi. Naturalmente considerazioni analoghe valgono per tutte le situazioni nelle quali i medici devono comunicare cattive notizie di qualsiasi tipo (Finlay, Dallimore, 1991).

Informare i pazienti o le loro famiglie di risultati deludenti e affrontare le loro reazioni non è facile. Tuttavia, se effettuata con attenzione e sensibilità, questa comunicazione mantiene il rapporto di fiducia tra le persone coinvolte e può enormemente favorire l'adattamento del paziente a ciò che è accaduto. James Pichert e Gerald Hickson hanno sviluppato delle linee guida (Box 9.6) per aiutare il personale medico impegnato in questi difficili incontri (Pichert, Hickson, 2001). Sebbene siano concepiti per i casi di eventi avversi piuttosto gravi, i principi generali proposti da queste linee guida sono applicabili alla spiegazione di qualsiasi problema imprevisto, che insorga nella cura di un paziente e sia motivo di angoscia.

Azioni a lungo termine

Quando viene arrecato un danno grave, il riconoscimento e la discussione dell'evento rappresentano solo il primo stadio. Si devono poi prendere in considerazione i bisogni

9

a lungo termine dei pazienti, dei familiari e del personale. Non è qui possibile trattare tutte le situazioni; tuttavia, occorre tener presenti alcuni elementi essenziali.

Porre domande specifiche sul trauma emotivo

Un tema ricorrente nelle interviste con pazienti danneggiati è che nessuno dei professionisti coinvolti nella loro assistenza ha valutato la gravità della loro angoscia. Posso ricordare alcuni pazienti in preda a un forte dolore che erano profondamente depressi, fino al suicidio; sebbene fossero compiuti grandi sforzi per far fronte ai loro problemi fisici, nessuno si era preoccupato di informarsi sulle loro condizioni psicologiche. I responsabili della gestione del rischio, i clinici e le altre persone coinvolte nell'assistenza a questi pazienti possono porre alcune domande senza timore di "peggiorare la situazione". Le storie di casi illustrano alcune delle più frequenti reazioni ed esperienze delle persone che soffrono di depressione e di disturbo post-traumatico da stress. Altri aspetti cruciali da indagare sono sensazioni di rabbia, umiliazione, tradimento e perdita di fiducia, spesso provate dai pazienti danneggiati.

Quando si verifica un evento davvero tragico, anche il personale ne è ovviamente colpito. Nella maggior parte delle situazioni cliniche la necessità di pensare con chiarezza e agire con decisione richiede di tenere sotto controllo le emozioni. Analogamente, non è di alcun aiuto per il paziente, e può anzi essere dannoso, che il personale si dimostri palesemente incapace di affrontare la tragedia che si è verificata. Ciò non significa, tuttavia, che il personale debba apparire distaccato o insensibile.

Box 9.7 Persistenza dello stato di coscienza durante l'anestesia: riduzione del timore di futuri interventi

Una donna fu ricoverata per un intervento di sostituzione del gomito. Durante l'intervento riprese coscienza, paralizzata e in grado di ascoltare le conversazioni tra i membri dell'equipe chirurgica. Era terrorizzata, provava un terribile dolore ed era assolutamente impotente. L'insufficiente anestesia fu fortunatamente rilevata e più tardi la paziente si rese conto di riprendere conoscenza gridando.

Appena possibile, il responsabile della gestione del rischio si recò a casa della donna, si tenne in contatto con lei, le offrì la possibilità di avvalersi di un trattamento psicologico per il trauma subito e la informò sulle procedure di risarcimento, che comprendevano il costo di una consulenza legale indipendente per la valutazione dell'indennizzo offerto. Come nell'esempio del Box 9.8, la principale conseguenza a lungo termine fu il trauma emotivo, in particolare l'angoscia per future operazioni. Poiché la paziente era affetta da una patologia cronica che comportava ulteriori interventi chirurgici, il problema richiedeva misure specifiche e ingegnose.

Alcuni mesi dopo, quando la paziente parve pronta, fu condotta a visitare la sala operatoria, dove le fu spiegato accuratamente il problema che si era verificato durante l'anestesia, come pure i cambiamenti apportati nella procedura in seguito all'evento. Questa iniziativa fu estremamente utile per ridurre la comprensibile paura degli operazioni sviluppata dalla donna, minimizzando l'effetto a lungo termine dell'evento.

(Adattato da Vincent, 2001)

Molti pazienti hanno tratto conforto dalla manifestazione di empatia e dispiacere da parte dei membri del personale coinvolti nel loro dramma, descrivendo, per esempio, la sensazione di calore e di partecipazione derivante dalla loro evidente afflizione di fronte all'evento.

Una certa quota di pazienti è probabilmente talmente angosciata o depressa da giustificare un vero trattamento psicologico o psichiatrico; non è realistico attendersi che se ne faccia carico, per esempio, il personale di un'unità di chirurgia, che non avrebbe né il tempo né la preparazione necessaria per affrontare le reazioni più serie. Quando è indicato, il ricorso a uno psicologo o a uno psichiatra deve essere gestito con attenzione. I pazienti danneggiati sono comprensibilmente irritati quando avvertono che i loro problemi sono considerati "psicologici" o "puramente mentali". Invece quando i sintomi dell'angoscia, per esempio, sono affrontati in modo delicato e concreto, il trauma dovuto all'evento può essere notevolmente ridotto (Box 9.7).

Prosecuzione delle cure e del supporto

I pazienti danneggiati possono ricevere supporto, sostegno e aiuto pratico da molte fonti: coniuge, familiari, amici, colleghi, medici o servizi sociali. Particolare importanza avrà il supporto fornito dai medici, dagli infermieri e dagli altri operatori sanitari coinvolti nel loro trattamento. È fondamentale che il personale continui a fornire le stesse cure, senza allontanarsi dal paziente per senso di colpa o imbarazzo. Dopo un errore iniziale, è estremamente rassicurante per un paziente essere seguito da un solo medico esperto che sottoponga a controllo tutti gli aspetti del suo trattamento, anche se di competenza di diverse specialità. Nei casi in cui le cure sono state inadeguate, al paziente deve essere offerto il trasferimento a un'altra struttura, se lo desidera, ma se l'evento è gestito con trasparenza e onestà, la fiducia può anche rafforzarsi.

Assistenza economica e aiuto pratico

Spesso i pazienti danneggiati hanno bisogno di aiuto pratico immediato: cure mediche, counselling e spiegazioni, ma anche denaro. Possono aver bisogno di sostenere la propria famiglia mentre sono ricoverati e di pagare trattamenti specialistici, ausili per la disabilità e così via. Nei casi meno gravi, somme relativamente modeste, per assicurare terapie, apportare modifiche all'abitazione o fornire assistenza domiciliare, possono fare un'enorme differenza sia per la vita quotidiana del paziente sia per il suo atteggiamento nei confronti dell'ospedale. Contrattazioni medico-legali estenuanti e conflittuali possono essere molto dannose, frustranti e soprattutto incomprensibili per il paziente e la sua famiglia. Per comprenderlo, è sufficiente immaginare di trovarsi in una situazione simile: se rimaneste feriti in un incidente ferroviario o aereo, vi aspettereste che l'organizzazione interessata vi aiuti; quale sarebbe la vostra reazione se riceveste – come accade ancora a molti pazienti – una comunicazione del tipo "avrete notizie dai nostri legali a tempo debito" (Box 9.8).

> ### Box 9.8   Spiegazioni e scuse dopo un'aritmia cardiaca iatrogena
>
> La signora A. fu ricoverata in day hospital per un intervento di chirurgia minore e prevedeva di tornare a casa in giornata. Per indurre vasocostrizione locale nel campo operatorio, il chirurgo richiese una soluzione di adrenalina a basso dosaggio, ma gliene venne fornita una a concentrazione più elevata di quella richiesta. Subito dopo l'applicazione del liquido, insorse una grave aritmia cardiaca, l'intervento fu interrotto e la paziente venne trasferita all'unità di terapia intensiva, dove si riprese gradualmente.
>
> Il responsabile della gestione del rischio fu immediatamente avvertito e valutò le probabili conseguenze per la paziente e la sua famiglia. Il primo compito era, chiaramente, scusarsi e fornire una completa spiegazione. Tuttavia, poiché la donna e i suoi familiari erano sconvolti, ciò doveva essere effettuato per gradi; il primario e il responsabile della gestione del rischio ebbero con loro una serie di brevi incontri nell'arco di pochi giorni, per spiegare ciò che era accaduto e tenere informata la famiglia sull'andamento della terapia intensiva messa in atto. Ogni volta venne data alla famiglia l'opportunità di riflettere su quanto comunicato e di tornare a porre ulteriori domande. Fu anche concordato un piccolo risarcimento diretto principalmente a fornire il necessario supporto clinico e psicologico. La vicenda si concluse nell'arco di sei mesi e la paziente espresse la sua gratitudine all'ospedale per il modo in cui l'evento era stato gestito, e in particolare per la trasparenza circa le sue cause.
>
> (Adattato da Vincent, 2001)

Informazione ai pazienti sulle misure correttive adottate

Il desiderio del paziente e dei suoi familiari di prevenire il ripetersi di eventi avversi può essere interpretato sia come una sincera preoccupazione per la sicurezza degli altri, sia come un tentativo di dare un senso al proprio dolore o alla propria perdita. Il dolore può essere attenuato se si ha la sensazione che, grazie ai cambiamenti che ha determinato, la propria esperienza ha comportato almeno qualcosa di positivo. I parenti di un paziente deceduto possono motivare il ricorso a un'azione legale come il dovere di assicurarsi, in memoria della persona scomparsa, che un analogo incidente non possa mai più verificarsi, cosicché qualcosa di buono possa derivare dalla sua morte. Pertanto, è molto importante informare i pazienti interessati se vengono introdotti cambiamenti in seguito all'evento avverso. Anche se alcuni potranno obiettare che tali cambiamenti sono stati realizzati troppo tardi per loro, per la maggior parte apprezzeranno il fatto che la loro esperienza sia stata compresa e che si sia intervenuti di conseguenza.

Agire con passione

I pazienti danneggiati o coloro che hanno subito una perdita possono fare molto di più che ottenere da parte dell'ospedale l'assicurazione che saranno apportati i necessari cambiamenti. In molti paesi alcune persone hanno promosso iniziative per la sicurezza del paziente, sostenute dalla World Alliance for Patient Safety, dando voce ai punti di vista dei pazienti e lanciando campagne per una sanità più sicura. In principio queste iniziative hanno sovente la forma di narrazione delle proprie tragedie personali a un

---

Box 9.9   Alcune organizzazioni fondate da pazienti

MRSA Action UK Fondata da persone che hanno subito drammatiche conseguenze o perso un proprio caro in seguito a infezione da MRSA (*Staphylococcus aureus* meticillino-resistente), questa associazione è composta da volontari che condividono l'impegno ad alleviare l'angoscia e la sofferenza dei pazienti che contraggono infezioni in ospedale.

Consumers Advancing Patient Safety (CAPS) Organizzazione non-profit per la tutela dei consumatori, costituita per dare voce collettiva ai cittadini, alle famiglie e agli operatori sanitari che intendono prevenire i danni nell'assistenza sanitaria mediante la partecipazione e la collaborazione. La cofondatrice e presidente, Susan Sheridan, si è impegnata sul fronte della sicurezza del paziente dopo che la sua famiglia ha subito due gravi incidenti di tipo sanitario.

Person United Limited Substandard and Errors (PULSE) Organizzazione non-profit che opera per migliorare la sicurezza del paziente e ridurre il tasso di errori medici per mezzo di casi ed esperienze reali. I sopravvissuti agli errori medici sono incoraggiati a utilizzare la propria esperienza per educare la comunità e promuovere un sistema sanitario più sicuro.

Medically Induced Trauma Support Services (MITSS) Organizzazione non-profit la cui missione è "sostenere la guarigione e ridare la speranza" a pazienti, famiglie e medici che hanno subito un evento avverso. Voluta da Linda kenney, che rischiò di morire in seguito a un errore, e dall'anestesista Rick van Pelt, l'organizzazione promuove l'onestà, la comunicazione dell'errore e il sostegno ai pazienti danneggiati.

---

pubblico di operatori sanitari, affinché questi possano comprendere pienamente la posta in gioco quando si discute di sicurezza del paziente. Sempre più spesso, tuttavia, alcune persone svolgono un ruolo più ampio, impegnandosi attivamente nella progettazione dei servizi sanitari e nelle iniziative concernenti la politica della sicurezza; su tale argomento torneremo in un successivo capitolo. Alcuni pazienti danneggiati hanno anche dato vita a organizzazioni volte specificamente a sostenere i pazienti e le famiglie vittime di errori e danni. Come ho sentito affermare, tali azioni rappresentano, tra l'altro, "un modo per dar senso alla perdita".

Bibliografia

American Medical Association (2001) Code of Medical Ethics (Adopted June 1957; revised June 1980; revised June 2001) http://www.ama-assn.org/

Bismark M, Paterson R (2005) "Doing the right thing" after an adverse event. The New Zealand Medical Journal, 118:U1593

Brewin CR, Dalgleish T, Joseph S (1996) A dual representation theory of posttraumatic stress disorder. Psychological Review, 103:670-686

Clarke DM, Russell PA, Polglase AL, McKenzie DP (1997) Psychiatric disturbance and acute stress response in surgical patients. Australia and New Zealand Journal of Surgery, 67:115-118

Cleopas A, Villaveces A, Charvet A et al (2006) Patient assessments of a hypothetical medical error: effects of health outcome, disclosure, and staff responsiveness. Quality and Safety in Health Care, 15(2):136-141

Clinton HR, Obama B (2006) Making patient safety the centerpiece of medical liability reform. The New England Journal of Medicine, 354(21):2205-2208

Czarnocka J, Slade P (2000) Prevalence and predictors of post-traumatic stress symptoms following childbirth. British Journal of Clinical Psychology, 39:35-52

Davis RE (2009) Patient Involvement in Patient Safety. Imperial College, London

Duclos CW, Eichler M, Taylor L et al (2005) Patient perspectives of patient-provider communication after adverse events. International Journal for Quality in Health Care, 17(6):479-486

Entman SS, Glass CA, Hickson GB et al (1994) The relationship between malpractice claims history and subsequent obstetric care. Journal of the American Medical Association, 272(20):1588-1591

Finlay I, Dallimore D (1991) Your child is dead. British Medical Journal, 302:1524-1525

Gallagher TH, Waterman AD, Ebers AG et al (2003) Patients' and physicians' attitudes regarding the disclosure of medical errors. Journal of the American Medical Association, 289(8):1001-1007

Gallagher TH, Studdert D, Levinson W (2007) Disclosing harmful medical errors to patients. The New England Journal of Medicine, 356(26):2713-2719

Hickson GB, Clayton EW, Entman SS et al (1994) Obstetricians' prior malpractice experience and patients' satisfaction with care. Journal of the American Medical Association, 272(20):1583-1587

Hobgood C, Peck CR, Gilbert B et al (2002) Medical errors – what and when: what do patients want to know? Academic Emergency Medicine, 9(11):1156-1161

Iedema R, Sorensen R, Manias E et al (2008) Patients' and family members' experiences of open disclosure following adverse events. International Journal for Quality in Health Care, 20(6): 421-432

Kessler RC (1997) The effect of stressful life events on depression. Annual Review of Psychology, 48:191-214

Kraman SS, Hamm G (2002) Risk management: extreme honesty may be the best policy. Annals of Internal Medicine, 131(12):963-967

Lamb RM, Studdert DM, Bohmer RM et al (2003) Hospital disclosure practices: results of a national survey. Health Affairs, 22(2):73-83

Lehman DR, Wortman CB, Williams AF (1987) Long-term effects of losing a spouse or child in a motor vehicle crash. Journal of Personality and Social Psychology, 52(1):218-231

Lundin T (1984) Morbidity following sudden and unexpected bereavement. British Journal of Psychiatry, 144:84-88

Mazor KM, Reed GW, Yood RA et al (2006) Disclosure of medical errors: what factors influence how patients respond? Journal of General Internal Medicine, 21(7):704-710

Pichert J, Hickson G (2001) Communicating risk to patients and families. In: Vincent CA (ed) Clinical Risk Management, 2nd edn. BMJ Publications, London, pp 263-282

Schwappach DL, Koeck CM (2004) What makes an error unacceptable? A factorial survey on the disclosure of medical errors. International Journal for Quality in Health Care, 16(4):317-326

Shannon SE, Foglia MB, Hardy M, Gallagher TH (2009) Disclosing errors to patients: perspectives of registered nurses. Joint Commission Journal on Quality and Patient Safety, 35(1):5-12

Silversides A (2009) Empathy and understanding down under. Canadian Medical Association Journal, 181(8):E180

Vincent C, Young M, Phillips A (1994) Why do people sue doctors? A study of patients and relatives taking legal action. Lancet, 343:1609-1613

Vincent CA, Pincus T, Scurr JH (1993) Patients' experience of surgical accidents. Quality in Health Care, 2:77-82

Vincent CA (2001) Caring for patients harmed by treatment. In: Vincent CA (ed) Clinical Risk Management. Enhancing Patient Safety, 2nd edn. BMJ Publications, London, pp 461-479

Vincent CA, Coulter A (2002) Patient safety. What about the patient? Quality and Safety in Healthcare, 11(1):76-80

Gli esseri umani commettono frequenti errori, sia di azione sia di giudizio, in ogni campo di attività, ma in alcuni contesti gli errori sono meno perdonabili che in altri. Per esempio, gli errori nell'ambito della ricerca, del diritto o dell'architettura possono essere per la maggior parte sanati con delle scuse o con un rimborso. In medicina, nell'aviazione o nel settore petrolifero gli errori possono avere conseguenze gravi o persino catastrofiche. Ciò non significa che gli errori di medici, infermieri o piloti siano più riprovevoli, ma semplicemente che queste persone hanno un carico di responsabilità maggiore, poiché i loro errori determinano maggiori conseguenze. Commettere un errore, soprattutto se danneggia un paziente, può dunque avere profonde conseguenze per il personale coinvolto, in particolare se è considerato, a torto o a ragione, il principale responsabile dell'evento. La reazione tipica è stata ben descritta da Albert Wu nel brano riportato a p. 195, tratto da un suo articolo dal titolo quanto mai appropriato "The second victim". Sebbene le poche ricerche in questo campo si siano concentrate quasi esclusivamente sui medici, queste osservazioni sono applicabili in qualche misura a tutte le professioni sanitarie.

Imperativi sociali, legali e personali ci inducono a condannare le persone che commettono gravi errori e danneggiano il prossimo. Istintivamente riteniamo infatti che si tratti di qualcosa di orribile e che la persona implicata dovrebbe essere processata. Il chirurgo americano Atul Gawande illustra questa situazione dopo aver descritto il proprio coinvolgimento in un disastro mancato:

> Prendiamo in esame qualche altro errore chirurgico. In un caso un chirurgo generale lascia nell'addome di un paziente un grosso strumento metallico, che lacera l'intestino e la parete della vescica. In un altro un chirurgo oncologo esegue una biopsia sulla parte sbagliata del seno di una donna, ritardando così di mesi la diagnosi di tumore. Un cardiochirurgo omette un piccolo ma fondamentale passaggio durante la sostituzione di una valvola cardiaca, causando la morte del paziente...
> Come ha potuto uno che compie errori di tale entità essere stato abilitato alla pratica della medicina? Definiamo questi medici "incompetenti", "privi di etica professionale" e "negligenti". Vogliamo vederli puniti. E così li liquidiamo con il nostro sistema pubblico per la gestione degli errori: processi per negligenza, scandali sui giornali, sospensioni, licenziamenti.

In medicina vi è tuttavia una verità fondamentale, che complica questa visione semplicistica di malefatte e malfattori: tutti i medici compiono terribili errori. Prendiamo i casi
appena descritti; li ho raccolti semplicemente chiedendo a rispettati chirurghi che conosco,
e che lavorano presso illustri scuole di medicina, di raccontarmi gli errori che avevano
commesso nell'ultimo anno. (Gawande, 2002)

Box 10.1 Morte di una bambina

Circa otto anni fa, quando ero ancora privo di esperienza come specialista, morì una bambina affidata alle mie
cure. La sua morte era ampiamente prevenibile, ma fu causata da una serie di errori. Ero di turno affiancato da
uno specializzando giunto da poco in pediatria. Era una giornata eccezionalmente caotica, dovendo coprire sia
i reparti sia il pronto soccorso, con casi come un bambino con meningite tubercolare e un altro con un'emorragia
subdurale acuta da trauma non accidentale. Dopo le 17.00 ero anche responsabile dell'unità di terapia intensiva
neonatale, con 15 culle.

La bambina che morì era stata ricoverata in mattinata con convulsioni. Avevo già avuto occasione di visitarla in
ambulatorio e nel corso di un precedente ricovero per convulsioni febbrili atipiche, durante il quale era stata rilevata ipoglicemia ed erano state eseguite ulteriori analisi. Chiedemmo subito il dosaggio degli elettroliti, som-
ministrammo diazepam, prima per via rettale e poi per via endovenosa, ed eseguimmo la ricerca di agenti
infettivi per la presenza di febbre modesta. Al ricovero la bambina era ipoglicemica, condizione che fu corretta.
Dopo il ricovero la piccola paziente sembrò stabilizzarsi, ma più tardi ebbe una nuova crisi epilettica. Prescrissi
un'infusione di clonazepam e tornai a vederla varie volte durante la giornata. Il primario telefonò a metà pomeriggio per sapere come andavano le cose; manifestai preoccupazione per la bambina, ma non suggerì trattamenti diversi.

In serata, mentre ero impegnato nell'unità neonatale, gli infermieri mi segnalarono che la bambina stava
avendo un'altra crisi epilettica; chiamai al telefono l'aiuto e discutemmo il caso, ma non sembrava molto preoccupato. Mi suggerì di effettuare una puntura lombare, ma ritenni che fosse troppo rischioso e, in ultima
analisi, la mia decisione si dimostrò corretta: la bambina infatti morì 4 ore dopo per un'ernia tonsillare secondaria a stato di male epilettico e sarebbe morta durante la puntura lombare, se avessi fatto ciò che mi era
stato suggerito. A un esame retrospettivo, mi resi conto di avere interpretato l'effetto mascherante del clonazepam (emivita 72 ore) come cessazione dell'attacco epilettico. Al momento dell'arresto cardiaco, le procedure
di rianimazione furono eseguite senza particolari problemi, ma la bambina non rispondeva. Chiesi del flu-
mazenil (un antidoto del diazepam), ma nel carrello dell'emergenza non c'era. Chiamammo un anestesista,
che per errore andò in un altro reparto. Ci vollero diverse ore per trovare un letto in terapia intensiva e la bambina in seguito morì.

Le cose avrebbero potuto andare diversamente se ci fossero stati dei protocolli per la gestione dello stato di
male epilettico (nel reparto non ce n'erano). La contemporanea copertura di impegnative unità neonatali e
di pediatria generale permane tuttora e dovrebbe essere completamente abbandonata. La disponibilità di terapia intensiva è stata migliorata, ma occorre fare di più. Analizzando l'accaduto, avrei dovuto fare diverse cose,
come accorgermi che la bambina continuava ad avere crisi epilettiche, provvedere prima al trasferimento in
terapia intensiva e chiedere un parere neurologico.

Non ho mai avuto l'opportunità di discutere questo caso in un gruppo di discussione. Se un giovane medico te-
lefona a casa a un collega più esperto, quest'ultimo è tenuto a offrirsi di recarsi in ospedale per esaminare il
caso. Io non fui capace di chiederlo. Quando le cose vanno storte, invece di guardarci allo specchio tendiamo a
incolpare gli altri. In uno spirito di trasparenza ciò deve cambiare.

(Da Sutcliffe, 2002. Riproduzione autorizzata da Elsevier)

In medicina le reazioni agli errori e agli eventi avversi sono notevolmente amplificate per l'entità della posta in gioco. Poche altre professioni devono far fronte con tale frequenza alla possibilità di provocare la morte di un'altra persona, sebbene la probabilità di tale evenienza sia ovviamente diversa a seconda dell'area specialistica. La morte prevenibile di un bambino affidato alle sue cure è una delle peggiori esperienze per un medico o un infermiere. Il resoconto coraggioso e attento riportato nel Box 10.1 anticipa molti dei temi discussi in questo capitolo. Il medico coinvolto riconosce il proprio ruolo e la propria responsabilità per non essersi reso conto dell'aumento della frequenza e della gravità degli attacchi epilettici. È chiaro, tuttavia, che egli non fu assistito dai colleghi e che i problemi organizzativi contribuirono ai ritardi e probabilmente all'esito finale. Sebbene non sia affrontato direttamente, l'impatto personale sul medico fu presumibilmente assai profondo, come suggerisce la descrizione ancora vivida a otto anni di distanza. Nonostante la morte della bambina, e il fatto che fosse il medico più direttamente coinvolto, egli non ebbe mai la possibilità di discutere il caso per trarne aiuto sul piano personale o per favorire l'apprendimento clinico. L'espressione "spirito di trasparenza" riflette bene il cambiamento culturale che egli ritiene necessario.

L'esperienza dell'errore

Praticamente ogni medico conosce l'insopportabile sensazione che si prova dopo aver commesso un grave errore. Ti senti isolato e scoperto, e cerchi istintivamente di capire se qualcuno se ne è accorto. Ti chiedi angosciato che cosa fare, se parlarne con qualcuno, che cosa dire. In seguito l'evento continua a ripresentarsi nella tua mente. Metti in dubbio la tua competenza, ma al tempo stesso temi di essere scoperto. Sai che dovresti confessare, ma sei terrorizzato all'idea della possibile punizione e della rabbia del paziente.
(Da Wu, 2000. Riproduzione autorizzata da BMJ Publishing Group Ltd)

Per decenni il dibattito e la discussione pubblica sull'impatto degli errori sui medici è stato assai scarso. Coloro che hanno cercato di portare l'argomento allo scoperto non sempre hanno avuto un'accoglienza favorevole da parte dei colleghi. Per esempio, Hilfiker (1984) ha osservato che "Inorridiamo per i nostri stessi errori, tuttavia non possiamo discutere del loro enorme impatto emotivo [...] La professione medica semplicemente non ha spazio per i propri errori (Hilfiker, 1984). Questo articolo è stato seguito da lettere di sostegno, ma anche da alcuni commenti sommari e sprezzanti, come "Questo pezzo nevrotico è fuori posto nel *New England Journal of Medicine*" (Anderson, 1984). Hilfiker sperava che altri avrebbero seguito il suo esempio scrivendo dei propri errori, ma è stato evidentemente deluso dalla lentezza del progresso negli anni successivi (Ely, 1996).

Per alcuni giovani medici gli errori rappresentano gli eventi più memorabili del loro praticantato. Metà dei giovani medici intervistati da Mizrahi (1984) aveva commesso errori gravi e anche fatali nei primi due mesi di lavoro. In una ricerca condotta da Jenny Firth-Cozens, i giovani medici inglesi impegnati nel primo anno di formazione post laurea hanno indicato come aspetti più stressanti che un medico deve affrontare: commettere errori, occuparsi della morte e del morire, i rapporti con i colleghi più anziani

10

e l'eccessivo carico di lavoro (Firth-Cozens, 1987); a causa di una mancata diagnosi, un giovane medico rinunciò a proseguire in una specializzazione perché questa comportava "la raccolta di una gran quantità di dati e un elevato grado di incertezza". Ciò richiama l'esperienza di Carlo Fonsecka (1996), che ha descritto l'impatto che hanno avuto su di lui i suoi errori in un memorabile articolo, il cui incipit era: "La cura del paziente priva di errori rappresenta lo standard ideale, ma nella realtà è irraggiungibile. So di aver commesso cinque errori fatali nei passati 36 anni" (Fonsecka, 1996, p. 1640). Fonsecka ricorda che l'impatto del primo evento era stato così grande da fargli credere che non sarebbe più stato capace di svolgere il lavoro clinico e che avrebbe finito per scegliere l'attività di laboratorio.

Secondo una ricerca di Fischer e colleghi, anche prima di iscriversi alla facoltà gli studenti di medicina prevedono che una volta diventati medici commetteranno degli errori (Fischer et al., 2006):

> Credo che una delle cose che più spaventa del diventare medico sia rendersi conto del carico di responsabilità che ci si assume e della frequenza dell'errore umano. Ero convinto di ciò anche prima di prendere la decisione definitiva di iscrivermi alla facoltà di medicina (Fischer et al., 2006)

Gli studenti e i giovani specializzandi ritenevano che gli errori fossero una parte inevitabile della pratica medica, sebbene le loro reazioni agli errori fossero influenzate da diversi fattori, tra i quali natura e conseguenze dell'errore commesso e atteggiamento del loro supervisore. Tuttavia essi erano anche influenzati da ciò che Fischer definisce "curriculum nascosto", cioè il sottile apprendimento di usanze, atteggiamenti e valori propri di una determinata professione, che sono fattori potenti e pervasivi, sebbene raramente esplicitati. La cultura della medicina trasmessa e inculcata con il curriculum nascosto potrebbe prevalere sull'etica e sulle convinzioni personali (Box 10.2).

In una serie di 11 approfondite interviste con medici esperti, Christensen e colleghi (1992) hanno discusso diversi gravi errori, che in quattro casi avevano causato la morte del paziente. Tutti i medici erano stati in qualche misura colpiti, ma quattro di essi hanno

---

Box 10.2 Il curriculum nascosto

"Nella mia mente so che ciò che penso è la cosa giusta da fare, ma talvolta è un po' diverso da quello che la cultura impone."

"Parte della comunità medica non approva che parliate delle cose sbagliate che avete fatto. Se mi scusassi per aver commesso un grave errore, molti mi accuserebbero di avere il cuore troppo tenero, di non essere un professionista abbastanza duro e di non rendermi ben conto del problema dei contenziosi in medicina."

"In passato mi sono sempre automaticamente considerato uno che va direttamente dall'interessato e riconosce le proprie responsabilità; forse oggi non sono altrettanto sicuro che lo farei."

"Quanto più pratico la medicina, tanto più mi sento di difendere i medici quando commettono errori."

(Da Fischer et al., 2006)

descritto una sofferenza e un'angoscia profonde, provate quando si erano resi conto dell'errore. Le interviste hanno identificato diversi aspetti comuni: l'ubiquità degli errori nella pratica clinica; il fatto che raramente ci si confidi con colleghi, amici e familiari riguardo ai propri errori; l'impatto emotivo sul medico, come dimostra il ricordo nei minimi dettagli di alcuni errori anche a distanza di anni; l'influenza delle convinzioni circa la responsabilità personale e la pratica medica. Dopo lo shock iniziale, i medici intervistati ebbero una varietà di reazioni, durate da diversi giorni a diversi mesi. Alcune delle sensazioni di paura, colpa, rabbia, imbarazzo e umiliazione erano ancora presenti al momento dell'intervista, anche un anno dopo l'errore. Qualche intervistato riferiva sintomi di depressione, che comprendevano disturbi dell'appetito, del sonno e della concentrazione. Le paure erano legate alla preoccupazione per la salute del paziente, per i contenziosi e per la possibilità che i colleghi scoprissero la loro "incompetenza".

Sebbene siano relativamente pochi, gli studi focalizzati sugli infermieri e sugli altri operatori sanitari suggeriscono che anch'essi vadano incontro ad analoghe sofferenze in seguito a un errore. Non sorprende che essi abbiano le stesse elementari reazioni umane di vergogna, colpa e ansia per le conseguenze. In uno studio sugli errori nella gestione dei farmaci gli infermieri tendevano a riferire, più dei medici e dei farmacisti, forti reazioni emotive all'errore commesso e timore di azioni disciplinari e sanzioni (Wolf et al., 2000; White et al., 2008), ciò che riflette forse la diversa cultura disciplinare infermieristica.

Box 10.3 Reazioni agli errori

"Non riconobbi un caso di embolia polmonare e lo trattai come polmonite severa fino al giorno successivo. Le condizioni del paziente peggiorarono e solo allora fu posta la diagnosi corretta. Mi sentii in colpa e persi la fiducia in me stesso."

"Mancai la diagnosi di ulcera peptica perforata in una paziente, che per fortuna sopravvisse e oggi sta bene. Ciò mi fece sentire inutile, almeno nel mio lavoro."

"Ero veramente sconvolto. La mia autostima e la fiducia nelle mie capacità erano profondamente scosse."

"Ero sconvolto e distrutto per quello che avevo fatto a una persona."

"Questo caso mi ha reso molto ansioso nell'esercizio della medicina clinica. Oggi quando tratto pazienti con febbre ho sempre paura che il quadro possa precipitare in sepsi."

"Mi era difficile concentrarmi su qualsiasi altra cosa facessi, poiché ero troppo preoccupato per ciò che stava accadendo; suppongo si trattasse di ansia. Mi sentivo colpevole, afflitto e dormivo male, domandandomi che cosa stesse succedendo."

"Nella mia carriera ho fatto numerosi errori, che tornano a perseguitarmi di notte. Diagnosi mancate, prescrizioni di farmaci sbagliati, procedure mal eseguite. In alcuni casi i miei errori hanno causato la morte del paziente, in altri ne hanno accresciuto la sofferenza. Quando tornano a ossessionarmi di notte, li riesamino mentalmente, ripercorro gli eventi, chiedendomi se sono stati errori onesti e scusabili o, in caso contrario, come posso andare avanti."

(Da: Firth-Cozens, 1987; Christensen et al., 1992)

10

Impatto generale sul personale clinico

Studi sul personale clinico dimostrano che le reazioni sopra descritte sono risposte frequenti a errori gravi (Aasland, Forde, 2005; Schwappach, Boluarte, 2009). In un precedente lavoro, Wu e colleghi (1991) avevano inviato a 254 medici in formazione statunitensi un questionario, chiedendo loro di descrivere gli errori più significativi che avevano commesso nella cura dei pazienti nell'ultimo anno. Quasi tutti gli errori avevano comportato gravi conseguenze e quasi un terzo aveva causato la morte del paziente; rimorso, rabbia, sensi di colpa e inadeguatezza erano comuni e oltre un quarto dei medici aveva temuto di subire ripercussioni negative dall'errore. L'assunzione di responsabilità per l'errore determinava con maggiore frequenza cambiamenti costruttivi nella pratica clinica, ma era anche associata a livelli più elevati di angoscia. Sono stati anche avviati studi sugli effetti a lungo termine sui medici. In una vasta ricerca, condotta su 3171 medici statunitensi e canadesi, Waterman e colleghi hanno esaminato gli effetti dell'esperienza dell'errore in medicina in cinque ambiti professionali e personali (Waterman et al., 2007). Oltre il 90% dei medici intervistati ricordava uno specifico errore o evento avverso. Tra le reazioni al coinvolgimento in un errore, era riferito con maggiore frequenza il timore di commettere altri errori (61%), seguito da perdita di fiducia (44%), disturbi del sonno (42%), minore soddisfazione dal lavoro (42%) e perdita di reputazione (13%). Tali reazioni erano significativamente più probabili se il medico era stato coinvolto in un errore grave.

Una volta che lo stato d'animo e il benessere sono stati colpiti, la probabilità di commettere errori può tendere a crescere, in un circolo vizioso di performance cliniche scadenti e di deterioramento delle condizioni psicologiche. West e colleghi (2006) hanno condotto un importante studio nel quale i medici effettuavano ogni tre mesi un'autovalutazione del grado di burn out, depressione e capacità empatica. I medici che avevano compiuto un errore grave erano più facilmente emotivamente svuotati e depressi, ma era anche probabile che lo diventassero ancora di più nei tre mesi successivi. In altri studi i medici con elevato livello di burn out riferivano con maggiore frequenza prestazioni di cure non ottimali, quali "errori di trattamento non dovuti a mancanza di esperienza" o dimissioni di pazienti al solo scopo di alleggerire il servizio. Questi risultati suggeriscono un collegamento e un'influenza reciproca tra stato di angoscia e coinvolgimento in errori. Sentirsi responsabile di un grave errore medico può indurre depressione e spossatezza, che a loro volta aumentano la probabilità di prestare al paziente cure inadeguate e di commettere ulteriori errori (Schwappach, Boluarte, 2009).

Il suicidio di un paziente è un evento particolarmente sconvolgente per il medico che lo ha in cura. Alexander e colleghi (2000) hanno studiato l'impatto di tale evento su 159 psichiatri esperti, ai quali era stato chiesto di descrivere i casi di suicidio per loro più angoscianti; le informazioni raccolte si riferivano a suicidi avvenuti da un mese fino a vent'anni prima. Benché lo studio non riguardasse in modo specifico gli errori, qualsiasi suicidio di un paziente in cura suscita lo spettro della colpa e della responsabilità personale, associato all'angoscia per le reazioni critiche sia dei familiari del paziente sia dei colleghi. Le reazioni più comuni erano irritabilità in ambito domestico, minore capacità di affrontare i quotidiani problemi familiari, disturbi del sonno, abbassamento dell'umore, maggiore preoccupazione rispetto al rischio di suicidio e diminuzione della fiducia in se stessi. Sebbene nessuno degli psichiatri si fosse preso una pausa dal lavoro, gli effetti del suicidio erano stati molto persistenti e molti di loro avevano preso seriamente in esame la possibilità di interrompere anticipatamente l'attività professionale. Non sorprende che queste utili esperienze abbiano influenzato la gestione dei pazienti con tendenze suicide, inducendo gli psichiatri coinvolti a una gestione più strutturata, a un ricorso maggiore all'osservazione stretta dei pazienti a rischio, a una comunicazione più dettagliata della documentazione clinica, a una maggiore decisione negli interventi e a un approccio più prudente ai pazienti a rischio.

Che cosa rende traumatico un errore?

Quando un paziente viene danneggiato gli errori sono spesso solo parte di una catena di eventi inseparabile da una rete di cause organizzative sottostanti. Dopo un'analisi approfondita è raramente possibile imputare un evento avverso esclusivamente a un individuo, per quanto tale soluzione possa essere allettante. Per esempio, i medici alle prime armi possono trovarsi a dover affrontare situazioni ben al di là delle loro competenze, ereditando problemi originati altrove nell'organizzazione. Addossare loro la responsabilità e tutta la colpa può essere non solo ingiustificato, ma anche dannoso sul piano personale.

Che cosa rende allora un errore particolarmente traumatico per un medico? Come abbiamo visto, gli errori sono frequenti, eppure solo una piccola parte di essi comporta angoscia, rimorso e vergogna. A mia conoscenza, non esistono praticamente ricerche su tale aspetto, ma la natura dell'errore, le caratteristiche personali e la cultura medica hanno presumibilmente un ruolo nel determinare l'impatto sul singolo individuo.

L'errore e le reazioni delle persone coinvolte

Per cominciare, ovviamente, l'outcome deve essere grave. Questa situazione rende frequente il bias retrospettivo (*hindsight bias*), in quanto un'outcome sfavorevole rende più critici, e per l'esattezza più autocritici, nei confronti delle cure prestate. Se invece "riuscite a cavarvela", è probabile che la sensazione sia più di sollievo che di colpa. In secondo luogo, deve esservi una chiara deviazione dalle abituali procedure cliniche, più che un mancato evento (*close call*) in una situazione francamente incerta. La reazione dei colleghi, sia essa di sostegno oppure difensiva e critica, può avere comunque notevole peso. La reazione dei pazienti e dei loro familiari può essere particolarmente difficile da reggere, specie quando l'outcome è grave e si ha in cura il paziente da molto tempo. Per esempio, psicologi e psichiatri possono trovare molto difficile affrontare il suicidio di un paziente con il quale hanno avuto una lunga relazione terapeutica.

10

Standard personali e spirito autocritico

Come tutti, anche i medici hanno diversi temperamenti, capacità di recupero e atteggiamenti rispetto ai propri errori. Jenny Firth-Cozens (1997) ha rilevato che la tendenza all'autocritica è predittiva di stress; tale tendenza può derivare da precedenti rapporti, che possono poi riflettersi nelle relazioni con colleghi più anziani. Per le persone con un forte spirito autocritico gli errori sono particolarmente disturbanti; nei casi più seri il medico può entrare in un circolo vizioso di ansia, vergogna e performance sempre più scadenti. Occorre trovare il giusto equilibrio tra standard personali elevati ed eccessivo spirito autocritico. Gli elevati standard personali di eccellenti clinici possono di fatto renderli particolarmente vulnerabili all'impatto degli errori.

Atteggiamenti rispetto all'errore e cultura della medicina

Nel suo fondamentale articolo sull'errore in medicina, Lucian Leape (1994) sosteneva che una delle ragioni più importanti della difficoltà dei clinici nel gestire l'errore è rappresentata dalla cultura della pratica medica. Secondo Leape, fin dai primi giorni di università i futuri medici sono condizionati a pensare che gli errori sono semplicemente inaccettabili. Benché sia una lodevole aspirazione, una pratica esente da errori è naturalmente del tutto irraggiungibile, e ciò determina inevitabilmente un conflitto interno.

> Non diversamente dai piloti collaudatori, i medici sono portati a considerare un errore come un difetto di carattere: non sei stato attento, non ti sei sforzato abbastanza. Questo modo di pensare è all'origine di una reazione frequente tra i clinici: "Come può esserci un errore senza negligenza?" (Leape, 1994)

Tutti i medici riconoscono l'inevitabilità (sebbene forse non la frequenza) dell'errore, ma ciò raramente si traduce in aperta ammissione e discussione. Esiste dunque un conflitto curioso, e in un certo senso paradossale, tra due convinzioni. Da un lato vi è un'attività carica di incertezza, nella quale la conoscenza è inadeguata e gli errori sono sempre in agguato; dall'altro, coloro che operano in tale attività perseguono una cultura di perfezione, secondo la quale gli errori non sono tollerati e ci si attende un forte senso di responsabilità individuale sia per gli errori sia per gli outcome. Con tali premesse, non stupisce che sia difficile gestire gli errori, soprattutto quando è in gioco tanta sofferenza umana.

Convinzioni sul controllo e sul potere della medicina

Le convinzioni sul grado del controllo esercitato dal clinico influenzano fortemente il suo senso di responsabilità personale per gli eventi avversi e il suo atteggiamento rispetto agli errori. Un certo realismo riguardo alla probabilità di errori – specialmente in considerazione dei vincoli sempre maggiori sulla pratica clinica, del carico di lavoro e della necessità talvolta di prendere una scorciatoia – modera le reazioni agli errori individuali e rende meno facile che, generalizzando da un singolo, spiacevole errore, si giunga alla conclusione che il medico è incompetente. Per esempio, nello studio già citato sull'impatto del suicidio, Alexander e colleghi (2000) osservano che gli psichiatri devono trovare un equilibrio nel loro atteggiamento rispetto al suicidio dei pazienti. Se considerano il suicidio come inevitabile, proteggono se stessi e la loro professione, ma finiscono per arrivare a una posizione di nichilismo terapeutico. D'altra parte, se considerano ogni suicidio come prevenibile, si espongono al biasimo e alla condanna, finendo probabilmente col non essere più in grado di continuare il proprio lavoro.

L'impatto del contenzioso

L'impatto degli errori diventa più complicato e profondo quando è seguito da reclami o denunce. Se mal condotta, anche un'indagine interna su un evento grave può essere molto sconvolgente per un giovane infermiere o un giovane medico. Oggi i pazienti sono molto più esigenti nei confronti del medico o dell'infermiere, e possono essere meno indulgenti quando l'outcome non corrisponde alle loro aspettative (anche se sono giustamente arrabbiati quando non ricevono scuse o spiegazioni). La notevole attenzione dedicata dai media ai grossi incidenti che si verificano nella sanità ha reso il pubblico molto più consapevole dei potenziali danni, come pure dei benefici, dei trattamenti medici.

L'esperienza di essere coinvolto in un lungo e difficile processo è stata drammaticamente documentata nel libro di Charles e Kennedy *Defendant: A Psychiatrist on Trial for Medical Malpractice* (1985). La psichiatra coinvolta racconta di essersi sentita completamente sola e isolata dai colleghi, scoprendo in seguito che tale condizione è assai comune per quanti sono accusati di negligenza. Il processo durò cinque anni, assorbì completamente la sua vita, richiese costante attenzione e la rese ansiosa e insonne. Le parve di aver perso la propria integrità come persona e come medico (Charles, Kennedy, 1985).

Trattando apertamente l'esperienza del contenzioso, il libro di Charles e Kennedy ha indicato nuove linee di ricerca. Secondo successivi studi sull'impatto complessivo del contenzioso, queste esperienze non sono affatto eccezionali (Shapiro et al., 1989; Martin et al., 1991; Bark et al., 1997). Depressione, rabbia ed altri sintomi nervosi sarebbero reazioni comuni al contenzioso. Per alcuni medici il proprio lavoro diventa meno gratificante, almeno per un certo periodo. Nello studio condotto da Martin e colleghi (1991), su medici sottoposti a processo, ansia, depressione e reazioni traumatiche erano più intense nei due anni successivi al contenzioso, ma si riducevano gradualmente in seguito, sebbene non fino ai livelli dei medici che non avevano subito processi. Al contrario, le sensazioni di vergogna e incertezza, pur importanti in una prima fase, tornavano a livelli normali soprattutto in coloro che avevano vinto la causa. I medici più anziani, tuttavia, sembravano meno colpiti e più capaci di porre il contenzioso nella giusta prospettiva, considerandolo come un rischio professionale più che come una messa in discussione delle loro competenze.

10

Per chi vi è coinvolto, un contenzioso può certamente essere molto spiacevole, e talvolta traumatico, ma il suo impatto non deve essere sopravvalutato. Occorre ricordare quanto profondamente è cambiata negli ultimi vent'anni la nostra comprensione delle dimensioni e delle cause del danno al paziente. Una richiesta di risarcimento non deve essere considerata come un disonorevole attacco personale al medico responsabile; quando il caso è chiaro e il danno non è grave, o almeno non permanente, spesso risulta poco più che fastidiosa.

Nella maggior parte dei paesi sono molto pochi i casi che giungono realmente in tribunale; quasi tutti vengono definiti da legali e responsabili della gestione del rischio, talvolta con limitato coinvolgimento del personale clinico (ciò che può essere ben accetto, ma non sempre). Ci sarà sempre qualcuno che presenta reclami e ad alcune persone sgradevoli o manipolate piace il contenzioso, tuttavia sono pochissimi i pazienti danneggiati che fanno causa; in parte ciò è dovuto al fatto che, indipendentemente dal torto o dalla ragione, un processo è un'esperienza estremamente estenuante, nella quale essi devono continuamente rievocare eventi che preferirebbero di gran lunga dimenticare.

Dobbiamo anche soffermarci un momento e domandarci, sia dal punto di vista del medico sia da quello del paziente, perché mai un contenzioso dovrebbe comunque avere luogo. I pazienti intentano un'azione legale per ottenere spiegazioni, scuse, cambiamenti nel sistema e, in misura assai variabile, denaro (Vincent et al., 1994). Nella maggior parte dei casi legittimi tutte queste richieste potrebbero essere soddisfatte da organizzazioni sanitarie proattive, senza contenzioso e, di fatto, senza bisogno di ricorrere a vie legali o a risarcimenti *no-fault*. Inoltre, ciò semplificherebbe molto la vita al personale coinvolto: quando le cure sono state inadeguate, essi avrebbero la certezza che i pazienti e i loro familiari ricevono il necessario supporto; quando le cure sono state soddisfacenti e occorre difendersi in un processo, sarebbero affiancati con fermezza dalla loro organizzazione.

Strategie per affrontare l'errore, il danno e le loro conseguenze

Molti dei medici intervistati in questi diversi studi non avevano discusso con i colleghi degli errori e del loro impatto emotivo. Vergogna, timore di umiliazioni e punizioni e tutti gli altri fattori agivano come deterrente alla discussione franca, isolando queste persone dai loro colleghi. Quando il caso veniva discusso era solo con amici intimi o colleghi dei quali avevano piena fiducia da lungo tempo. I medici coinvolti avrebbero desiderato supporto emotivo e conferma professionale, ma la loro cultura spesso non consentiva una discussione aperta (Christensen et al., 1992; Newman 1996).

Gli approcci e le reazioni all'errore di persone, organizzazioni e culture sono estremamente vari e gli atteggiamenti nei confronti dell'errore stanno cambiando. Fortunatamente, con lo sviluppo della sicurezza del paziente, il personale sanitario potrà essere più trasparente in caso di errori e più esplicito riguardo al proprio bisogno di supporto quando questi si verificano. Sebbene in materia esistano poche indicazioni formali e quasi nessuna ricerca, i suggerimenti del Box 10.4 possono risultare utili.

> ### Box 10.4 Strategie per affrontare l'errore e il danno
>
> – Parlare francamente dell'errore e della sua frequenza. Il fatto che medici esperti parlino apertamente dei propri passati errori e problemi risulta particolarmente efficace.
> – Riconoscere che il bisogno di supporto non è un segno di debolezza. I medici devono avere capacità di recupero, ma quasi tutti sono grati del sostegno dei colleghi quando accade un disastro.
> – Fornire chiare linee guida per la discussione dell'errore con i pazienti, sostenute dalla politica generale adottata dall'organizzazione in materia di comunicazione trasparente.
> – È senz'altro importante offrire un addestramento per il difficile compito di comunicare con il paziente e i suoi familiari dopo un evento avverso.
> – Fornire una formazione di base sulla legislazione e sui procedimenti giudiziari, allo scopo di ridurre l'ansia connessa ad azioni legali.
> – Offrire supporto al personale dopo eventi gravi. Può anche trattarsi semplicemente di un supporto informale da parte di un collega.
> – In caso di reazioni particolarmente intense, per esempio in seguito alla morte di un bambino, può essere utile un intervento psicologico formale.

Riconoscimento della possibilità di errori

Innanzi tutto, come in altre attività, anche in medicina occorre riconoscere e ammettere apertamente la possibilità di errori. Una formazione sull'ubiquità dell'errore, sulle sue cause e sulle probabili conseguenze promuoverebbe un atteggiamento più realistico e un approccio più costruttivo. Nella medicina clinica una franca discussione dell'errore, soprattutto da parte di professionisti rispettati, è molto efficace, perché autorizza la riproposizione di discussioni analoghe in altre occasioni; il giovane infermiere o il giovane medico imparano, infatti, che è ammissibile discutere apertamente degli errori poiché i loro superiori lo fanno. La modellazione del comportamento, come è definita dagli psicologi, è uno dei più potenti fattori che influenzano ciò che siamo e ciò che facciamo. Nel corso del tempo, queste modifiche negli atteggiamenti e nei comportamenti si radicano nella cultura di un'unità o di un'organizzazione, diventando "il modo in cui si fanno le cose qui da noi".

Durante gli anni della formazione universitaria è anche possibile identificare gli studenti più predisposti a reazioni eccessive agli errori, per esempio quelli nei quali i tutor colgono segni di autocolpevolizzazione nelle discussioni cliniche. Un eccesso di autocritica è un modo di pensare, uno stile cognitivo nel quale l'autocolpevolizzazione si manifesta ogniqualvolta le cose vanno storte; è possibile correggerlo insegnando agli studenti come ripartire la responsabilità in modo meno distruttivo (Firth-Cozens, 1997).

Politica condivisa sulla trasparenza con i pazienti che hanno subito un danno

Numerose iniziative volte ad aiutare i pazienti, come una politica di comunicazione trasparente, possono essere di notevole aiuto per il personale. Il sostegno ai pazienti e

10

il sostegno al personale non sono attività separate, bensì inestricabilmente intrecciate. Molti membri del personale sono ancora combattuti tra il desiderio di un atteggiamento più aperto e l'approccio più cauto che percepiscono sia richiesto, a torto o a ragione, da dirigenti, colleghi e organizzazioni medico-legali. Questa contraddizione può trasformare una situazione già molto difficile in un vero e proprio conflitto, traumatico sia per il personale sia per il paziente. Ciò spiega perché un diverso approccio all'errore e agli eventi avversi da parte dei medici richiede un analogo cambiamento da parte dei dirigenti, dei legali e, quindi, dei pazienti e dei loro familiari.

Sostegno da parte dei colleghi

Essere comprensivi nei confronti degli altri, quando questi si trovano nella poco invidiabile situazione di aver commesso un grave errore, è un passo fondamentale verso una cultura più trasparente e quindi più sicura. Indipendentemente dal loro ruolo e dalla loro anzianità, i singoli medici possono fare molto per promuovere un approccio più costruttivo e supportivo agli errori, semplicemente immedesimandosi nell'esperienza vissuta dal collega. Albert Wu suggerisce un esercizio personale di riflessione strutturata.

> Ripensate al vostro ultimo errore che ha danneggiato un paziente. Parlatene con un collega. Osservate le sue e le vostre reazioni. Che cosa è d'aiuto? Che cosa lo rende più difficile? I medici commetteranno sempre errori; il fattore decisivo è come li gestiamo. La sicurezza del paziente e il benessere del medico saranno serviti meglio se riusciamo a essere onesti sui nostri errori con i nostri pazienti, con i nostri colleghi e con noi stessi. (Wu, 2000)

Nello studio di Alexander e colleghi, sull'impatto del suicidio del paziente, le fonti d'aiuto più frequenti ed efficaci erano membri del team, altri psichiatri, la famiglia e gli amici. Dopo un suicidio le riunioni del team e il riesame critico dell'evento erano in genere d'aiuto; si può supporre che l'analisi dell'intera gamma di cause all'origine di un simile evento possa aiutare a porre nella giusta prospettiva i contributi e le omissioni individuali. Benché non frequenti, le azioni legali, i procedimenti disciplinari e le indagini sugli incidenti fatali, con il loro carattere giudiziario o quasi, erano vissuti come esperienze stressanti e critiche.

I colleghi di lavoro erano particolarmente importanti, sia perché condividevano la conoscenza delle responsabilità professionali sia perché contribuivano a evitare che coloro che dovevano affrontare le conseguenze di un suicidio scivolassero in un pericoloso isolamento professionale.

I familiari, anch'essi colpiti seppure indirettamente, forniscono un tipo di aiuto diverso. Parlarne a fondo con i colleghi aiuta a vedere le cose nella giusta prospettiva, mentre parlarne con il marito o la moglie procura conforto. Le famiglie dei pazienti potrebbero essere di grande aiuto, ma, comprensibilmente, il loro atteggiamento è talvolta critico, poiché dipende presumibilmente dalla loro valutazione delle cure ricevute dal paziente e dal loro rapporto con la persona prima del suicidio.

Formazione e addestramento

Parte del terrore di fronte a reclami o minacce di azioni legali deriva, almeno per i giovani medici, semplicemente dalla non conoscenza delle loro implicazioni. Per esempio, i regolamenti ospedalieri per le inchieste interne su eventi gravi sono spesso espressi in termini minacciosi e quasi legali, che molto probabilmente producono paura e paranoia più che riflessione e apprendimento. I procedimenti legali variano da paese a paese; in Inghilterra, per esempio, non è previsto il processo con giuria per negligenza professionale e la grande maggioranza dei casi viene definita senza alcun tipo di processo. La formazione sugli aspetti legali per tutto il personale, unita a informazioni specifiche sul presumibile iter di eventuali reclami o denunce, può ridurre notevolmente angosce immotivate (Genn, 1995). Molti medici operano come periti e hanno notevole esperienza sulle procedure del contenzioso; rappresentano quindi una preziosa risorsa per la formazione dei colleghi e del personale più giovane (Hirst, 1996).

L'addestramento nella comunicazione e nella spiegazione dell'errore è un altro fattore critico. Il confronto con un paziente danneggiato da un trattamento o con i suoi familiari, naturalmente angosciati e arrabbiati, rappresenta una situazione clinica particolarmente difficile, per la quale sono disponibili pochi strumenti di orientamento e addestramento. Se il personale sanitario ricevesse una formazione per l'assistenza ai pazienti insoddisfatti, angosciati o danneggiati e ai loro familiari, ne trarrebbero beneficio sia i pazienti sia il personale.

Supporto formale e accesso al counselling riservato

I medici sono persone con buone capacità di recupero, ma chiunque – a seconda del carattere, della posizione o delle circostanze – può essere vulnerabile a severe reazioni d'angoscia in seguito a un errore. Sebbene i giovani medici siano più vulnerabili, chiunque può essere colpito in qualsiasi fase della propria carriera, a meno che non sia diventato così arrogante o disumano da essere insensibile all'effetto degli errori sui propri pazienti.

La comprensione e l'accettazione da parte dei colleghi è sempre importante, ma talvolta occorre qualcosa di più del sostegno generale e delle manifestazioni di fiducia. La gamma dei possibili supporti va da una tranquilla conversazione in corridoio all'offerta di una prolungata psicoterapia. In qualche caso una discussione privata con un collega o un superiore sarà sufficiente: ultimamente alcuni ospedali si avvalgono di medici esperti in pensione come consiglieri (*mentors*). In uno studio di Bark e colleghi (1997) oltre un quarto dei medici intervistati suggeriva l'istituzione formale di un servizio di counselling e la designazione di consiglieri ai quali poter fare riferimento. Un collegamento con psichiatri o psicologi di un'altra organizzazione sanitaria può essere utile nei casi di stress severo o protratto, come si verifica quando un membro del personale si sente responsabile di un grave danno o di una morte (Hirst, 1996).

La decisione di accettare il supporto va tuttavia lasciata all'individuo interessato, che deve sentirsi libero di richiedere nel corso del tempo un maggiore o minore grado di assistenza. I dirigenti tentati di mettere a disposizione un servizio di *stress counselling*, specialmente se fornito a pagamento da fonti esterne, dovrebbero tener presente che il supporto offerto dai colleghi più vicini è generalmente più gradito e approriato (Hirst, 1996). Gli psichiatri coinvolti in casi di suicidio trovavano importante poter accedere al supporto e a metodi più formali di trattamento, come counselling o debriefing; tuttavia, erano tassativi nell'affermare che tali servizi dovevano essere semplicemente offerti e che le persone non dovevano in alcun modo essere forzate a sottoporsi al trattamento (Alexander et al., 2000).

Supporto da parte dei colleghi dopo eventi avversi

Poche organizzazioni hanno realizzato un servizio di sostegno al personale strutturato ed efficace o hanno compreso appieno la necessità di un simile servizio. Nello studio condotto da Waterman e colleghi (2007), il 90% dei medici statunitensi affermava che la loro organizzazione non forniva adeguato supporto per lo stress derivante dagli errori medici. Il Brigham and Women's Hospital di Boston rappresenta un'eccezione, essendo sede di un importante esperimento sul sostegno, sia ai pazienti sia al personale, che trae origine da un disastro mancato (*near disaster*) del 1999, quando Linda Kenney, fondatrice del Medical Induced Trauma Support Services, fu vittima nel corso di un intervento chirurgico di un attacco di grande male, del quale si considerò responsabile l'anestesista Frederick van Pelt. Egli così descrive la sua esperienza:

> Come sempre avviene durante le emergenze mediche eravamo concentrati sulla rianimazione, accantonando le nostre emozioni. Solo dopo che la paziente fu stabilizzata in bypass, iniziò a farsi strada l'impatto di ciò che avevo appena fatto. Mi sentivo personalmente responsabile di quanto era accaduto e obbligato a comunicarlo alla famiglia. Pensavo che sarei stato in grado di fornire un resoconto dell'evento al marito, ma questi, con mio sbalordimento, mi piombò addosso con tutta la sua forza emotiva e fisica; per fortuna, il chirurgo ortopedico riuscì a bloccarlo. Ero ora costretto a confrontarmi con la mia angoscia personale e mi resi conto della completa mancanza di addestramento nella gestione di tale condizione. In un attimo gli anni di formazione clinica, il mio certificato di abilitazione e il rispetto dei miei colleghi come anestesista competente erano divenuti irrilevanti e privi di senso. Mi sentivo perduto e solo. (van Pelt, 2008. Riproduzione autorizzata da BMJ Publishing Group Ltd)

Linda Kenney fu successivamente curata e, sebbene gravemente traumatizzata, riuscì a riprendersi. L'ospedale trasmise la pratica al servizio di gestione dei sinistri, che inviò alla paziente lettere impersonali e di tono legalistico, angosciandola e facendola infuriare. Al dottor van Pelt fu detto di non avere ulteriori contatti con la famiglia. Tuttavia, alla fine:

> Il senso profondo della mia responsabilità ebbe la meglio sulla paura e mi costrinse a fare la cosa giusta. Decisi di scrivere, senza informare l'ospedale, una lettera di scuse alla paziente, invitandola a un confronto aperto se e quando se la fosse sentita. (van Pelt, 2008. Riproduzione autorizzata da BMJ Publishing Group Ltd)

Il medico e la paziente ebbero contatti telefonici e infine, due anni dopo l'incidente, si incontrarono e condivisero le loro esperienze. Iniziarono a sviluppare parallelamente servizi di supporto per i pazienti (MITSS, vedi Capitolo 9, Box 9.9) e un programma di sostegno tra colleghi per il personale clinico. I servizi di supporto esistevano già, ma dai rapporti risultava che poche persone li utilizzavano per il timore di essere etichettati come affetti da problemi di salute mentale. Il Peer Support Programme si basava invece sull'impiego dei colleghi come sostegno principale, con un approccio successivamente utilizzato dalla polizia, dai pompieri e dai servizi di pronto soccorso. Il programma è oggi utilizzato per un'ampia gamma di eventi, che comprende crisi personali, errori medici e assistenza durante i contenziosi. Il programma si propone di coinvolgere figure professionali affidabili ed esperte, con conoscenza personale dell'impatto degli errori, che siano immediatamente disponibili a fornire opportunità di riflessione e di supporto confidenziali. Parallelamente è stato avviato un programma di formazione e addestramento diretto a contrastare la cultura della negazione della risposta emotiva a errori e a eventi gravi. Oltre all'impegno attivo per la comunicazione trasparente e le scuse ai pazienti danneggiati, il Brigham and Women's Hospital ha iniziato a sviluppare l'Early Support Activation, attraverso la collaborazione tra il MITSS, per i pazienti e le loro famiglie, e i dipartimenti dei servizi sociali e delle relazioni con i pazienti dell'ospedale. A lungo termine, la strategia prevede un risposta integrata di supporto emotivo per i pazienti, le famiglie e gli operatori sanitari (van Pelt, 2008).

Bibliografia

Aasland OG, Forde R (2005) Impact of feeling responsible for adverse events on doctors' personal and professional lives: the importance of being open to criticism from colleagues. Quality and Safety in Health Care, 14(1):13-17

Alexander DA, Klein S, Gray NM et al (2000) Suicide by patients: questionnaire study of its effect on consultant psychiatrists. British Medical Journal, 320:1571-1574

Anderson M (1984) Facing our mistakes. New England Journal of Medicine, 310:1676

Bark P, Vincent C, Olivieri L, Jones A (1997) Impact of litigation on senior clinicians: implications for risk management. Quality in Health Care, 6:7-13

Charles SC, Kennedy E (1985) Defendant: A Psychiatrist on Trial for Medical Malpractice. Free Press, New York

Christensen JF, Levinson W, Dunn PM (1992) The heart of darkness: the impact of perceived mistakes on physicians. Journal of General Internal Medicine, 7:424-431

Ely JW (1996) Physicians' mistakes. Will your colleagues offer support? Archives of Family Medicine, 5:76-77

Firth-Cozens J (1987) Emotional distress in junior house officers. British Medical Journal, 295:533-536

Firth-Cozens J (1997) Predicting stress in general practitioners: 10-year follow-up postal survey. British Medical Journal, 315:34-35

Fischer MA, Mazor KM, Baril J et al (2006) Learning from mistakes. Factors that influence how students and residents learn from medical errors. Journal of General Internal Medicine, 21(5): 419-423

Fonsecka C (1996) To err was fatal. British Medical Journal, 313:1640-1642

Gawande A (2002) Complications: A Surgeon's Notes on An Imperfect Science. Picador, New York

Genn H (1995) Supporting staff involved in litigation. In: Vincent CA (ed) Clinical Risk Management. BMJ Publications, London, pp 453-472

Hilfiker D (1984) Facing our mistakes. NewEngland Journal of Medicine, 310(2):118-122

Hirst D (1996) Supporting staff during litigation – managerial aspects. Clinical Risk, 2:189-194

Leape LL (1994) Error in medicine. Journal of the American Medical Association, 272(23):1851-1857

Martin CA, Wilson JF, Fiebelman ND III et al (1991) Physicians' psychological reactions to malpractice litigation. Southern Medical Journal, 84(11):1300-1304

Mizrahi T (1984) Managing medical mistakes: ideology, insularity and accountability among internists-in-training. Social Science & Medicine, 19(2):135-146

Newman MC (1996) The emotional impact of mistakes on family physicians. Archives of Family Medicine, 5(2):71-75

Schwappach DL, Boluarte TA (2009) The emotional impact of medical error involvement on physicians: a call for leadership and organisational accountability. Swiss Medical Weekly, 139(1-2):9-15

Shapiro RS, Simpson DE, Lawrence SL et al (1989) A survey of sued and non-sued physicians and suing patients. Archives of Internal Medicine, 149:2190-2196

Sutcliffe AG (2002) Death of a child. The Lancet, 359:2104

van Pelt F (2008) Peer support: healthcare professionals supporting each other after adverse medical events. Quality and Safety in Health Care, 17(4):249-252

Vincent C, Young M, Phillips A (1994) Why do people sue doctors? A study of patients and relatives taking legal action. The Lancet, 343:1609-1613

Waterman AD, Garbutt J, Hazel E et al (2007) The emotional impact of medical errors on practicing physicians in the United States and Canada. Joint Commission Journal on Quality and Patient Safety, 33(8):467-476

West CP, Huschka MM, Novotny PJ et al (2006) Association of perceived medical errors with resident distress and empathy: a prospective longitudinal study. Journal of the American Medical Association, 296(9):1071-1078

White AA, Gallagher TH, Krauss MJ et al (2008) The attitudes and experiences of trainees regarding disclosing medical errors to patients. Academic Medicine, 83(3):250-256

Wolf ZR, Serembus JF, Smetzer J et al (2000) Responses and concerns of healthcare providers to medication errors. Clinical Nurse Specialist, 14(6):278-287

Wu A (2000) Medical error: the second victim. British Medical Journal, 320:726-727

Wu AW, Folkman S, McPhee SJ, Lo B (1991) Dohouse officers learn from their mistakes? Journal of the American Medical Association, 265(16):2089-2094

Progettazione, tecnologia e standardizzazione

Interventi clinici e miglioramento del processo

Guy Cohen è stato direttore della qualità, sicurezza e affidabilità della NASA fino alla metà degli anni Novanta. Don Berwick, che allora lavorava al miglioramento della qualità dell'assistenza sanitaria della Harvard Community, gli chiese consiglio per svolgere il proprio compito più rapidamente ed efficacemente; nel loro primo incontro, durato cinque ore, Cohen aveva a malapena iniziato a raccontargli ciò che aveva imparato sulla qualità e sulla sicurezza (Berwick, 1998). Berwick ricorda la risposta alla sua prima domanda:

> Come siete riusciti a diventare così bravi da arrivare sulla Luna? Guy Cohen non aveva battute di spirito da offrirmi; non rispose "schede di valutazione", "forze di mercato" o "retribuzione a incentivo" e neppure "responsabilità". In effetti, se ricordo bene, durante il tempo che trascorremmo insieme non fu pronunciata nessuna di queste parole. La sua visione della natura umana, delle organizzazioni, dei sistemi e del cambiamento non avrebbe permesso di trattare tali argomenti con leggerezza. (Berwick, 1998)

In sanità, cominciamo ora a comprendere quanto sia complesso – in termini culturali, tecnici, clinici e psicologici – il problema della sicurezza, per non parlare della sua dimensione ed eterogeneità. Dopo una panoramica su interventi clinici e miglioramento del processo, le ultime tre parti di questo libro prendono in esame le strategie per il miglioramento, e quindi il difficile compito di integrare i necessari cambiamenti umani e tecnologici. Analizzando singoli eventi, abbiamo visto come molti fattori possano contribuire al verificarsi di un errore o di un outcome sfavorevole. Ai convegni sulla sicurezza è ancora possibile, tuttavia, sentire affermazioni del tipo "è questione di cultura", "la chiave sta in una leadership forte", "la risposta è nella formazione del team", "se solo avessimo buoni standard professionali, non ci sarebbero problemi", "sappiamo di avere un problema, dobbiamo semplicemente affrontarlo e sistemarlo", e così via. Naturalmente tutti questi aspetti sono importanti, e alcuni di essi possono e devono essere "semplicemente sistemati", ma uno degli ostacoli maggiori al progresso della sicurezza del paziente è, paradossalmente, il desiderio di soluzioni lineari, siano esse politiche, organizzative o cliniche. Innanzi tutto dobbiamo comprendere la complessità del problema, solo allora saremo in grado di affrontarne efficacemente tutti gli aspetti.

La sanità è un settore estremamente diversificato e le cause di danno e le relative soluzioni sono diverse a seconda del processo considerato. Alcuni fattori, come leadership, cultura e atteggiamenti rispetto alla sicurezza hanno valore generale e sono importanti in tutti gli ambiti. Tuttavia, le tipologie di soluzioni specifiche necessarie, per esempio, per garantire un'elevata affidabilità nei servizi trasfusionali, differiscono ovviamente da quelle che hanno come obiettivo la riduzione dei suicidi tra i ricoverati. Il miglioramento della sicurezza richiede azioni di carattere generale, che riguardano l'intera organizzazione, associate a misure specifiche per le diverse specialità e i diversi processi.

A livello clinico, la sicurezza può essere elusiva, malgrado si disponga di conoscenze ed esperienze specialistiche. Le possibilità e linee di attacco sono molteplici. Dovremmo puntare sulla formazione del team, sulla vigilanza e sulla consapevolezza del rischio? Dovremmo cominciare affrontando i numerosi problemi di processo, le inefficienze e le frustrazioni che affliggono il personale clinico, minandone il morale e provocando errori e danni ai pazienti? Forse, come accade in molte altre attività, la risposta sta nella tecnologia, tagliando fuori gli esseri umani? O forse il danno al paziente si previene meglio con le innovazioni cliniche, per esempio lo sviluppo di nuovi farmaci e di nuove procedure per contrastare il rischio delle infezioni ospedaliere acquisite? Tutti questi approcci sono importanti, ma non è facile stabilire quale peso assegnare a ciascuno di essi in una determinata situazione. In questo e nei prossimi due capitoli esamineremo diverse tipologie di soluzioni tecniche, per delinearne caratteristiche, vantaggi e limiti. Per cominciare, è utile fornire un quadro della materia e considerare alcuni dei presupposti impliciti, spesso non dichiarati, alla base degli approcci al miglioramento della sicurezza.

Le due visioni della sicurezza

Nell'intento di perseguire una sanità più sicura viene proposta una quantità di tecniche e approcci diversi – variamente supportati da teorie, prove e criteri di buon senso – e può essere assai difficile distinguerne i motivi conduttori e gli orientamenti di fondo; è tuttavia possibile riconoscere due approcci generali. Pur essendo raramente espresse in modo esplicito, esistono due visioni ricorrenti nei dibattiti e nelle discussioni sulla sicurezza del paziente.

Le parole "progettazione", "tecnologia" e "standardizzazione" racchiudono una concezione della sicurezza strettamente correlata alla visione ingegneristica discussa nel Capitolo 7. In tale prospettiva, la fallibilità umana è il problema principale e gli obiettivi sono semplificare, standardizzare e ottimizzare i processi fondamentali e nel contempo ridurre la dipendenza dall'uomo, automatizzando i compiti o quanto meno offrendo tutto il supporto possibile per quelli in cui l'intervento umano è indispensabile. Gli approcci all'ottimizzazione del processo sono discussi in questo capitolo, il ruolo della progettazione e della tecnologia nei prossimi due.

L'espressione "le persone creano la sicurezza" sintetizza il secondo approccio generale, che sarà discusso nei capitoli successivi. Woods e Cook (2002), e prima di loro Rasmussen (1990) e altri, si sono espressi a favore di una visione della sicurezza

Tabella 11.1 Le due visioni della sicurezza

Rimpiazzare o supportare l'uomo	I professionisti creano la sicurezza
Enfasi sulla fallibilità e sull'irrazionalità	*Enfasi sull'esperienza e sulla competenza*
Bias retrospettivo e difetto di memoria	Flessibilità e adattabilità
Eccessiva sicurezza di sé	Esperienza e saggezza
Vulnerabilità alle influenze ambientali	Previsione dei pericoli
Assenza di controllo su pensiero e azione	Capacità di ripresa dopo un errore
Interventi tecnici e procedurali	*Nuove e maggiori competenze*
Progettazione e standardizzazione	Cultura delle organizzazioni altamente affidabili
Protocolli e linee guida	Coscienziosità e consapevolezza del rischio
Tecnologie di gestione e trattamento delle informazioni	Addestramento alla previsione e al recupero
Soluzioni tecniche	Lavoro di gruppo e leadership

diversa da quella rigida, proceduralizzata e improntata alla tecnologia, che fosse più adatta a rispecchiare veramente le realtà del lavoro clinico.

Alla base di queste due visioni vi sono due modi opposti di considerare la capacità e l'esperienza dell'uomo, poiché la prima pone l'accento sull'errore e sulla fallibilità, e la seconda sull'adattabilità allo stress, la capacità di previsione e la resilienza (Tabella 11.1). La scelta di una o dell'altra impostazione, indipendentemente dal fatto che sia consapevole o meno, determinerà quali misure concrete saranno prese per migliorare la sicurezza e ha dunque importanti conseguenze pratiche. Nella realtà, per risolvere particolari problemi possono essere necessari elementi di entrambi gli approcci, ma è importante saperli distinguere, in quanto gran parte delle discussioni e dei dibattiti sulla sicurezza sono imperniati su queste due posizioni.

Progettazione, tecnologia e standardizzazione

Molti approcci al miglioramento della qualità in sanità traggono origine da un classico modello industriale, secondo il quale le soluzioni agli errori e ai difetti vanno ricercate in una maggiore standardizzazione, generalmente associata al ricorso alla tecnologia. Idealmente, il contributo umano al processo di cura viene ridotto al minimo, come accade nella produzione industriale e nell'aviazione commerciale. La progettazione accurata dei processi di cura fondamentali e l'utilizzo della tecnologia hanno la meglio sulla fallibilità umana, sulla vulnerabilità alla stanchezza e sulle influenze ambientali. Esempi di questa vasta categoria di misure per la sicurezza sono: semplificazione e standardizzazione dei processi clinici; radicale ri-progettazione di attrezzature e processi; sistemi informatizzati per la terapia; cartelle cliniche e sistemi di memorizzazione elettronici; supporti decisionali, sia computerizzati sia sotto forma di protocolli, linee guida, checklist e promemoria. Si osservi che anche i sistemi che riconoscono esplicitamente la fallibilità umana, come quelli di supporto decisionale, richiedono ancora, per essere utilizzati, l'ingegnosità e l'abilità dell'uomo. Per esempio, i sistemi di supporto rappresentano un valido ausilio per i medici, poiché ricordano loro le azioni da intraprendere e suggeriscono linee d'azione, ma la loro utilità è subordinata alla capacità del medico di ricavare le informazioni rilevanti dal paziente, di utilizzare il sistema in modo appropriato e così via. Per utilizzare efficacemente un supporto decisionale, è indispensabile la competenza.

Occorre anche distinguere le due grandi categorie di standardizzazione e proceduralizzazione. La prima tipologia di sistemi ha come obiettivo il miglioramento di strumenti di comunicazione esistenti, per esempio con la cartella clinica elettronica. Senza dubbio una cartella elettronica può offrire immensi vantaggi in termini di accesso alle informazioni, affidabilità delle codifiche, standardizzazione delle informazioni registrate e collegamento ad altri sistemi. Tuttavia, dal punto di vista del medico, tali sistemi possono introdurre altri problemi: per esempio, difficoltà di accesso in caso di guasti dell'hardware, lentezza di risposta e altri imprevisti. Ciò nonostante, molti medici ritengono che sia auspicabile potenziare i sistemi informativi ospedalieri, per esempio, fino al livello di una normale catena di supermercati.

Un problema più importante e controverso riguarda la standardizzazione della stessa pratica clinica, sotto forma di linee guida, protocolli, supporti decisionali e strutturazione dei compiti e delle procedure. Talvolta i medici sono diffidenti verso queste iniziative, sospettando che la standardizzazione sia imposta non per migliorare l'assistenza sanitaria, ma per disciplinare, tagliare i costi e comunque limitare i clinici nel loro lavoro. Tuttavia, se correttamente compresi e implementati, questi approcci possono essere d'aiuto per il personale sanitario. La standardizzazione e la semplificazione dei processi fondamentali dovrebbero ridurre il carico cognitivo sui membri del personale, lasciando loro più tempo per i compiti clinici di maggiore importanza, che richiedono empatia e competenza.

Le persone creano la sicurezza

I sostenitori di questa visione sono, a ragione, notevolmente impressionati dall'elevata frequenza di outcome favorevoli nonostante l'estrema complessità, le richieste inconciliabili, i rischi e l'incertezza. Secondo tale visione, la sanità può essere resa più sicura non già minimizzando il contributo umano, bensì cercando di comprendere gli aspetti tecnici del lavoro e i modi in cui le persone possono controllare i pericoli. Cook, Render e Woods (2000) ci ricordano che la sicurezza dipende dai medici e dalle altre persone che sanno guardare avanti, ovviare alle carenze, risolvere i conflitti e, in pratica, creare sicurezza. Un buon esempio di questo approccio è la raccomandazione che i ricercatori studino le "carenze", cioè le discontinuità nel processo clinico-assistenziale, che possano tradursi in perdita di informazioni, perdita di motivazione o interruzioni nella dispensazione delle cure. Secondo Cook e colleghi, la sicurezza può essere migliorata apprezzando e rinforzando la naturale capacità dei professionisti di ovviare alle carenze.

Sebbene la capacità dei clinici di anticipare, reagire e adattarsi alle diverse circostanze sia cruciale per una sanità efficace e sicura, non dobbiamo pensare che sia possibile rendere l'assistenza sanitaria più sicura facendo affidamento solo su queste qualità umane. In primo luogo, questa dipendenza dalla competenza umana pone un carico ulteriore su quanti sono impegnati in prima linea, riportandoci, paradossalmente, a puntare tutto sull'addestramento, situazione dalla quale il pensiero sistemico cercava di liberarci. In verità, si tratta di un diverso tipo di addestramento (capacità di prevedere, flessibilità), ma nondimeno è un addestramento. Ma, soprattutto, questa risposta alle carenze è davvero strana. Perché non dovremmo cercare, in primo luogo, di ridurre il numero delle criticità con sistemi più efficienti e con una migliore progettazione? Ciò dipende, naturalmente, dalla natura delle carenze e degli altri problemi che i professionisti devono prevedere e affrontare. Cambiamenti improvvisi nelle condizioni del paziente o un'emergenza acuta richiedono tutte le qualità giustamente messe in rilievo da Cook e Woods. La capacità di anticipare, tuttavia, è anche utilizzata per risolvere criticità organizzative, come quando un chirurgo si trova a dover improvvisare perché all'inizio dell'intervento non è disponibile la documentazione clinica o deve prima telefonare per essere certo che l'attrezzatura sia disponibile. Poter fare affidamento sulla disponibilità della documentazione e delle attrezzature ridurrebbe, o eliminerebbe, la frequenza di tali situazioni. Il vero problema è trovare un modo per coniugare i due approcci: ossia, standardizzare e proceduralizzare quando possibile e utile, pur sapendo che ciò non potrà mai rappresentare una soluzione completa, e contemporaneamente promuovere la resilienza umana e la "creazione della sicurezza". Prima di sviluppare questo tema, occorre tuttavia discutere il ruolo della medicina basata sulle evidenze nella creazione di un sistema sanitario più sicuro.

Procedure cliniche per migliorare la sicurezza

To err is human, il primo rapporto sulla sicurezza del paziente dell'Institute of Medicine (Kohn et al., 1999), esortava tutte le parti impegnate in ambito sanitario a fare della sicurezza del paziente una priorità. A tale scopo, gli autori raccomandavano all'Agency for Healthcare Research and Quality (AHRQ) di stabilire quali procedure per la sicurezza del paziente fossero efficaci e di produrre un rapporto da diffondere tra tutti i clinici. Il documento finale, elaborato da Kaveh Shojania e colleghi dell'Evidence Based Practice Center di San Francisco, con l'assistenza di numerosi esperti statunitensi, rappresenta un completo compendio delle procedure per la sicurezza del paziente e una raccolta inestimabile di procedure cliniche che riducono le complicazioni dell'assistenza sanitaria (Shojania et al., 2001). Quando possibile, gli autori hanno seguito un approccio standard per la revisione della letteratura su uno specifico argomento, valutando in modo formale la forza delle evidenze disponibili. Per ogni procedura per la sicurezza, ai curatori delle sezioni interessate è stato chiesto di esaminare:
- la prevalenza del problema oggetto della procedura;
- la gravità del problema oggetto della procedura;
- l'utilizzo attuale della procedura;
- le prove di efficacia teorica e/o pratica della procedura;
- il rischio di danno associato alla procedura;
- le informazioni sui costi, ove disponibili;
- i problemi di implementazione.

11

> **Box 11.1 Procedure più efficaci per la sicurezza del paziente individuate dal rapporto AHRQ**
>
> – Utilizzo appropriato della profilassi per la prevenzione del tromboembolismo venoso nei pazienti a rischio
> – Impiego perioperatorio di betabloccanti in pazienti selezionati per prevenire la morbilità e la mortalità perioperatorie
> – Utilizzo di massima barriera di sterilità durante il posizionamento di cateteri venosi centrali per prevenire il rischio di infezioni
> – Utilizzo appropriato della profilassi antibiotica nei pazienti chirurgici per prevenire infezioni perioperatorie
> – Richiesta ai pazienti di ricordare e confermare ciò che è stato loro detto durante la procedura per il consenso informato
> – Aspirazione continua delle secrezioni sottoglottiche per prevenire le polmoniti associate alla ventilazione
> – Utilizzo di materassi e cuscini antidecubito per prevenire le lesioni da pressione
> – Guida ecografica in tempo reale durante l'inserimento di una linea centrale per prevenire complicazioni
> – Autogestione della terapia con warfarin da parte del paziente per ottenere un adeguato effetto anticoagulante e prevenire complicazioni
> – Adeguato apporto nutrizionale, con particolare attenzione alla nutrizione enterale precoce nei pazienti critici
> – Utilizzo di cateteri venosi centrali impregnati di antibiotico per prevenire infezioni correlate al cateterismo
> (Adattato da Shojania et al., 2001)

Shojania e colleghi hanno riconosciuto che tale approccio, solitamente più applicato a specifici interventi clinici, era difficilmente applicabile a interventi più generali per la sicurezza, come quelli connessi alla tecnologia dell'informazione o all'ergonomia cognitiva. Molte di queste procedure sono tratte da settori diversi dalla medicina e spesso sono state poco studiate in ambito sanitario. Alcune procedure generali, come il supporto alla decisione clinica, sono state distinte e descritte come tecniche per promuovere e implementare le procedure per la sicurezza. Le 79 procedure individuate sono state schematicamente raggruppate in base alla forza delle evidenze disponibili, evidenziando le aree più promettenti per future ricerche. Sono state identificate 11 procedure (Box 11.1) con una evidenza di efficacia molto forte. L'evidenza di efficacia era buona per altre 14 procedure, che comprendevano: uso di protettori d'anca per prevenire danni da cadute; accentramento della chirurgia nelle strutture ad alto volume; monitoraggio computerizzato per prevenire le reazioni avverse a farmaci; miglioramento del trasferimento delle informazioni alla dimissione; programmi multifattoriali per affrontare la gestione del dolore e il delirium sviluppato durante il ricovero. Shojania e colleghi sottolineano che il loro rapporto rappresenta un primo tentativo di organizzare e valutare la letteratura in materia; essi sperano che possa agire da catalizzatore per il futuro lavoro, precisando che non va considerato come la parola definitiva sull'argomento.

Prevenzione del tromboembolismo venoso

Come esempio di procedura per la sicurezza supportata da forti evidenze, prendiamo in esame l'importante questione della prevenzione del tromboembolismo venoso (TEV). Con questa espressione si indica un'occlusione del sistema venoso, che comprende la trombosi venosa profonda (TVP). Si verifica frequentemente nei pazienti ricoverati in ospedale; il rischio è correlato a molteplici fattori, tra i quali età, condizioni cliniche, tipo di intervento e durata dell'immobilizzazione. In assenza di profilassi, la TVP si manifesta nel 20% circa dei casi dopo interventi di chirurgia maggiore e in oltre il 50% dei casi dopo interventi di chirurgia ortopedica. Le misure per prevenire il TEV possono essere di tipo farmacologico (eparina, warfarin, aspirina) o meccanico (calze elastiche, compressione pneumatica). Gli autori di questa sezione del rapporto dell'AHRQ hanno riportato per la profilassi considerevoli evidenze di efficacia, sicurezza e rapporto costo-efficacia in un'ampia gamma di condizioni e procedure. Per esempio, i risultati aggregati di 46 trial randomizzati dimostrano che basse dosi di eparina non frazionata riducono il rischio di TVP dopo chirurgia generale dal 25 all'8%.

Il TEV è una patologia frequente, dolorosa e pericolosa, che assorbe tempo e risorse e può essere fatale; in molti casi è prevenibile. Nonostante ciò, la profilassi è utilizzata in modo scarso o inappropriato. Studi sulla chirurgia generale e ortopedica condotti negli Stati Uniti, per esempio, hanno trovato che in oltre il 10% dei casi la profilassi per il TEV non viene effettuata, con percentuali di utilizzo ampiamente variabili a seconda delle tipologie di intervento. L'impiego di appropriate misure profilattiche rappresenta indubbiamente una preziosa pratica clinica; rimane dunque un mistero il motivo per il quale, nonostante la forza delle evidenze, tale pratica sia così spesso non attuata o attuata non correttamente. I programmi di formazione sulle linee guida e il supporto decisionale computerizzato hanno aumentato il ricorso alla profilassi e sono in atto vaste campagne in diversi paesi, ma l'adesione a queste pratiche essenziali rimane parziale.

La medicina basata sulle evidenze fornisce dunque le fondamenta della buona pratica, ma non affronta direttamente il problema della sicurezza, ovverosia perché cure di riconosciuta efficacia non vengono dispensate al paziente. A nostro avviso, l'aspetto più importante è che la valutazione di una procedura clinica rinvia a problemi di natura psicologica e dunque ai temi dell'errore e del comportamento umano, centrali per la sicurezza del paziente. Questi argomenti emergono con forza maggiore nel prossimo paragrafo, che esamina alcune critiche all'approccio del rapporto dell'AHRQ alla sicurezza del paziente.

Medicina basata sulle evidenze e sicurezza del paziente

In seguito alla pubblicazione del rapporto dell'AHRQ, Leape, Berwick e Bates (2000) hanno scritto un articolo molto critico, nel quale sostengono che per diversi aspetti il rapporto non ha centrato il punto della sicurezza del paziente. Esamineremo le loro argomentazioni non per svalutare questo documento indubbiamente utile, ma per sottolineare alcuni importanti aspetti caratteristici della sicurezza del paziente e le linee da seguire per migliorarla.

Per cominciare, Leape e colleghi ricordavano che, secondo l'originario studio di Harvard, solo un terzo degli eventi avversi non era prevenibile con procedure standard; i rimanenti due terzi erano dovuti a errori o a problemi più generali nel processo di

11

cura. Osservavano che, invece, il rapporto dell'AHRQ era mirato all'individuazione di nuove terapie e tecniche, aggirando, in una certa misura, lo spinoso problema dell'errore e delle cure di qualità scadente. La ragione principale non era che gli autori del rapporto fossero riluttanti ad affrontare tali problemi, ma semplicemente che essi si attenevano alle evidenze, concentrandosi su aree oggetto di approfondite ricerche. Di conseguenza, il rapporto era fortemente sbilanciato verso le singole procedure e terapie sicure e dava un peso insufficiente ai fattori che determinano quali cure i pazienti ricevono effettivamente. Leape e colleghi concordavano sulla necessità di identificare innanzi tutto procedure di provata efficacia, come la profilassi anticoagulante per il TEV; tuttavia, i problemi pratici per gli esperti di sicurezza del paziente erano:

> Primo, come garantire che ogni paziente che ne ha bisogno riceva la terapia anticoagulante e, secondo, come garantire che la terapia sia somministrata in modo ineccepibile: all'ora giusta, nella giusta dose, regolarmente e senza errori. Tali sistemi sono cruciali per la sicurezza del paziente, ma non sono presi in considerazione dal rapporto. (Leape et al., 2002)

A questo proposito, Leape e colleghi osservano che molte consolidate procedure per la sicurezza (per esempio la conta delle garze dopo un intervento) erano state trascurate semplicemente perché erano ben consolidate e che, soprattutto, molte prospettive promettenti, come i sistemi per ridurre gli errori in terapia, non avevano ricevuto sufficiente attenzione. Inoltre si domandavano se l'approccio standard basato sulle evidenze fosse necessario dove le procedure avevano palese validità o dove si erano già accumulate prove sufficienti in altri contesti (per esempio, l'impatto della stanchezza sulla performance e sul giudizio).

Perché Leape e colleghi erano così preoccupati per l'orientamento seguito da questo rapporto? Fondamentalmente, perché poteva indicare in materia di sicurezza del paziente un orientamento che essi consideravano erroneo. Sebbene il rapporto prestasse una certa attenzione all'ergonomia cognitiva e agli aspetti sistemici, il peso attribuito a specifiche procedure cliniche suggeriva che i problemi della sicurezza del paziente potessero essere efficacemente affrontati con nuove terapie e attente valutazioni. In realtà, la maggior parte degli esperti di sicurezza del paziente è molto più preoccupata per lo stato frammentato e caotico della maggioranza dei sistemi sanitari e per le segnalazioni e analisi relative alla sicurezza, francamente pessime in molte aree. La soluzione di questi problemi richiede uno sforzo tenace per migliorare i processi fondamentali e i sistemi sanitari, come pure l'impegno di tutti gli operatori della sanità. La seconda parte di questo libro prende in esame i vari modi in cui è stato affrontato questo colossale compito, cominciando dagli aspetti cruciali della semplificazione e della standardizzazione.

Gestione della qualità e miglioramento dei processi

Le industrie manifatturiere hanno enormemente migliorato la sicurezza, l'efficienza e il rapporto costo-efficacia attraverso un'estrema attenzione alla progettazione, alla manutenzione e all'esecuzione dei processi attuati nelle fabbriche. Anziché ispezionare i prodotti finali per identificarne i difetti, i responsabili della gestione e del controllo qualità hanno cercato di sviluppare la qualità all'interno del processo. Gran parte dell'entusiasmo per tale impostazione deriva dal libro di W. Edwards Deming *System of Profound Knowledge*, un titolo che richiama più le pratiche spirituali esoteriche che la scienza del miglioramento della qualità. L'intenzione di questo testo, tuttavia, e l'approccio in esso descritto, è decisamente pratico. Deming, Joseph Juran, Kauro Ishigawa e altri hanno descritto e documentato il successo dell'applicazione di questi approcci nelle industrie giapponesi e americane sin dagli anni Cinquanta (Langley et al., 1996).

Per medici, infermieri e altri operatori è spesso difficile comprendere come gli approcci sviluppati nell'industria manifatturiera possano essere utili nella sanità. Noi trattiamo i pazienti come individui, come possiamo apprendere qualcosa da aziende che producono automobili? In realtà, automobili e computer possono oggi essere completamente personalizzati per rispondere ai bisogni e alle preferenze individuali. La sanità è anche costituita da numerosi processi, più o meno complessi e frammentati, molto simili a quelli in uso nell'industria manifatturiera: gestione dei farmaci, gestione dei risultati dei test, servizio trasfusionale eccetera. Ma il messaggio di Deming e degli altri non si limita a questo. Paul Batalden seguì un ciclo di conferenze tenute da Deming nel 1981. Ricorda di aver conversato con l'eminente studioso durante l'ora che egli si concedeva per la cena:

> Chiacchierando, mi raccontò le sue idee sul funzionamento del sistema sanitario, sulla base di quanto aveva osservato. Mi resi conto che era abituato a "vedere le cose" con occhi diversi. Tornai ad assistere alle sue conferenze [...] Compresi che non stava realmente parlando dell'industria: esponeva una teoria del lavoro che concepiva il miglioramento continuo della qualità come intrinseco al lavoro stesso. Non vedeva prima un medico, poi un'infermiera, poi un paziente; li vedeva come elementi interdipendenti di un sistema, cercando di capire come questo potesse funzionare meglio. (Batalden, citato in Kenney, 2008)

Nel 1983, l'applicazione del controllo di qualità ha dato luogo allo sviluppo di sistemi che cercavano di estenderne i principi di base a tutti i processi aziendali, così che ogni funzione fosse orientata al miglioramento della qualità (Feigenbaum, 1983). Tale tendenza fu ulteriormente sviluppata con il *total quality management*, promosso particolarmente dall'industria giapponese, coinvolgendo l'intera forza lavoro nel miglioramento della qualità dell'organizzazione e, per tale via, della qualità del prodotto finale. Questo approccio è divenuto un'aspirazione anche in ambito sanitario, ma non si è ancora tradotto in realtà. Il rapporto di Lord Darzi sul servizio sanitario britannico, per esempio, pone la qualità al centro di tutte le attività del servizio e afferma chiaramente che tutti dovrebbero fare la loro parte per promuovere e sviluppare cure di migliore qualità per i pazienti (Darzi, 2009).

I metodi di gestione della qualità sono ben illustrati in molti testi (per esempio, Langley et al., 1996; Nelson et al., 2007). I metodi per la qualità sono talvolta presentati semplicemente come una serie di strumenti e tecniche, ma in verità si tratta di diversi sistemi diretti a ottenere cambiamenti organizzativi sostanziali e durevoli, basati su principi e valori che ogni organizzazione deve definire in relazione alle proprie specificità. Non è possibile esaminare qui tutti i diversi approcci, ma è necessario comprenderne l'importanza per la sicurezza e la qualità e riconoscere che il miglioramento di alcuni aspetti della qualità, come la standardizzazione e la semplificazione dei processi,

11

rende anche più sicure le cure. Gli approcci per il miglioramento della qualità sono anche alla base di tentativi su larga scala per il potenziamento della sicurezza, come la Safer Patients Initiative discussa nel Capitolo 19.

Semplificazione e standardizzazione dei processi clinico-assistenziali

Rispetto all'industria manifatturiera, la sanità si caratterizza per una ridotta standardizzazione, uno scarso monitoraggio dei processi e degli outcome e poche salvaguardie contro gli errori e gli altri problemi di qualità (Bates, 2000). Per la maggior parte, i processi sanitari non sono stati progettati, ma si sono solo evoluti e adattati alle circostanze. Un problema particolare è rappresentato dal fatto che molti di questi processi sono lunghi e complessi. Come abbiamo visto, la sola mappatura di un processo attualmente in uso può essere un compito gravoso e l'analisi delle modalità e degli effetti della vulnerabilità del processo può essere estremamente dispendiosa in termini di tempo. Come osservato da Don Berwick, nei sistemi complessi i guasti sono più frequenti che in quelli semplici, poiché le possibilità sono maggiori:

> I calcoli sono piuttosto semplici. Immaginate un sistema con, poniamo, 25 elementi, ciascuno dei quali funziona correttamente, senza errori, per il 99% del tempo. Se gli errori si verificano in ciascun elemento indipendentemente da ogni altro, la probabilità che l'intero sistema di 25 elementi funzioni correttamente è pari a $0,99^{25}$, cioè circa il 78%. Con 50 elementi tale probabilità è del 61%; con 100 elementi è del 37%. Aumentando l'affidabilità di ciascun elemento, portandola per esempio a 99,9%, le percentuali di successo globali diventano 98% per 25 elementi, 95% per 50 elementi e 90% per 100 elementi. Possiamo dunque migliorare l'affidabilità di un sistema perfezionandone le componenti e i passaggi, ma l'effetto della riduzione della complessità è molto più potente. (Berwick, 1998. Riproduzione autorizzata da Institute for Healthcare Improvement)

Il processo di prescrizione, trasmissione dell'ordine e distribuzione dei farmaci costituisce un buon esempio di complessità e mancanza di standardizzazione. David Bates fornisce un esempio dei problemi che ha riscontrato nel suo stesso ospedale prima di un drastico intervento contro gli errori in terapia e le reazioni avverse ai farmaci:

> Consideriamo per esempio la procedura utilizzata nel nostro ospedale diversi anni fa per rilevare le allergie, che era simile a quella utilizzata all'epoca nella maggior parte degli ospedali. Sia i medici, sia gli specializzandi sia gli infermieri chiedevano ai pazienti quali fossero le allergie di cui soffrivano; l'informazione veniva così registrata in diversi punti della cartella clinica, poiché non era prevista una collocazione specifica. L'informazione avrebbe anche dovuto essere riportata all'inizio di ogni foglio di prescrizione, ma in pratica ciò veniva fatto raramente. La farmacia registrava l'informazione nel suo database, ma poteva farlo solo se era stata inserita nella prescrizione, ciò che spesso non accadeva. I controlli da parte dei medici, dei farmacisti e del personale infermieristico erano tutti manuali. Le informazioni relative alle allergie di un paziente non venivano conservate al momento della dimissione o tra un ricovero e l'altro. Non sorprende, dunque, che sfuggisse al controllo circa un terzo delle prescrizioni di farmaci verso i quali un paziente aveva un'allergia nota. (Bates, 2000. Riproduzione autorizzata da BMJ Publishing Group Ltd)

Leggendo questa descrizione non si comprende perché, anche prima dei progressi tecnologici, questo sistema sia stato mantenuto così a lungo: registrazione dell'informazione in più punti; fonti di informazione numerose e potenzialmente contraddittorie; eccessivo affidamento sulla vigilanza e sulla memoria umane; eccessiva complessità e rischio di errori in ogni fase. Se aveste dovuto cercare di progettare un sistema per produrre errori, difficilmente avreste potuto fare meglio. Quando si lavora in un sistema simile, e tutti lo facciamo in un modo o nell'altro, è difficile allontanarsi per osservare il processo nella sua interezza e comprenderne i difetti. In sanità, inoltre, molto spesso la responsabilità o la sorveglianza dell'intero sistema non è affidata a una sola persona, e ciò rende il monitoraggio e il miglioramento assai difficili.

Il sistema descritto da Bates è stato ora sostituito da una procedura nella quale: tutte le allergie vengono registrate in un unico punto del sistema informativo; i farmaci sono organizzati in "famiglie" (per esempio, penicilline), così da facilitarne il controllo; le informazioni vengono conservate nel tempo; i controlli per le allergie sono eseguiti regolarmente mediante computer, anziché essere affidati agli stanchi e fallibili esseri umani. Molti sistemi sanitari, tuttavia, non si sono avvalsi di una simile riorganizzazione. La prescrizione e la lettura delle radiografie, la comunicazione dell'informazione relativa al rischio di suicidio o omicidio, l'informazione ai pazienti e ai loro medici di famiglia circa risultati anomali dei test, l'accesso per i pazienti che necessitano di interventi in emergenza, la programmazione efficace delle dimissioni: questi aspetti e molti altri sono essenziali per una sanità sicura; tuttavia l'esperienza quotidiana dimostra che i pazienti e il personale sanitario non sono ancora al riparo dagli errori.

Sprechi, ritardi e rilavorazioni

Le aziende di successo sono costantemente impegnate per ridurre sprechi e ritardi e, dunque, per contenere i costi. In sanità sprechi e ritardi rappresentano evidenti problemi di qualità e di rapporto costo-efficacia, ma hanno anche un impatto indiretto sulla sicurezza e sull'esperienza del paziente; in parole povere, il tempo del personale speso in processi inefficienti è tempo sottratto all'assistenza del paziente. In varia misura, qualsiasi organizzazione spreca tempo e risorse, si tratti di una famiglia che spreca cibo o di un ospedale che spreca tempo e risorse in processi complessi, laboriosi e troppo burocratici. Gli ospedali sono depositari delle più incredibili inefficienze, spesso affiancate da azioni di straordinaria ingegnosità ed efficienza. Molte persone lavorano quotidianamente con un livello di disorganizzazione nell'armadio dei farmaci che non tollererebbero mai a casa propria: un altro esempio bizzarro di come pratiche pericolose, che abbiamo davanti agli occhi ogni giorno, diventino invisibili perché "è sempre stato così".

L'eliminazione di sprechi e inefficienze ha un ruolo centrale nel Toyota Production System, una filosofia integrata del lavoro e dell'organizzazione, che si è evoluta nel corso di decenni ed è profondamente radicata nel tessuto stesso dell'organizzazione (Liker, 2004). Il *lean thinking* ("pensiero snello") è stato introdotto dalla Toyota, ma sviluppato indipendentemente in molti modi diversi in altre società e settori, sempre con l'obiettivo di fornire ciò che desidera il consumatore rapidamente, efficientemente

11

Box 11.2 Eliminare gli sprechi e i ritardi in sanità

In un ospedale ogni turno di infermieri effettuava in media 23 ricerche delle chiavi dell'armadio dei farmaci stupefacenti; ciò comportava uno spreco di 49 minuti per turno e ritardi nella somministrazione di analgesici ai pazienti. Gli amministratori provarono ad assegnare chiavi numerate all'inizio di ogni turno con misure di sicurezza per prevenire perdite o abusi. Questa procedura eliminò quasi completamente la ricerca delle chiavi e determinò un risparmio di 2895 ore infermiere all'anno in un ospedale di 350 posti letto. Un'altra farmacia ospedaliera si servì di ogni deviazione dalle procedure per analizzare il processo. Invece di accettare il ricorso a espedienti, si preferì cambiare il sistema; in tal modo, senza alcun investimento tecnologico, le ricerche di farmaci mancanti diminuirono del 60% e le rotture di stock (mancata disponibilità di un farmaco al momento della richiesta) dell'85%.

(Adattato da: Thompson et al., 2003; Spear, Schmidhofer, 2005)

I responsabili di un poliambulatorio di medicina generale constatarono che il processo degli esami diagnostici e della comunicazione dei risultati ai pazienti doveva essere migliorato a causa dei notevoli ritardi e delle frequenti richieste telefoniche da parte dei pazienti. Ogni membro della struttura – medici, infermieri e personale amministrativo – effettuò una valutazione preliminare del processo. Dopo aver costruito il diagramma di flusso, che rivelò rilavorazioni, sprechi, ritardi e tempi di ciclo elevati, il gruppo discusse a fondo la situazione e quindi identificò una serie di possibili soluzioni. Quella che si decise di sperimentare prevedeva una breve riunione all'inizio della giornata per valutare subito tutti i risultati degli esami e decidere le azioni necessarie. Nel giro di due settimane si registrò una diminuzione delle telefonate dei pazienti per richiedere i risultati delle analisi di laboratorio, poiché il personale provvedeva a comunicarli chiamando tempestivamente i pazienti.

(Da Nelson et al., 2007)

---

e con il minimo spreco. Ovviamente, le applicazioni in sanità dovrebbero minimizzare o eliminare ritardi, prestazioni inutili, errori, procedure inappropriate e ogni attività non necessaria che distoglie il personale dal lavoro che contribuisce direttamente alla cura del paziente ricoverato o meno. In sanità (come in ogni altro settore) gli sprechi si verificano a tutti i livelli, ma molti ritardi e problemi possono essere risolti dal personale di prima linea quando è autorizzato e incoraggiato a farlo.

Ridurre gli errori in terapia

La progettazione e lo sviluppo di processi standardizzati e più semplici, che facciano minore affidamento sulla vigilanza umana, rappresenta dunque una potente strategia per rendere più sicuri, economici ed efficienti alcuni aspetti della sanità. Come si può realizzare?

L'Institute for Healthcare Improvement (IHI) è stato tra i primi a sperimentare il miglioramento della qualità dell'assistenza sanitaria, mettendo insieme idee ed esperienze pratiche provenienti dall'ambito sanitario e da molti altri settori. Utilizzeremo tale approccio alla riduzione degli errori in terapia come riferimento generale per illustrare le potenzialità del miglioramento di processo, rimandando ai prossimi capitoli la discussione del ruolo specifico della tecnologia.

L'IHI ha guidato numerosi progetti collaborativi, volti a ottenere una rapida riduzione degli errori in terapia, ricorrendo al lavoro di Lucian Leape, David Bates e molti altri e, soprattutto, attingendo a piene mani alla conoscenza e all'esperienza delle persone che operano all'interno delle istituzioni. Si tratta di veri progetti di collaborazione, e non semplicemente di consulenti che arrivano per fornire pareri o, peggio, che vengono a "chiederti di guardare il tuo orologio per poi dirti che ora è".

Vi sono tre elementi fondamentali per migliorare la sicurezza di un processo terapeutico:
* progettare il sistema per prevenire sin dall'inizio il verificarsi di errori;
* progettare il sistema in modo da rendere gli errori più evidenti quando si verificano;
* progettare il sistema per limitare gli effetti degli errori, in modo che non determinino un danno.

In generale, la prevenzione degli errori si realizza riducendo la complessità delle informazioni di cui il personale sanitario necessita, riducendo le opportunità di confondere farmaci diversi e cercando di limitare gli errori che si verificano quando il personale si sforza di fare troppe cose contemporaneamente (Tabella 11.2). Gli errori possono essere resi più evidenti ricorrendo a una varietà di controlli aggiuntivi, eseguiti sia da persone (operatori sanitari e pazienti) sia da computer. Per esempio, la revisione delle prescrizioni da parte di un farmacista prima della distribuzione, la ripetizione per conferma delle prescrizioni fatte verbalmente e l'attento utilizzo di sistemi di monitoraggio di laboratorio sono tutti strumenti per rilevare gli errori che possono essersi verificati. Ma nonostante tutti i controlli e i miglioramenti del sistema, talvolta gli errori si verificano, magari per l'enorme numero di farmaci somministrati.

La protezione finale deve sempre essere pronta per mitigare gli effetti di qualsiasi errore, partendo dal presupposto che gli errori si verificheranno e che occorre prepararvisi. L'anticipazione dell'errore è un indice di sicurezza piuttosto che di insicurezza del sistema. Da questo punto di vista, tenere a portata di mano gli antidoti per i farmaci ad alto rischio nel momento della somministrazione rappresenta una difesa chiave contro il danno ai pazienti. Il personale ha anche bisogno di essere addestrato e di simulare il trattamento di gravi reazioni avverse, quali lo shock anafilattico; la simulazione di queste procedure è particolarmente importante se tali reazioni si verificano raramente, poiché ciò determina la perdita della necessaria competenza.

Questi, dunque, sono i principi generali derivati da anni di sperimentazione, valutazione e applicazione pratica in molte organizzazioni; ma vediamo come funzionano nella realtà.

Riduzione degli errori in terapia e degli eventi avversi da farmaci al St Joseph's Medical Centre

Il St Joseph's Medical Centre è un ospedale con 165 posti letto situato nel cuore dell'Illinois; offre una varietà di servizi, compresi un'unità di chirurgia a cuore aperto e un centro traumatologico. L'ospedale ha avviato diversi progetti sulla sicurezza, sostenuti da un forte impegno per il cambiamento culturale e dall'appoggio dell'alta direzione (Haig et al., 2004).

11

Tabella 11.2 Principi per ridurre gli errori in terapia

Riduzione degli errori dovuti alla complessità delle informazioni	Fornire un sistema informativo che consenta a tutto il personale di accedere alle informazioni sul paziente e di effettuare prescrizioni elettroniche Limitare il prontuario dell'ospedale ai farmaci e ai dosaggi essenziali Prevedere la presenza di un farmacista per controlli e consigli durante il giro di reparto Segnalare, al passaggio delle consegne e al cambio di turno, le situazioni che aumentano il rischio di errore, come patologie non familiari, personale nuovo o regimi terapeutici inusuali
Riduzione degli errori dovuti a terapie complesse o pericolose	Rimuovere i farmaci ad alto rischio, come le soluzioni concentrate di elettroliti, dalle aree di cura dei pazienti Etichettare i farmaci ad alto rischio in modo chiaro per indicarne la pericolosità Rimuovere o differenziare chiaramente i farmaci dall'aspetto o dal nome simile
Riduzione degli errori dovuti a compiti multipli incompatibili	Ove possibile riassegnare compiti quali calcolo dei dosaggi, preparazione e miscelazione alla farmacia o al produttore Stabilire per la somministrazione dei farmaci orari standard durante i quali vanno evitate interruzioni Assegnare ai necessari doppi controlli una persona che non debba svolgere in quel momento altri compiti; usare i doppi controlli con moderazione ed eseguirli in maniera effettivamente indipendente Standardizzare i materiali e le attrezzature, come le pompe da infusione, in tutti i reparti Coinvolgere i pazienti in controlli attivi, come la propria identificazione, il controllo dei farmaci e delle allergie

Adattato da Berwick, 1998. Riproduzione autorizzata da Institute for Healthcare Improvement

Nel giugno 2001 un esame della documentazione clinica ha evidenziato un tasso di eventi avversi da farmaci del 5,8 per mille. Il diagramma di flusso ha dimostrato che il processo terapeutico era complicato, laborioso e coinvolgeva diversi membri del personale dal momento in cui la prescrizione veniva scritta al momento in cui il paziente riceveva la terapia. Le fonti più comuni di errori comprendevano: mancata disponibilità di informazioni sul paziente, mancata disponibilità di informazioni sul farmaco, comunicazione errata della prescrizione, problemi con l'etichettatura o il confezionamento, e standardizzazione, stoccaggio, scorte e difetti di processo dei farmaci. Nel maggio 2003 il tasso degli eventi avversi da farmaci era sceso quasi allo 0,5 per mille, con una riduzione di dieci volte, e il processo di distribuzione delle terapie era stato notevolmente semplificato e standardizzato. Com'era stato possibile?

L'impegno generale per la sicurezza e la segnalazione e la discussione aperta degli errori hanno rappresentato il fondamento del programma; tuttavia, alcuni specifici

---

Box 11.3 Riduzione degli errori in terapia al St Joseph's Medical Centre

- Introduzione di un canale privilegiato per gli eventi avversi da farmaci con conseguento incremento di dieci volte delle segnalazioni di eventi avversi da farmaci e di errori in terapia
- Rapporto mensile sui dati relativi alle terapie al comitato dell'ospedale per la qualità
- Implementazione dell'utilizzo di un nomogramma unico per eparina/enoxaparina
- Sviluppo di prescrizioni prestampate per eparina/enoxaparina sulla base del nomogramma adottato
- Sviluppo di un modulo unico utilizzabile per la *medication reconciliation* sia al ricovero sia alla dimissione
- Separazione dei farmaci con nome o aspetto simile sia nella farmacia sia nei reparti
- Implementazione di giri giornalieri da parte di un farmacista clinico per confrontare le prescrizioni terapeutiche con i valori di laboratorio
- Standardizzazione delle concentrazioni delle infusioni endovenose
- Riduzione delle scorte di farmaci conservate presso i reparti
- Eliminazione dell'uso di abbreviazioni ad alto rischio
- Modifica del processo per le dosi non standard, assegnandone la preparazione e il confezionamento alla farmacia
- Standardizzazione delle pompe intratecali e impiego per tali pompe di tubi di colore giallo.

(Adattato da Institute for Healthcare Improvement)

---

miglioramenti del processo sono stati essenziali per consolidare il cambiamento (Box 11.3), in particolare la *medication reconciliation* ("riconciliazione" della terapia). Tale processo consiste nel confrontare la terapia che il paziente stava assumendo con quella attualmente prescritta. Un problema diffuso, per esempio, è che alla dimissione dall'ospedale i pazienti spesso non tornano al piano terapeutico che seguivano prima del ricovero. La *medication reconciliation* affronta questo e altri problemi correlati in tre fasi: al ricovero le terapie seguite a casa vengono confrontate con le prescrizioni iniziali dei medici; in occasione di eventuali trasferimenti le terapie del precedente reparto vengono confrontate con quelle del reparto attuale; alla dimissione le terapie somministrate in ospedale vengono confrontate con quelle consigliate nella lettera di dimissione e, se necessario, con le prescrizioni del medico di medicina generale. Qualsiasi variazione viene quindi "riconciliata" dall'infermiere e dal farmacista dell'ospedale. In questa ponderata strategia sono evidenti: primo, la mappatura, nel percorso del paziente, dei punti in cui possono verificarsi errori; secondo, il principio che gli errori possono verificarsi e si verificheranno; terzo, un processo strutturato e standardizzato di controllo per identificare errori e problemi e prevenire danni effettivi al paziente.

La standardizzazione dei processi era un'importante caratteristica di questo programma, con particolare attenzione per le terapie ad alto rischio. Per esempio, tutte le terapie endovenose per i pazienti adulti sono state standardizzate ed è stato sviluppato, e utilizzato in tutto l'ospedale, un nomogramma unico per l'eparina basato sul peso. Un intervento particolarmente apprezzato è stato quello di aumentare la presenza di farmacisti presso i reparti per riesaminare e inserire le prescrizioni. Ciò ha determinato il duplice vantaggio di far risparmiare tempo al personale infermieristico – seppure con un aumento di quello dei farmacisti – e di dare modo al farmacista di individuare

11

possibili errori di dosaggio, interazioni tra farmaci e così via. Infine, i pazienti stessi sono stati coinvolti nel processo. A tutti i pazienti ricoverati in ospedale è stata consegnata una Medication Safety Brochure, contenente consigli sulle terapie, e un modulo sul quale elencare le terapie in corso. I pazienti sono stati anche attivamente incoraggiati a chiedere al personale spiegazioni su eventuali terapie non familiari. Per ridurre ulteriormente gli errori, sono state poi utilizzate innovazioni tecnologiche sotto forma di dispositivi automatizzati per la dispensazione delle terapie.

Sebbene l'attenzione sia stata focalizzata sugli errori e sui processi relativi alle terapie, i benefici non sono stati limitati alla sicurezza dei farmaci. Il Box 11.4 riporta un esempio di cambiamento altrettanto importante e radicale nell'interpretazione delle radiografie. Come spesso accade, più che essere progettati per produrre un certo standard di cure, i processi sanitari si sono evoluti e adattati nel corso del tempo. Dagli esempi finora citati in questo capitolo, emergono alcuni aspetti comuni: raccolta delle informazioni, definizione del processo, identificazione dei punti deboli, semplificazione e standardizzazione. Possiamo anche notare che tutti questi miglioramenti richiedono tempo, impegno e pazienza. Un'importante lezione che la sanità deve apprendere è che la sicurezza e la qualità richiedono un investimento di tempo e risorse molto maggiore di quelli fatti in precedenza. Importanti cambiamenti in un sistema

---

Box 11.4 Riduzione degli errori di lettura delle radiografie al pronto soccorso

Quando Espinosa e Nolan avviarono il programma di miglioramento, il tasso medio degli errori clinicamente significativi era del 3%. Erano frequenti lunghi ritardi nella procedura di lavorazione delle lastre. La radiologia prevedeva quattro differenti sistemi organizzativi; il processo e la responsabilità della lettura erano diversi a seconda dell'orario e del giorno della settimana. La prima fase del programma lasciò il sistema di base invariato, concentrando l'attenzione sulla riduzione degli errori. Tutto il personale riesaminò le discrepanze clinicamente significative in riunioni mensili; fu creato e utilizzato per la formazione un report degli errori clinicamente significativi; lo studio di tale file fu reso obbligatorio per tutti i nuovo membri del personale; furono regolarmente esaminate e discusse le modalità degli errori relativi a ciascun medico e al dipartimento nel suo complesso. Nell'arco di due anni il tasso di errore scese all'1,2%, essenzialmente grazie all'impegno profuso nella formazione, nell'attenzione all'errore e nel lavoro di squadra.

Per ridurre ulteriormente ritardi ed errori, un team multidisciplinare attuò una riprogettazione più radicale del processo. Fu sviluppato un sistema unico per la lettura delle radiografie, da seguire sempre, indipendentemente dall'ora o dal giorno della settimana. Tutte le radiografie standard furono assegnate direttamente al medico del pronto soccorso per la lettura immediata; il controllo di qualità era affidato a un radiologo, che effettuava un'ulteriore lettura entro 12 ore, richiamando rapidamente i pazienti se necessario. La responsabilità principale era chiaramente a carico del medico del pronto soccorso, riducendo la confusione e le ambiguità nell'assegnazione delle responsabilità del precedente sistema. Venne definita una nuova modalità per il feedback sulle discrepanze significative, inserendo il feedback stesso e l'addestramento nella normale attività quotidiana del dipartimento. Con questi ulteriori cambiamenti il tasso di errore scese a un valore inferiore allo 0,5%. Gli autori sottolineano l'importanza della collaborazione tra gruppi professionali e della natura sistemica degli interventi, basati sia sugli sforzi individuali e del team sia sul miglioramento del processo.

(Da Espinosa, Nolan, 2000. Riproduzione autorizzata da BMJ Publishing Group Ltd)

possono essere ottenuti cominciando con pochi entusiasti che si riuniscono conciliando questo impegno con il proprio lavoro, ma il mantenimento della sicurezza e della qualità richiede personale impegnato con tempo e risorse dedicati.

Caratteristiche personali positive e processo di miglioramento

È chiaro che le tecniche per il miglioramento della qualità possono trasformare enormemente la sanità, e infatti hanno già avuto un impatto importante, del quale emergeranno ulteriori prove nei successivi capitoli. Potrebbe sembrare che la sfida principale sia coinvolgere e addestrare il personale sanitario e sviluppare progetti per il miglioramento. Naturalmente vi sono ostacoli da superare, come scetticismo, mancanza di tempo, priorità organizzative concomitanti. Vi è tuttavia un altro ostacolo sottile e inatteso al miglioramento del processo e, di fatto, al più generale cambiamento organizzativo. Si potrebbe pensare che gli sforzi individuali debbano sempre migliorare i risultati dell'organizzazione e la sicurezza; ma come spesso accade in sanità, c'è un imprevisto. L'estrema ingegnosità e l'intraprendenza, che sono giustamente apprezzate nel personale clinico e che determinano vantaggi immediati per i pazienti, possono inibire cambiamenti organizzativi più radicali.

In un interessante studio, Tucker e Edmondson (2003) hanno osservato per 200 ore 26 infermieri in 9 diversi ospedali degli Stati Uniti, focalizzando l'attenzione sui problemi che essi incontravano nel loro lavoro quotidiano. I problemi erano intesi come difficoltà degli operatori a eseguire un determinato compito perché qualcosa di cui avevano bisogno non era disponibile o perché qualcos'altro interferiva con il lavoro. Esempi di problemi comprendevano mancanza di materiali, mancanza di farmaci o mancanza di informazioni, quali documentazioni cliniche o risultati di laboratorio. Non è raro che il personale medico debba sprecare tempo per cercare cartelle cliniche e attrezzature; spesso ogni reparto o unità adotta regole diverse per la loro sistemazione. Inoltre, l'organizzazione di cartelle cliniche e attrezzature può variare all'interno dell'ospedale, rendendone difficile il pronto utilizzo da parte del personale che segue pazienti di più reparti, specie nelle emergenze (Volpp, Grande, 2003):

> Dov'è la cartella clinica della signora Tilly? Non ricordo dove tengono le cartelle in questo reparto. Sto sostituendo il medico che la segue abitualmente e non conosco bene la paziente. Sono stato chiamato perché la paziente ha un'insufficienza respiratoria, ma non riesco a trovare il pulsossimetro o un ambu. (Volpp, Grande, 2003)

Sia gli infermieri sia i medici sono estremamente esperti nella gestione di questi problemi; devono esserlo, o il sistema andrebbe a rotoli; riuscire a svolgere il proprio compito nonostante le inefficienze del sistema fa parte del lavoro:

> Poter disporre di sacche per terapia endovenosa, traverse pulite e quant'altro possa servirmi, è indispensabile per fare il mio lavoro e per avere un impatto positivo sulla vita dei pazienti. E io sono una di quelle persone che non si limita a prendere una sola confezione, ma ne porto indietro anche per gli altri infermieri. (Tucker, Edmondson, 2003)

11

L'approccio descritto da questo infermiere è definito da Tucker e Edmondson *first-order problem solving*: sapersi adattare, essere flessibili, far fronte ai cambiamenti di richieste e risolvere i problemi. Tutto ciò è ammirevole, naturalmente, e ricorda le qualità delle organizzazioni ad alta affidabilità. Il problema è che una tale intraprendenza può significare che non cambierà mai niente, poiché nessuno sarà mai informato del fatto che mancano le sacche per endovena. Le sacche per endovena dovrebbero essere al loro posto e gli infermieri non dovrebbero sprecare il loro tempo per cercarle. Questo tipo di soluzione è efficace nel breve periodo, ma impedisce che i problemi emergano come opportunità di apprendimento; inoltre, può creare disagi in altri punti dell'organizzazione, per esempio la mancanza di materiali in altre aree dell'ospedale, determinando ulteriori problemi organizzativi. Per contro, il *second-order problem solving* richiede il ricorso a qualche espediente per far fronte al problema immediato, ma consente anche ai responsabili di sapere che c'è stato un problema. I due autori citano l'esempio di un'infermiera della terapia intensiva che aveva chiamato un reparto che per errore aveva trattenuto un letto della terapia intensiva dopo il trasferimento di un bambino; l'infermiera aveva semplicemente segnalato ai colleghi ciò che era accaduto allo scopo di evitare futuri problemi.

Tucker e Edmondson sottolineano che tutti gli infermieri lavoravano ben più delle ore loro assegnate ed erano scrupolosi nella cura dei pazienti, e tuttavia i problemi persistevano. Sostengono inoltre che, sebbene siano radicati, molti di questi problemi sono relativamente semplici da risolvere, con un po' di tempo e impegno. La risposta che essi suggeriscono si basa sul concetto controintuitivo che le caratteristiche positive delle persone e dell'organizzazione in cui operano ostacolano il cambiamento dell'organizzazione stessa. Innanzi tutto, la vigilanza e l'intraprendenza individuale e la capacità di risolvere i problemi impediscono, come si è detto, il cambiamento. Secondo, ciò è aggravato e rinforzato da un sistema che fa in modo che il personale infermieristico sia sempre utilizzato al massimo, che significa avere tempo solo per prendersi cura dei pazienti e non per risolvere problemi organizzativi generali. Terzo, molti metodi per il miglioramento della qualità si basano sulla responsabilizzazione dei lavoratori in prima linea, come gli infermieri, nella soluzione dei problemi, e ciò è senza dubbio importante per gestire le difficoltà immediate. L'aspetto negativo, tuttavia, può essere che la direzione – che ha di fatto l'autorità per risolvere questi problemi nel lungo periodo – non ne sia consapevole e non venga coinvolta nella loro soluzione. È evidente, per esempio, che ogni ospedale dovrebbe sviluppare un sistema unico per la conservazione delle cartelle cliniche, la collocazione dei grafici che riportano l'andamento dei parametri vitali, la collocazione e il tipo delle attrezzature, la conservazione e la composizione dei kit per le procedure e la disposizione delle sale visita, in modo da non perdere tempo prezioso per cercare attrezzature o per capire come funzionano quelle non familiari (Volpp, Grande, 2003). Tuttavia, il sistema continua a basarsi sulla capacità di adattamento e sull'improvvisazione, insabbiando le questioni anziché riorganizzando i processi.

Le virtù cardinali e le capacità del personale clinico vengono sprecate a causa delle inefficienze amministrative e organizzative, anziché essere messe al servizio dei pazienti. Con l'andare del tempo, i reparti e le unità che hanno combattuto tenacemente contro le inefficienze organizzative smettono gradualmente di funzionare efficacemente. Il personale clinico preserva la sicurezza con l'adattamento e aggirando queste inefficienze. Se vogliamo veramente una sanità più sicura, il personale in prima linea deve forse protestare di più e chiedere interventi per il proprio benessere e per quello dei pazienti.

Bibliografia

Bates DW (2000) Using information technology to reduce rates of medication errors in hospitals. British Medical Journal, 320:788-791

Berwick DM (1998) Taking Action to Improve Safety: How to Increase the Odds of Success. Rancho Mirage, California

Cook RI, Render M, Woods DD (2000) Gaps in the continuity of care and progress on patient safety. British Medical Journal, 320:791-794

Darzi A (2009) High Quality Care for All. Department of Health, London

Espinosa JA, Nolan TW (2000) Reducing errors made by emergency physicians in interpreting radiographs: longitudinal study. British Medical Journal, 320:737-740

Feigenbaum AV (1983) Total Quality Control. McGraw Hill, New York

Haig K, Wills L, Pedersen P et al (2004) Improvement Report: Reducing ADEs per 1,000 doses. www.ihi.org

Institute for Healthcare Improvement – Improvement report. Reducing ADEs per 1,000 doses: order of St. Francis - St. Joseph Medical Center (Bloomington, Illinois, USA). http://www.ihi.org/IHI/Topics/PatientSafety/MedicationSystems/ImprovementStories/ImprovementReportReducing ADEsper1000Doses.htm)

Kenney C (2008) The Best Practice. How the New Quality Movement is Transforming Medicine. Public Affairs, New York

Kohn L, Corrigan J, Donaldson ME (1999) To Err is Human. National Academy Press, Washington DC

Langley GJ, Nolan KM, Nolan TW et al (1996) The Improvement Guide: A Practical Approach to Enhancing Organizational Performance. Jossey-Bass Publishers, San Francisco

Leape LL, Berwick DM, Bates DW (2002) What practices will most improve safety? Evidence-based medicine meets patient safety. Journal of the American Medical Association, 288(4):501-507

Liker JK (2004) The Toyota Way. 14 Management Principles from the World's Greatest Manufacturer. McGraw Hill, San Francisco

Nelson EC, Batalden P, Godfrey MM (2007) Quality by Design. A Clinical Microsystems Approach. Jossey Bass, San Francisco

Rasmussen J (1990) The role of error in organising behaviour. Ergonomics, 33:1185-1199

Shojania KG, Duncan BW, McDonald KM (2001) Making Health Care Safer: A Critical Analysis of Patient Safety Practices. Evidence Report/Technology Assessment No. 43: 2001

Spear SJ, Schmidhofer M (2005) Ambiguity and workarounds as contributors to medical error. Annals of Internal Medicine, 142(8):627-630

Thompson DN, Wolf GA, Spear SJ (2003) Driving improvement in patient care: lessons from Toyota. Journal of Nursing Administration, 33(11):585-595

Tucker AL, Edmondson A (2003) Why hospitals don't learn from failures. Organisational and psychological dynamics that inhibit change. California Management Review, 45(2):55-72

Volpp KG, Grande D (2003) Residents' suggestions for reducing errors in teaching hospitals. New England Journal of Medicine, 348(9):851-855

Woods DD, Cook RI (2002) Nine steps to move forward from error. Cognition Technology and Work, 4:137-144

Progettazione e sicurezza del paziente

Il termine *design* ha molti significati; più in generale si pensa al disegno di una forma, di una figura o di una struttura. Per i progettisti, tuttavia, il termine implica un significato più ampio: "creare e sviluppare concetti e caratteristiche che ottimizzino la funzione, il valore e l'aspetto di prodotti e sistemi" (Ulrich, Eppinger, 1995). La progettazione di un processo o di una tecnologia clinica implica, dunque, una fondamentale revisione di un prodotto o di un sistema. Più che cercare di apportare qualche miglioramento marginale, un progettista tende a raffigurarsi il prodotto partendo da zero, ricorrendo alla comprensione del modo naturale in cui gli esseri umani lavorano e interagiscono con la tecnologia. Per contro, l'espressione "miglioramento del processo" suggerisce che il processo in questione presenta alcune carenze, ma che è abbastanza robusto e funzionale. È chiaro, tuttavia, che alcuni processi e sistemi sanitari si sono sviluppati in maniera tale che il miglioramento non è più una soluzione sufficiente. È capitato, per esempio, che un team abbia desistito dall'analisi del sistema di gestione dei farmaci in uso nel proprio ospedale perché era talmente complicato che nessuno riusciva a comprenderlo effettivamente.

Confesso che il mio approccio al design è da dilettante, ma ho avuto la fortuna di lavorare con progettisti il cui scopo è usare il design per migliorare la sicurezza e la qualità dell'assistenza sanitaria. A parte il puro divertimento della questione, la caratteristica del loro approccio che colpisce maggiormente è la disponibilità a partire da un foglio di carta bianco, ponendosi domande elementari ma mirate: "Che cosa stiamo cercando di ottenere?", "Quale funzione deve avere questa parte di attrezzatura?" e "Per questo team, qual è il modo migliore per eseguire questo compito?". Vi sono parti di attrezzature sanitarie che sono state progettate e costruite in modo fantastico; tuttavia, nel suo insieme, il sistema non ha tratto vantaggio dai principi di progettazione e ingegnerizzazione che hanno tanto influenzato altri settori critici dal punto di vista della sicurezza. In un breve capitolo non possiamo rendere giustizia alla profondità di questi approcci, ma possiamo almeno mostrare quali possibilità offra ripensare radicalmente e porre saldamente la sicurezza nell'equazione progettuale. Tenendo conto degli obiettivi di questo libro, ho scelto esempi relativi a dettagli dei processi clinici tratti da tentativi di applicare la progettazione a ogni aspetto di un sistema ospedaliero.

12

Progettazione ed errore

Un dispositivo ben progettato si distingue, tra l'altro, per il fatto che il suo utilizzo appare del tutto naturale e ovvio. Per contro, quando le cose funzionano male, la cattiva progettazione è fin troppo evidente. John Reiling cita l'architetto Bruce Mau che esprime questo concetto in modo conciso, mentre Don Norman fornisce esempi tratti dalla quotidianità (Box 12.1)

> Per la maggior parte di noi, la progettazione è invisibile. Fino a quando fallisce [...] Quando i sistemi si guastano, diventiamo temporaneamente consapevoli della forza e del potere straordinario della progettazione. Ogni incidente fornisce un breve momento di consapevolezza della realtà, ossia di ciò che sta effettivamente accadendo, e della nostra dipendenza dai sistemi di progettazione sottostanti. (Reiling, 2006)

Lo studio formale dell'errore e della progettazione risale alla seconda guerra mondiale. Gli studi sugli incidenti aerei avevano rivelato che alcuni erano stati causati da piloti che avevano eseguito in modo scorretto controlli operativamente molto simili o facili da confondere. Un classico esempio è la cabina di pilotaggio di alcuni aerei, dove i controlli quasi identici per ritrarre i flap e il carrello erano posti uno accanto all'altro, inducendo i piloti a ritrarre per errore il carrello dopo l'atterraggio, con conseguenze disastrose. Gli ingegneri cominciarono a rendersi conto che dovevano considerare non solo le questioni tecniche, ma anche le caratteristiche psicologiche degli esseri umani. Ciò diede origine alla disciplina dell'ergonomia, detta anche *human factors*:

> Il termine ergonomia indica sia la disciplina scientifica che studia le interazioni tra esseri umani e altri elementi di un sistema, sia l'attività professionale che applica teoria, principi, dati e metodi alla progettazione per ottimizzare il benessere dell'uomo e la performance complessiva del sistema. (Carayon, 2007)

Box 12.1 Psicopatologia della vita quotidiana

"La mente umana è squisitamente tagliata per trovare un significato al mondo. Datele il minimo indizio, e subito si mette in moto, fornendo spiegazioni, razionalizzazioni e comprensioni. Consideriamo gli oggetti che fanno parte della vita quotidiana: libri, radio, attrezzature per la cucina, macchine per ufficio e interruttori. Quelli ben progettati sono facili da comprendere, poiché suggeriscono chiaramente il loro impiego, mentre quelli progettati malamente possono essere difficili da usare e frustranti, in quanto non forniscono indizi per il loro utilizzo o forniscono indizi fuorvianti, ingannando l'utilizzatore e ostacolandone la normale comprensione."

"Se mi trovassi nella cabina di pilotaggio di un moderno aereo di linea, non sarei né sorpreso né contrariato per la mia incapacità di operare con facilità ed eleganza, ma non dovrei avere difficoltà con le porte. 'Porte?' sento già la voce del lettore che dice 'problemi con l'apertura di una porta?' Sì, Spingo le porte che devono essere tirate e, viceversa, tiro le porte che dovrebbero essere spinte, e vado a sbattere contro quelle scorrevoli. Inoltre, vedo che anche altri hanno gli stessi problemi, del tutto evitabili. Esistono principi psicologici da seguire per rendere comprensibili e fruibili tali oggetti."

(Da Norman, 1988)

In quanto psicologo (prevenuto), ritengo che gran parte dell'ergonomia sia in realtà psicologia sotto mentite spoglie, in quanto riguarda temi quali percezione, cognizione, performance, lavoro di gruppo e organizzazioni. Tuttavia, l'ergonomia si concentra in modo particolare sulle interazioni tra essere umani, tecnologia e organizzazioni e pone fortemente l'accento sulle applicazioni pratiche. Tradizionalmente l'ergonomia si è focalizzata sulla progettazione di attrezzature e arredamenti (per esempio, sedie e illuminazione adeguate), che costituisce indubbiamente una componente importante, ma la definizione rende evidente che nell'approccio complessivo vanno considerati anche l'aspetto cognitivo e quelli più generali riguardanti l'organizzazione e il sistema. Ciò dà luogo a una straordinaria gamma di attività e a un'enorme quantità di termini nebulosi: interfaccia uomo macchina (ergonomia delle macchine), interazione uomo computer (ergonomia cognitiva), problematiche organizzative (macroergonomia) e così via.

Progettazione per una sanità più sicura

I progettisti di attrezzature sanitarie e dispositivi biomedicali devono tener conto di molti e svariati bisogni e punti di vista, ma la sicurezza è spesso al primo posto.

Per esempio, nella progettazione dei sistemi per la distribuzione dei gas anestetici sono state inserite diverse misure di sicurezza. Le linee per l'ossigeno e il protossido d'azoto si collegano a speciali terminali collocati sulla parete o sul soffitto; queste linee sono caratterizzate da un codice colore (in Gran Bretagna l'ossigeno è bianco e il protossido d'azoto è blu) e ognuna di esse è munita di connettori e bussole di serraggio specifici che rendono impossibile collegare il tubo dell'ossigeno al terminale del protossido d'azoto, e viceversa. Le bombole di ossigeno e di protossido d'azoto sono dotate degli stessi connettori e anche di un sistema a innesto (*pin index system*) che garantisce che le bombole di ossigeno si adattino solo all'attacco destinato all'ossigeno. Queste misure di progettazione rendono praticamente impossibile lo scambio tra linee di gas diversi.

Così come la medicina ha adottato in misura crescente un approccio al trattamento basato sulle evidenze, i progettisti e gli operatori sanitari hanno fatto propria la progettazione basata sulle evidenze. Su tale argomento esiste una ricca e sempre più vasta letteratura, sottoposta recentemente a revisione ed efficacemente sintetizzata da Roger Ulrich e dai suoi colleghi del Centre for Health Design (University of Georgia), al cui lavoro ricorreremo ampiamente in questo capitolo.

Il coinvolgimento dei progettisti e degli architetti interessati al contesto sanitario e il potenziale impatto della progettazione sulla sicurezza e la qualità hanno ricevuto un nuovo impulso dai massicci programmi per la realizzazione di ospedali avviati negli Stati Uniti e in diversi altri paesi. Molti edifici degli anni Settanta sono ormai inadeguati per la sanità moderna e costruire un nuovo ospedale è spesso più conveniente che ristrutturarlo (Ulrich et al., 2008).

Cominceremo, tuttavia, da qualcosa di più modesto ma ugualmente cruciale: la progettazione di etichette e di siringhe.

12

Progettazione per evitare errori in terapia

La riduzione degli errori in terapia richiede un approccio poliedrico, che comprenda sistemi computerizzati, semplificazione e standardizzazione dei processi clinici, formazione e addestramento e un più generale cambiamento culturale e organizzativo. Tuttavia, la progettazione delle etichette e della confezione può contribuire pesantemente all'errore e, per la stessa ragione, rappresentare una parte importante della soluzione. Per esempio, la somiglianza o l'assonanza tra i nomi dei farmaci costituisce un problema serio in sanità ed è la causa del 29% degli errori nella distribuzione dei farmaci. La confusione tra i nomi di farmaci riguarda il 20% circa di tutti gli errori in terapia. Tra i fattori che contribuiscono a questo problema vi sono: scrittura illeggibile, informazione incompleta sui nomi dei farmaci, nuovi prodotti e somiglianze nella confezione e nell'etichettatura.

Gli errori in terapia dovuti a somiglianze tra i nomi dei farmaci possono causare gravi danni ai pazienti. Per esempio, sono stati segnalati e pubblicati diversi errori dovuti a confusione tra Lamisil (un antimicotico) e Lamictal (un antiepilettico): leggendo velocemente questi due nomi ci si rende conto della facilità con cui possono essere scambiati, ma la riprogettazione delle etichette, per sottolineare le differenze anziché le somiglianze, li rende nettamente distinguibili (Figura 12.1).

La National Patient Safety Agency britannica ha messo insieme un gruppo di esperti del servizio sanitario e dell'industria farmaceutica per stabilire linee guida e illustrare approcci alla progettazione in grado di ridurre gli errori. Come in qualsiasi altra progettazione volta alla sicurezza, innanzi tutto sono stati individuati i più frequenti errori in terapia correlati all'etichettatura e successivamente sono state identificate le potenziali soluzioni o almeno i metodi per ridurre la probabilità di tali errori (Box 12.2 e 12.3). Alcune sono tanto semplici quanto ovvie, ma sono tutte importanti. Le confezioni di molti farmaci risultano scarsamente leggibili, sono difficili da aprire e riportano informazioni presentate in modo confuso. Bastano poche e semplici modifiche per mettere in evidenza le informazioni essenziali. Per esempio, negli Stati Uniti, in Canada, in Australia e in Nuova Zelanda gli anestesisti hanno sviluppato un codice colore standardizzato per le etichette delle siringhe dei farmaci utilizzati in sala operatoria; sembra, tuttavia, che tale soluzione non sia stata adottata da tutti i produttori (Berman, 2004). È anche importante comprendere che le raccomandazioni, sebbene tengano conto della psicologia umana, non hanno un valore assoluto. Per esempio, tutti quanti possiamo essere d'accordo che il codice colore aiuterà a distinguere le diverse classi di farmaci o le diverse vie di somministrazione ma, in assenza di coordinamento tra i produttori o di uno standard internazionale, le possibilità di confusione permangono. Inoltre, finora vi sono pochi studi, in condizioni cliniche reali o simulate, sull'impatto del cambiamento della confezione sulla frequenza degli errori.

Benché l'attenzione prestata a queste problematiche sia molto ben accetta, le industrie farmaceutiche, salvo qualche lodevole eccezione, non si sono ancora impegnate a fondo per la sicurezza del paziente. Per esempio, per prevenire errori da scambio di farmaci in oftalmologia, dove molti pazienti hanno ovviamente una visione insufficiente e molto spesso non riescono a leggere le etichette, i produttori usano per i flaconi tappi dai colori

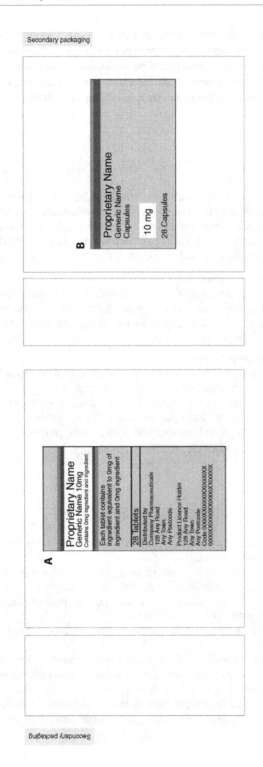

Fig. 12.1 Distinzione tra nomi dei farmaci attraverso una buona progettazione. **A** Se la confezione secondaria è troppo ingombra di testo e immagini, può essere difficile riconoscere le informazioni essenziali e identificare la confezione corretta; **B** Lasciare uno spazio bianco intorno alle informazioni essenziali (per esempio nome e dosaggio del farmaco) per evidenziarle(Riproduzione autorizzata da National Patient Safety Agency: www.npsa.nhs.uk)

12

vivaci per aiutare a identificare le gocce per gli occhi. Analogamente, dopo numerosi problemi e alcuni decessi dovuti al cloruro di potassio (soluzioni concentrate di cloruro di potassio sono state iniettate per errore al posto di soluzioni deboli di cloruro di sodio), negli Stati Uniti le fiale di cloruro di potassio sono ora caratterizzate da un tappo nero e riportano chiaramente sull'etichetta "Da diluire" (Berman, 2004).

Box 12.2 Implicazioni di progettazione in seguito a un errore in terapia

A un paziente geriatrico ricoverato in ospedale fu prescritto Lamisil 250 mg al giorno per 3 mesi per trattare una micosi del letto ungueale. La prescrizione fu inserita da un tecnico nel sistema computerizzato della farmacia con il nome Lamictal. L'errore fu scoperto, ma dopo 4 giorni dalla sospensione della somministrazione di Lamictal, il paziente sviluppò un grave rash su tutto il corpo e gonfiore al volto. La normale dose iniziale di Lamictal è 25 mg, ma il paziente ne aveva assunto una quantità 10 volte superiore per tre settimane.

Raccomandazioni per la prescrizione
– Includere nella prescrizione l'indicazione terapeutica, per esempio: Lamisil per micosi, Lamictal per epilessia
– Etichettare le singole confezioni e i contenitori per le prescrizioni personalizzate con il nome generico del farmaco seguito dal nome della specialità tra parentesi, per evitare possibili confusioni tra i nomi dei farmaci o quando il nome della specialità è più conosciuto

Raccomandazioni per la progettazione
– Nel database computerizzato dei farmaci utilizzare accanto ai nomi dei farmaci (generici e commerciali) segni o pittogrammi per richiamare l'attenzione su possibili confusioni
– Per distinguere nomi di farmaci simili o assonanti usare lettere maiuscole sulle etichette dei flaconi multidose dei produttori e dei contenitori per le prescrizioni personalizzate, nelle registrazioni delle terapie somministrate e nei sistemi informatici delle farmacie ospedaliere o di comunità (per esempio, LamiCTAL e LamiSIL)

(Da Institute for Safe Medication Practices Canada, 2004. Riproduzione autorizzata)

Box 12.3 Progettazione sicura di etichette e confezioni per farmaci

– *Nome e dosaggio del farmaco coperti*: destinare uno spazio bianco di 70×35 mm per la *dispensing label* (etichetta per la distribuzione del farmaco)
– *Discrepanza tra dispensing label e nome del farmaco*: posizionare il nome generico e il dosaggio del farmaco sopra o accanto allo spazio destinato alla *dispensing label*
– *Informazioni essenziali che non compaiono nello stesso campo visivo*: mettere le informazioni essenziali nello stesso campo visivo su almeno tre facce non contrapposte
– *Difficoltà a riconoscere le informazioni essenziali*: lasciare uno uno spazio bianco intorno alle informazioni essenziali per evidenziarle
– *Scambio di farmaci con nomi simili/assonanti*: usare lettere maiuscole per differenziare chiaramente i nomi
– *Rischio di non notare la virgola nei numeri decimali che terminano con uno zero*: non aggiungere mai uno zero finale alla parte decimale
– *Caratteri di difficile lettura perché troppo piccoli*: per il testo usare come minimo il corpo 12
– *Difficoltà di lettura di frasi scritte tutte in maiuscolo o in corsivo*: usare lettere maiuscole e minuscole e non usare caratteri corsivi

Ri-progettazione del carrello per la rianimazione

In caso di arresto cardiaco o respiratorio in ospedale, viene immediatamente chiamata l'équipe d'emergenza, costituita da medici e infermieri esperti, per rianimare il paziente. Molti studi hanno esaminato l'esito della rianimazione in tali circostanze e hanno trovato che la percentuale di pazienti sopravvissuti e dimessi dall'ospedale era compresa tra il 16 e il 20% (Kalbag et al., 2006; Sandroni et al., 2007). L'équipe d'emergenza utilizza una vasta gamma di farmaci e di dispositivi medici, come il defibrillatore, tenuti nel carrello per la rianimazione, sempre presente, che viene portato al letto del paziente.

I primi carrelli per la rianimazione furono introdotti nei reparti ospedalieri negli anni Quaranta. Dalla descrizione della prima rianimazione cardiopolmonare, vi sono state continue revisioni e sviluppi nel processo di rianimazione. Ciò però non ha trovato riscontro nella progettazione dei carrelli per la rianimazione, che non sono molto diversi da un normale carrello portastrumenti. Sebbene possano essere spostati e abbiano lo spazio per contenere le attrezzature, ostacolano più che aiutare l'équipe di rianimatori che sta lottando per salvare il paziente nei pochi minuti disponibili. In questo momento di massima criticità spesso i cassetti non si aprono bene, per errore viene scelta l'attrezzatura sbagliata, l'attrezzatura e i dispositivi possono non essere riposti in modo corretto e difficilmente più persone riescono ad accedere al carrello contemporaneamente.

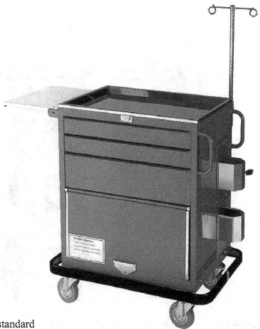

Fig. 12.2 Un carrello per rianimazione standard

12

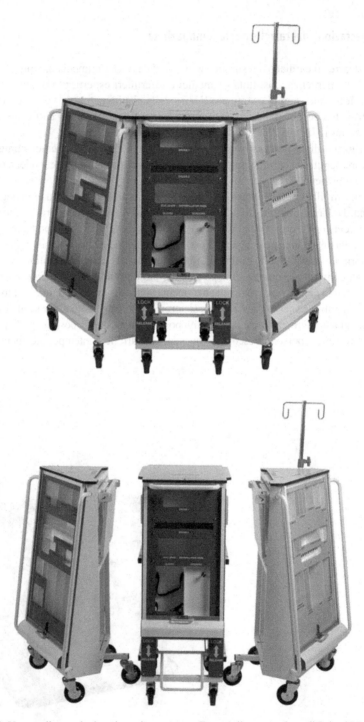

Fig. 12.3 Un carrello per rianimazione ri-progettato. (Per gentile concessione di Bristol Maid)

Spesso la rianimazione è anche ostacolata dal fatto che i carrelli portati sulla scena hanno una dotazione insufficiente. Nei modelli esistenti tutti i dispositivi sono riposti in cassetti, spesso bloccati con chiusure di sicurezza. Dovrebbe essere effettuato un controllo quotidiano che però (se pure viene eseguito) viene fatto in un orario tranquillo, spesso durante il turno di notte. La procedura consiste nel rimuovere l'attrezzatura, pezzo per pezzo, controllandola con una lista. Ciò può richiedere 20 minuti, se chi effettua il controllo è esperto, ma talvolta anche un'ora, sottraendo tempo alla cura diretta del paziente.

Per questo progetto è stato costituito un team in cui i progettisti collaboravano con medici, ricercatori e psicologi, ed erano immersi sin dall'inizio nell'ambiente ospedaliero. Il team ha esaminato le linee guida dell'Advanced Life Support, frequentato corsi e visionato video sulla rianimazione, intervistato e osservato, in diversi scenari, medici esperti e specialisti in rianimazione. Ciò ha contribuito a creare un quadro dettagliato delle procedure e degli errori associati lungo tutto il processo di rianimazione. Per identificare quali errori si verificavano e in che punto, è stata eseguita un'analisi FMEA (*failure modes and effects analysis*). Sono state quindi sviluppate idee per la progettazione, successivamente presentate al personale clinico in una serie di iterazioni e messe a punto. I clinici sono stati invitati a discutere dei vantaggi e degli svantaggi delle idee proposte, approvandone o respingendone le caratteristiche in relazione alle loro esigenze. Ciò ha portato a un prototipo con le seguenti caratteristiche.

- Il nuovo carrello ha una struttura aperta simile a un pannello per attrezzi da officina. Ciò significa che tutta l'attrezzatura può essere vista a colpo d'occhio, rendendo più facile sia l'accesso sia il controllo di routine.
- Il carrello può essere suddiviso in tre sezioni: un'unità per la gestione delle vie aeree, una per i farmaci e la terapia endovenosa e una per contenere articoli diversi. Ciò facilita l'accesso e contribuisce anche a definire i ruoli all'interno dell'équipe d'emergenza.
- Nell'unità centrale è stata posta un'antenna per l'identificazione a radiofrequenza (RFID, *radio frequency identification*) che rileva la rimozione degli articoli dal carrello e fa lampeggiare un segnale d'allarme su un touch screen quando il materiale non è completo. Tale dispositivo tecnologico facilita il rifornimento, poiché può mostrare esattamente ciò che manca e le date di scadenza.
- Il touch screen guida il capo dell'équipe di rianimazione nelle fasi necessarie e registra le azioni dell'équipe stessa. Ciò serve sia come supporto sia come strumento di registrazione e raccolta dei dati, che con i metodi attuali sono spesso difficili da recuperare nel dopo emergenza.

Il prototipo è stato utilizzato in due scenari virtuali di arresto, impiegando manichini reattivi con condizioni simulate. Le équipe di rianimazione sono state disposte nello scenario e gli è stato chiesto di usare il nuovo carrello che non avevano mai visto prima. L'esperimento prevedeva anche scenari con carrelli standard come controllo e sono state effettuate registrazioni in diretta con telecamere nascoste. Mentre il carrello standard ha dato luogo a molti degli errori precedentemente illustrati, il nuovo modello è stato utilizzato dall'équipe esattamente come previsto e senza nessun addestramento. Si è ormai giunti alla terza generazione di prototipi e sono state condotte ulteriori simulazioni in vista di una sperimentazione completa della nuova attrezzatura.

12

Progettare per evitare le infezioni ospedaliere acquisite

Come abbiamo visto, le infezioni ospedaliere acquisite costituiscono uno dei principali pericoli per i pazienti ricoverati in ospedale e sono tra le prime cause di morte in molti paesi. In parte gli sforzi per il controllo delle infezioni si basano sui progressi nel trattamento, sull'isolamento dei pazienti, sull'igiene delle mani e su altre precauzioni da parte sia del personale sia dei pazienti. L'ambiente può influenzare la probabilità della trasmissione di infezioni, il comportamento del personale e dei pazienti e anche la facilità e l'accuratezza del lavaggio; pertanto la riprogettazione dell'ambiente può essere un'efficace strategia per il controllo delle infezioni (Ulrich et al., 2008). I progettisti cominciano, però, con un'analisi del problema di fondo, in questo caso la trasmissione delle infezioni, che è brevemente riassunta di seguito.

In generale, la trasmissione delle infezioni avviene attraverso tre vie: *contatto*, *aria* e *acqua*. Grazie agli sviluppi dei metodi di indagine molecolare e delle tecniche di campionamento di virus, batteri e funghi, i ricercatori sono oggi in grado di identificare con precisione il ceppo e la fonte delle infezioni e giungere quindi a una migliore comprensione della trasmissione (Ulrich et al., 2008). Il contatto è comunemente considerato la via di trasmissione più frequente, ma in pratica tutte e tre le vie possono interagire nella diffusione delle infezioni nosocomiali. In alcune circostanze, la trasmissione attraverso l'acqua rappresenta un grave problema, ma sono stati condotti pochi studi sulla sua prevenzione e non sarà qui ulteriormente discussa.

La trasmissione per via aerea delle infezioni può avvenire, per esempio, attraverso la polvere, che può veicolare spore di *Clostridium difficile*, o attraverso aerosol, che possono contenere gli agenti della tubercolosi o della SARS (Severe Acute Respiratory Syndrome) (Ulrich, Wilson, 2006). La qualità dell'aria in ospedale ha un ruolo decisivo nel determinare la concentrazione aerea di patogeni e ha quindi notevoli effetti sulla frequenza di patologie infettive trasmesse attraverso l'aria, come la tubercolosi, l'influenza e la SARS. Quando i sistemi di ventilazione sono contaminati o difettosi, le conseguenze possono essere estremamente gravi. Per esempio, in un'epidemia si trovò che le griglie di ventilazione nelle camere di due pazienti erano un ricettacolo di MRSA (*Staphylococcus aureus* meticillino-resistente) (Kumari et al., 1998). Tutte le volte che veniva spento, il sistema di ventilazione aspirava aria dall'ambiente del reparto contaminando le griglie d'uscita, così che quando veniva riavviato pompava aria contaminata all'interno del reparto.

Sebbene la trasmissione aerea ponga gravi rischi per la sicurezza, la contaminazione per contatto è ampiamente riconosciuta come la principale via di trasmissione di infezioni nosocomiali quali MRSA e *C. difficile*, i cui agenti responsabili possono sopravvivere senza difficoltà su superfici e altri serbatoi (Bauer et al., 1990; IOM, 2004). Le mani degli operatori sanitari hanno un ruolo chiave nella trasmissione per contatto, sia diretto sia indiretto. Un membro del personale può toccare in successione due pazienti senza lavarsi le mani, oppure può toccare dopo un contatto diretto con un paziente infetto una superficie, che a sua volta contamina le mani di qualcun altro (Ulrich, Wilson, 2006). Poiché MRSA può sopravvivere per settimane sulle superfici ambientali, queste possono diventare la fonte di nuove epidemie.

La letteratura in materia supporta fortemente l'implementazione di diversi approcci ambientali per il controllo e la prevenzione delle infezioni trasmesse per via aerea; tra questi: l'installazione di filtri efficienti, la definizione di appropriati parametri relativi ai sistemi di ventilazione e al tasso di ricambio dell'aria, l'adozione di diverse misure di controllo in fase di costruzione o ristrutturazione. La combinazione di filtri all'avanguardia e sistemi di ventilazione potenti può avere un impatto considerevole sulla qualità dell'aria; per esempio, è risultato che il tipo di sistema di ventilazione usato nelle sale operatorie rappresenta un fattore di rischio indipendente per le infezioni sternali (Ulrich et al., 2008).

Diversi studi hanno dimostrato che interventi multifattoriali possono migliorare significativamente l'igiene delle mani e ridurre le infezioni; una componente chiave degli interventi è l'attento posizionamento accanto ai letti di erogatori di prodotti a base alcolica per il frizionamento delle mani (Creedon, 2005; Pittet et al., 2000; Randle et al., 2006). Si è dimostrato che anche la scelta di arredi e pavimenti appropriati e la facilità di lavaggio delle superfici influenzano la trasmissione per contatto. La progettazione è essenziale per collocare i dispositivi per la disinfezione e il lavaggio delle mani in modo che il personale abbia sempre la possibilità di compiere queste indispensabili operazioni in poco tempo. In tali interventi i cambiamenti ambientali sono cruciali, ma vi sono chiaramente molti altri aspetti da considerare.

Camere singole e infezioni

Clostridium difficile è un agente infettivo estremamente virulento, che si diffonde principalmente per contatto e causa più morti di MRSA. Diverse epidemie letali di *C. difficile* in ospedali nordamericani ed europei e indagini pubblicate hanno evidenziato quanto possano essere rischiose per la sicurezza dei pazienti le camere a più letti. L'infezione si diffonde principalmente per contatto; i tassi di infezione sono più bassi dove la qualità dell'aria e dell'acqua è molto buona e la separazione fisica e lo spazio per paziente sono maggiori. Diversi studi hanno dimostrato che, rispetto alle camere a più letti, quelle singole sembrano ridurre o prevenire le infezioni da MRSA in vari contesti sanitari, tra i quali 212 unità di terapia intensiva in Germania, 173 ospedali in Europa, un ospedale inglese con 1100 posti letto e un'unità di terapia intensiva neonatale negli Stati Uniti. Va osservato, tuttavia, che per essere efficaci le camere singole devono essere adeguatamente progettate. I pazienti ospitati in camere singole di vecchi edifici, difficili da sanificare e privi di ventilazione adeguata, possono essere esposti a un rischio uguale, o anche superiore, a quello dei pazienti ricoverati in corsia.

Mettere a disposizione dei pazienti camere singole presenta diversi rilevanti vantaggi e influenza tutte le modalità di trasmissione delle infezioni. Primo, le camere singole consentono la separazione dei pazienti sin dal ricovero e rendono possibile la prevenzione delle infezioni crociate. Secondo, riducono la trasmissione per via aerea consentendo la filtrazione, la ventilazione e il controllo dei flussi d'aria. Terzo, sono molto più facili da sanificare e disinfettare dopo la dimissione di un paziente. Possono anche influenzare positivamente l'abitudine al lavaggio delle mani, poiché ognuna dispone di lavabo e gel disinfettante, e ciò aumenta la probabilità del lavaggio come

12

atto riflesso da parte sia del personale sia dei pazienti. Si potrebbe pensare che le camere singole presentano anche svantaggi in termini di comunicazione con il personale e possibile isolamento. In realtà, sono decisamente preferite dai pazienti e di fatto aumentano le visite da parte dei familiari, i contatti sociali e la comunicazione con il personale (Ulrich et al., 2008).

Progettazione complessiva del sistema

Anche questi brevi esempi illustrano come la progettazione possa influenzare alcuni dei più problematici e profondamente radicati aspetti della sicurezza del paziente. È dimostrato che molti altri interventi di progettazione possono migliorare la sicurezza e la qualità delle cure. Quando arriva il momento di costruire un nuovo ospedale, si presenta l'opportunità di unire tutte le soluzioni di progettazione per realizzare una struttura centrata sulla sicurezza del paziente. Vi sono immense opportunità per ridurre gli errori, migliorare l'esperienza del paziente, ridurre lo stress e utilizzare al meglio l'ambiente naturale. Questo approccio radicale è stato adottato dal St Joseph's Community Hospital, nel Wisconsin, dove nel 2005 è stato inaugurato un nuovo edificio, rispettando i tempi e il budget. Il progetto è stato avviato nel 2002 con un insolito incontro tra ingegneri, architetti, clinici, ricercatori e altri specialisti, che hanno elaborato un approccio per mettere la sicurezza del paziente al centro del progetto del nuovo ospedale; così descritto da John Reiling:

> Dagli studi era maturata la convinzione unanime che gli ospedali sicuri dovessero essere progettati mediante un processo che favorisse l'anticipazione, l'identificazione e la riduzione degli errori; con una progettazione mirata a contrastare le condizioni latenti e gli errori attivi che compromettono le difese fisiche e organizzative, e creando una cultura organizzativa della sicurezza [...] In un approccio sistemico la riduzione degli errori è ottenuta mediante la costruzione strategica di difese, barriere e salvaguardie nei servizi, nelle attrezzature e nei processi che costituiscono il sistema. (Reiling, 2006)

Attraverso questo processo il team impegnato nella progettazione ha introdotto diversi cambiamenti nel processo di progettazione standard. I pazienti sono stati coinvolti direttamente sin dall'inizio nella progettazione delle camere e dei servizi, con particolare attenzione ai pazienti più vulnerabili all'errore e al danno, come i malati gravi, i molto anziani o i molto giovani. La maggior parte degli ospedali prende in considerazione le attrezzature in una fase avanzata del processo di progettazione, inserendole all'interno dell'edificio già realizzato; invece questo gruppo di lavoro ha pianificato il tipo di attrezzature, e le loro future innovazioni, sin dall'inizio. Su molti processi fondamentali sono state condotte analisi FMEA. I modelli dimostrativi realizzati nello stadio iniziale hanno permesso simulazioni e riflessioni circa le implicazioni per la sicurezza di ciascuna soluzione progettuale. Questa evoluzione pone al centro del processo di progettazione la sicurezza e il benessere del paziente, determinando nella progettazione standard di un ospedale molti cambiamenti. Alcuni dei più eclatanti sono descritti di seguito.

L'ambiente del paziente

Gli ospedali sono luoghi incredibilmente rumorosi, talvolta necessariamente, ma spesso a causa di una progettazione inadeguata e di edifici mal attrezzati per persone malate. Se fosse un albergo, reclamereste e direste ai vostri amici di evitarlo; poiché si tratta invece di un ospedale, dovete rassegnarvi. Il rumore, com'è noto, disturba il sonno, che è particolarmente importante per la guarigione, ma è anche causa di stress e di aumento della pressione arteriosa. Per quanto riguarda il personale, la comunicazione è più difficile, le distrazioni più frequenti e la concentrazione ridotta. La combinazione di pavimentazioni fonoassorbenti, camere singole, buon isolamento, sistemi di ventilazione e riscaldamento silenziosi e attrezzature poco rumorose può trasformare l'ambiente. Un tranquillo ambiente monastico, anziché una stazione degli autobus immersa nel traffico urbano.

All'esterno degli ospedali vi sono grandi possibilità di ridurre i livelli di stress sfruttando le proprietà salutari della natura. Per la maggior parte delle persone malate gli alberi e il sole rappresentano di per sé un trattamento; anche se non tutti possiamo trascorrere la nostra convalescenza nello splendore alpino della Magic Mountain, si può fare molto per portare la natura dentro l'ospedale. Studi hanno suggerito che la vista di alberi ed erba dalle finestre, anziché di muri ed edifici, è di grande sollievo per i pazienti e vi sono prove di una riduzione del periodo di degenza quando il ricovero avviene in ambienti salutari.

La standardizzazione

Seguite passo passo un medico o un infermiere, specie se sono nuovi di un ospedale, e osservate quanto tempo impiegano solo per cercare le cose. Più seriamente, osservateli quando sono alle prese con una pompa da infusione che non è loro familiare, cercando di capire come quel particolare pannello di controllo visualizzi la velocità e il dosaggio. Ricordate anche che pazienti malati e vulnerabili stanno utilizzando alcuni di questi dispositivi. Molti problemi simili possono essere risolti, o quanto meno considerevolmente semplificati, da una buona progettazione e dalla standardizzazione.

Il team del St Joseph ha preso a cuore la lezione della standardizzazione. Le camere hanno struttura standard, con posizioni standard per interruttori, cartelle, comandi e attrezzature; anche i guanti monouso sono situati nello stesso posto in tutte le camere. I processi e i sistemi terapeutici sono il più possibile standardizzati e si stanno standardizzando anche linee endovenose, letti, monitor e altre apparecchiature. Sia per i pazienti sia per il personale ogni cosa è prevedibile e situata al suo posto: ciò riduce gli errori e gli sprechi e consente di avere più tempo per la cura diretta del paziente.

Portare i servizi al paziente: riduzione dei trasferimenti e dei passaggi

Qualsiasi trasferimento o passaggio rappresenta una vulnerabilità in un sistema. Il solo spostamento di un paziente o il trasferimento di informazioni tra persone aumenta il

12

rischio di errori, infezioni e cadute. La progettazione di camere spaziose consente di portare le apparecchiature presso il paziente; le procedure e le indagini più semplici possono essere eseguite in camera, senza dover portare il paziente in unità specializzate. La presenza di ascensori a ogni piano permette di trasferire i pazienti nel proprio letto e non su sedie a rotelle. La possibilità di leggere codici a barre e di accedere al sistema informativo in ogni camera riduce sostanzialmente la possibilità di errori in terapia.

Molte soluzioni progettuali possono contribuire a limitare i possibili problemi dei pazienti; come dimostra la progettazione del St Joseph, centrata sulle "situazioni critiche", cioè essenzialmente sulle fonti riconosciute di rischio e danno per i pazienti (Box 12.4). Una volta completato l'edificio, i medesimi principi progettuali sono stati utilizzati per preparare il trasferimento dal vecchio al nuovo ospedale: è stata realizzata una sperimentazione preliminare di due mesi, durante la quale il personale ha simulato tutte le attività svolte nell'assistenza ai pazienti per collaudare il sistema ed evidenziarne i

---

Box 12.4 Progettazione intorno a situazioni critiche

Complicazioni e infezioni operatorie e postoperatorie
Installare lavabi in tutte le aree di trattamento in modo che siano visibili ai pazienti; standardizzare la visibilità e la collocazione dei dispenser di disinfettante.

Suicidio di pazienti ricoverati
Realizzare le camere dei pazienti con caratteristiche che riducano i tentativi di suicidio.

Rischi nell'erogazione dei gas medicali
Standardizzare i connettori e le bocchette situate alla testata del letto di ogni paziente; custodire le bombole in un locale di stoccaggio in posizione centrale; standardizzare l'aria medicale distribuita dalla rete.

Sito chirurgico sbagliato
Standardizzare le dotazioni delle sale operatorie; installare un'illuminazione adatta e connessioni per l'accesso a immagini digitali, fotografie e radiografie del sito chirurgico.

Eventi correlati a errori in terapia
Garantire che tutte le aree nelle quali, anche se non espressamente previsto, possono essere somministrati farmaci o effettuati trattamenti, siano servite dalle reti di distribuzione/connessione; i sistemi informativi – come supporto decisionale farmaceutico, codici a barre, gestione computerizzata delle prescrizioni, cartella clinica elettronica – devono essere integrati con apparecchiature evolute, come le pompe di infusione.

Morte di pazienti immobilizzati
Prevedere la visibilità dei pazienti in fase di progettazione; fornire uno spazio confortevole che consenta ai familiari di stare vicino al paziente.

Cadute dei pazienti
Sviluppare un sistema tecnologico che segnali all'infermiere o al caregiver quando il paziente sta tentando di scendere dal letto.

Rischi correlati alla RM
Progettare l'unità per la RM prevedendo tre zone; utilizzare un metal detector manuale all'ingresso; contrassegnare con un codice colore le attrezzature compatibili con la RM; considerare applicazioni basate su microchip.

problemi. La nuova struttura è stata inaugurata nel 2005, rispettando i tempi e il budget. Sotto ogni punto di vista, questo ospedale è un ambiente straordinario, che si riflette sia sui pazienti sia sul personale. Come ha osservato John Reiling: "abbiamo cambiato l'edificio e dopo l'edificio ha cambiato noi".

Bibliografia

Bauer TM, Ofner E, Just HM et al (1990) An epidemiological study assessing the relative importance of airborne and direct contact transmission of micro-organisms in a medical intensive care unit. Journal of Hospital Infection, 15(4):301-309

Berman A (2004) Reducing medication errors through naming, labeling, and packaging. Journal of Medical Systems, 28(1):9-29

Carayon P (ed) (2007) Handbook of Human Factors and Ergonomics in Health Care and Patient Safety. CRC Press, New York

Creedon SA (2005) Healthcare workers' hand decontamination practices: compliance with recommended guidelines. Journal of Advanced Nursing, 51(3):208-216

Institute of Medicine (2004) Keeping Patients Safe: Transforming the Work Environment of Nurses. National Academies Press, Washington DC

Kalbag A, Kotyra Z, Richards M et al (2006) Long-term survival and residual hazard after in-hospital cardiac arrest. Resuscitation, 68(1):79-83

Kumari DN, Haji TC, Keer V et al (1998) Ventilation grilles as a potential source of methicillin-resistant Staphylococcus aureus causing an outbreak in an orthopaedic ward at a district general hospital. Journal of Hospital Infection, 39(2):127-133

National Patient Safety Agency (2007) Design for Patient Safety, www.npsa.nhs.uk

Norman DA (1988) The Design of Everyday Things. Basic Books, New York

Pittet D, Hugonnet S, Harbarth S et al (2000) Effectiveness of a hospital-wide programme to improve compliance with hand hygiene. Infection Control Programme. Lancet, 356(9238):1307-1312

Randle J, Clarke M, Storr J (2006) Hand hygiene compliance in healthcare workers. Journal of Hospital Infection, 64(3):205-209

Reiling J (2006) Safe design of healthcare facilities. Quality and Safety in Health Care, 15(Suppl 1), i34-i40

Sandroni C, Nolan J, Cavallaro F, Antonelli M (2007) In-hospital cardiac arrest: incidence, prognosis and possible measures to improve survival. Intensive Care Medicine, 33(2):237-245

The Institute for Safe Medication Practices Canada (ISMP Canada) (2004) Look-alike/sound-alike drug names: can we do better in Canada?'ISMP Canada Safety Bulletin 4, 2

Ulrich KT, Eppinger SD (1995) Product Design and Development, 2nd edn. Irwin McGraw Hill, Boston

Ulrich RS, Wilson P (2006) Evidence based design for reducing infections. Public Service Review: Health, 8:24-25

Ulrich RS, Zimring C, Zhu X et al (2008) A review of the research literature on evidence-based design, Center for Health Design, College of Architecture, Georgia Institute of Technology, United States

La sanità moderna dipende enormemente dalla tecnologia e le innovazioni tecnologiche spostano continuamente i confini di ciò che può essere ottenuto con le indagini e i trattamenti. L'avvento della tomografia computerizzata, della risonanza magnetica e della tomografia a emissione di positroni consente opportunità diagnostiche senza precedenti, inimmaginabili 30 anni fa. I progressi nelle tecniche chirurgiche hanno trasformato alcune procedure. Per esempio, in precedenza, il trattamento dell'aneurisma aortico veniva condotto mediante apertura dell'addome, clampaggio e sostituzione di una sezione dell'aorta con una protesi sintetica (un tubo per sostituire e sostenere il tessuto aortico danneggiato). La riparazione a cielo aperto di un aneurisma aortico è un intervento lungo e complesso, con morbilità e mortalità elevate, e quando riesce comporta per molti pazienti un lungo e lento recupero. Grazie agli sviluppi della tecnologia e delle tecniche, questa procedura può oggi essere eseguita attraverso un approccio endovascolare minimamente invasivo, che consiste nell'inserire minuscoli strumenti nelle arterie femorali all'altezza dell'inguine, facendoli poi avanzare fino all'aorta dove viene posizionata l'endoprotesi. Nuovi progressi, come le endoprotesi fenestrate adattabili alla particolare anatomia del paziente, e l'impiego di tecniche chirurgiche robotizzate consentono anche una precisione e un controllo maggiori in un intervento che in precedenza era decisamente pericoloso, sebbene potenzialmente salvavita (Bicknell et al., 2009; Riga et al., 2009). Gli sviluppi delle tecniche chirurgiche e della tecnologia hanno cambiato radicalmente l'equilibrio tra rischi e benefici per il paziente.

Alcune tecnologie, e in particolare la tecnologia dell'informazione, sono direttamente rivolte alla riduzione dell'errore e al miglioramento della sicurezza. Naturalmente, la principale motivazione per la loro introduzione può essere il contenimento dei costi e una maggiore efficienza, ma la sicurezza rappresenta uno sprone di importanza crescente. L'utilizzo della tecnologia dell'informazione è inevitabilmente accompagnato da un certo grado di standardizzazione e dalla riduzione della variabilità dell'apporto fornito dagli esseri umani. Quando assume la forma di linee guida e protocolli, tale standardizzazione può essere giudicata eccessivamente prescrittiva e accusata di non prendere in considerazione le condizioni particolari e la costellazione di sintomi del paziente. Tuttavia i computer, quando dispongono delle appropriate

13

informazioni, possono adattare perfettamente la loro assistenza al singolo paziente. In altre attività meno complesse, come la fabbricazione dei computer, ciò viene definito "personalizzazione di massa", la personalizzazione efficiente e affidabile di un prodotto per adattarsi alle caratteristiche del singolo consumatore. La tecnologia può così conciliare la necessità di standardizzazione con l'ostinata e legittima richiesta dei clinici di un trattamento su misura per ogni paziente.

Secondo Bates e Gawande (2003), la tecnologia dell'informazione può ridurre l'errore in diversi modi: migliorando la comunicazione, rendendo più prontamente accessibile la conoscenza, indicando informazioni essenziali (per esempio, la dose di un farmaco), aiutando nei calcoli, monitorando e controllando in tempo reale e fornendo supporto decisionale. Esamineremo il ruolo della tecnologia dell'informazione nella riduzione degli errori in terapia, nel miglioramento della comunicazione, nella generazione di promemoria, nella documentazione elettronica e nel supporto decisionale; occorre tuttavia essere consapevoli che si tratta della discussione limitata di un argomento estremamente vasto. Prima di affrontare la tecnologia dell'informazione e il suo potenziale per il miglioramento della sicurezza, vale la pena ricordare per quale motivo ne abbiamo bisogno con una breve analisi dei punti di forza e di debolezza dei computer e degli esseri umani.

I limiti della memoria

L'enorme quantità di informazioni mediche, anche all'interno di una singola specializzazione, va spesso ben oltre le capacità mnemoniche di un individuo. Le persone, ossia il cervello umano, semplicemente non possono fronteggiare la quantità di informazioni di cui necessitano per svolgere la propria attività con sicurezza ed efficacia. Per esempio, più di 600 farmaci richiedono aggiustamento della dose a seconda del grado di disfunzione renale: un compito semplice per un computer, ma inevitabilmente destinato a essere eseguito in modo inadeguato da una persona (Bates, Gawande, 2003). Le macchine possono quindi funzionare come una specie di memoria esterna, alla quale possiamo accedere a volontà, per ovviare alla labilità e ai limiti della capacità di memoria umana. Tuttavia, questi non sono gli unici problemi della memoria, vi sono altri fattori limitanti non sempre sufficientemente valutati.

Nella sua analisi dei punti di forza e delle imperfezioni della memoria, Daniel Schachter (1999) ha identificato "sette peccati" della memoria, ognuno dei quali ha impatto e rilevanza nel lavoro clinico. I primi tre sono difetti di omissione, i successivi tre sono occasioni di distorsione o inaccuratezza e l'ultimo riguarda i ricordi che vorremmo dimenticare senza riuscirvi. Ho aggiunto esempi di come questi "peccati" possano manifestarsi in un contesto clinico.

- *Labilità*, significa che l'informazione svanisce nel tempo, o almeno che diventa meno accessibile. Un medico può dimenticare, quando prescrive, che un paziente è affetto da insufficienza renale.
- *Distrazione*, significa disattenzione e quindi tracce deboli nella memoria. Un infermiere può leggere e ricordare 500 mentre l'etichetta riporta 50.

- *Blocco*, temporanea inaccessibilità dei ricordi, il cosiddetto fenomeno "punta della lingua". Un medico può non riuscire a ricordare il dosaggio di un farmaco, anche se lo ha prescritto molte volte in precedenza.
- *Attribuzione errata*, implica l'attribuzione di un ricordo o un'idea alla fonte sbagliata, come pensare che una particolare scena di un film appartenga a un altro film di soggetto simile. Quando vede un paziente in ambulatorio un medico può ricordare una storia medica (e agire basandosi su di essa) che in realtà si riferisce a un paziente diverso.
- *Suggestionabilità*. Studi basati su testimonianze oculari hanno dimostrato che tendiamo, inconsapevolmente, a modificare i ricordi per accordarli con nuove informazioni e che ci convinciamo dell'autenticità dei nostri nuovi "ricordi". Un esempio potrebbe essere convincersi, involontariamente, che un paziente ha eseguito un angiogramma, anche se non è così.
- *Bias*, implica distorsioni retrospettive e deduzioni inconsce correlate alle conoscenze e ai convincimenti attuali; modifichiamo i nostri ricordi degli eventi per adattarli alla nostra esperienza attuale, sia essa positiva o negativa. Per esempio, ricordare erroneamente che avevate già notato in un paziente oncologico segni iniziali della malattia coerenti con la vostra diagnosi attuale.
- *Persistenza*, si riferisce a ricordi patologici: informazioni o eventi che vorremmo dimenticare, senza riuscirci. Il ricordo angosciante del vostro peggiore errore che vi torna in mente all'improvviso.

Box 13.1 Emivulvectomia per cancro della vulva: escissione del lato sbagliato

Una donna di 33 anni con carcinoma microinvasivo della vulva venne ricoverata in un ospedale universitario per essere sottoposta a vulvectomia monolaterale. Dopo che la paziente era stata intubata per l'anestesia generale, lo specializzando esaminò la sua cartella clinica e notò che la biopsia positiva proveniva dal lato sinistro. Mentre si accingeva a fare un'incisione sul lato sinistro della vulva, il chirurgo specialista lo fermò e gli disse che doveva intervenire sul lato destro. Lo specializzando rispose che secondo la cartella, che aveva appena esaminato, la biopsia positiva era stata prelevata dal lato sinistro. Lo specialista rispose che aveva eseguito personalmente le biopsie e ricordava che erano state prelevate dal lato destro. Lo specializzando si adeguò ed eseguì una emivulvectomia destra.

Il giorno successivo, il direttore dell'anatomia patologica chiamò lo specializzando per avere informazioni sul caso. Il campione che egli aveva ricevuto era etichettato "emivulvectomia destra" e non mostrava alcuna evidenza di cancro. Le biopsie preoperatorie esaminate dall'anatomopatologo erano risultate positive, ma erano etichettate "biopsia vulvare sinistra". Si chiedeva, quindi, se ci fosse stato un errore di etichettatura.

Lo specializzando disse all'anatomopatologo che era stato asportato il lato destro e informò il chirurgo dell'errore. Questi negò che ci fosse stato un errore, insistendo che le biopsie originali erano state etichettate erroneamente. Il chirurgo non informò la paziente dell'errore. Quando la donna ritornò per la visita di controllo, il chirurgo eseguì una colposcopia della vulva e prelevò biopsie dal lato sinistro. Le biopsie risultarono positive per carcinoma microinvasivo. Dopo pochi giorni la paziente fu sottoposta a una seconda emivulvectomia per trattare il cancro della vulva.

(Da Bates, 2000. Riproduzione autorizzata da BMJ Publishing Group Ltd)

13

La nostra memoria, dunque, benché in genere altamente efficace ed efficiente nella vita quotidiana, può fuorviarci in diversi modi. Un esempio di un caso in cui affidarsi alla memoria ha condotto al disastro è riportato nel Box 13.1. Vi sono, naturalmente, molti altri insegnamenti da cogliere in questa vicenda di sito chirurgico sbagliato, in particolare per quanto riguarda la responsabilità personale, la gerarchia e la comunicazione. Tuttavia, la fallibilità della memoria è il tema centrale; basarsi sul ricordo che la biopsia era stata eseguita sul lato destro, nonostante la documentazione clinica dimostrasse che era stata eseguita sul lato sinistro non è, per usare un eufemismo, molto sensato. Schachter fa osservare, tuttavia, che non dovremmo necessariamente concludere che la memoria sia irrimediabilmente inaffidabile. La maggior parte delle sue caratteristiche che ci rendono fallibili si rivelano anche adattative in alcune circostanze. Dimenticare un'informazione non indispensabile, come dove avete parcheggiato l'auto l'altro ieri, è altamente adattativo. Nel suo racconto *Funes, o della memoria*, Jorge Luis Borges immagina un uomo che non dimentica niente; Funes è paralizzato dai ricordi. Vi sono esempi reali di mnemonisti, con una memoria perfetta, incapaci di elaborare pensieri astratti poiché sono sommersi dai dettagli. Una memoria perfetta è meravigliosa in un computer, ma potrebbe rappresentare un limite in una persona.

Giudizio e processo decisionale

La fallibilità della memoria è un'esperienza quotidiana, il cui riconoscimento non crea in genere troppo imbarazzo. Compensiamo facilmente avvalendoci di liste della spesa, agende o computer. I nostri giudizi e le nostre decisioni, però, sono più importanti per la nostra autostima e vi è una resistenza assai maggiore a consentire che linee guida o protocolli, siano essi cartacei o in formato elettronico, prendano il controllo delle decisioni umane. Questo concetto è stato memorabilmente espresso nel 1666 da François de La Rochefoucauld nelle sue *Massime*, nelle quali osserva che "tutti si lamentano della propria memoria, ma nessuno si lamenta del proprio giudizio".

In altri settori, come la navigazione, il giudizio ha lasciato il posto alla misurazione e al calcolo, e oggi ai sistemi computerizzati. Quando era pilota durante la Prima Guerra mondiale, mio nonno navigava con la bussola e seguiva le linee ferroviarie, scendendo di tanto in tanto per ispezionare la zona. Mio padre, che durante la Seconda Guerra mondiale pilotava un idrovolante Sunderland, calcolava accuratamente la direzione e la velocità del vento ed effettuava rilevamenti con la bussola, tenendo conto della differenza tra Nord geografico e Nord magnetico e dell'errore introdotto dalla fusoliera metallica dell'aeroplano. Oggi di tutto ciò si occupa un computer di bordo.

La ricerca sul giudizio (valutazione delle alternative) e sul processo decisionale (scelta tra diverse alternative) ha dato luogo a differenti prospettive sulle capacità umane. Da una parte, la teoria naturalistica del processo decisionale – autorevolmente e persuasivamente rappresentata da Gary Klein (1998) – ha dimostrato che gli esperti sono in grado di valutare rapidamente una situazione pericolosa e che, lungi dall'analizzare e dallo scegliere, sembrano "sapere" semplicemente che cosa fare. Per un pompiere è sufficiente vedere che le fiamme hanno raggiunto le cantine per sapere che l'edificio sta per crollare; per un medico è sufficiente un'occhiata per capire che un paziente è pericolosamente ipoglicemico. Klein definisce questo fenomeno "processo decisionale attivato dal riconoscimento": rapido, adattativo ed efficace. È la classica immagine del medico esperto che valuta una serie complessa di sintomi e percepisce immediatamente la diagnosi corretta. È difficile, sebbene non impossibile, immaginare di sostituire questa specie di genialità dell'intuito con l'approccio piatto e sistematico di un computer. In teoria, queste decisioni potrebbero essere gestite da una macchina; in pratica, il tempo necessario per inserire le informazioni essenziali può rappresentare un fattore limitante.

Consideriamo, tuttavia, alcuni altri frequenti scenari medici, come la valutazione del rischio di suicidio. Uno psichiatra deve tener conto della storia passata, della diagnosi, dei precedenti tentativi autolesionistici, dell'intenzione dichiarata e della disponibilità di supporto familiare e, quindi, valutare tutti questi fattori e decidere se il paziente può essere dimesso. Oppure, consideriamo un cardiochirurgo pediatrico che debba valutare i rischi di un intervento su un bambino molto piccolo; per predire gli esiti a breve e a lungo termine – operando subito, operando dopo sei mesi o non operando – possono essere presi in esame l'anatomia del cuore, la pressione arteriosa polmonare, i risultati dell'ecocardiogramma e una gran quantità di altri fattori. In entrambi gli scenari, la decisione richiede calcoli complessi, la valutazione dei diversi fattori e la loro combinazione per giungere a una scelta tra due o più alternative. Le persone devono raccogliere le informazioni, ma una macchina o un algoritmo potrebbero prendere una decisione migliore? In realtà, numerosi studi hanno dimostrato che sopravvalutiamo enormemente la nostra capacità di giudizio e che sopravvalutiamo anche il numero di fattori di cui riusciamo a tener conto. L'impiego di metodi statistici e di modelli è quasi sempre superiore al semplice utilizzo del giudizio umano (Box 13.2) (Hastie, Dawes, 2001). Questo fenomeno, ossia la superiorità del giudizio statistico rispetto a quello clinico e di altri esperti, fu documentato per la prima volta nel 1954 da Paul Meehl. Nell'aggiornamento più recente dei suoi risultati (Glove, Meehl, 1996), Meehl ha concluso che confronti empirici dimostrano che l'approccio meccanico (statistico,

---

Box 13.2 Predizione clinica e statistica

Un esperto mondiale della malattia di Hodgkin e due collaboratori hanno esaminato nove caratteristiche delle biopsie prelevate dai pazienti per effettuare una stima complessiva della "gravità globale" come predittore di longevità. Di fatto, quando gli esperti ritenevano che la malattia fosse più grave, i pazienti vivevano in realtà un po' più a lungo; il giudizio andava nella direzione sbagliata. Al contrario, un modello di regressione multipla basato sulle stesse nove caratteristiche mostrava una evidente, sebbene non forte, associazione tra la longevità reale e quella prevista.

Trenta psicologi e psichiatri esperti hanno stimato la pericolosità di 40 pazienti psichiatrici appena ricoverati. Gli esperti si basavano su 19 indizi, derivati principalmente dai giudizi degli psichiatri che avevano visitato i pazienti al momento del ricovero. Il giudizio umano ha predetto la probabilità di aggressione nei confronti di un'altra persona nella prima settimana di degenza con un'accuratezza dello 0,12% (0,36% il valore più elevato). Con gli stessi dati, un modello statistico lineare ha ottenuto un'accuratezza dello 0,82%.

(Da Hastie, Davies, 2001. Riproduzione autorizzata da Sage Publications Inc, California)

13

sia esso condotto con un computer o mediante calcoli) è quasi invariabilmente uguale o superiore al giudizio umano.

Il campo del giudizio e del processo decisionale è vasto e la questione della capacità e della fallibilità umane assai dibattuta. Intendo qui semplicemente sottolineare che, almeno in alcune situazioni, vi sono buone ragioni per ritenere che gli aspetti computazionali di alcune decisioni mediche possano essere gestiti più coerentemente e accuratamente da un computer che da una persona, per quanto esperta. Il supporto alla decisione può quindi, se utilizzato in modo appropriato, avere un impatto importante sulla sicurezza del paziente.

Una delle questioni chiave da affrontare in futuro sarà dunque capire quando la tecnologia può essere d'aiuto e quando occorre invece affidarsi al giudizio umano. Come osservato da Bates e colleghi (2001), gli esseri umani sono mutevoli e sbagliano in modi inaspettati, tuttavia siamo anche pieni di risorse e inventiva e possiamo superare errori e crisi. Al confronto le macchine, almeno la maggior parte di quelle attualmente in uso, sono affidabili, ma anche stupide. Un'istruzione quasi perfetta, sicuramente abbastanza buona per qualsiasi operatore umano, può bloccare il funzionamento di una macchina. Gli esseri umani hanno anche la capacità di far fronte a un *unknown unknown*, cioè a un evento che non avrebbe potuto essere previsto (Bates et al., 2001).

Allo stato attuale sembra prudente affermare che in sanità si fa un eccessivo affidamento sulla memoria umana e su altri processi fallibili; computer, memorie e supporti decisionali di tutti i tipi sono notevolmente sottoutilizzati. I confini dell'interfaccia uomo macchina cambieranno nel tempo, man mano che svilupperemo sistemi più potenti e sofisticati e accetteremo il fatto che la competenza clinica, sebbene indispensabile, non necessariamente aumenta l'affidabilità e la coerenza delle operazioni di routine. In alcune aree, tuttavia, sono già stati compiuti notevoli progressi; un esempio degno di nota è l'impiego di sistemi computerizzati nella gestione dei farmaci.

Utilizzo della tecnologia dell'informazione per ridurre gli errori in terapia

Gli errori in terapia hanno origine da una varietà di cause. In circa la metà dei casi sono dovuti, in qualche misura, al fatto che i clinici non dispongono di informazioni sul paziente o sul farmaco. Ciò può verificarsi perché essi non conoscono le informazioni stesse, perché mancano i risultati dei test o perché altre informazioni sul paziente o su uno specifico farmaco non sono disponibili. Altri problemi frequenti riguardano le prescrizioni: scrittura illeggibile, mancanza di alcune informazioni essenziali, trascrizione errata o presenza di errori di calcolo (Bates, 2000). Diversi sistemi tecnologici hanno affrontato questi e ad altri problemi, operando a vari livelli del processo di gestione dei farmaci (Fig. 13.1); tali sistemi sembrano molto promettenti ma, come ammonisce David Bates, non sono una panacea:

> Le tecnologie dell'informazione [...] possono fare alcune cose meglio e altre peggio; poiché l'effetto netto non è completamente prevedibile, è essenziale studiarne l'impatto. La loro maggiore utilità è nell'organizzare e nel rendere disponibili le informazioni, nell'identificare legami tra elementi di informazione e nell'esecuzione di noiosi compiti ripetitivi,

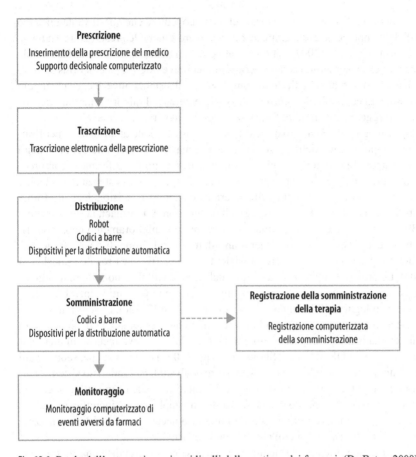

Fig. 13.1 Ruolo dell'automazione ai vari livelli della gestione dei farmaci. (Da Bates, 2000)

compresa la ricerca dei problemi. I migliori processi per la gestione dei farmaci non sostituiranno dunque le persone, ma sfrutteranno le potenzialità della tecnologia dell'informazione consentendo agli operatori umani di dedicarsi alle operazioni che svolgono meglio, come prendere decisioni complesse e comunicare con gli altri. (Bates, 2000)

Il sistema che ha avuto maggiore impatto sugli errori in terapia è forse l'inserimento computerizzato delle prescrizioni mediche (CPOE, *computerized physician order entry*), in cui le prescrizioni vengono scritte online. Tale sistema ha diversi vantaggi. Innanzi tutto, la prescrizione è strutturata, cioè il medico deve inserire farmaco, dose e frequenza; a differenza delle persone, il computer può rifiutare qualsiasi prescrizione priva di tali informazioni. La prescrizione è inoltre sempre leggibile e il prescrittore sempre identificabile per eventuali verifiche. Infine, tutte le prescrizioni possono essere sistematicamente e automaticamente controllate per allergie, interazioni tra farmaci, dosaggi troppo alti o troppo bassi e appropriatezza del dosaggio in relazione alla funzionalità epatica o renale del paziente. Il personale clinico può temere che questi vantaggi sianò annullati dal tempo perso per digitare anziché scrivere a mano le prescrizioni. Tuttavia, Hollingworth e colleghi (2007) hanno trovato che l'aumento di tempo era trascurabile (12 secondi per prescrizione) e che vi era solo una breve interruzione del flusso di lavoro. Va anche osservato che l'effetto complessivo sul sistema, invece che sul singolo prescrittore, può essere di efficienza ben maggiore, grazie al minor numero di prescrizioni da correggere e alla minore frequenza di eventi avversi da farmaci.

Bates e colleghi (1998) hanno dimostrato che l'introduzione di un sistema per l'immissione computerizzata delle prescrizioni determinava una riduzione del 55% degli errori in terapia. Tale sistema forniva ai clinici informazioni sui farmaci, comprese scelte appropriatamente vincolate (per dose, via e frequenza), assistenza nei calcoli e monitoraggio. Con l'aggiunta di livelli superiori di supporto decisionale, sotto forma di controllo più completo delle allergie e delle interazioni tra farmaci, la riduzione era dell'83%. Altri studi hanno dimostrato, per esempio, un miglioramento nella prescrizione di anticoagulanti, eparina e agenti antinfettivi e riduzione di dosi e frequenze inappropriate per i farmaci prescritti a pazienti con insufficienza renale (Kaushal et al., 2003). Le prove a supporto della validità del sistema CPOE sono sempre maggiori. In una recente meta-analisi delle prescrizioni complesse in pazienti vulnerabili, Floor van Rosse e colleghi (2009) hanno sottoposto a revisione 12 studi, condotti in unità di terapia intensiva pediatriche e per adulti, trovando che il sistema CPOE riduceva gli errori in terapia mentre l'impatto sugli outcome clinici rimaneva incerto. In una revisione dei sistemi CPOE, Kaushal, Shojania e Bates (2003) osservano che, sebbene tali sistemi siano molto promettenti, la maggior parte degli studi ha esaminato sistemi "sviluppati in casa" e ha considerato solo numeri limitati di pazienti in setting specifici. Occorre molta più ricerca per confrontare le differenti applicazioni, identificare le componenti chiave, esaminare i fattori correlati alla loro accettazione e al loro utilizzo e prevedere e monitorare i problemi che possono determinare.

Un altro aspetto critico per la sicurezza è che possono esservi discrepanze tra i farmaci che si pensa i pazienti stiano ricevendo e quelli che assumono realmente. La *medication reconciliation* (vedi p. 225) si riferisce al processo che porta a un elenco definitivo dei farmaci che il paziente dovrebbe assumere, confrontandolo poi con i farmaci che egli assume attualmente; come si può immaginare, i punti di transizione, come la dimissione dall'ospedale, sono particolarmente vulnerabili agli errori di questo tipo. Schnipper e colleghi (2009) hanno cercato le discrepanze tra la terapia seguita prima del ricovero, quella seguita durante il ricovero e quella indicata nella lettera di dimissione. Gli autori hanno riscontrato una media di 1,4 potenziali eventi avversi da farmaci per ogni ricovero: probabilità non molto favorevoli per il paziente. Questo tasso è stato ridotto di un terzo con l'introduzione di un sistema computerizzato online per la *medication reconciliation*, che consentiva al personale clinico di visualizzare e confrontare le informazioni sulle terapie prescritte in setting ambulatoriali (esterni all'ospedale) con quelle delle terapie prescritte in ospedale. Sono state anche chiarite le responsabilità per la *medication reconciliation* nei diversi momenti, è stata ridotta la ripetizione della raccolta dell'anamnesi ed è stato utilizzato il controllo incrociato tra il personale per aumentare la compliance ai nuovi sistemi; ciò ha richiesto un intervento molto più complesso della semplice implementazione della tecnologia.

Box 13.3 Codice a barre e trasfusioni di sangue

Il processo di trasfusione è lungo, complesso e laborioso. Il personale clinico è vulnerabile alla stanchezza, alla distrazione e all'errore. Il singolo fattore più importante negli eventi che si verificano durante le trasfusioni è l'errata identificazione del paziente. Osservazioni hanno dimostrato che il personale era frequentemente distratto mentre controllava il sangue, dovendo rispondere al telefono e alle domande dei colleghi. Il programma di miglioramento si è sviluppato in quattro fasi distinte.

Prelievo di sangue e controllo pre-trasfusione al letto del paziente

La prima fase riguardava due procedure eseguite preliminarmente al letto del paziente: prelievo di sangue per il test di compatibilità e controllo pre-trasfusione. È stato introdotto un dispositivo portatile per la lettura di codici a barre per il controllo di tutte le fasi del processo. Per esempio, prima di procedere alla fase successiva, il personale doveva effettuare la scansione dell'etichetta che riportava l'identità del paziente sotto forma di codice a barre. I risultati dell'implementazione della gestione elettronica della trasfusione sono stati spettacolari, riducendo il numero delle fasi del processo e determinando significativi e durevoli miglioramenti nel prelievo di sangue e nel controllo pre-trasfusione. Per esempio, la corretta identificazione del paziente è arrivata al 100% grazie all'impiego del codice a barre in luogo dell'identificazione verbale.

Uso del codice a barre nel processo trasfusionale

Le osservazioni iniziali hanno evidenziato tassi di errore elevati in quasi tutte le fasi del processo trasfusionale. I controlli del processo trasfusionale mediante codici a barre hanno determinato significativi miglioramenti, tra i quali un aumento dall'8 al 100% della conformità della data di scadenza e della corrispondenza tra gruppo sanguigno e numero delle unità riportati sulla sacca ed etichetta di compatibilità. Miglioramenti analoghi sono stati registrati nel prelievo dei campioni di sangue, nel prelievo del sangue dalle frigoemoteche e nella documentazione della trasfusione. Il tempo impiegato per raccogliere un'unità di sangue si è ridotto da una media di 3 minuti a 1 minuto.

Distribuzione di emoderivati controllata elettronicamente da remoto

La distribuzione delle unità di globuli rossi è stata tradizionalmente condotta all'interno dei laboratori dei centri trasfusionali. La distribuzione di emoderivati controllata elettronicamente da remoto (ERBI, *electronic remote blood issue*) consente di distribuire il sangue destinato a specifici pazienti presso i frigoriferi dei reparti, delle sale operatorie e di altre aeree. I risultati hanno dimostrato che il sistema ERBI riduceva il tempo richiesto per rendere disponibili gli emoderivati per i pazienti chirurgici e migliorava l'efficienza della trasfusione ospedaliera. In precedenza erano necessari 24 minuti perché il sangue giungesse al paziente, dopo erano sufficienti 59 secondi. Le unità richieste ma non utilizzate sono diminuite significativamente e il processo ha notevolmente ridotto il carico di lavoro sia dei laboratori trasfusionali sia del personale clinico.

Implementazione della gestione elettronica della trasfusione in tre ospedali per acuti

La gestione elettronica delle trasfusioni è stata implementata in tre ospedali per acuti, per un totale di 1500 letti. Il piano per l'implementazione prevedeva 10 fasi, coinvolgendo sei o più aeree cliniche per ogni fase della durata di 4 settimane. L'attenta pianificazione anticipata ha reso possibile l'approvvigionamento delle infrastrutture necessarie (per esempio, stampanti per bracciali e palmari) e l'addestramento intensivo del personale a piccoli gruppi. L'addestramento di tutto il personale è stato un lavoro enorme e ha coinvolto 1300 medici e 3200 infermieri, come pure addetti ai prelievi e portantini. Al termine del primo anno dello stadio di implementazione, il processo elettronico era stato utilizzato per raccogliere l'88% dei campioni per il laboratorio trasfusionale e per somministrare l'83% delle trasfusioni, arrivando in seguito al 95% sia per i campioni sia per le trasfusioni. La riduzione dell'utilizzo di globuli rossi e della percentuale di campioni rifiutati ha determinato risparmi significativi.

(Da Murphy et al., 2009. Riproduzione autorizzata da Wiley-Blackwell)

13

Guardando ancora più avanti, è possibile prevedere l'utilizzo di molte altre tecnologie nel processo di gestione dei farmaci. Per la maggior parte, tali tecnologie sono in una fase iniziale di sviluppo, sono relativamente poco sperimentate e talvolta ritardate da vincoli esterni. La codifica a barre per esempio, ampiamente utilizzata nei supermercati, potrebbe essere di enorme utilità, ma non può essere implementata finché le aziende farmaceutiche non si accordano su standard comuni (Bates, 2000). Considerevoli progressi sono stati compiuti, tuttavia, nell'affidabilità e nell'efficienza dei prelievi di sangue e delle trasfusioni (Box 13.3)

Comunicazione e allerte

Un momento particolarmente pericoloso per la perdita di informazioni essenziali, specie per i pazienti critici e in condizioni instabili, è il passaggio delle consegne, o il cambio di turno, quando un membro del personale subentra a un altro. Quando verbale, il passaggio delle consegne è spesso frettoloso, distratto e, talvolta, del tutto assente:

> L'infermiere mi disse solo che la signora Davis era ipotesa. Della paziente sapevo solo che aveva 82 anni, che aveva un'infezione delle vie urinarie e sarebbe dovuta andare a casa il giorno dopo. (Volpp, Grande, 2003)

Al Brigham and Women's Hospital di Boston un sistema computerizzato fa sì che alla fine del turno vengano inserite automaticamente informazioni aggiornate sulle allergie a farmaci, sulle terapie in corso, sui risultati degli ultimi esami e sugli aspetti rilevanti della storia clinica. I medici dei reparti devono aggiornare la storia clinica ogni giorno riportando informazioni sui cambiamenti delle condizioni del paziente e sull'attuale piano terapeutico. Tutte queste informazioni sono disponibili per gli altri membri del personale clinico. Inoltre, la procedura elettronica di fine turno e il trasferimento dei cercapersone consentono di sapere con certezza in qualsiasi momento chi è di turno.

La tecnologia dell'informazione può anche rilevare e trasmettere informazioni sulle anomalie dei test di laboratorio non appena i risultati sono disponibili. Per esempio, un livello sierico di potassio pericolosamente basso richiede un intervento urgente, ma l'informazione può essere ritardata dallo smistamento dei risultati da parte di un impiegato del reparto e arrivare al medico responsabile solo dopo un certo tempo. Con un sistema di allerta collegato a un palmare o a un cellulare può essere generato e trasmesso un allerta istantaneo. In un trial controllato un simile sistema riduceva il tempo di risposta dell'11% e la durata delle condizioni pericolose nei pazienti del 29% (Bates, Gawande, 2003). Tali sistemi possono essere particolarmente utili quando occorre raccogliere tempestivamente informazioni su pazienti distribuiti in una vasta area geografica. Un meraviglioso esempio di utilizzo efficace della tecnologia in un ambiente relativamente povero è fornito da Joaquin Blaya e colleghi, che hanno introdotto i palmari per la raccolta dei risultati dei test della tubercolosi nel sistema sanitario peruviano. Un trial controllato ha dimostrato che i tempi di lavorazione per le colture si erano ridotti da 23 a 8 giorni. I pericolosissimi lunghi ritardi nella lavorazione di oltre tre mesi, che in precedenza si verificavano nell'11% dei casi, erano quasi scomparsi (Blaya et al., 2009).

Funzioni costrittive e prescrizioni conseguenti

Le funzioni costrittive (*forcing functions*) sono avvisi o restrizioni che suggeriscono o richiedono una certa risposta da parte della persona che utilizza la macchina. Quando usate la vostra carta di credito per prelevare denaro da un bancomat, sullo schermo compare un messaggio che vi sollecita a ritirare la carta prima che vengano erogate le banconote (Nolan, 2000). Tale sistema rappresenta un classico utilizzo della progettazione per ovviare alla distrazione umana e alla situazione in precedenza comune di ritirare il contante, cosa sui cui è concentrata l'attenzione, dimenticando la carta nel bancomat. Avevate in mente di ritirare la carta ma, mentre stavate parlando col vostro amico, avete ritirato i soldi, vi siete girati e avete lasciato la carta nel bancomat. Allo stesso modo i clinici, mentre fanno certe prescrizioni, hanno di solito in mente, ma poi molto spesso se ne dimenticano, di prescrivere i test che di norma accompagnano la terapia.

Overhage e colleghi (1997) definiscono queste decisioni mediche basilari prescrizioni conseguenti (*corollary orders*). La prescrizione di gentamicina dovrebbe, quasi sempre, associarsi alla prescrizione del suo dosaggio; gli ACE inibitori richiedono la valutazione dei livelli sierici di creatinina, così come l'insulina implica il monitoraggio della glicemia e così via. Benché la decisione di effettuare le prescrizioni conseguenti sia semplice, queste sono frequentemente tralasciate. Per contrastare queste omissioni, sono state messe in atto varie strategie, quali monitoraggio dell'aderenza attraverso il riesame delle cartelle cliniche e l'organizzazione di programmi formativi; tali strategie possono avere successo, ma sono difficili da mantenere sul lungo periodo. Promemoria inseriti nelle cartelle sono in parte efficaci, ma non sempre a disposizione del clinico all'atto della prescrizione. Tuttavia, un promemoria computerizzato, associato a una gestione elettronica della documentazione clinica, consente suggerimenti immediati. In un trial durato sei mesi, Overhage e colleghi (1997) hanno dimostrato che, se debitamente istruiti, i medici effettuavano le prescrizioni conseguenti nel 46% dei casi, contro il 22% del gruppo di controllo. I medici sceglievano tra le prescrizioni conseguenti, respingendone alcune e accettandone altre, ed è ragionevole pensare che le prescrizioni aggiunte fossero quelle necessarie, in quanto ritenute importanti dai medici, una volta che venivano loro ricordate.

Cartella clinica elettronica

L'introduzione di un'efficace cartella clinica elettronica dovrebbe migliorare la comunicazione di base e il coordinamento dell'informazione sul paziente. Il personale ha accesso a un database comune di informazioni cliniche, che comprendono risultati delle indagini e dei test, annotazioni sulle visite ambulatoriali e sui ricoveri, registrazioni di allergie a farmaci e storia clinica recente. Alcuni sistemi sanitari, come il Veteran Affairs, sono già passati alla cartella elettronica, consentendo l'accesso ai dati a tutto il personale coinvolto in qualunque posto degli Stati Uniti si trovi il paziente.

Anche i medici generici britannici utilizzano da molti anni la documentazione elettronica e la prescrizione computerizzata. L'impatto di questi sistemi, una volta implementati, non è sempre stato pienamente valutato, ma pochi utilizzatori preferirebbero tornare a una montagna di registrazioni cartacee, benché la carta abbia conservato qualche vantaggio; per esempio, potete buttar giù uno schema senza troppi problemi. L'implementazione di tali sistemi in setting ambulatoriali (pazienti non ricoverati) nell'ambito del sistema Kaiser Permanente ha ridotto le visite ambulatoriali del 10%. Tale risultato sembrava principalmente dovuto all'aumento di telefonate programmate ai pazienti, rese più efficaci dalla regolare disponibilità di tutta la documentazione clinica e, molto probabilmente, dal maggior ricorso al supporto decisionale incorporato nella documentazione elettronica (Garrido et al., 2005). Sebbene i problemi tecnologici e di standardizzazione legati all'implementazione di tali sistemi siano enormi, soprattutto quando riguarda un intero sistema sanitario come National Health Service britannico, vi è chiaramente l'opportunità di aumentare notevolmente l'efficienza, di evitare la duplicazione di indagini e trattamenti e di ridurre gli errori causati dalla mancata disponibilità di informazioni essenziali.

Centri pilota, quali la Cleveland Clinic nell'Ohio, hanno fatto un ulteriore passo avanti fornendo ai pazienti l'accesso alla loro cartella clinica. Questo ospedale ha introdotto una "MyChart", che permette ai pazienti, e senz'altro li incentiva, di accedere ai propri dati e di cercare informazioni su condizioni cliniche di rilievo. I medici devono registrare tutti gli esami, i risultati dei test, le prescrizioni e le diagnosi, affinché i pazienti possano prenderne visione, offrendo una trasparenza quasi completa del processo medico. Ora i pazienti possono controllare la cartella, segnalare gli errori e anche ricevere promemoria su eventi importanti, quali visite di controllo o vaccinazioni. Un passo successivo, in collaborazione con Google, consentirà al paziente l'accesso ai propri dati in qualsiasi parte del mondo si trovi.

Supporto decisionale

Il supporto decisionale raggruppa un'ampia gamma di strumenti con nomi, finalità e risultati diversi e con livelli notevolmente differenti di contenuto tecnologico (Wears, Berg, 2005). Per esempio, un avviso automatico potrebbe essere descritto come un supporto decisionale, in quanto rammenta al medico di prendere la decisione relativa alla prescrizione di un test. I medici hanno sempre utilizzato supporti decisionali sotto forma di guide tascabili all'uso dei farmaci, elenchi e promemoria personali delle procedure del reparto e così via. I sistemi per il supporto decisionale comprendono linee guida cartacee sugli orientamenti e gli obiettivi generali; algoritmi cartacei più specifici per la diagnosi o i calcoli degli appropriati dosaggi dei farmaci; sistemi computerizzati che suggeriscono possibili diagnosi; fino a sistemi che potrebbero in teoria sostituire il giudizio umano (Morris, 2002).

Il supporto decisionale computerizzato presenta un grosso vantaggio rispetto a quasi tutti i protocolli e le linee guida cartacee; può infatti offrire un livello di specificità per il singolo paziente che è quasi impossibile ottenere con una guida cartacea. Un sistema

---

Box 13.2 Alcuni esempi di supporto decisionale computerizzato

Protocolli computerizzati per la ventilazione meccanica nella sindrome da distress respiratorio
In un'unità di terapia intensiva, le misurazioni del flusso endovenoso, la somministrazione di farmaci endovenosi e i parametri fisiologici sono continuamente monitorati e integrati con altre informazioni inserite dal medico. Il sistema di supporto decisionale genera segnali di allerta e offre suggerimenti per l'azione. In un trial condotto in 10 ospedali i medici hanno avuto da obiettare sulle azioni suggerite solo nello 0,3% dei casi, su un totale di 32 000 ore di applicazione. I pazienti trattati in unità che si avvalevano del supporto decisionale avevano subito un numero significativamente inferiore di barotraumi, mentre la sopravvivenza complessiva era simile. (Adattato da Morris, 2002)

Implementazione di linee guida per l'uso di antibiotici attraverso supporto decisionale computerizzato
Nel trattamento delle infezioni i programmi di supporto decisionale forniscono informazioni su: presenza di patogeni resistenti, infezioni non trattate, dosaggi, vie o intervalli di somministrazione non corretti, necessità di dosaggi sierici e alternative con un miglior rapporto costo-efficacia rispetto al trattamento in atto. In uno studio, condotto per sette anni su 63 000 pazienti, la percentuale dei casi trattati con antibiotici era aumentata da 31,8 al 53,1%, a fronte di una riduzione dei costi complessivi. Il trattamento con una profilassi antibiotica appropriata prima degli interventi chirurgici era aumentato dal 40 al 99,1%, mentre gli eventi avversi correlati all'uso di antibiotici erano diminuiti del 30%.

(Adattato da Evans et al., 1998)

---

computerizzato può ricordare al medico quando intervenire, suggerire sequenze di azioni, eseguire calcoli necessari, monitorare i risultati e tener conto di qualsiasi variabile clinica specifica del paziente. Lungi dall'essere una raccolta di ricette, un tale sistema consente un livello molto maggiore di adattamento e personalizzazione dei trattamenti. La maggior parte di questi sistemi è rappresentata da prototipi, testati e valutati in particolari condizioni locali, e non ha ancora raggiunto la piena integrazione clinica. Tuttavia, sono stati sviluppati in misura crescente sistemi che oltre ad aver dimostrato di migliorare il processo decisionale, sono anche diventati una parte essenziale della pratica di routine (Box 13.4).

Importanti revisioni dell'impatto del supporto decisionale hanno concluso che esiste un sostegno, sebbene non unanime, alla sua implementazione. Una revisione di 100 studi condotta da Amit Garg e colleghi (2005) ha trovato che il 64% degli interventi aveva prodotto effetti positivi, osservando tuttavia che vi erano ancora poche prove di qualche impatto sugli outcome. Una revisione ancora più ampia di 257 studi condotta da Chaudhry e colleghi (2006) ha esaminato la problematica più generale dell'impatto della tecnologia dell'informazione sanitaria, e in particolare del supporto decisionale e della documentazione elettronica. Gli autori hanno trovato prove di una maggiore adesione alle linee guida, di una migliore sorveglianza e monitoraggio della patologia e di una riduzione degli errori in terapia, ma pochi studi avevano valutato l'impatto sull'efficienza e i costi. Chaudhry e colleghi hanno anche rilevato che quasi un quarto degli studi era stato condotto in soli quattro centri degli Stati Uniti, sollevando perplessità sull'applicabilità di tali tecnologie in contesti più poveri (Einbinder, Bates, 2007).

13

Garg e colleghi (2005) hanno diviso i sistemi di supporto decisionale in quattro grandi categorie: sistemi per la diagnosi, sistemi di avviso per la prevenzione, sistemi per la gestione della malattia e sistemi di supporto alla prescrizione e al dosaggio dei farmaci (vedi sopra). I sistemi diagnostici erano i meno studiati, in quanto oggetto di soli dieci studi formali: quattro di questi dimostravano un vantaggio in termini di performance, ma nessuno chiari benefici clinici. Tuttavia, i sistemi per il riconoscimento dell'ischemia cardiaca nei dipartimenti di emergenza avevano ridotto del 15% i ricoveri non necessari. I sistemi per la prevenzione delle malattie fornivano promemoria per screening, counselling, vaccinazioni, esami, uso di farmaci e individuazione di comportamenti a rischio, suggerendo al medico o all'infermiere di chiedere al paziente informazioni su problematiche rilevanti o di prescrivere test adeguati. Tre quarti di questi trial hanno dimostrato miglioramenti, per esempio, nella prescrizione di mammografie, nello screening del cancro del colon e nelle vaccinazioni. La maggior parte degli studi era limitata a un singolo centro, mentre alcuni erano multicentrici. Quaranta sistemi avevano come obiettivo il miglioramento della gestione delle malattie croniche, in modo particolare il diabete e le patologie cardiovascolari, ricorrendo a una combinazione di preavvisi automatici, di funzioni costrittive e di supporto decisionale formale mediante raccomandazioni specifiche. La maggior parte dei trial sulla terapia diabetica e un certo numero di quelli riguardanti le patologie cardiovascolari dimostravano miglioramenti nella compliance. Complessivamente, 23 dei 37 studi che avevano valutato la performance medica evidenziavano miglioramenti, ma solo un piccolo numero riportava concomitanti cambiamenti negli outcome clinici.

Risposta dei pazienti al supporto decisionale

Come reagiranno i pazienti al crescente impiego di supporti decisionali? Il computer posto accanto al letto della terapia intensiva, per il monitoraggio dei parametri fisiologici e dei farmaci somministrati, potrebbe essere visto dal paziente come un supporto, o persino come elemento rassicurante, che probabilmente consente agli infermieri di prendersi meglio cura di persone molto malate e vulnerabili. Ma vorreste andare dal chirurgo e scoprire che utilizza un computer per decidere se operarvi o meno? L'uso del computer potrebbe minare la fiducia e compromettere il rapporto medico paziente?

Il supporto decisionale diventerà sempre più importante per i pazienti quanto maggiore sarà la loro partecipazione alle decisioni terapeutiche e quanto più saranno chiamati a misurarsi con le stesse problematiche che affrontano i medici. In presenza di un cancro della prostata resto in vigile attesa e tollero i sintomi? Scelgo la radioterapia e i rischi a essa connessi o preferisco un intervento chirurgico radicale, una soluzione potenzialmente definitiva ma con possibile perdita della funzione sessuale? In parte, questa decisione dipenderà da una valutazione delle alternative e in parte dai valori e dalle preferenze personali, e la chiave per un uso corretto del supporto decisionale sta proprio nel separare questi due aspetti. Il supporto decisionale può e deve essere posto al servizio del rapporto medico paziente, gestendo gli aspetti della decisione che potremmo definire "di calcolo" e lasciando al medico e al paziente il compito di esplorare il lato umano e le conseguenze personali ed emotive di ciascuna scelta percorribile. Le preferenze del paziente e quelle del medico si differenziano per le modalità di giudizio e di processo decisionale privilegiati da ciascuno di essi, e non sono più coincidenti come accade negli scenari clinici più tradizionali. Il medico e il paziente esplorano in primo luogo ciò che per quest'ultimo è di primaria importanza; il medico ha valutato i fattori clinici ed è stata anche condotta un'intervista clinica completa; la macchina, o altro ausilio decisionale, soppesa le opzioni sulla base delle informazioni e presenta i possibili outcome. Tuttavia, alla fine, è ancora il paziente che decide (Dowie, 2001).

Implementazione della tecnologia dell'informazione

In un ponderato editoriale che accompagnava la revisione di Garg e colleghi, Wears e Berg (2005) hanno cercato di collocare i risultati ottenuti nella giusta prospettiva:

> Al di là dell'esultanza e delle grandi speranze che dominano nei dibattiti in occasione di conferenze, nelle informazioni dei fornitori e in gran parte della letteratura scientifica, la realtà è che i sistemi che sono stati impiegati in più centri, hanno soddisfatto gli utilizzatori e hanno efficacemente contribuito alla qualità e alla sicurezza delle cure sono pochi e sporadici. (Wears, Berg (2005)

Wears e Berg hanno sottolineato che, sebbene utile nel fornire una panoramica in questo campo, la revisione ha sollevato tante domande quante ne ha risolte. Sotto la voce generale supporto decisionale è stata presa in considerazione un'ampia varietà di tipologie di sistemi, e non è stato possibile distinguere le ragioni del loro successo o del loro fallimento. I sistemi possono fallire a causa di una mediocre progettazione, di una scarsa implementazione, di un uso inadeguato da parte dei clinici o per altri motivi. Wears e Berg hanno sostenuto la necessità di una più ampia valutazione nella quale lo scopo del supporto decisionale fosse concepito in termini di miglioramento della performance del sistema sanitario in generale più che in termini strettamente tecnologici. Essi hanno rilevato che esiste spesso una discrepanza tra il concetto di lavoro clinico incorporato nella tecnologia, per cui i problemi sono ben delimitati e definiti, e il lavoro clinico reale, che è interpretativo, multitasking, collaborativo, opportunistico e reattivo. Con queste affermazioni, non hanno inteso mettere in discussione il supporto decisionale, bensì evidenziare la necessità di considerare il contesto reale del lavoro clinico dalle prime fasi di sviluppo alla valutazione finale (Wears, Berg, 2005).

Che cosa determina, allora, il successo di un sistema e il fallimento di un altro? Questo interrogativo cruciale è stato affrontato in una revisione di 70 studi su sistemi di supporto decisionale, che esaminava 15 diverse caratteristiche di tali sistemi (Kawamoto et al., 2005). Poco meno del 70% dei sistemi mostrava risultati positivi. I determinanti critici per il successo erano quattro; il fattore principale era che il sistema fornisse automaticamente il supporto decisionale inserendosi nel flusso di lavoro clinico. Il supporto decisionale non doveva essere cercato sul computer; per esempio, in uno studio le raccomandazioni per la terapia del diabete venivano stampate e allegate alla cartella clinica dal personale infermieristico. Tra gli altri determinanti del successo vi erano la capacità del sistema di fornire raccomandazioni concrete su ciò che andava

13

fatto, più che dare semplicemente una valutazione o presentare delle opzioni; il fatto che il supporto decisionale fosse offerto al momento della decisione; il fatto che il supporto fosse fornito da un computer. In sintesi, un sistema avrà successo se è facile da usare e dà chiare raccomandazioni nel momento in cui i medici ne hanno bisogno.

Anche se la tecnologia è efficace e soddisfa i bisogni degli utenti, il processo di implementazione è costellato di innumerevoli incognite e richiede un'attenta valutazione. Trish Greenhalgh e colleghi hanno contribuito a chiarire tale processo, esaminando l'adozione in Gran Bretagna di un fascicolo sanitario elettronico, in uno studio che ha comportato 1500 ore di osservazione etnografica, interviste con 170 persone (tra pazienti e personale sanitario) e il riesame di una grande mole di documentazione. La facilità d'uso, la funzionalità e i vantaggi della tecnologia erano ovviamente cruciali per il suo successo. Tuttavia, le persone che dovevano usare il nuovo sistema erano anche influenzate da fautori e *opinion leader* e dalla precedente esperienza di innovazioni sul posto di lavoro. Come si può immaginare, le organizzazioni coinvolte avevano bisogno di tempo, risorse e conoscenze tecniche, ma anche di disponibilità ad assumersi qualche rischio nella speranza di vantaggi sul lungo periodo. Sintetizzando i risultati del loro lavoro, Greenhalgh e colleghi sostengono con convinzione la necessità di passare da un modello "spinto" dalla tecnologia (*technology push*) a un modello di cambiamento sociotecnico (*sociotechnical model of change*):

> Il modello di cambiamento adottato nel programma per il fascicolo sanitario elettronico era del tipo *technology push*: centralizzato, razionalistico, focalizzato sulla documentazione e sulla segnalazione e orientato a obiettivi predefiniti e relativamente rigidi [...] Tuttavia, parallelamente al modello *technology push* del programma Connecting for Health, vi erano iniziative occasionali quali dibattiti, *networking events* e convegni, che sostenevano modelli di cambiamento più attuali, costruiti attorno a teorie di co-evoluzione e di creazione di conoscenza, e che riflettono un modello *socio-technical pull*. I nostri dati [...] suggeriscono che, sviluppandosi in questa direzione socio-tecnica, il programma migliorerebbe le proprie probabilità di successo. (Da Greenhalgh et al., 2008. Riproduzione autorizzata da BMJ Publishing Group Ltd)

Il *push model* rientra essenzialmente nel *project management*, in cui il programma viene pianificato e controllato centralmente e poi applicato nelle aree di interesse. Il successo viene misurato principalmente in termini di adozione del programma, senza grande attenzione al suo impatto complessivo; il programma è cioè fine a se stesso. Per contro, i destinatari, compresi i pazienti, sono molto più interessati all'impatto del programma sul proprio lavoro e sulla cura del paziente. Passare al modello di cambiamento sociotecnico significa tenere sempre presenti questi obiettivi più ampi ed essere consapevoli della necessità di lavorare in modo collaborativo con tutti coloro che sono coinvolti dal programma.

Conseguenze non previste della tecnologia dell'informazione

Gli studi dei problemi legati alla tecnologia in sanità sono rari, sebbene la casistica non manchi. La chiusura di un sistema di distribuzione automatico di farmaci in un dipartimento di emergenza portò, per esempio, a ritardi nella somministrazione di farmaci urgenti e quasi a un incidente. Pertanto, gli infermieri presero a portarsi in tasca l'adrenalina nel caso il problema si fosse ripresentato. In un altro esempio, il personale cominciò ad appiccicare promemoria allo schermo del computer perché il software non permetteva di inserire i promemoria loro necessari. Questi classici "espedienti", sebbene comprensibili, creano senza dubbio il potenziale per altri tipi di errori; derivano non tanto dalla tecnologia in sé, ma dalla tecnologia progettata e implementata senza comprensione o attenzione adeguate al modo in cui il lavoro clinico viene svolto. Un problema particolarmente sgradevole riguarda il fatto che l'automazione può farsi carico di compiti che gli esseri umani eseguono molto bene, lasciando loro compiti residuali che risultano assai impegnativi; è una delle ironie dell'automazione.

Le ironie dell'automazione

L'uso crescente della tecnologia e il rapido incremento della potenza dei computer hanno consentito a molti sistemi di operare con interventi minimi, se non nulli, da parte degli esseri umani. Un esempio classico è rappresentato dalla cabina di pilotaggio di un moderno aereo di linea, nella quale il ruolo del pilota sembra aver perso progressivamente importanza. E la storia continua; l'aereo del futuro sarà guidato da un solo pilota e da un cane; il cane è lì per mordere il pilota se tocca qualcosa. Al pilota, infatti, servono capacità superiori con un sistema così sofisticato: egli deve essere in grado sia di pilotare l'aeroplano sia di comprendere il funzionamento del sistema automatico, ciò che diventa sempre più difficile con lo sviluppo dell'automazione.

Tali sistemi sono naturalmente sempre vulnerabili a guasti sia dell'hardware sia del software, ma il loro elevato livello di sofisticazione e di automazione produce nuovi problemi per l'operatore umano e nuove vulnerabilità. Si tratta, come definite elegantemente da Lisanne Bainbridge, delle ironie dell'automazione (Bainbridge, 1987). In un suo classico lavoro, l'autrice ha delineato alcune delle principali ironie, che qui sintetizziamo.

- Molti sistemi riescono ad automatizzare gli elementi routinari di un processo, ma lasciano che l'operatore umano, considerato inaffidabile, esegua compiti che il progettista non era stato in grado di automatizzare: in modo particolare rimediare ai guasti del sistema.
- Nei sistemi altamente automatizzati il compito principale dell'essere umano è quello di monitorare il sistema e controllare eventuali anomalie; eppure vigilanza e monitoraggio per lunghi periodi sono, com'è risaputo, difficili per gli esseri umani.
- Quando i sistemi si guastano solo raramente, gli operatori umani hanno poche opportunità di addestrarsi alla riparazione del guasto o di ricorrere alle proprie abilità per prendere il controllo della situazione. Simili abilità tendono a perdersi se non vengono utilizzate, ciò che inevitabilmente accade quando una macchiana prende il sopravvento.
- Paradossalmente, i sistemi più altamente automatizzati richiedono il massimo livello di competenza e di addestramento per far fronte alle loro complesse, e talvolta oscure, modalità operative.

13

Pochi sistemi sanitari si avvicinano a questo livello di automazione, sebbene ciò si possa applicare a certi processi di laboratorio. Tuttavia, la convincente analisi di Bainbridge suggerisce che, nonostante i suoi evidenti benefici complessivi, l'impiego crescente della tecnologia dell'informazione possa dare luogo a problemi.

Mancanza di flessibilità

In un articolo intitolato "The unintended consequences of technology", Ash e colleghi (2004) hanno cominciato a descrivere alcune delle principali forme d'errore introdotte in sanità dalla tecnologia. I sistemi computerizzati possono essere poco flessibili, insufficientemente adattabili alla complessità del trattamento effettivo e personalizzato del paziente. Se è necessaria una terapia urgente, ma questa non può essere distribuita prima della piena autorizzazione e dell'inserimento dei dati, possono verificarsi pericolosi ritardi; analogamente, i trasferimenti dal dipartimento di emergenza a un reparto possono essere ritardati finché non sono disponibili le informazioni chiave richieste dal sistema di ammissione. Le interfacce dei computer, con semplici menu a tendina o altre rapide modalità di inserimento dati, possono determinare errori di sostituzione, soprattutto quando le persone sono distratte:

> Stavo prescrivendo Cortisporin, e comparivano Cortisporin soluzione e sospensione. Il paziente mi stava parlando e io accidentalmente ho selezionato soluzione. Me ne sono reso conto dopo [...] Non avrei fatto quell'errore se avessi scritto la prescrizione a mano. (Ash et al., 2004)

Tali esempi mostrano perché la tecnologia non può essere considerata una panacea, nel senso che ogniqualvolta si introduce una tecnologia per ridurre un tipo di errore, è probabile che venga introdotta la possibilità di nuovi tipi di errore. Una vasta sperimentazione sul campo, in contesti reali, è l'unico modo per scoprire queste vulnerabilità, evidenziando ancora una volta la necessità di tener sempre presente la realtà del mondo clinico durante lo sviluppo di queste tecnologie.

Integrazione all'interno del processo di lavoro

La mancanza di uno studio della natura e del flusso del lavoro prima dell'implementazione può condurre a problemi ancora più seri. In un ospedale britannico, i risultati di laboratorio venivano comunicati per telefono ai reparti, direttamente ai medici, consentendo così una rapida trasmissione dei risultati urgenti. Quando questa procedura è stata sostituita dall'inserimento dei risultati in un sistema computerizzato, i medici dovevano ricordarsi di effettuare l'accesso per controllare i risultati di laboratorio. Il nuovo sistema presentava vantaggi in termini di carico del lavoro clinico e di gestione del tempo, ma produceva ritardi nel ricevimento di informazioni urgenti, e addirittura alcuni risultati non venivano neanche consultati (Ash et al., 2004).

In un accurato studio qualitativo sull'introduzione di un sistema per la somministrazione di farmaci basato su codici a barre, Emily Patterson e colleghi (Patterson et al.,

2002) hanno rilevato cinque tipi principali di effetti collaterali non previsti. Primo, in alcune circostanze gli infermieri erano indotti in errore dal sistema, in particolare quando questo eliminava le somministrazioni di terapie che avevano dovuto essere posticipate. Secondo, talvolta era causa di una diminuita comunicazione tra medici e infermieri. Terzo, riduceva il controllo, in quanto prima i medici avrebbero dato una rapida occhiata alla registrazione (cartacea) della terapia, mentre in genere non controllavano il sistema computerizzato perché ciò richiedeva più tempo. Inoltre, vi erano problemi con la programmazione delle attività, poiché il sistema richiedeva una tempistica molto precisa, ritardando altri compiti clinici che avrebbero dovuto avere la priorità, e vi erano difficoltà nell'inserimento di terapie inusuali, non standard. Infine, gli autori hanno osservato l'ingegnosità degli infermieri per aggirare il sistema con espedienti quando avevano poco tempo o erano sotto pressione per altri motivi. Anziché leggere il bracciale con lo scanner sul polso del paziente, digitavano il numero del codice, leggevano con lo scanner l'ID sulla carta del paziente oppure sfilavano il bracciale e lo passavano allo scanner sul tavolo. La lettura con lo scanner di più terapie contemporaneamente consentiva di risparmiare tempo, ma ciò faceva apparire come effettuate in ritardo terapie che avrebbero dovuto essere registrate prima. In tutti questi stratagemmi è evidente il compromesso tra la necessità di portare a termine il proprio lavoro e l'aggiramento del sistema a costo di una maggiore probabilità di commettere errori, per esempio digitando il numero del codice anziché leggere il codice a barre con lo scanner.

Un falso senso di sicurezza

Un ultimo problema è correlato all'effetto su qualsiasi sistema del raggiungimento di livelli molto elevati di sicurezza. Quando errori e problemi si verificano continuamente, le persone si abituano a gestirli, sono costantemente alla ricerca dell'errore e sviluppano metodi per porvi rimedio. Il sistema può essere esposto all'errore ma è anche capace di reagire. Tuttavia, quando gli errori sono molto rari, possiamo cominciare a farci cullare da un falso senso di sicurezza, in particolare con tecnologie che sembrano affidabili al 100%. Bates e colleghi (2001) citano un esempio di tale fenomeno nel contesto altamente controllato della radioterapia. Macklis e colleghi (1998) hanno esaminato la documentazione relativa alla sicurezza di un sistema che prevedeva il doppio controllo dei trattamenti radioterapici. Il tasso di errore del sistema era solo dello 0,18%, e tutti gli errori erano di natura minore. Tuttavia, il 15% circa degli errori che si verificavano erano correlati al modo in cui gli operatori usavano il sistema. Poiché essi ritenevano che fosse molto affidabile, tendevano a credere che "la macchina dovesse avere ragione", anche di fronte all'evidenza contraria. Una tale fiducia nella tecnologia, come in qualsiasi sistema altamente affidabile, può aumentare la possibilità di alcuni tipi di errori a causa della ridotta vigilanza.

La tecnologia dell'informazione, in particolare il supporto decisionale computerizzato, non è ancora universalmente accettata e non è usata di routine. Rimangono da superare molti ostacoli, alcuni di natura finanziaria, poiché sono necessari considerevoli investimenti per il cambiamento su larga scala, alcuni di natura pratica, come la mancanza di standard per la rappresentazione dei dati, e altri di natura culturale, in

13

quanto né la ricerca né l'utilizzo del supporto decisionale sono pienamente accettati negli ambienti clinici (Bates, Gawande, 2003). Ciononondimeno, tornando alla discussione sulla memoria umana e sul processo decisionale, è evidente che, se la sanità deve conseguire livelli accettabili di affidabilità e sicurezza è necessario un uso molto maggiore della tecnologia dell'informazione. Il fatto che l'implementazione di soluzioni tecnologiche possa condurre a errori e rischi non previsti, non significa che dobbiamo fermare l'implementazione dell'informatica e di altre tecnologie utili per migliorare la sicurezza. Piuttosto, nella progettazione, nell'implementazione e nell'utilizzo dobbiamo stare in guardia contro le conseguenze e gli effetti collaterali inattesi.

Bibliografia

Ash JS, Berg M, Coiera E (2004) Some unintended consequences of information technology in healthcare: the nature of patient care information system-related errors. Journal of the American Medical Informatics Association, 11:104-112

Bainbridge L (1987) The ironies of automation. In: Rasmussen J, Duncanand K, Le Plat J (eds) New Technologies and Human Error. John Wiley & Sons, London

Bates DW (2000) Using information technology to reduce rates of medication errors in hospitals. British Medical Journal, 320:788-791

Bates DW, Gawande AA (2003) Improving safety with information technology. The New England Journal of Medicine, 348(25):2526

Bates DW, Leape LL, Cullen DJ et al (1998) Effect of computerized physician order entry and a team intervention on prevention of serious medication errors. Journal of the American Medical Association, 280(15):1311-1316

Bates DW, Cohen M, Leape LL et al (2001) Reducing the frequency of medication errors using information technology. Journal of the American Medical Informatics Association, 8:299-308

Bicknell CD, Cheshire NJ, Riga CV et al (2009) Treatment of complex aneurysmal disease with fenestrated and branched stent grafts. European Journal of Vascular and Endovascular Surgery, 37(2):175–181

Blaya JA, Cohen T, Rodriguez P et al (2009) Personal digital assistants to collect tuberculosis bacteriology data in Peru reduce delays, errors, and workload, and are acceptable to users: cluster randomized controlled trial. International Journal of Infectious Disease, 13(3):410-418

Chaudhry B, Wang J, Wu S et al (2006) Systematic review: impact of health information technology on quality, efficiency, and costs of medical care. Annals of Internal Medicine, 144(10):742-752

Dowie J (2001) Decision analysis and the evaluating of decision technologies. Quality and Safety in Health Care, 10:1-2

Einbinder JS, Bates DW (2007) Leveraging information technology to improve quality and safety. Yearbook of Medical Informatics, 46:22-29

Evans RS, Pestonik SC, Classen DC (1998) A computer assisted management program for antibiotics and other anti-infective agents. The New England Journal of Medicine, 338:232-238

Garg AX, Adhikari NKJ, McDonald H et al (2005) Effects of computerized clinical decision support systems on practitioner performance and patient outcomes: a systematic review. Journal of the American Medical Association, 293(10):1223-1238

Garrido T, Jamieson L, Zhou Y et al (2005) Effect of electronic health records in ambulatory care: retrospective, serial, cross-sectional study. British Medical Journal, 330:581

Greenhalgh T, Stramer K, Bratan T et al (2008) Introduction of shared electronic records: multisite case study using diffusion of innovation theory. British Medical Journal, 337:1040-1044

Grove WM, Meehl PE (1996) Comparative efficiency of informal (subjective impressionistic) and formal (mechanistic, algorithmic) prediction procedures: the clinical – statistical controversy. Psychology, Public Policy and Law, 2:293-323

Hastie R, Dawes RM (2001) Rational Choice in An Uncertain World. The Psychology of Judgement and Decision Making. Sage Publications, California.

Hollingworth W, Devine EB, Hansen RN et al (2007) The impact of e-prescribing on prescriber and staff time in ambulatory care clinics: a time motion study. Journal of the American Medical Informatics Association, 14(6):722-730

Kaushal R, Shojania KG, Bates DW (2003) Effects of computerized physician order entry and clinical decision support systems on medication safety: a systematic review. Archives of Internal Medicine, 163(12):1409-1416

Kawamoto K, Houlihan CA, Balas EA, Lobach DF (2005) Improving clinical practice using clinical decision support systems: a systematic review of trials to identify features critical to success. British Medical Journal, 330:765

Klein G (1998) Sources of Power. How People Make Decision. MIT Press, Boston.

Macklis RM, Meier T, Weinhaus MS (1998) Error rates in clinical radiotherapy. Journal of Clinical Oncology, 16:551-556

Morris AH (2002) Decision support and safety of clinical environments. Quality and Safety in Health Care, 11(1):69-75

Murphy MF, Staves J, Davies A et al (2009) How do we approach a major change program using the example of the development, evaluation, and implementation of an electronic transfusion management system. Transfusion, 49(5):829-837

Nolan TW (2000) System changes to improve patient safety. British Medical Journal, 320:771-773

Overhage JM, Tiernery WM, Zhou X, McDonald CJ (1997) A randomized trial of 'corollary orders' to prevent errors of omission. Journal of the American Medical Informatics Association, 4(5): 364-375

Patterson ES, Cook RI, Render ML (2002) Improving patient safety by identifying side effects from introducing bar coding in medication administration. Journal of the American Medical Informatics Association, 9(5):540-553

Riga CV, Bicknell CD, Wallace D et al (2009) Robot-assisted antegrade in-situ fenestrated stent grafting. Cardiovascular and Interventional Radiology, 32(3):522-524

Schachter DL (1999) The seven sins of memory. Insights from psychology and cognitive science. American Psychologist, 54:182-203

Schnipper JL, Hamann C, Ndumele CD et al (2009) Effect of an electronic medication reconciliation application and process redesign on potential adverse drug events: a cluster-randomized trial. Archives of Internal Medicine, 169(8):771-780

van Rosse F, Maat B, Rademaker CMA et al (2009) The effect of computerized physician order entry on medication prescription errors and clinical outcome in paediatric and intensive care: a systematic review. Paediatrics, 123(4):1184-1190

Volpp KGM, Grande D (2003) Residents' suggestions for reducing errors in teaching hospitals. The New England Journal of Medicine, 348(9):851

Wears RL, Berg M (2005) Computer technology and clinical work: still waiting for Godot. JAMA: The Journal of the American Medical Association, 293(10):1261-1263

Le persone creano la sicurezza

Creare una cultura della sicurezza

Nelle discussioni sulla sicurezza in sanità il termine cultura è usato in molti modi diversi ed esistono valutazioni differenti sulla sua importanza. Consideriamo per esempio le seguenti affermazioni, apparentemente contraddittorie, sulla cultura della sicurezza.

> Impegniamoci a trasformare una cultura della colpa, che nasconde informazioni sul rischio e sull'errore, in una cultura della sicurezza, che esplicita le informazioni e ci mette in grado di prevenire gli errori o di correggerli rapidamente, prima che determinino danni al paziente. (Leape et al, 1998).

> Una sorta di miscela letale di impazienza, ignoranza scientifica e ingenuo ottimismo può avere pericolosamente amplificato le nostre aspettative sulla cultura della sicurezza. (Cox, Flin, 1998)

Entrambe queste affermazioni sono vere, ma si riferiscono a ruoli diversi che la cultura può giocare per promuovere una sanità più sicura. Quando Lucian Leape e altri parlano di cambiamento di cultura, esprimono un profondo convincimento e un impegno per una trasformazione radicale nel modo in cui si affrontano l'errore e la sicurezza, e un altrettanto profondo convincimento che senza questo cambiamento culturale, nessun altro cambiamento sarà possibile. In realtà, tuttavia, vi sono poche evidenze concrete che il cambiamento della cultura sulla sicurezza abbia un impatto diretto sulla sicurezza stessa. Come sottolineano Cox e Flin (1998), la fiducia ingenua in questa tesi va ben al di là della sua utilità documentata. Vedremo come questi due punti di vista possano essere riconciliati distinguendo tra cultura intesa come base per il cambiamento e cultura considerata di per sé come forza di cambiamento. Per cominciare, dobbiamo però esaminare il concetto in modo più approfondito.

I molti aspetti della cultura della sicurezza in sanità

Chiunque inizi a esaminare la letteratura in materia di sicurezza si imbatte in uno stupefacente assortimento di descrittori riferiti al termine cultura, ciascuno dei quali

14

dovrebbe mettere in risalto un aspetto importante della fondamentale cultura della sicurezza. Cultura senza colpa, cultura onesta e trasparente, flessibile, dell'apprendimento, della segnalazione, creativa, resiliente, responsabile... e così via. In parte, questo dipende dal fatto che la cultura della sicurezza non è pienamente compresa e che non vi è convergenza su una specifica definizione o su un insieme di concetti. Tuttavia, ciò riflette anche il fatto che la cultura della sicurezza presenta numerose importanti sfaccettature, come dimostrano i numerosi esempi di mancanza o inadeguatezza di una cultura della sicurezza (Box 14.1).

Gli esempi delle conseguenze di una scarsa cultura spiegano innanzitutto l'importanza che le attribuiscono i clinici esperti e gli specialisti della sicurezza, ma in un certo senso illustrano anche i differenti aspetti e significati del termine cultura.

Le due citazioni iniziali del Box 14.1 si riferiscono principalmente alle reazioni agli errori dopo che questi si sono verificati: gli autori sono giustamente critici nei confronti di reazioni sconsiderate e sproporzionate sia all'interno delle organizzazioni sanitarie sia nella società. Occorre dunque fare i conti sia con la cultura delle organizzazioni sanitarie sia con le generali usanze sociali. Emerge inoltre la considerazione che l'eccesso di biasimo ostacola il riconoscimento dell'errore e impedisce l'apprendimento e l'azione efficace per migliorare la sicurezza.

Box 14.1 La cultura della sicurezza in sanità

"C'è troppa cultura della colpa in sanità. Quando le cose vanno male, la risposta consiste nel cercare una o due persone da incolpare, che possono poi essere oggetto di misure disciplinari o di censura professionale. Ciò non significa che in determinate circostanze non si debba tener conto anche delle responsabilità individuali, ma tale approccio, essendo predominante, rappresenta un significativo deterrente alla segnalazione di eventi avversi e di near misses" (Department of Health, 2000).

"Negli Stati Uniti pazienti e medici vivono e interagiscono sempre più in una cultura caratterizzata da rabbia, biasimo, colpa, paura, frustrazione e sfiducia. Il pubblico ha reagito con l'aggravamento delle punizioni per gli errori. I medici e alcune organizzazioni sanitarie hanno generalmente reagito con l'occultamento, l'ostruzionismo e l'insabbiamento. Questo approccio è stato tutt'altro che un successo" (Leape et al., 1998).

Due esempi di assenza di cultura della sicurezza.

Un ragazzo morì in seguito a un'anestesia generale eseguita in uno studio dentistico, dalla quale non si era ripreso. La successiva inchiesta giunse alla conclusione che la morte avrebbe potuto essere evitata se fossero state adottate alcune ragionevoli precauzioni. Non esistevano accordi con un ospedale locale per il rapido trasferimento di pazienti in caso d'emergenza; il paziente non era sottoposto a monitoraggio cardiaco durante l'anestesia; l'anestesista era sprovvisto di un'adeguata qualificazione; il personale non era addestrato per far fronte alle emergenze (Department of Health, 2000).

In un ospedale si sviluppò una cultura che consentì l'instaurarsi di pratiche "non professionali, antiterapeutiche, umilianti e persino crudeli". Tali pratiche avevano luogo senza controllo ed erano anche perdonate o giustificate quando venivano segnalate all'ospedale. Quando furono interrogati, alcuni membri del personale non seppero nemmeno riconoscere il carattere inaccettabile dei maltrattamenti praticati (Commission for Health Improvement, 2000).

L'esempio relativo alla morte del ragazzo sotto anestesia, pur riguardando l'errore, concerne la sua prevenzione, più che la reazione. In questo caso cultura della sicurezza significa che le persone coinvolte devono assicurare un buon livello di pratica clinica, ma anche essere consapevoli della possibilità di errore e adottare le misure per ridurre o eliminare tale possibilità.

L'ultimo esempio presentato nel box mette in luce un altro aspetto della cultura della sicurezza, o meglio della sua assenza. In una cultura profondamente patologica, la difficoltà non è rappresentata da un eccesso di colpevolizzazione, bensì dal fatto che i problemi sono negati o addirittura non riconosciuti. Come è stato osservato, i problemi più ardui da risolvere sono quelli dei quali nessuno ammette l'esistenza. In questo caso gli abusi sembravano essere divenuti la norma, e non venivano quindi neppure notati dal personale interessato. Gradualmente, poco a poco, in un gruppo isolato dalla corrente principale della pratica clinica, comportamenti che all'inizio sarebbero stati impensabili furono dapprima tollerati, per poi divenire routine e infine invisibili.

Tutti questi esempi apparentemente riguardano la cultura della sicurezza, che sembra essere un concetto estremamente ampio, mal definito e onnicomprensivo. Ciò è importante? Sì, lo è. Se dobbiamo impegnarci per cambiare questa cultura, come a molti sembra urgente, allora dobbiamo comprendere che cos'è la cultura della sicurezza, o almeno decidere quali sono gli aspetti rilevanti e definirli con la maggiore precisione possibile. Per cominciare, occorre esaminare l'origine di questo concetto.

Cultura dell'organizzazione

Il termine cultura ha significati diversi, sia pure tra loro correlati. Siamo abituati a pensare la cultura come tradizione letteraria e artistica di un popolo, o come insieme di valori e usanze dominanti in una nazione. In medicina, parliamo di *coltura* in riferimento a un ambiente nel quale batteri o altri microrganismi si riproducono. Quest'ultimo significato potrebbe essere considerato una buona metafora della cultura della sicurezza: fornite il terreno giusto, e si svilupperanno gli atteggiamenti e i comportamenti desiderati. Nell'ambito di un'azienda, la scuola di pensiero strutturale sostiene che autorità, gerarchia chiara e regole sono i principali determinanti del buon funzionamento delle organizzazioni; d'altra parte, la visione culturale considera fondamentali atteggiamenti, valori e norme (Huczynski, Buchanan, 1991). Nel contesto della sicurezza, abbiamo una simile contrapposizione tra fare affidamento su regolamenti e procedure per ottenere sicurezza e sforzarsi di generare una cultura della sicurezza.

Sebbene sia stata studiata per decenni, la cultura delle organizzazioni ha acquistato un ruolo esplicativo di primo piano nel corso degli anni Ottanta. Piuttosto che analizzare le varie strutture e pratiche manageriali, famosi esperti di management come Peters e Waterman (1982) hanno posto l'accento sui caratteri culturali e sui chiari valori guida delle organizzazioni di successo. Poiché nel frattempo molte di queste società sono fallite, forse l'importanza della cultura è stata esagerata; tuttavia il concetto di cultura come determinante della performance dell'organizzazione è considerato tuttora valido. L'autore che ha articolato più chiaramente l'idea di cultura dell'organizzazione è stato Edgar Schein nel libro *Organizational culture and leadership* (1985). L'aspetto della leadership sarà discusso più avanti, ma ciò che ci interessa sottolineare ora è la definizione di cultura proposta da Schein e così sintetizzata da Weick e Sutcliffe (2001).

Secondo Schein la cultura è definita da sei proprietà formali: (1) assunti condivisi, che sono (2) inventati, scoperti o sviluppati da un determinato gruppo mentre (3) impara a rispondere ai propri problemi di adattamento esterno e di integrazione interna con modalità che (4) hanno funzionato abbastanza bene da essere considerate valide e quindi (5) possono essere insegnate ai nuovi membri del gruppo come (6) modalità corrette per percepire, pensare e sentire in relazione a tali problemi. Quando parliamo di cultura, dunque, stiamo parlando di assunti che conservano le lezioni apprese, di valori derivati da tali presupposti che prescrivono come l'organizzazione deve agire e di segnali e attività visibili che incarnano e danno sostanza ai valori condivisi. (Weick e Sutcliffe, 2001)

In un contesto sanitario un assunto fondamentale per tutti i medici è che i colleghi risponderanno sempre a una chiamata di vera emergenza: in tali situazioni la priorità della cura del paziente è un valore centrale, che prevale su tutti gli altri. A livello locale, tuttavia, la cultura assume forme specifiche. Consideriamo il caso di chi va a lavorare in nuovo ospedale o in un nuovo reparto. Molto rapidamente percepirà le differenze, per esempio, sul grado di formalità dei rapporti, sulla facilità di esprimersi nelle riunioni e sulla possibilità di contestare o discutere i superiori; tutte queste cose riflettono la cultura specifica di un'organizzazione o di un gruppo. Nelle cure primarie, i diversi studi professionali si organizzano in modi diversi, in termini di disponibilità verso i pazienti, condivisione delle responsabilità, reciproco aiuto e così via. Come spesso si sente affermare, la cultura è dunque "il modo in cui si fanno le cose qui da noi".

Cultura dell'organizzazione e cultura del gruppo

Se consideriamo la cultura come "il modo in cui si fanno le cose qui da noi", dobbiamo tuttavia osservare che "qui" può essere un piccolo gruppo, una parte di un'organizzazione, un gruppo di professionisti o anche un'intera enorme organizzazione, come il National Health Service britannico, il più grande datore di lavoro europeo. (Sembra che il più grande del mondo sia l'esercito cinese, sebbene io non disponga di dati esatti.) Teoricamente, i membri di un'organizzazione condividono gli stessi valori e obiettivi, si tratti di un'università, di un'azienda o di una centrale nucleare. La sicurezza dovrebbe essere, almeno ci si augura, un principio condiviso rispetto al quale tutti hanno atteggiamenti e valori coerenti. Nell'ambito di un'organizzazione, tuttavia, la cultura della sicurezza può variare sensibilmente tra aree e gruppi diversi. Per esempio, in un'indagine condotta tra gli addetti del settore nucleare, Harvey e colleghi (2002) hanno rilevato che i dirigenti esprimevano un giudizio ampiamente positive sul proprio impegno per la sicurezza e ritenevano di essere in grado di gestire i problemi correlati. Per contro, i lavoratori avevano generalmente un'opinione molto più negativa sull'impegno dei dirigenti rispetto alla sicurezza e sulla loro capacità di comprendere e affrontare i problemi correlati. Questa divergenza tra i punti di vista dei dirigenti e dei lavoratori può forse suonare familiare a chiunque operi nella sanità.

Il settore sanitario è particolarmente complesso a causa del gran numero di gruppi professionali che vi operano, ciascuno dei quali ha una propria cultura e un proprio modo di fare le cose. Rispetto alla medicina, per esempio, l'infermieristica tende ad avere regole disciplinari più rigide e un atteggiamento più severo nei confronti degli errori. Tra gli infermieri, gli errori importanti sono spesso seguiti da richiami ufficiali o sanzioni in misura assai maggiore che in altri gruppi professionali. Anche le culture nazionali possono avere un'influenza, come ha elegantemente dimostrato lo studio condotto nel contesto dell'aviazione da Helmreich e Merrit (1998). Per esempio, gli sforzi per addestrare gli equipaggi a uno stile di comunicazione più diretto hanno dovuto fare i conti con atteggiamenti culturali profondamente diversi rispetto all'anzianità e alla gerarchia. Soprattutto nei paesi asiatici, alcune culture hanno una scala gerarchica molto più ampia della maggior parte dei paesi europei; vi è grande deferenza nei confronti dell'autorità e ritrosia a contestare personaggi più anziani; in questo caso gli atteggiamenti in cabina di pilotaggio riflettono più generali usanze sociali. Indagando gli atteggiamenti e le esperienze sulla sicurezza del paziente in diversi paesi, queste differenze possono emergere anche nella sanità.

La cultura della sicurezza

La cultura della sicurezza è un aspetto della più complessiva cultura dell'organizzazione. In questo paragrafo cercheremo di definire la cultura della sicurezza e di esaminarne alcuni degli aspetti più importanti, relativi alla trasparenza, alla colpa, alla segnalazione e all'apprendimento.

La Health and Safety Commission (1993) britannica riporta in molti documenti la seguente definizione, originariamente prodotta dall'Advisory Committee on the Safety of Nuclear Installations (ACSNI), che coglie sinteticamente gli aspetti fondamentali.

> La cultura della sicurezza di un'organizzazione è il prodotto dei valori, degli atteggiamenti, delle competenze e delle modalità di comportamento individuali e di gruppo, che determinano l'impegno, lo stile e l'appropriatezza dei programmi dell'organizzazione in materia di salute e sicurezza. Le organizzazioni con una cultura della sicurezza positiva sono caratterizzate da comunicazioni fondate sulla reciproca fiducia, da percezioni condivise dell'importanza della sicurezza e da fiducia nell'efficacia delle misure preventive (Vincent, 2006).

Una cultura della sicurezza è perciò fondata sugli atteggiamenti e sui valori individuali di ciascun membro dell'organizzazione. Occorre anche un forte impegno dell'organizzazione e del management: la sicurezza deve essere presa seriamente a tutti i livelli dell'organizzazione. Chi è a capo di una struttura sanitaria deve fornire una direttiva chiara e impegnativa, comunicata a tutta l'organizzazione, che definisce la sicurezza dei pazienti e del personale come una priorità. Chi fa le pulizie nei reparti deve essere cosciente dei rischi di infezione; gli infermieri devono essere informati dei possibili problemi connessi all'attrezzatura e dei rischi dei farmaci; i dirigenti devono controllare le segnalazioni di eventi. Infine, come evidenziato dall'ACSNI, la creazione e mantenimento di una cultura della sicurezza è un processo di lunga durata, sistematico e continuo. Non esiste mai un momento nel quale il compito di potenziare e mantenere una cultura della sicurezza possa dirsi terminato. Come è solito affermare Richard Cook, la sicurezza, come la fiducia, è un bene altamente deperibile con l'emivita dell'adrenalina.

Una cultura trasparente e corretta

La tendenza a una colpevolizzazione eccessiva, immediata e irragionevole di fronte a un danno al paziente, sia all'interno sia all'esterno delle organizzazione sanitarie, ha indotto alcune persone a invocare una cultura "senza colpa" (*no-blame*). Se presa letteralmente, tale proposta porterebbe a eliminare dalla pratica clinica la responsabilità individuale e anche molti vincoli sociali, disciplinari e legali. Una cultura senza colpa, quindi, oltre a essere inapplicabile, eliminerebbe alcune restrizioni e salvaguardie fondamentali per comportamenti sicuri. Un obiettivo molto migliore consiste nel tentare di sviluppare una cultura trasparente e corretta, che conservi la responsabilità individuale, ma richieda una risposta più ponderata e supportiva all'errore e al danno, quando questi si verificano.

La tendenza a incolpare le persone per errori che determinano gravi outcome, per quanto possa apparire soddisfacente a breve termine, è spesso ingiusta e certamente non fa l'interesse della sicurezza del paziente a lungo termine. Eppure ci vogliono un direttore sanitario o un direttore generale dotati di molto sangue freddo e grande intelligenza per conservare una visione sistemica quando devono affrontare eventi terribili, soprattutto se sono sottoposti a forti pressioni da parte dei familiari, dei media o perfino del governo. Anche gli enti regolatori e gli ordini professionali devono fronteggiare queste pressioni quando si trovano a decidere se il comportamento di un medico è meritevole di censura e di azione disciplinare. Non ci si può semplicemente appellare al pensiero sistemico e a una cultura giusta; in un modo o nell'altro occorre prendere una decisione e adottare qualche misura.

Valutare la colpevolezza: l'albero delle decisioni degli incidenti

Allo scopo di dare forma e struttura a queste decisioni sulla colpevolezza, la Boeing ha sviluppato un supporto decisionale per gli errori di manutenzione, nel quale i principi psicologici implicati nel verificarsi di tali errori erano tradotti in una procedura passo-dopo-passo per esaminare la natura dell'errore, l'influenza del contesto e dei fattori contribuenti, la salute, le pressioni e così via. James Reason (1997) ha tracciato una più generale *culpability matrix* (matrice di colpevolezza), che a sua volta è stata adattata dalla National Patient Safety Agency britannica per realizzare il suo "albero delle decisioni degli incidenti".

La struttura di questo albero delle decisioni è presentata nella Figura 14.1. In sostanza, dopo che si è indagato sull'incidente e si è giunti a qualche conclusione sulle sue cause, occorre dare risposta a una serie di domande. L'azione era intenzionale? Se

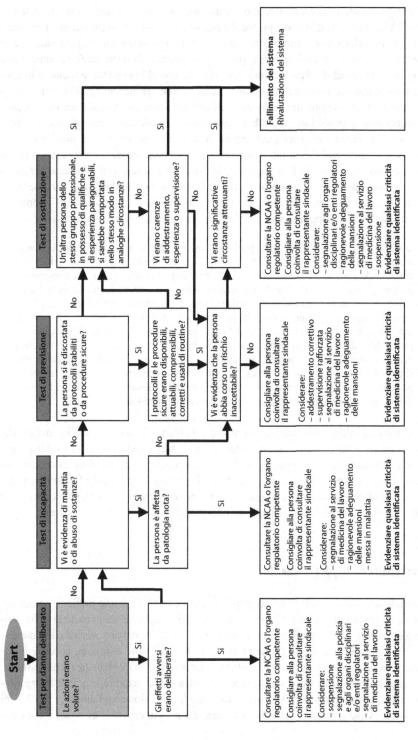

Fig. 14.1 Albero delle decisioni degli incidenti. (Modificato da UK National Patient Safety Agency)

14

sì, vi era intenzione di causare danno oppure no? Vi sono evidenze di uno stato di malattia? Vi è stata deviazione dai protocolli accettati? E così via. Supponiamo, per esempio, che un'infermiera somministri una dose di diamorfina a un anziano paziente in preda a forti dolori senza attendere la prescrizione scritta. È giustificata? Se non c'erano alternative, è possibile. Supponiamo, tuttavia, che non abbia tentato di mettersi in contatto con il medico competente. In questo caso la sua azione sarebbe chiaramente intenzionale, la violazione dei protocolli deliberata e senza giustificazione. In altri casi, i protocolli e le procedure potrebbero essere stati ugualmente ignorati, ma in circostanze che attenuano la gravità dell'errore. A questo proposito, la National Patient Safety Agency propone l'esempio dell'ostetrica che dimenticò di segnalare anomalie in un tracciato cardiotocografico dopo aver lavorato 15 ore senza interruzione per sostituire colleghe assenti. Vi sono infine aree di particolare difficoltà, dove l'azione "corretta" non è chiaramente definita e occorre valutare se i rischi superino i benefici. Fortunatamente, il supporto decisionale fornisce un'indicazione esplicita.

> Dopo un intervento chirurgico a un paziente viene somministrato un analgesico oppiaceo mediante una pompa di infusione. Un capo infermiere, appena entrato in servizio, si accorge che la pompa è stata regolata per funzionare troppo velocemente e che il respiro del paziente è lento e superficiale. L'infermiere telefona per richiedere con urgenza l'assistenza del personale medico, ma non ottiene risposta. Il paziente smette di respirare. L'infermiere decide che l'unica possibilità consiste nell'effettuare lui stesso un'iniezione di naloxone per tentare di salvare la vita del paziente. Così facendo, viola deliberatamente i protocolli stabiliti (generalmente chiari, applicabili e utilizzati di routine) e gli standard di responsabilità della sua professione. Tuttavia l'infermiere si è trovato ad affrontare una situazione di vita o di morte e l'attesa dell'intervento medico avrebbe comportato per il paziente un rischio più grande di quello derivante dall'adozione da parte dell'infermiere di una scelta di carattere strettamente medico (www.npsa.nhs.uk).

L'utilizzo dell'albero delle decisioni degli incidenti richiede un'analisi iniziale del caso e alcune riflessioni sulla rete di cause e di fattori contribuenti, sulle intenzioni e sulle condizioni delle persone coinvolte. Decidere se qualcuno debba essere appoggiato, elogiato o punito non è mai facile, ma il processo decisionale formalizzato dovrebbe rendere il giudizio finale più esplicito, più corretto per il personale coinvolto e più nell'interesse dei futuri pazienti dell'organizzazione sanitaria in questione.

Una cultura dell'apprendimento

Secondo uno dei miei aforismi preferiti, in molti campi diversi la pratica è semplicemente "un errore dopo l'altro". Questa affermazione rappresenta in parte la triste constatazione dell'aspetto avvilente e frustrante dell'acquisizione di qualsiasi competenza: quando si impara a suonare il pianoforte, per esempio, note sbagliate, accordi dissonanti e incomprensioni sono inevitabili, man mano che si affrontano pezzi più difficili. Ma quel che più conta questa frase esprime l'idea che le persone, e quindi le organizzazioni, apprendono attraverso l'osservazione e la riflessione sugli errori. I profeti del total quality management, arrivano a sostenere che ogni errore è prezioso; il concetto può apparire eccessivo, ma certamente gli errori possono fornire molte informazioni. Le organizzazioni possono progredire e svilupparsi grazie al riconoscimento degli errori, o al contrario decadere e diventare non sicure sopprimendo le informazioni su errori e sicurezza e adottando una politica da "testa dello struzzo nella sabbia" in materia di errore e rischio.

Nel Capitolo 4 sono stati esaminati la natura e i meccanismi dei sistemi di segnalazione e alcune delle ragioni per cui le persone effettuano o meno le segnalazioni. Possiamo riprendere questo argomento concentrandoci, dal punto di vista del contesto culturale, sugli atteggiamenti e sui valori che sono alla base della disponibilità a segnalare e, quel che è più importante, a riflettere e ad apprendere. Ciò significa non solo riconoscere l'errore, ma talvolta anche celebrare il successo della sua risoluzione. Un famoso aneddoto narra come lo scienziato missilistico Werner von Braun avesse regalato una bottiglia di champagne a un ingegnere della NASA che aveva portato alla sua attenzione un grave problema. Un più recente esempio, fornitoci da Don Berwick, dimostra che questa tradizione continua (Box 14.2).

Secondo me, nella storia del missile Titan il punto cruciale è rappresentato dalla frase "Allora non avrete mai la sicurezza". Il convincimento contenuto in queste parole

---

Box 14.2 La vite dorata

Il missile Titan era alimentato con ossigeno e idrogeno liquidi. Il progetto del missile richiedeva un'eccezionale precisione nell'utilizzo del combustibile, che doveva essere completamente consumato prima dello spegnimento del motore, svuotando completamente i serbatoi. Per assicurare lo svuotamento completo, furono installati in fondo al serbatoio quattro deflettori per evitare che il liquido formasse vortici intorno all'uscita del serbatoio. Sfortunatamente i deflettori installati erano un po' troppo grandi e si dovette procedere a una costosa ma necessaria riparazione. I serbatoi furono svuotati e un uomo in tuta da palombaro appeso a un'imbracatura fu calato per accorciare i deflettori. Occorreva rimuovere e raccogliere quattro viti metalliche; se fossero rimasti dei frammenti di metallo all'interno del serbatoio, sarebbero stati risucchiati nella pompa ad alta pressione e il missile sarebbe esploso.

Il problema sorse quando, tornando dopo aver effettuato la riparazione, l'ingegnere Jerry Gonsalves trovò nel contenitore dei pezzi asportati solo tre viti. Tornarono al serbatoio, cercarono attentamente la vite mancante, senza trovarla, e giunsero alla conclusione che dovevano essercene solo tre. Quella notte Gonsalves non riuscì a dormire, continuando a pensare alla vite mancante. Tornò con la mente al serbatoio, per scoprire se ci fosse qualche punto in cui la vite potesse nascondersi. Ne trovò due e chiamò subito il direttore della sicurezza, Guy Cohen. Il mattino dopo si ritrovarono tutti lì, svuotarono con un costo ingente il serbatoio e calarono un altro tecnico per controllare. Cercò nel primo dei due punti identificati da Gonsalves e vi trovò la vite.

Al termine di questa storia, Guy Cohen mi chiese: "Supponiamo che si trattasse di un'infermiera e di un grave errore su un farmaco. Che cosa sarebbe accaduto in uno dei vostri ospedali?" Conoscevo molto bene la risposta: "L'evento sarebbe stato segnalato. Probabilmente l'infermiera avrebbe ricevuto una nota di demerito nel suo stato di servizio. Se il paziente fosse morto, sarebbe stata probabilmente licenziata o peggio."

"Allora non avrete mai la sicurezza" disse. "Noi non operiamo in questo modo. Abbiamo conservato la vite, l'abbiamo dorata ed esposta su una placca. Un paio di giorni dopo il direttore della NASA è venuto ad assistere al lancio e davanti a tutti abbiamo consegnato la placca a Jerry Gonsalves, dedicandogli il lancio."

(Adattato da Berwick, 1998)

14

è che punire le persone per errori involontari non è solo scorretto e inutile, ma è in realtà pericoloso. Perché è pericoloso? Perché l'effetto di sanzioni immotivate è sopprimere proprio le informazioni di cui abbiamo bisogno per creare e mantenere condizioni di sicurezza. Il sistema di premi e punizioni è gestito in modo completamente diverso nel caso dell'infermiera e in quello dell'ingegnere: l'infermiera è punita per l'errore; l'ingegnere è premiato per il suo comportamento sicuro, rappresentato in questo caso dalla sua costante preoccupazione e dalla sua onestà rispetto all'errore commesso. La risposta di Cohen, e dell'organizzazione nel suo complesso, non fu punire l'ingegnere per il suo errore, bensì agire sulla base dell'informazione di sicurezza ricevuta e controllare di nuovo il missile. Nell'episodio del Box 14.2, osserviamo che le persone coinvolte dimostrano qualcosa di più di una politica per la raccolta delle informazioni derivanti dagli errori. In questo caso siamo di fronte a un'organizzazione guidata da un principio fondamentale: le informazioni relative alla sicurezza devono essere valutate, analizzate, comprese e comunicate; la cultura della comprensione e dell'apprendimento è questa.

Flessibilità e resilienza: la cultura dell'alta affidabilità

Nel corso di questo libro abbiamo utilizzato i casi studio di scenari clinici per ottenere una migliore comprensione della natura dell'errore e della sicurezza. I casi studio sono stati anche utilizzati per fornire una migliore comprensione della cultura e delle pratiche delle organizzazioni, comprese quelle che, a fronte di straordinari livelli di rischio, operano per ottenere alti livelli sia di sicurezza sia di performance. Queste "organizzazioni ad alta affidabilità" o HRO (*high reliability organizations*) – come centrali nucleari, compagnie aeree e sistemi di controllo del traffico aereo – sono state rigorosamente studiate attraverso osservazioni dirette, interviste, questionari e analisi dei dati archiviati (Roberts, 1990; La Porte, 1996). Secondo molti autori, la cultura e le pratiche di queste organizzazioni possono ispirare il cambiamento sia nelle imprese sia nella sanità (Waller and Roberts, 2003).

Per cominciare, possiamo dare un'idea della vita all'interno di una HRO attraverso la descrizione della vita di bordo di una portaerei fatta da un veterano della Marina statunitense e citata da Karl Weick e Kathy Sutcliffe.

> Immaginate che sia un giornata caotica e che l'aeroporto di San Francisco si sia ristretto e abbia una sola breve pista, una sola area di parcheggio e un solo *gate*. Ci sono contemporaneamente aeroplani che decollano e che atterrano, in metà del tempo abitualmente impiegato, facendo vibrare la pista da un'estremità all'altra, e tutti quelli che partono al mattino rientrano in giornata. Le apparecchiature sono sfruttate al limite estremo che è delicatissimo. Adesso spegnete il radar per evitare di essere individuati, limitate strettamente i contatti radio, rifornite gli aerei mentre hanno i motori accesi. Sopra di voi c'è un nemico, mentre bombe innescate e missili sono sparsi dappertutto. Adesso innaffiate tutto questo con acqua di mare e carburante e metteteci a lavorare dei ragazzi di vent'anni, metà dei quali non ha mai visto un aereo da vicino. Oh, incidentalmente, cercate di non uccidere nessuno. (Weick, Sutcliffe, 2001)

Rivolgendosi a una platea di capi d'azienda, Weick e Sutcliffe proseguono doman-
dando: "Riuscite a immaginare un altro ambiente così pieno di imprevisti?" Ebbene,
sì, in sanità forse possiamo. Ecco una mia descrizione parafrasata di un dipartimento
d'emergenza londinese:

> Immaginate che sia sempre un giornata caotica e che l'intero ospedale si sia ristretto in un
> dipartimento con una sola entrata. I pazienti vanno e vengono ogni 1 o 2 minuti, chiedendo
> di essere visitati immediatamente. Può presentarsi qualunque tipo di malattia in persone di
> ogni età e in qualsiasi condizione fisica e mentale; molti pazienti non parlano la lingua dei
> medici e degli infermieri. Alcuni sono tossicodipendenti, spesso HIV positivi, rappresen-
> tando un pericolo reale per il personale. Ora stabilite severi vincoli al tempo disponibile
> per le diagnosi e le indagini, alla disponibilità di personale di supporto e al numero di letti
> disponibili; riempite la zona di farmaci pericolosi, aggiungete minacce di violenza da parte
> di una discreta proporzione di pazienti in attesa e la frequente presenza della polizia. Infine,
> aggiungete qualche caso di trauma grave e uno staff di venticinquenni completamente senza
> nessuna esperienza di questo ambiente e accertatevi che il personale esperto sia occupato
> in attività amministrative. Oh, incidentalmente, cercate di non uccidere nessuno.

Le analogie tra le HRO e alcuni aspetti della sanità sono, almeno superficialmente,
convincenti. I precedenti tentativi di importare esperienze sulla qualità e sulla sicurezza
dall'industria manifatturiera sono stati talvolta ostacolati, in quanto i ripetitivi processi
di una linea di produzione sembrano avere poco in comune con la natura dinamica,
pragmatica, altamente variabile e adattativa di gran parte dell'assistenza sanitaria. Le
HRO sembrano offrire un modello migliore, poiché le loro procedure e pratiche si
sono evolute specificamente per affrontare situazioni dinamiche, variabili e impreviste.
A tale proposito, occorre tuttavia aggiungere una nota di cautela. Buona parte della
sanità è rappresentata da attività di routine largamente prevedibili. Alcuni aspetti, come
la distribuzione di farmaci o la fornitura di emoderivati, sono molto più simili ai processi manifatturieri che a quelli delle HRO. È forse giusto osservare che c'è una certa
attrattiva nel paragonare il proprio lavoro a quello dei piloti di aerei da caccia o di coloro che manovrano portaerei nucleari, ma ciò può essere un'esagerazione. È più difficile pensare che la sanità possa avere (seppure non sempre) qualcosa da imparare
dai sistemi di comunicazione e informazione della locale caffetteria in franchising (Pat
Croskerry, medico in un dipartimento d'emergenza canadese, lamenta che la tecnologia
informatica utilizzata per supportare l'acquisto del suo caffè mattutino è di gran lunga
superiore agli imperfetti sistemi che utilizza per tenere in vita i suoi pazienti).

Gli insegnamenti delle HRO

Molte HRO studiate sono di carattere militare o, quanto meno, impiegano molto personale militare e sono saldamente fondate su addestramento rigido, disciplina e rispetto
di procedure, protocolli e routine (Reason, 1997). Le qualità identificate come caratteristiche specifiche delle HRO entrano in gioco solo in determinate occasioni. Al contrario, i clinici possono essere accusati di accettare malvolentieri elementari routine,
introducendo variazioni nelle procedure quando ciò non è né necessario né desiderabile. Sebbene esistano certamente gerarchia e disciplina, sanzioni e incentivi, esistono

anche valori e attitudini condivise che non possono essere completamente generati da regole e procedure. Secondo Weick e Sutcliffe (2001, poiché la sorveglianza ininterrotta da parte dei dirigenti e del personale esperto è ovviamente impossibile, le visioni condivise devono essere mediate dalla cultura, sostanzialmente attraverso l'accettazione di modi di lavorare, presupposti e valori comuni. Weick e Sutcliffe sottolineano che questa visione condivisa consente, quando è necessario, un approccio flessibile; nelle HRO l'effettiva accettazione e adesione alla standardizzazione e alle procedure è ciò che consente in caso di necessità un approccio decentrato. La flessibilità può essere tollerata e utilizzata poiché quando la sua necessità è superata l'organizzazione può rientrare nella routine senza essere minacciata dal momentaneo rilassamento della gerarchia e delle procedure. La routine, la disciplina e la standardizzazione, propri delle HRO, non sono abitualmente enfatizzate in sanità, dove le persone preferiscono l'eccitazione di imparare ad affrontare le crisi.

L'aspetto delle HRO che ha ottenuto la maggiore attenzione è la loro risposta all'imprevisto, alla crisi e al cambiamento. Weick e Sutcliffe identificano cinque caratteri distintivi dell'alta affidabilità nelle organizzazioni (Tabella 14.1). La rilevanza per la sanità di ciascuna di queste caratteristiche richiederebbe uno studio approfondito e possiamo qui richiamare solo alcuni elementi fondamentali. Con l'espressione *preoccupazione per l'errore*, Weick e Sutcliffe indicano ciò che James Reason definisce come un'inquietudine cronica, in perenne attesa di informazioni impreviste o discordanti. A livello personale, un clinico può insospettirsi per un improvviso rialzo di temperatura del paziente; a livello di organizzazione, il responsabile della gestione del rischio può reagire a un'ondata di segnalazioni sulle attrezzature da parte dell'unità di terapia intensiva. La *riluttanza a semplificare* si traduce, a livello di organizzazione, nel non dare per scontata l'interpretazione apparentemente più ovvia. In un'analisi degli eventi della Bristol Royal Infirmary, Weick e Sutcliffe (2003) hanno identificato un atteggiamento mentale per il quale gli scadenti risultati della cardiochirurgia venivano spiegati adducendo le caratteristiche del paziente, più che cercando di vedere la realtà più problematica e complessa di un catastrofico fallimento dei processi clinici e organizzativi. L'*impegno per la resilienza* è dimostrato dall'attenzione prestata a piccoli errori e problemi – nella consapevolezza che, se non corretti, possono condurre a problemi maggiori – e dallo sforzo dell'intera organizzazione di affrontare i problemi al loro nascere. Ciò implica anche la capacità di anticipare e di riprendersi dagli errori e dalle crisi a livello sia dell'individuo sia dell'organizzazione.

Il *rispetto nei confronti della competenza* è uno dei concetti più importanti e di più immediata e chiara rilevanza per la sanità. Weick e Sutcliffe spiegano che, per vari motivi, le gerarchie rigide sono particolarmente vulnerabili agli errori. Autorizzare ad agire solo il personale esperto, mentre i subalterni devono attendere gli ordini, può rivelarsi fatale in situazioni pericolose e in rapido cambiamento. Per esempio, in una situazione d'emergenza ci si attende che i giovani medici facciano del loro meglio se nessun collega esperto è disponibile. In ambito militare, di fronte a situazioni pericolose e critiche, i comandanti capaci si affideranno al giudizio di coloro che conoscono più da vicino il terreno, spesso sottufficiali o soldati semplici. In queste situazioni, la franca comunicazione e il confronto tra i diversi punti di vista, in contrasto con l'obbedienza cieca agli ordini, diventano essenziali (La Porte, Consolini, 1991).

Tabella 14.1 Cinque processi per la responsabilità collettiva nelle organizzazioni

La responsabilità è "[…] la combinazione di esame costante delle aspettative esistenti, affinamento e diversificazione continui delle aspettative in base a nuove esperienze, capacità di formulare nuove aspettative per dare senso a eventi straordinari, valutazione più delicata del contesto e delle maniere per affrontarlo e identificazione di nuove dimensioni del contesto che migliorano il funzionamento attuale e previsto" (Weick, Sutcliffe, 2001)	
Preoccupazione per l'errore	Gli errori operativi, non importa quanto piccoli, sono segnalati e analizzati tempestivamente
	La segnalazione degli errori è incoraggiata attraverso una cultura trasparente e corretta
	Esiste un clima franco nel lavoro di gruppo, nel quale ciascuno può monitorare e mettere in discussione le azioni e le interpretazioni degli altri
Riluttanza alla semplificazione	Le HRO ammettono pochi presupposti sullo stato attuale del sistema e incoraggiano le persone a una ricerca attiva
	Viene costruito un quadro ricco e diversificato di segnali d'allarme e di possibili conseguenze
	Si selezionano pratiche che promuovono la diversità, il frequente cambio di mansioni e il ri-addestramento
Sensibilità agli aspetti operativi	Il personale ricerca attivamente informazioni sullo stato attuale e futuro del sistema
	Sono rese disponibili in tempo reale informazioni aggiornate sull'andamento delle azioni critiche
	Frequenti riunioni operative e valutazioni della situazione permettono l'identificazione precoce dei problemi
Impegno per la resilienza	Il personale è in grado di scoprire gli errori e di limitarne gli effetti mediante l'anticipazione, il monitoraggio intelligente, la reazione e il recupero
	Le HRO riconoscono i limiti delle procedure formalizzate in certe condizioni
	L'addestramento attraverso scenari simulati consente al personale di praticare il recupero
Rispetto per la competenza	In situazioni d'emergenza, la direzione e la decisione possono essere trasferite al personale in prima linea
	Un addestramento completo garantisce che il personale in prima linea sia in grado di assumersi la responsabilità della direzione delle operazioni
	Il personale è preparato ad agire autonomamente per interrompere le operazioni se queste determinano un rischio per la sicurezza

Adattato da Weick, Sutcliffe, 2001

In sanità si crea una situazione problematica quando le gerarchie all'interno delle professioni tendono a diventare rigide e le relazioni tra professioni e specialità diverse sono complicate da questioni di potere e di status. Il rispetto nei confronti della competenza è un concetto che, teoricamente, trascende la gerarchia per puntare all'azione più efficace nell'interesse del paziente. Facendo il giro nel reparto, il primario si affiderà solo alla sua necessariamente breve valutazione del paziente, o ascolterà le opinioni della giovane infermiera che ne ha osservato il peggioramento durante la notte? Un giovane medico si farà consigliare da un'infermiera con vent'anni di esperienza più di lui? La psichiatra si lascerà persuadere dai suoi collaboratori che un paziente è più pericoloso di quanto avesse ritenuto inizialmente? Molte di questi confronti e discussioni si concludono positivamente quando sono gestiti con intelligenza e senza polemiche da persone che si conoscono e rispettano a vicenda. La lezione delle HRO è che forse dobbiamo andare oltre, che il rispetto nei confronti della competenza deve essere oggetto di discussione, che le circostanze nelle quali si rende necessario devono essere definite e che è indispensabile instillare una maggiore disponibilità alla comunicazione informale.

Riflessioni sulla ricerca in materia di alta affidabilità

Abbiamo solo scalfito la superficie della natura delle HRO e della loro importanza per la sanità. Si tratta di una questione complessa e, sebbene queste organizzazioni mostrino alcune caratteristiche di fondamentale importanza, l'adozione acritica in sanità di pratiche specifiche di tali organizzazioni potrebbe essere in alcuni contesti un errore. Anche se gli originari studi descrittivi delle HRO hanno fornito spunti di ricerca fertili, è difficile identificare insegnamenti precisi validi per altri contesti, come la sanità, poiché le analogie tra le diverse attività non sono sempre chiare, le lezioni e le osservazioni sono variabili e i risultati dei dettagliati studi etnografici sul campo non facilmente generalizzabili.

A quasi vent'anni dalla pubblicazione dei primi studi sulle HRO, gli approcci sviluppati dalla letteratura presentano potenzialmente diversi limiti intrinseci (Vincent et al., 2010). Primo, gli studi originali richiamavano l'attenzione su una gamma molto ampia di caratteristiche ritenendole importanti per l'affidabilità della performance e diversi autori mettevano in rilievo aspetti differenti; non è dunque chiaro quali caratteristiche siano realmente fondamentali. Secondo, autori successivi, quantunque perspicaci, hanno aggravato questi problemi, affrontando selettivamente qualunque aspetto considerassero importante e introducendo inoltre nuove interpretazioni e terminologie; la gamma di presunte teorie sull'alta affidabilità è dunque ora enorme. Terzo, dopo quelli originali del gruppo di Berkeley, è stato condotto un numero assai limitato di studi empirici; i modelli teorici abbondano, mentre vi sono pochi sviluppi empirici per orientare l'emergere di un modello condiviso dei fattori dell'alta affidabilità. Quarto, il campo è rimasto decisamente descrittivo con scarsi tentativi di sottoporre le caratteristiche delle HRO ad analisi operativa o a misurazione (a parte qualche eccezione). Quinto, sebbene fossero stati condotti con attenzione e intelligenza, gli studi originali sono di natura largamente descrittiva e non vi sono prove che queste caratteristiche siano associate alla sicurezza o, in sanità, a eccellenti outcome clinici. Sesto, la diversità concettuale e la mancanza di fondamento empirico fanno sì che questa letteratura potenzialmente importante fornisca pochissimo in termini di guida pratica al potenziamento della sicurezza. In sostanza, la letteratura sulle HRO rappresenta una notevole fonte di ispirazione, ma offre poche indicazioni su cosa fare in pratica per migliorare la sicurezza.

In un prossimo capitolo discuteremo la necessità per le organizzazioni di essere preparate prima di imbarcarsi in un programma di potenziamento della sicurezza e della qualità: leadership e stabilità finanziaria, strutture e processi fondamentali e consapevolezza della necessità dell'azione devono essere tutti presenti. René Amalberti ha sottolineato, nel contesto dell'aviazione, che il tipo di misure di sicurezza richieste in un'organizzazione dipende dal grado di sicurezza già raggiunto. Ricordiamo il grado di proceduralizzazione che è alla base della flessibilità delle HRO: possono essere flessibili proprio perché sono anche in grado di tornare alla gerarchia e alle procedure. Cercare di trapiantare le caratteristiche dell'alta affidabilità in un'organizzazione sanitaria troppo presto rispetto alla sua evoluzione in materia di sicurezza, quando in realtà ha ancora bisogno di migliori standard e procedure, potrebbe avere un effetto destabilizzante anziché potenziare la sicurezza. Gli aspetti culturali generali delle HRO hanno la loro controparte nel comportamento individuale; in un successivo capitolo esamineremo sia la necessità di seguire le regole sia quella di discostarsene.

Misurare la cultura della sicurezza

Come appare evidente da questa panoramica, la cultura della sicurezza ha molteplici aspetti e, purtroppo, sembra avere molteplici significati. Per mettere a fuoco il concetto e giudicarne la validità, occorre innanzi tutto misurarlo e poi verificare se la cultura della sicurezza è effettivamente correlata ad altri indici di sicurezza, come i tassi di errori o di eventi. In ambito industriale sono stati compiuti progressi in entrambe queste direzioni, sebbene non esista un solido consenso sulle caratteristiche cruciali della cultura della sicurezza.

Dobbiamo anzitutto notare che, al di fuori della sanità, quando si discutono le misure della cultura di base della sicurezza viene generalmente impiegata l'espressione "clima di sicurezza" (*safety climate*). Ciò è dovuto a ragioni complesse, riconducibili ai dibattiti sulla teoria dell'organizzazione, ma l'idea di fondo è che il clima di sicurezza sia la manifestazione esteriore della cultura della sicurezza. Un'indagine, condotta mediante questionari o interviste, può fornire informazioni solo sulla cultura della sicurezza in quel determinato momento: con una descrizione di Cox e Flin (1998), possiamo dire che il clima di sicurezza è una fotografia dello stato della sicurezza, che fornisce un indicatore della sottostante cultura della sicurezza di un gruppo di lavoro, di una fabbrica o di un'organizzazione. In sanità generalmente si parla di misurazione della cultura della sicurezza, ma è anche utilizzata l'espressione "clima di sicurezza".

Flin e colleghi (2006) hanno sottoposto a revisione 18 misurazioni del clima di sicurezza in diversi contesti industriali. Le caratteristiche comuni identificate riguardavano l'atteggiamento del management rispetto alla sicurezza, la presenza di sistemi e politiche di sicurezza, la percezione del rischio e, talvolta, informazioni sulle pressioni nel lavoro e sulla competenza: un insieme piuttosto disomogeneo di concetti, ricompresi sotto la voce "clima di sicurezza". Alcuni di questi strumenti sono stati validati, in quanto le misure del clima di sicurezza sono state correlate ai tassi di incidenti. Questi autori hanno quindi esaminato 12 diversi strumenti utilizzati in sanità, la maggior parte dei quali non soddisfaceva gli standard psicometrici di base per la formulazione dei questionari. Era considerata una vasta gamma di aspetti, che variavano tra i diversi

14

strumenti. Sebbene fosse meno utilizzato di altri strumenti, il questionario Hospital Survey on Patient Safety, di Nieva e Sorra (Box 14.3), è stato identificato come uno dei più sviluppati. Alcuni di questi studi mostravano che il grado di cultura era associato alle segnalazioni dei medici sui comportamenti relativi alla sicurezza, ma solo due hanno cercato di correlare la cultura della sicurezza agli eventi effettivi, e solo uno agli eventi connessi a danni ai pazienti. Malgrado l'entusiasmo per la cultura della sicurezza, le evidenze che la sua presenza sia effettivamente associata a riduzione del danno ai pazienti sono ancora scarse.

Le indagini sulla cultura della sicurezza sono state anche utilizzate semplicemente per stimolare i programmi in materia di sicurezza e coinvolgere clinici e dirigenti. Peter Pronovost e colleghi hanno utilizzato al John Hopkins brevi indagini sulla cultura della sicurezza come punto di partenza nei loro sforzi per migliorare la sicurezza del paziente (Pronovost et al., 2003). Il giudizio dei dirigenti sulla sicurezza era più positivo di quello dei membri del comitato per la sicurezza del paziente; il personale di prima linea riteneva che i suoi immediati superiori si preoccupassero della sicurezza più dei dirigenti. Singer e colleghi (2003, 2009) hanno anche riscontrato che il management della sanità ha atteggiamenti ed esperienze molto più positive del personale clinico di prima linea. Essi suggeriscono che ciò potrebbe essere dovuto al fatto che, nei rapporti alla direzione, il personale di prima linea e i dirigenti intermedi tendono a sorvolare sui problemi di sicurezza, ciò che renderebbe difficile per il management comprendere l'effettivo stato della propria organizzazione e l'entità delle azioni necessarie per la sicurezza. In alternativa questi risultati potrebbero implicare che il management ha un genuino impegno per la sicurezza, che tuttavia non viene comunicato al personale di prima linea. Queste indagini hanno dimostrato che gli alti dirigenti dovevano rendere più visibili al personale di prima linea i loro sforzi per potenziare la sicurezza e che occorrevano una pianificazione strategica molto più proattiva e anche una formazione dei medici sulla sicurezza del paziente. Ciò determinò lo sviluppo di una strategia in questo senso e di un ampio programma di azione dell'ospedale in materia di sicurezza del paziente.

Box 14.3　Hospital Survey on Patient Safety

Il questionario è composto di 42 domande, che coprono i seguenti aspetti:

– Aspettative e azioni per promuovere la sicurezza del paziente da parte del supervisore/manager
– Apprendimento organizzativo e miglioramento continuo
– Lavoro di gruppo all'interno delle unità
– Comunicazione e trasparenza
– Feedback e comunicazione sull'errore
– Risposta non punitiva all'errore
– Adeguatezza dell'organico
– Supporto del management ospedaliero alla sicurezza del paziente
– Collaborazione tra le unità dell'ospedale
– Passaggio di informazioni e trasferimenti

(Da Nieva, Sorra, 2003)

Possiamo cambiare la cultura?

Parlando del tempo in Inghilterra, Mark Twain una volta osservò che tutti se ne lamentano ma nessuno fa niente per cambiarlo. La cultura è forse come il tempo, qualcosa che dobbiamo tollerare e a cui dobbiamo adattarci, oppure può essere progressivamente cambiata? I teorici dell'organizzazione di diverse scuole hanno su tale argomento punti di vista differenti. Alcuni, con un orientamento più antropologico, considerano la cultura come il prodotto di valori e atteggiamenti personale, profondamente radicati nella storia di una nazione o di un'organizzazione. Altri, con un orientamento più aziendale, vedono la cultura come una cosa che può essere incoraggiata, sviluppata e forse anche manipolata. Cambiare una cultura nazionale o le usanze di una società è un'impresa pericolosa e presumibilmente un'intrusione nella libertà e nei valori individuali.

Gli atteggiamenti nei confronti dei comportamenti sicuri e a rischio, tuttavia, possono essere cambiati, ed effettivamente lo sono, spesso in meglio. Prendiamo, per esempio, gli atteggiamenti rispetto alla guida in stato di ebrezza o all'uso delle cinture di sicurezza sulle automobili, che, seppure lentamente, sono profondamente cambiati negli ultimi vent'anni. Con la sicurezza speriamo di cambiare specifici atteggiamenti e valori connessi al lavoro piuttosto che convincimenti personali profondamente radicati. Regole, procedure, sanzioni e premi possono certamente svolgere un ruolo nella definizione di una cultura della sicurezza. Se venite premiati per aver segnalato un problema di sicurezza, sarete più propensi a farlo nuovamente che se foste stati puniti. Ma soprattutto la cultura è socialmente mediata, è un prodotto delle relazioni tra le persone all'interno di un'organizzazione, particolarmente di quelle più influenti grazie alla posizione che occupano o al rispetto di cui godono (idealmente entrambi). Weick e Sutcliffe (2001), discutendo i modi in cui i leader possono incentivare un approccio responsabile a un'elevata performance, spiegano come segue l'instaurarsi di una cultura dell'alta affidabilità.

> Quello che dovete fare è modificare ciò che le persone si aspettano l'una dall'altra [...] Questo mutamento non riguarda solo il modo di pensare delle persone, per quanto sia importante, ma il loro modo di sentire. Occorre che le persone assorbano le lezioni della responsabilità a livello emotivo, in modo da esprimere approvazione quando gli altri manifestano certe idee e agiscono in certe maniere. Per esempio, le persone devono sentire con chiarezza che è bene dire apertamente quando si fa un errore, è bene individuare assunti erronei, è bene concentrare l'attenzione su un'anomalia operativa persistente. Le persone devono attendersi riconoscimento quando compiono queste azioni e offrire riconoscimento quando altri le compiono. Analogamente, è necessario esprimere disapprovazione nei confronti delle persone che pensano e agiscono in maniere che compromettono la responsabilità. Per esempio, le persone devono essere convinte e sentire profondamente che è male essere riluttanti a chiedere aiuto, è male inebriarsi per i successi, è male ignorare le persone competenti di grado inferiore. Le persone devono esprimere questi valori chiave manifestando chiaramente ciò che è disapprovato, come pure apprezzando ciò che è approvato. Quando le persone compiono cambiamenti di questo genere, inizia a emergere una nuova cultura, che assume la forma di un nuovo insieme di aspettative e di un nuovo bisogno di vederle realizzate. (Weick, Sutcliffe, 2001)

14

La cultura, pertanto, si mantiene e si manifesta nei processi e nelle interazioni sociali. Ciascuno contribuisce, anche inconsapevolmente, alla cultura dell'organizzazione di cui fa parte. Quello che emerge può essere positivo e attento alla sicurezza oppure condurre gradualmente a una crescente negatività, nella quale tutti i tipi di comportamenti pericolosi sono tollerati o addirittura incoraggiati. Il mantenimento di una cultura della sicurezza, come di qualsiasi altra cultura, richiede leadership, lavoro costante e impegno da parte di tutte le persone interessate.

Ma se cambiamo la cultura, i pazienti saranno più sicuri?

Una positiva cultura della sicurezza sembra una buona idea. Ma avere una forza lavoro consapevole della sicurezza, abituata ad atteggiamenti sicuri, trasparente riguardo agli errori e così via, sarà davvero d'aiuto? C'è qualche evidenza che il cambiamento culturale migliori la qualità dell'assistenza o la sicurezza dei pazienti? Fino a pochi anni fa, la risposta sarebbe stata semplicemente no; o al massimo vi era qualche evidenza indiretta. Oggi, tuttavia, un gruppo di validi ricercatori hanno iniziato ad affrontare questo problema senza farsi scoraggiare dalle grandi difficoltà di carattere concettuale e metodologico. Si tratta comunque di un lavoro arduo e le risposte non sono semplici.

Prima di esaminare alcune di queste importanti ricerche, dobbiamo riflettere sulle difficoltà da affrontare. Primo, come ricorderete la cultura è "il modo in cui si fanno le cose qui da noi". Bene, che cosa si intende per "qui"? Può significare un piccolo gruppo, un'unità o un intero ospedale. Possiamo esaminare la cultura a tutti questi diversi livelli e correlarla ai processi e agli outcome clinici di ciascun livello. Possiamo, per esempio, scoprire che a livello di unità la cultura è correlata agli outcome dei pazienti, mentre la cultura di ospedali differenti mostra una scarsa correlazione con la loro performance complessiva. Secondo, esiste una quantità di processi e outcome clinici che possono essere influenzati dalla cultura, cioè dagli atteggiamenti e dai comportamenti del personale. Per esempio, i tassi delle segnalazioni possono essere fortemente correlati alla cultura, mentre quelli delle infezioni possono non esserlo. Terzo, anche se esiste una correlazione, riusciamo a scoprirla? Pensiamo solo al numero di fattori che sembrano interagire quando un paziente viene danneggiato, come abbiamo visto nei casi precedentemente analizzati. Gli outcome clinici sono determinati da una molteplicità di fattori; la cultura è solo uno di questi ed è, oltretutto, piuttosto intangibile. Infine, anche se troviamo una relazione, ciò non significa necessariamente che la cultura produce un cambiamento negli outcome clinici; è anche possibile che lavorare in un'unità con buoni outcome produca una cultura positiva. Pertanto, se le ricerche e le loro conclusioni sembrano ancora provvisorie, occorre tener conto delle difficoltà e della complessità dell'impresa (Gaba et al., 2007; Clarke, 2006).

Le correlazioni della cultura della sicurezza – o, per essere più precisi, del clima di sicurezza, come espressione della misura della cultura in un particolare momento – sono state ampiamente studiate al di fuori della sanità. Ricercatori hanno trovato una connessione tra clima di sicurezza e minori tassi di incidenti o danni nelle industrie chimica e nucleare, nel settore militare, nelle costruzioni, nelle industrie manifatturiere e nelle aziende di servizi. La natura di queste correlazioni è stata esaminata in una revisione e meta-analisi condotta da Sharon Clarke (2006) su 32 studi, due soli dei quali in ambito ospedaliero. La revisione ha confermato la relazione tra clima di sicurezza e coinvolgimento in incidenti, e questa era più forte, in modo rassicurante, negli sudi predittivi che misuravano il clima di sicurezza e poi monitoravano gli incidenti nei mesi successivi. Tuttavia, il predittore più potente è risultato la partecipazione alla sicurezza, che valutava iniziative proattive, sforzi positivi per migliorare la sicurezza e aiuto tra colleghi per promuovere la sicurezza. Ciò sembra suggerire che il rispetto delle regole rappresenta una buona base per la sicurezza, ma che la partecipazione attiva e l'impegno sono cruciali per ottenere buoni risultati.

Passando a considerare la sanità, vi sono evidenze preliminari che il clima di sicurezza aggregato, a livello di istituzione, è correlato ad alcuni indici di sicurezza. Nel 2004, nell'ambito dell'indagine annuale dell'American Hospitals Association, Singer e colleghi (2009) hanno inviato questionari a 92 ospedali, diretti a 100 dirigenti, 100 medici e a un campione pari al 10% degli altri addetti. Il tasso di risposta è stato del 52%; com'è d'uso, la percentuale minore è stata quella dei medici. I risultati dell'indagine sono stati valutati per la loro associazione con 20 indicatori della sicurezza del paziente derivati da schede standard di dimissione che riportavano complicazioni ed eventi avversi potenzialmente prevenibili verificatisi durante il ricovero. I risultati hanno dimostrato che gli ospedali con il punteggio più alto per il clima di sicurezza avevano minore probabilità di registrare eventi correlati a problemi di sicurezza del paziente; l'effetto era modesto, ma in un campione di oltre 18 000 questionari risultava fortemente significativo. Ulteriori analisi hanno dimostrato che, nello spiegare le relazioni con gli indicatori considerati, il timore di essere incolpati o di provare vergogna era più critico degli aspetti della cultura più legati all'organizzazione. Inoltre, la relazione era spiegata soprattutto da una riduzione delle lesioni da pressione, forse la più visibile e la più sensibile agli atteggiamenti e alle pratiche dei singoli membri del personale.

In successive analisi, Singer e colleghi hanno esaminato in quale misura le risposte potevano essere identificate come "problematiche", indicando una scadente cultura della sicurezza in ciascuna delle dimensioni del clima di sicurezza. Il tasso medio di risposte problematiche era del 17,6%, ma variava dal 10,9 al 26,6%, suggerendo differenze tra ospedali piuttosto marcate. Il personale dei dipartimenti d'emergenza percepiva il clima di sicurezza peggiore, mentre quello delle aree non cliniche percepiva un clima di sicurezza migliore rispetto al personale delle altre aree. Gli infermieri erano più negativi dei medici riguardo al supporto da parte delle proprie unità e al riconoscimento degli sforzi per la sicurezza; i medici mostravano un timore della vergogna leggermente superiore a quello degli infermieri. Per le altre dimensioni le differenze tra medici e infermieri dipendevano dall'area in cui lavoravano (Singer et al, 2009).

Come si è visto, il clima di sicurezza può essere esaminato anche a livello di unità, dove può variare marcatamente tra diversi ospedali sia all'interno dello stesso ospedale. Per esempio, Makary e colleghi (2006) hanno sviluppato una scala del clima di sicurezza specifica per la chirurgia e mostrato tra diverse unità chirurgiche notevoli variazioni, nelle quali la percentuale di personale che riferiva un buon clima variava dal 100% fino al 17%. Hoffman e Mark (2006) hanno utilizzato un grande progetto in corso sugli outcome infermieristici come base per uno studio su 1127 infermieri in 81

14

unità di 42 diversi ospedali. La loro scala del clima di sicurezza era fortemente orientata a verificare l'atteggiamento e la trasparenza rispetto agli errori e la disponibilità a riflettere e ad apprendere dagli errori. Gli outcome infermieristici, già validati e ottenuti dalla revisione delle documentazioni, includevano sia gli outcome dei pazienti (infezioni delle vie urinarie ed errori di somministrazione dei farmaci) sia i danni al personale (mal di schiena e ferite da ago), oltre a indici sull'esperienza dei pazienti. Un positivo clima di sicurezza era associato a una riduzione di tutti questi indici salvo le ferite da ago. Tuttavia, in uno studio analogo condotto in un contesto chirurgico, Daniel Davenport e colleghi (2007) non hanno trovato correlazione tra il clima all'interno del team o il clima di sicurezza e gli outcome chirurgici aggiustati per il rischio; migliori outcome erano comunque associati a livelli più alti riferiti dal personale di collaborazione e comunicazione.

Questi studi illustrano la complessità delle possibili relazioni tra clima di sicurezza, processi e outcome clinici. Sia le ricerche sia gli sforzi pratici per migliorare la cultura della sicurezza sono tuttora in evoluzione, è pertanto troppo presto per giungere a conclusioni definitive. Esiste sicuramente qualche evidenza che un buon clima di sicurezza è associato a minori tassi di danno, sia negli altri settori sia nella sanità. Tuttavia, questa correlazione varia a seconda del modo in cui si valuta il clima di sicurezza e del contesto clinico, e può essere condizionata in vari modi. Per esempio, è stato dimostrato che il clima di sicurezza predice la probabilità della segnalazione di eventi, che può avere un effetto indiretto sulla consapevolezza complessiva della sicurezza di un'unità. D'altra parte, alcuni aspetti del clima di sicurezza, come la disponibilità a intervenire attivamente quando un paziente è a rischio, possono riflettere influenze molto più dirette sulla pratica clinica. Una cultura della sicurezza è dunque certamente una base necessaria per migliorare la sicurezza e la qualità, ma affidarsi esclusivamente al cambiamento di atteggiamenti, valori e cultura potrebbe avere solo effetti limitati.

Bibliografia

Amalberti R (2001) The paradoxes of almost totally safe transportation systems. Safety Science, 37(2-3):109-126

Berwick DM (1998) Taking action to improve safety: How to increase the odds of success. Rancho Mirage, California

Clarke S (2006) The relationship between safety climate and safety performance: a meta-analytic review. Journal of Occupational Health Psychology, 11(4):315-327

Commission for Health Improvement (2000) Investigation into the North Lakeland NHS Trust. Report to the Secretary of State for Health. The Stationery Office, London

Cox S, Flin R (1998) Safety culture. Philosopher's stone or man of straw. Work and Stress, 12: 189-201

Davenport DL, Henderson WG, Mosca CL et al (2007) Risk-adjusted morbidity in teaching hospitals correlates with reported levels of communication and collaboration on surgical teams but not with scale measures of teamwork climate, safety climate, or working conditions. Journal of the American College of Surgeons, 205(6):778-784

Department of Health (2000) An Organisation with a Memory: Learning from Adverse Events in the NHS. The Stationery Office, London

Flin R, Burns C, Mearns K et al (2006) Measuring safety climate in healthcare. Quality and Safety in Health Care, 15(2):109-115

Gaba DM, Singer SJ, Rosen AK (2007) Safety culture: is the 'unit' the right 'unit of analysis'? Critical Care Medicine, 35(1):314-316

Harvey J, Erdos G, Bolam H et al (2002) An analysis of safety culture attitudes in a highly regulated environment. Work and Stress, 16(1):18-36

Health and Safety Commission (HSC) (1993) Organizing for safety, ACSNI Human Factors Study Group. The Stationery Office, London

Helmreich RL, Merrit AC (1998) Culture at Work in Aviation and Medicine: National, Organisational and Professional Influences. Ashgate, Aldershot

Hofman DA, Mark B (2006) An investigation between safety climate and medication errors and other nurse and patient outcomes. Personnel Psychology, 59:847-869

Huczynski A, Buchanan D (1991) Organisational Behaviour, 2nd edn. Prentice Hall International, Hemel Hempstead UK

La Porte TR (1996) High reliability organisations: Unlikely, demanding and at risk. Journal of Contingencies and Crisis Management, 4:60-71

La Porte TR, Consolini PM (1991) Working in practice but not in theory – theoretical challenges of high reliability organisations. Journal of Public Administration Research & Theory, 1:1-21

Leape LL, Woods DD, Hatlie MJ et al (1998) Promoting patient safety by preventing medical error. Journal of the American Medical Association, 280(16):1444-1447

Makary MA, Sexton JB, Freischlag JA et al (2006) Patient safety in surgery. Annals of Surgery, 243(5):628-632

Nieva VF, Sorra J (2003) Safety culture assessment: a tool for improving patient safety in healthcare organizations. Quality and Safety in Health Care, 12(Suppl II):ii17-ii23

Peters TJ, Waterman RM (1982) In Search of Excellence. Harper and Row, New York

Pronovost P, Weast B, Holzmueller CG et al (2003) Evaluation of the culture of safety: a survey of clinicians and managers in an academic medical center. Quality and Safety in Health Care, 12:405-410

Reason JT (1997) Managing the Risks of Organisational Accidents. Ashgate, Aldershot

Roberts KM (1990) Some characteristics of high reliability organisations. Organisation Science, 1:160-177

Schein EH (1985) Organizational culture and leadership. Jossey-Bass, San Francisco (Ed. it.: Cultura d'azienda e leadership. Guerini, Milano 1990)

Singer SJ, Gaba DM, Geppert JJ et al (2003) The culture of safety: results of an organization-wide survey in 15 California hospitals. Quality and Safety in Health Care, 12:112-118

Singer SJ, Gaba DM, Falwell A et al (2009) Patient safety climate in 92 US hospitals: differences by work area and discipline. Medical Care, 47(1):23-31

Vincent CA (2006) Patient Safety, 1st edn. Elsevier, Edinburgh

Vincent CA, Benn J, Hanna GB (2010) High reliability and healthcare. British Medical Journal, 340:225-226

Waller MJ, Roberts KH (2003) High reliability and organizational behavior: finally the twain must meet. Journal of Organizational Behavior, 24:813-814

Weick K, Sutcliffe KM (2001) Managing the Unexpected. Assuring High Performance in an Age of Complexity. Jossey Bass, San Francisco CL

Weick K, Sutcliffe KM (2003) Hospitals as cultures of entrapment:Are-analysis of the Bristol Royal Infirmary. California Management Review, 45(2):73-84

Coinvolgimento del paziente nella propria sicurezza

15

Come suggeriscono le parole stesse, al centro della sicurezza del paziente dovrebbero esservi gli interessi del paziente e per molti aspetti è proprio così. Tuttavia, raramente tale concetto è stato esteso a un effettivo coinvolgimento del paziente nella ricerca di cure più sicure. Ci si occupa e si discute di sicurezza in svariati modi, e si raccolgono insegnamenti da tutte le altre tipologie di attività e di esperti, dalla psicologia, dall'ergonomia, dall'ingegneria e da numerose altre discipline. Eppure la sola fonte di esperienza e competenza che rimane ancora largamente ignorata è rappresentata dal paziente.

Si potrebbe obiettare che i pazienti non hanno molto per contribuire; dopo tutto, molte persone volano, ma la sicurezza dell'aviazione non fa affidamento sui passeggeri per rendere sicure le operazioni. A differenza che nell'aviazione, tuttavia, in sanità il paziente è un testimone privilegiato sia perché è al centro del processo di cura sia perché – diversamente dal personale sanitario che va e viene – osserva il processo quasi per intero. Il paziente non può, naturalmente, comprendere buona parte degli aspetti tecnici e clinici in gioco, ma può osservare e sperimentare l'umanità, le piccole umiliazioni, l'abilità nel posizionamento di un accesso venoso, l'incoerenza nelle cure, gli errori e talvolta i disastri. Nel caso siano affetti da patologie croniche, i pazienti diventano esperti non solo della propria malattia, ma anche delle debolezze, dei limiti e delle crudeltà non intenzionali dei loro sistemi sanitari. Il guaio è che, proprio a causa di tutte queste potenziali conoscenze e percezioni delle debolezze del sistema sanitario, essi trovano straordinariamente difficile far sentire la propria voce, in particolare quando ci sono di mezzo errori e sicurezza.

Anche un medico esperto può trovare difficile far sentire la propria voce quando tratta con il personale ospedaliero che ha in cura lui o la sua famiglia. Don Berwick ha descritto in modo commovente le esperienze vissute con sua moglie Ann, durante il trattamento cui la donna dovette sottoporsi per una grave patologia autoimmune (Box 15.1). Nel suo resoconto, Don sottolinea la buona volontà, la gentilezza, la generosità e l'impegno del personale, ma – anche dopo due decenni di lotte per la qualità e la sicurezza dell'assistenza sanitaria – era sbigottito di fronte al funzionamento dei sistemi sanitari. Va notata soprattutto la sua ultima riflessione sull'essersi sentito quasi

La sicurezza del paziente. Charles Vincent
© Springer-Verlag Italia 2011

Box 15.1 Essere e sentirsi non sicuro in ospedale

Più di ogni altra cosa, avevamo bisogno di sicurezza; eppure Ann non era al sicuro [...] Gli errori non erano rari; erano la norma. Durante un ricovero, una mattina il neurologo ci disse: "Non dovresti assolutamente prendere agenti anticolinergici", e nel pomeriggio le somministrarono un farmaco con marcati effetti anticolinergici collaterali. In un altro ricovero, un neurologo strutturato ci comunicò al telefono che si doveva iniziare immediatamente un trattamento con un farmaco cruciale e potenzialmente tossico; egli disse: "Il tempo è vitale". Questo alle 10.00 di un giovedì mattina. La prima dose fu somministrata 60 ore più tardi. Non potevo fare niente, e non feci niente, nulla di ciò che potevo pensare avrebbe cambiato qualcosa. Stavo quasi impazzendo. Il docusato fu interrotto per ordine di un medico il primo giorno, eppure durante i 14 giorni di ricovero veniva portato tutte le sere da un'infermiera. [...] Lo dico sulla base della mia personale osservazione: non passava giorno – non uno – senza un errore nei farmaci. Per la maggior parte non erano gravi, ma ci facevano paura.

Avevamo bisogno di informazioni coerenti e affidabili, basate – noi speravamo – sulle migliori conoscenze disponibili. Invece sentivamo spesso una cacofonia di conclusioni incomprensibili e talvolta contraddittorie. [...] Farmaci provati e dimostratisi inutili durante un ricovero venivano raccomandati nel successivo come se fossero idee nuove. Fu eseguita una puntura lombare per un test della malattia di Lyme, ma il medico non prelevò liquido a sufficienza e il test dovette essere ripetuto. Durante una fase cruciale della diagnosi, un medico ci disse che sperava si trattasse di una certa malattia, poiché caratterizzata da un decorso benigno. Quella stessa sera un altro medico ci disse che sperava l'opposto, poiché la malattia cui si riferiva il primo medico è implacabile, e talvolta fatale. Complesse informazioni seriali su emocromo, temperatura, stato funzionale e peso – le informazioni sulle quali erano basate decisioni rischiose e costose – erano raccolte in formati narrativi, disorganizzati, e inserite nella cartella infermieristica. Per quanto ne so, la sola persona che tracciava sempre un grafico della temperatura o della conta dei globuli bianchi di Ann ero io, e i dati erano così complessi che, senza un grafico, non era possibile nessuna interpretazione razionale. Di conseguenza, i medici giungevano spesso a conclusioni errate, come ritenere che Ann fosse migliorata dopo uno specifico trattamento quando, in realtà, era migliorata prima o non lo era affatto.

L'esperienza della condizione di paziente o della condizione di coniuge di un paziente, come in questo caso, era quella di cercare di attirare l'attenzione dei responsabili delle decisioni per correggere le loro impressioni o assunzioni. Sociologicamente, ciò si è dimostrato molto difficile, poiché ci sentimmo più volte etichettati quasi come "paziente difficile".

(Adattato da Berwick, 1998. Riproduzione autorizzata da Institute for Healthcare Improvement)

etichettato come "paziente difficile"; richiamare l'attenzione sulle carenze nella tua assistenza non ti rende sempre popolare e l'ultima cosa che come paziente vuoi fare, almeno in ospedale, è alienarti il personale, che può letteralmente avere la tua vita nelle sue mani.

Pazienti come partecipanti attivi alle proprie cure

I pazienti sono spesso considerati come vittime passive di errori e mancanze di sicurezza, ma hanno una considerevole opportunità di svolgere una parte attiva nel far sì che le loro cure siano efficaci, appropriate e sicure. Angela Coulter (1999) ha osservato che anziché trattare i pazienti come destinatari passivi di cure mediche, sarebbe molto più corretto considerarli come partner o co-produttori con un proprio ruolo attivo. Per esempio, i pazienti hanno una funzione essenziale nel fornire una storia clinica accurata e utile. Sfortunatamente, spesso non viene loro permesso di raccontarla. Quando può parlare senza interruzioni, e con un semplice incoraggiamento, in occasione di visite ambulatoriali la maggior parte delle persone sembra che necessiti di soli 90 secondi circa per presentare la propria storia, prima di affermare spontaneamente qualcosa del tipo "Questo è tutto, dottore" (Langewitz et al., 2002). Nella pratica, tuttavia, il racconto della storia viene frequentemente interrotto dai medici. Da uno studio statunitense è emerso che ai pazienti era consentito parlare per soli 23 secondi, prima di essere interrotti dal loro medico, con il risultato che informazioni di rilievo venivano spesso perse (Marvel et al., 1999).

I pazienti contribuiscono alle proprie cure in tutte le fasi, per esempio fornendo informazioni per la diagnosi, partecipando alle decisioni relative al trattamento, scegliendo un medico curante, gestendo e trattando la malattia e monitorando gli eventi avversi (Box 15.2) (Vincent, Coulter, 2002; Coulter, Ellins, 2007). I pazienti devono anche intervenire attivamente per proteggersi dagli errori o per evitare ritardi; per esempio, capita spesso che debbano ripetere più volte la propria storia per compensare la mancanza di registrazioni, il ritardo nella comunicazione tra clinici, per ricordare agli infermieri i test che devono fare e per riuscire poi a trovare i risultati di questi ultimi. Unruh e Pratt (2007) definiscono garbatamente questo insieme di attività "lavoro invisibile" svolto dai pazienti all'interno del sistema sanitario e forniscono alcuni esempi di come i pazienti oncologici debbano osservare e intervenire attivamente per essere certi di ricevere i trattamenti corretti (Box 15.3).

Il livello al quale i pazienti possono essere coinvolti varia considerevolmente a seconda della natura e della complessità del trattamento e del grado di conoscenza tecnica richiesta per comprendere il processo di cura. Ma soprattutto, dipende da quanto ogni persona vuole e ed è in grado di avere un ruolo più attivo. A un estremo, vi sono le

---

Box 15.2 Modi in cui i pazienti possono contribuire attivamente alla sicurezza delle cure

- Scegliere i medici curanti in modo informato
- Fornire aiuto per raggiungere una diagnosi accurata
- Condividere le decisioni su trattamenti e procedure
- Contribuire a un uso sicuro della terapia
- Partecipare alle iniziative per il controllo delle infezioni
- Verificare l'accuratezza della documentazione clinica
- Osservare e controllare i processi clinico-assistenziali
- Identificare e segnalare complicazioni ed eventi avversi del trattamento
- Praticare un'autogestione efficace (compreso il monitoraggio del trattamento)
- Contribuire alla progettazione e al miglioramento dei servizi

(Da Coulter, Ellins, 2007. Riproduzione autorizzata da BMJ Publishing Group Ltd)

15

Box 15.3 Il lavoro invisibile dei pazienti

Individuare gli errori di procedura
Osservando che un'infusione endovenosa era terminata prima del previsto: "È ovvio. L'infermiere ha detto che sarebbero stati necessari 20 minuti, ma ha cominciato a fare beep (indicando che la sacca era terminata) dopo soli 8 minuti. Questo dimostra che una sacca da 100 mL è stata scambiata con una da 50 mL."

Coordinare i compiti clinico-assistenziali
Per evitare che venga applicato un cerotto su una zona di cute irradiata: "Non ne sono sicuro ma, a causa dell'irradiazione, non credo che sia opportuno che io abbia lì un cerotto".

Passare le consegne a un membro nuovo del personale e mantenere la continuità della cure
Una paziente con cancro del seno e una storia di malattia di Hodgkin e pregressa asportazione della milza, con conseguente rischio aumentato di polmonite. Vedendo una nuova infermiera: "Entro nell'ambulatorio di chemioterapia e dico alla nuova infermiera 'Potrebbe controllarmi anche i polmoni?' Devo stare attenta, perché non avendo la milza corro un serio rischio di polmonite e cose simili. Capite, devo proprio farci attenzione".

Verificare che le informazioni essenziali siano note
Il contatto con l'alcol mi fa venire l'orticaria. L'infermiere che normalmente si occupa dell'infusione se ne ricorda, ma se c'è un infermiere nuovo devo accertarmi che non mi disinfetti con un tampone imbevuto di alcol.

(Da Unruh, Pratt, 2007. Riproduzione autorizzata da Elsevier)

---

persone che preferiscono, indipendentemente dall'indole e dalle abitudini, lasciare tutte le decisioni al proprio medico e avere un ruolo passivo. All'estremo opposto, vi sono quelli che desiderano essere coinvolti nei minimi dettagli del loro trattamento. Entrambi questi approcci possono essere appropriati in determinate circostanze: in un'emergenza medica acuta, il paziente ragionevole lascia quasi tutte le decisioni immediate al personale. Nel caso di una malattia cronica a lungo termine, un paziente attivamente coinvolto, che chiede informazioni, ha maggiori probabilità di gestire più efficacemente la sua condizione e di ricevere un trattamento appropriato.

Il ruolo del paziente nella propria sicurezza

Per incoraggiare i pazienti ad avere un atteggiamento più attivo, alcune organizzazioni hanno prodotto dépliant che riportano consigli su ciò che i pazienti possono fare per rendere più sicure le proprie cure. La Joint Commission on Accreditation of Healthcare Organizations (JCAHO) statunitense, per esempio, ha promosso una campagna per sensibilizzare i pazienti a "farsi sentire" (Speak Up Initiatives) per prevenire errori nelle proprie cure (Box 15.4). Questa franchezza sulla possibilità di errore e sul coinvolgimento attivo dei pazienti in alcune specifiche attività deve essere certamente accolta favorevolmente. Incoraggiare i pazienti a porre domande sulla propria terapia per accertarsi di aver capito, a non prendere farmaci senza averne ben chiaro lo scopo e a contribuire con responsabilità al proprio trattamento sembra ragionevole e utile

---

Box 15.4 Speak Up

Se hai domande da fare falle, e se non capisci chiedi ancora. Si tratta del tuo corpo e hai il diritto di sapere:
- Non aver paura di fare domande sulla sicurezza. Per esempio, se devi sottoporti a un intervento chirurgico, chiedi al medico di contrassegnare l'area che deve essere operata, in modo che non ci siano confusioni in sala operatoria.
- Non aver paura di dire all'infermiere o al medico che pensi di stare per ricevere il farmaco sbagliato.

Presta attenzione alla terapia che stai ricevendo. Accertati che i trattamenti e le terapie che ti stanno somministrando siano corretti. Non dare niente per scontato:
- Osserva se i tuoi caregiver si sono lavati le mani. Il lavaggio delle mani è il modo più importante per prevenire la diffusione delle infezioni. Non aver paura di ricordare con delicatezza a un medico o a un infermiere di farlo.
- Accertati che l'infermiere o il medico controllino il tuo bracciale o ti chiedano il nome prima di somministrarti qualsiasi farmaco o trattamento.

Raccogli informazioni sulla tua diagnosi, sui test medici ai quali devi sottoporti e sul tuo piano di cura:
- Chiedi al tuo medico quale specializzazione e quali esperienze lo rendono qualificato a curare la tua malattia.
- Prendi nota delle cose importanti che il medico ti dice, in modo da poter chiedere ulteriori informazioni più tardi; chiedi anche se ha qualche informazione scritta da darti.

Chiedi a un membro della tua famiglia o a un amico fidato di rappresentarti:
- Chiedi a questa persona di rimanere con te, anche di notte, durante il ricovero ospedaliero. Potrai riposare più serenamente e la persona di tua fiducia potrà aiutarti a controllare che i farmaci e i trattamenti siano quelli corretti.
- Esamina con attenzione i consensi al trattamento con la persona di fiducia prima di firmarli e accertati che abbiate capito entrambi esattamente la stessa cosa.

Sii informato su quali farmaci stai prendendo e perché. Gli errori in terapia sono i più comuni nell'assistenza sanitaria:
- Se non riconosci un farmaco, verifica che sia proprio destinato a te. Chiedi informazioni sui farmaci per via orale prima di ingoiarli e leggi i contenuti dei fluidi endovenosi. Se non ti senti bene, chiedi di farlo alla persona di tua fiducia.
- Se devono farti una flebo chiedi all'infermiere quanto tempo impiegherà. Se ti sembra che scenda troppo velocemente o troppo lentamente, chiama l'infermiere.

(Adattato da Joint Commission for Accreditation of Healthcare Organisations)

---

sebbene, se fossero seguite sempre alla lettera, tutte queste raccomandazioni porterebbero via una gran quantità di tempo al personale.

Incoraggiare i pazienti a porre domande è abbastanza semplice e dovrebbe essere accettato dalla maggior parte dei pazienti e del personale, sebbene le posizioni nei confronti di questa prassi varino considerevolmente da paese a paese. Molto più difficile da realizzare è l'idea che i pazienti possano controllare attivamente un operatore sanitario. I pazienti dovrebbero osservare se il loro bracciale di identificazione è stato verificato, dire al personale se pensano di poter essere scambiati con un altro paziente e ricordare a infermieri e medici di lavarsi le mani. Nonostante le buone intenzioni, ciò comporta una considerevole estensione del ruolo del paziente e, indubbiamente, un'abdicazione alla propria responsabilità da parte del personale sanitario.

Il coinvolgimento del paziente può essere visto con favore per diversi aspetti. Il coinvolgimento nei problemi di sicurezza, quali carenze igieniche e infezioni, può essere assai utile. Si accorda con la politica governativa, o almeno con la retorica governativa, di molti paesi di sforzarsi di dare più voce al paziente nell'assistenza sanitaria. Queste iniziative sono anche apprezzate perché sembrano economiche e semplici. Tuttavia, anche questa breve riflessione mostra che tali interventi non sono semplici come sembra. Le persone molto malate, o i loro familiari, possono e vogliono essere attivamente coinvolti nella sicurezza? Come sarà accolto tale coinvolgimento dal personale? Questo spostamento di responsabilità è accettabile ed eticamente giustificato? Non siamo ancora in grado di dare una risposta completa a queste domande, ma alcuni importanti studi cominciano a fare luce su queste problematiche.

Coinvolgimento dei pazienti nella sicurezza: questioni fondamentali

Quale ruolo possono avere i pazienti nella sicurezza delle cure? Questo interrogativo apparentemente semplice nasconde alcune questioni piuttosto complesse, che devono essere chiarite prima di poter affrontare in modo sensato le relative implicazioni. Il primo passo è individuare gli elementi e i fattori che possono influenzare il coinvolgimento del paziente. Nella sua revisione sistematica, la mia collega Rachel Davis (2009) ha sottolineato che vi sono diversi prerequisiti per il coinvolgimento del paziente.

- I pazienti, i familiari o le persone di loro fiducia, devono essere ben documentati. Essi devono sapere qualcosa del processo clinico e come agire o intervenire.
- I pazienti, o le persone di loro fiducia, devono essere in grado di intervenire. Se sono molto malati, possiedono limitate capacità cognitive o si trovano in una condizione di estrema fragilità, non è evidentemente ragionevole attendersi un coinvolgimento attivo.
- I pazienti devono anche essere disponibili a partecipare. Questo dipende dai valori e dalle preferenze personali e da una più ampia valutazione etica della responsabilità dei processi di cura e degli outcome.
- I professionisti della sanità devono attivamente incoraggiare e apprezzare il coinvolgimento del paziente.

La conoscenza, la capacità di agire e la disponibilità a partecipare saranno diverse a seconda dei pazienti e delle circostanze. Le persone anziane, per esempio, cresciute in tempi in cui l'autorità del medico era raramente messa in discussione, sono in grado di porre domande sull'errore e sulla sicurezza? Oltre all'età, anche gli atteggiamenti culturali e sociali nei confronti dell'autorità possono rendere il coinvolgimento del paziente molto difficile in alcuni paesi. Quando tenni una conferenza in un paese europeo, il pubblico era assolutamente incredulo all'idea che un paziente potesse essere incoraggiato a controllare che il proprio intervento chirurgico fosse eseguito sul sito corretto.

Ipotizzando che vi siano una conoscenza di base e la disponibilità, sorge un'ulteriore serie di questioni che riguardano la natura del coinvolgimento. La disponibilità alla partecipazione dipende da che cosa questa richiede. Si tratta solo di controllare? Oppure si dovrà anche discutere con qualcuno? La conoscenza dei processi varia da persona a persona e tra i diversi ambiti della sanità. Un diabetico può certamente essere esperto su tutti gli aspetti delle proprie cure, ma avere pochi strumenti per contribuire nel caso fosse ricoverato in chirurgia. Dopo aver esaminato i principali problemi concettuali e pratici, possiamo tornare alle ricerche che hanno fatto luce su alcuni di essi.

Disponibilità dei pazienti a partecipare alla promozione della sicurezza

Dopo la pubblicazione degli opuscoli informativi che incoraggiavano i pazienti a partecipare alla promozione della sicurezza, alcuni studi hanno valutato la disponibilità dei pazienti a farsi sentire e a controllare in altro modo le procedure ospedaliere. Prenderemo in esame tre studi rappresentativi, focalizzati rispettivamente sui consumatori (cioè le persone non ricoverate), sui pazienti dimessi da poco tempo e su quelli ricoverati in ospedale.

In uno studio condotto in Pennsylvania da William Marella e colleghi, sono state intervistate telefonicamente 856 persone in merito a 10 ospedali orientati alla promozione della sicurezza. Gli intervistati non erano ricoverati in ospedale, ma hanno comunque espresso la propria idea su ciò che avrebbero fatto. La probabilità di azione variava considerevolmente; per esempio, l'85% delle persone ha affermato che avrebbe chiesto la ragione di una procedura ospedaliera, mentre solo il 45% era disposto a considerare il rifiuto di un trattamento, come una radiografia o una trasfusione, di cui non erano stati messi al corrente. Bisogna ammettere che queste ultime sono procedure minori, ma ciò dimostra che molte persone hanno difficoltà a prendere le proprie difese mentre sono in ospedale; eppure nessuno immaginerebbe, per esempio, di accettare passivamente di salire su un'automobile senza chiedere perché mai debba farlo.

Uno studio analogo è stato condotto da Waterman e colleghi (2006), che hanno intervistato 2078 pazienti recentemente dimessi da ospedali del Midwest degli Stati Uniti. Oltre il 90% degli intervistati era disposto a chiedere a un infermiere lo scopo della terapia; sebbene solo il 75% lo avesse fatto quando ne aveva avuto l'opportunità. I pazienti che sarebbero stati disposti ad aiutare il personale a contrassegnare un sito chirurgico erano in numero molto inferiore (75%), ed erano ancora meno (45%) quelli che avrebbero chiesto ai membri del personale se si erano lavati le mani. Solo il 17% dei pazienti che ne avevano avuto l'opportunità aveva aiutato a contrassegnare il sito chirurgico, e solo il 4,6% si era accertato che il personale avesse lavato le mani. Bisogna riconoscere che, probabilmente, a questi pazienti non era stato chiesto in modo specifico di assistere il personale nella marcatura del sito o di condurre una campagna sul lavaggio delle mani; è evidente, tuttavia, che può esservi un notevole divario tra l'intenzione di tener d'occhio le procedure e ciò che si fa effettivamente.

Anche medici e infermieri possono essere sorpresi per quanto si sentono vulnerabili quando vengono ricoverati in ospedale o quando viene ricoverato un loro parente; persone in precedenza molto sicure di sé possono sentirsi sorprendentemente passive quando malate, parzialmente vestite e costrette in un letto d'ospedale. In quale misura

15

i pazienti che si trovano in ospedale si sentono in grado di fare domande al personale sanitario su problemi di sicurezza e qualità? Questo aspetto è stato indagato in un reparto di chirurgia dalla mia collega Rachel Davis (Box 15.5). Il suo studio ha confermato che molti pazienti ricoverati non prenderebbero in considerazione l'idea di confrontarsi con il personale, specie con i medici, su questioni come il lavaggio delle mani. Gli uomini erano meno propensi delle donne a fare domande, in particolare se disoccupati o con un livello di istruzione non elevato. Tuttavia, la disponibilità a chiedere spiegazioni poteva essere aumentata sostanzialmente, se al paziente era stato chiesto personalmente di porre domande. Per esempio, era molto più probabile che i pazienti rispondessero affermativamente alla domanda:

Dietro istruzione di un medico, chiederebbe a un altro medico: "Si è lavato le mani?"

che non alla domanda:

Chiederebbe a un medico "Si è lavato le mani?"

Davis e colleghi (2008) osservano che, per avere successo, le iniziative per la promozione della sicurezza che coinvolgono i pazienti devono essere accuratamente adattate alle necessità e ai contesti e devono anche coinvolgere il personale. Se i pazienti hanno la sensazione che si vogliano scaricare su di loro problemi e responsabilità impegnative, è assai improbabile che partecipino e possono giustamente risentirsene. Se,

---

Box 15.5 Disponibilità dei pazienti a porre domande

Domande concrete
- Chiederebbe a un medico/infermiere: "Quanto tempo dovrò rimanere in ospedale?"
- Chiederebbe a un medico/infermiere: "Quando tornerò alle mie normali attività?"
- Chiederebbe a un medico/infermiere: "Quali segni potrebbero indicare che la mia ferita non sta guarendo come dovrebbe?"
- Chiederebbe a un medico/infermiere: "Quanto durerà il dolore?"
- Chiederebbe a un medico: "Per quanto tempo dovrò assentarmi dal lavoro dopo l'intervento?"
- Chiederebbe a un medico: "Quali sono le alternative alla chirurgia?"
- Chiederebbe a un medico: "Come viene eseguita la procedura?"

Domande difficili
- Chiederebbe a un medico/infermiere: "Perché sta rimuovendo quella parte dell'attrezzatura per il monitoraggio?"
- Chiederebbe a un medico/infermiere: "Lei chi è e qual è il suo lavoro?"
- Chiederebbe a un medico/infermiere: "Non penso che sia il farmaco che devo prendere, può verificare per piacere?"
- Chiederebbe a un medico/infermiere: "Si è lavato le mani?"
- Chiederebbe a un medico: "Quante volte ha eseguito questo intervento?"

(Da Davis et al., 2008. Riproduzione autorizzata da BMJ Publishing Group Ltd)

invece, il personale e i pazienti sono impegnati in uno sforzo comune per promuovere l'igiene delle mani, allora la risposta sarà probabilmente molto diversa.

In sintesi, dunque, questi studi suggeriscono che le persone – indipendentemente dal fatto che si trovino o meno in ospedale o che siano state appena dimesse – sono più propense a porre ai medici e agli infermieri domande concrete che a confrontarsi con loro sulle procedure. Per controllare attivamente il personale, dunque, non possiamo fare affidamento sui pazienti (e perché dovremmo?), anche quando le procedure sono progettate per proteggerli dai pericoli correlati al ricovero. Tali implicazioni pratiche sono ben sintetizzate da Marella e colleghi, che suggeriscono che se i pazienti sono potenzialmente disposti a collaborare per promuovere la sicurezza delle cure, devono essere aiutati e istruiti nelle procedure volte alla loro stessa sicurezza. Inoltre:

> Ai pazienti non si deve chiedere [...] di verificare la capacità, la competenza o le buone intenzioni di chi li assiste. Quando i pazienti prendono tali iniziative, dovrebbero ricevere un automatico "Grazie per avermelo ricordato" o "Sono contento che me l'abbia chiesto" come rinforzo positivo. (Marella et al., 2007)

Segnalazione di eventi avversi da parte dei pazienti

Una delle sfide della comprensione e del miglioramento della sicurezza e della qualità è cogliere l'intera gamma di eventi che si verificano durante il viaggio di un paziente attraverso la sanità. Una descrizione completa non è chiaramente possibile, ma ci piacerebbe almeno fissare le esperienze e gli eventi più importanti. Le cartelle cliniche contengono alcune di queste informazioni, ma rappresentano solo una sintesi degli eventi chiave e delle decisioni. Le interviste ai membri del personale possono produrre più dettagli, ma, poiché devono condurre la propria vita e hanno bisogno di dormire ogni tanto, anche loro dispongono solo di un quadro parziale. Il paziente ricoverato, invece, è lì tutto il tempo, con poco da fare tranne osservare e aspettare. Potenzialmente, quindi, è un osservatore ideale.

Nel mondo reale non è naturalmente così semplice. Per effetto della malattia, del livello di istruzione, della motivazione o della cultura, le persone possono non essere propense o disponibili a segnalare eventi, e poche persone possiedono le conoscenze o la comprensione tecnica del personale che li circonda. Fortunatamente, possiamo andare oltre le ipotesi ed esaminare alcuni studi su questo importante problema. Hanno fatto notevole chiarezza sulla questione della segnalazione di eventi avversi da parte di pazienti soprattutto due studi, entrambi condotti da Saul Weingart e colleghi al Dana Farber Cancer Institute di Boston (Weingart, 2005; Weissman et al., 2008). Nel primo, gli autori hanno intervistato 229 pazienti ricoverati, che erano sia disponibili sia in grado di partecipare, ponendo loro tre domande di ordine generale:

- Ritiene che ci sia stato qualche problema nelle sue cure durante questo ricovero?
- Ritiene di aver riportato dei danni o di essere rimasto in ospedale più a lungo del necessario a causa di problemi nelle sue cure?
- Ritiene che qualcuno abbia commesso un errore che ha influenzato le sue cure durante questo ricovero?

15

La prima cosa da notare è la possibilità di fare ai pazienti domande molto esplicite e dirette sulla sicurezza senza distruggere la loro fiducia nell'ospedale. Dana Farber è dichiaratamente una fautrice di primo piano della trasparenza e del coinvolgimento del paziente, ma ciò nonostante si trattava di qualcosa di più di una semplice consultazione dei pazienti. Tali domande riflettono essenzialmente quelle poste nei classici studi sugli eventi avversi discussi nel Capitolo 4.

Attraverso queste semplici interviste di 5 minuti, i pazienti hanno identificato una quantità di difetti nel processo, come problemi con la diagnosi, la terapia, le procedure, i servizi clinici (per esempio, radiologia, trasfusionale e laboratorio) e la qualità del servizio. Tutti questi sono stati riesaminati dai medici e classificati come eventi avversi, near miss o semplicemente errori o problemi di processo; 17 pazienti (8%) avevano subito 20 eventi avversi, 11 dei quali confermati nelle cartelle cliniche. Ciò suggerisce che i pazienti possono identificare, e di fatto identificano, i problemi critici per la sicurezza e che almeno alcuni di questi possono essere verificati nelle cartelle cliniche. Lo studio suggerisce anche, sebbene non possa confermarlo, che i pazienti sono in grado di fornire una prospettiva aggiuntiva a quella che risulta dalla cartella clinica.

Questo aspetto è stato ulteriormente indagato in un secondo studio, efficacemente sottotitolato: "I pazienti sanno qualcosa che gli ospedali non sanno?" Weissman e colleghi (2008) hanno intervistato 998 pazienti da poco dimessi utilizzando un sondaggio accuratamente strutturato riguardante i comuni trattamenti ospedalieri, quali terapie farmacologiche, test diagnostici e chirurgia. Oltre a quesiti di carattere generale, gli autori hanno posto domande su 11 specifiche complicazioni e lesioni, compresi attacco cardiaco, ictus, sanguinamento non controllato, rash e altri. Questo studio, tuttavia, è andato oltre il solo controllo delle segnalazioni dei pazienti, prevedendo una revisione parallela delle cartelle cliniche di tutti i pazienti intervistati. Le segnalazioni dei pazienti sono state formalmente revisionate e classificate come eventi avversi solo se soddisfacevano i criteri standard; quindi non sono state prese automaticamente per buone, ma attentamente vagliate e valutate.

La revisione delle cartelle ha fornito un risultato ormai familiare: l'11% dei pazienti aveva sofferto un evento avverso, un decimo circa dei quali (11 casi) grave e prevenibile; tuttavia, eventi avversi erano stati segnalati dal 23% degli intervistati e vi era quindi scarsa concordanza tra i due metodi. Dalle segnalazioni dei pazienti risultarono infatti 21 eventi avversi gravi e prevenibili (Tabella 15.1) in più rispetto agli 11 riscontrati nelle cartelle mediche, triplicando così il tasso emerso dalla revisione delle cartelle. Il tasso reale di eventi potenzialmente segnalabili dai pazienti può essere ancora più elevato, in quanto alcune interviste sono state condotte diversi mesi dopo la dimissione e i pazienti deceduti o molto malati sono stati esclusi dallo studio. Come dimostrano gli esempi riportati nella Tabella 15.1, molti degli eventi segnalati dai pazienti erano gravi e inattesi e avrebbero dovuto essere descritti nella cartella clinica.

È evidente che i pazienti hanno segnalato molti più eventi avversi di quelli trovati nelle cartelle cliniche; tuttavia, anche la revisione delle cartelle ha rivelato incidenti ed eventi avversi che non erano stati riportati nelle interviste. Weissman e colleghi suggeriscono che né la revisione delle cartelle né le segnalazioni dei pazienti possono rappresentare un gold standard, ma che entrambi sono necessari per ottenere un quadro ragionevolmente completo del danno derivante dai processi clinico-assistenziali.

Tabella 15.1 Esempi di eventi avversi gravi e prevenibili segnalati solo dai pazienti

Epoca e tipo di evento	Descrizione
Nel corso del ricovero ospedaliero	
Lesione di un vaso durante un intervento	Dopo intervento laparoscopico alla cistifellea il paziente sanguinava e ha dovuto essere sottoposto a un ulteriore intervento chirurgico per arrestare l'emorragia
Lesione di un nervo durante un intervento	Il paziente ha sofferto di intorpidimento e debolezza della mano dopo resezione chirurgica di cancro del polmone
Evento avverso da farmaco	Dopo aver ricevuto nuovi farmaci in ospedale, per 24 ore il paziente ha manifestato disorientamento e stato confusionale
Polmonite acquisita in ospedale	In seguito a una procedura chirurgica, il paziente ha sviluppato una polmonite postoperatoria
Trombosi venosa profonda acquisita in ospedale	Dopo un intervento di protesi al ginocchio, il paziente ha sviluppato una trombosi venosa profonda all'estremità inferiore della gamba
Dopo la dimissione	
Infezione della ferita	Dopo intervento chirurgico alla schiena, il paziente è tornato in ospedale per un'infezione che ha richiesto la riapertura della ferita
Infezione della ferita	Dopo angioplastica delle arterie degli arti inferiori, il paziente ha sviluppato un'infezione della ferita che ha richiesto un nuovo ricovero per intervento e trattamento aggiuntivi
Infezione della ferita	Dopo intervento chirurgico per la frattura di una gamba, il paziente ha sviluppato un'infezione da *Staphylococcus aureus* ed è stato nuovamente ricoverato per intervento e trattamento aggiuntivi
Lesione d'organo operatoria	Dopo colecistectomia laparoscopica il paziente ha sviluppato una perdita di bile ed è stato ricoverato nuovamente per un ulteriore intervento e per il controllo del dolore

Adattata da Weissman et al., 2008

Iniziative per la sicurezza: collaborazione tra pazienti e professionisti

Chiunque abbia avuto una malattia grave o cronica, o sia stato coinvolto nelle cure di una persona gravemente malata, sa che talvolta è necessario monitorare e coordinare le cure prestate nel tentativo di compensare le carenze del sistema sanitario. Un esempio drammatico e doloroso ci è stato fornito da Don Berwick. La sua prospettiva è chiaramente molto più informata di quella della media dei pazienti; la maggior parte di noi, per esempio, non sarebbe in grado di monitorare gli effetti e le interazioni dei farmaci. La questione è se questo impegno attivo possa essere sfruttato e sistematicamente utilizzato per migliorare la sicurezza. La speranza e il presupposto di gran parte della letteratura che sollecita il coinvolgimento dei pazienti è che questi possano realmente migliorare la sicurezza delle proprie cure e, in teoria, anche quella della sanità in generale. Considerata l'enfasi e l'ampiezza con cui vengono promosse tali idee in alcuni ambienti, sorprende che vi siano così pochi studi per la valutazione di queste

15

proposte. Esamineremo due argomenti critici per la sicurezza: l'identificazione del paziente e l'igiene delle mani.

Identificazione del paziente

I pazienti confermano regolarmente e necessariamente la propria identità in tutti gli ambiti sanitari, ma in particolare in ospedale. In Nordamerica, Gran Bretagna e altrove, l'identificazione è integrata da un apposito bracciale, che riporta nome del paziente e dell'ospedale o codici numerici e può anche fornire informazioni più complesse sotto forma di codici a barre. Tuttavia, in gran parte dell'Europa e del resto del mondo questa non è la norma e, sorprendentemente, i pazienti che non sono stati abituati al bracciale di identificazione non sempre sono a favore del suo utilizzo. Cleopas e colleghi (2004) hanno condotto uno studio su 1411 pazienti dimessi dall'Ospedale Universitario di Ginevra, dove il bracciale di identificazione non era in uso. L'84% dei pazienti riteneva che l'ospedale avrebbe dovuto introdurre questo strumento, e la percentuale aumentava leggermente quando si fornivano esempi di possibili scambi di persona; oltre il 90% ha affermato che se fosse stato introdotto l'avrebbe indossato; rimaneva, tuttavia, un numero consistente di pazienti che erano contrari all'utilizzo (sostenendo, per esempio, che il bracciale era indiscreto, rendeva troppo anonimi, era necessario solo per alcune persone) o che si opponevano a qualsiasi procedura obbligatoria. Considerata l'accettazione del bracciale d'identificazione altrove, è probabile che tali obiezioni possano essere superate, ma è istruttivo constatare che anche misure ovvie e utili possono incontrare resistenza da parte di alcuni pazienti.

Naturalmente, i pazienti sono necessariamente e regolarmente coinvolti nell'identificazione, per lo meno quando danno o confermano il proprio nome presentandosi per un appuntamento. Molti dépliant informativi, tuttavia, suggeriscono un coinvolgimento assai più attivo nel verificare che l'identificazione sia veramente corretta. Christopher DiGiovanni e colleghi hanno valutato la fattibilità di tale approccio chiedendo ai pazienti ricoverati in una clinica privata per un intervento di chirurgia ortopedica di collaborare al controllo dell'identità. Tutti avevano fornito il consenso informato e discusso l'intervento con il chirurgo. Oltre alle normali istruzioni, in merito al digiuno e così via, ai pazienti è stato chiesto molto chiaramente ed esplicitamente di contrassegnare il lato che non doveva essere operato:

> La segretaria diede ai pazienti un foglio di istruzioni preoperatorie che riportava diverse esplicite raccomandazioni; una di queste, scritta in maiuscolo grassetto e sottolineata, chiedeva chiaramente di contrassegnare il piede che non doveva essere operato con la parola "NO", utilizzando un evidenziatore indelebile nero. (DiGiovanni et al., 2003)

Istruzioni abbastanza chiare, sarete probabilmente d'accordo. E una forte, motivazione, credereste, per evitare qualsiasi possibilità di intervento chirurgico sul sito sbagliato; nonostante ciò, solo 59 dei 100 pazienti hanno contrassegnato il sito correttamente, 37 non hanno fatto alcun segno e i rimanenti hanno seguito l'istruzione solo in parte. Purtroppo, DiGiovanni non ha intervistato i pazienti in merito alle loro decisioni, per cui possiamo solo fare delle ipotesi sulle ragioni di una compliance così bassa. Alcune persone avevano segni evidenti e potrebbero aver dato per scontato che il sito chirurgico fosse palese. Ma più semplicemente sembrava dessero per scontato che i professionisti si sarebbero presi cura di ogni cosa e che il loro contributo fosse superfluo; tra i pazienti che erano già stati sottoposti a un intervento chirurgico la compliance è stata infatti minore rispetto a quelli che affrontavano un intervento per la prima volta.

Questo studio, pur rappresentando un esempio isolato, mostra quanto meno che i tentativi ben intenzionati di coinvolgere i pazienti devono essere considerati con una certa cautela e possono anche introdurre nuovi rischi. L'introduzione di un controllo di sicurezza non affidabile può essere anche peggio che non avere alcun controllo e può anche aumentare il rischio di intervento sul sito chirurgico sbagliato, poiché l'assenza del contrassegno "NO" può indurre a operare lì, anche se si tratta semplicemente di un'omissione da parte del paziente.

Igiene delle mani

Il coinvolgimento dei pazienti è più semplice quando non è realmente essenziale che ogni paziente prenda parte o si conformi alla procedura. È questo il caso dell'igiene, e in particolare del lavaggio, delle mani, che richiede solo di coinvolgere quante più persone possibile, sia pazienti sia operatori, nell'iniziativa volta a diffondere il lavaggio delle mani e il rispetto di altre precauzioni. Una serie di piccoli studi condotti da Elizabeth McGuckin suggerisce che tale approccio può dare ottimi risultati, sebbene tali studi non siano stati seguiti da trial su scala maggiore. Il programma sperimentato al John Radcliffe Hospital di Oxford, in Gran Bretagna, fornisce un esempio. I principali elementi del programma "Partners in your care" erano i seguenti.

- I pazienti erano visitati dall'infermiere addetto al controllo delle infezioni entro 24 ore dal ricovero, per discutere l'importanza del lavaggio delle mani da parte del personale per la prevenzione delle infezioni ospedaliere acquisite.
- I pazienti ricevevano un opuscolo che forniva informazioni sull'igiene delle mani.
- Ai pazienti veniva chiesto di diventare Partners in your care; coloro che aderivano all'iniziativa dovevano chiedere a tutti gli operatori che avevano un contatto diretto con loro "Si è lavato le mani?"
- Come promemoria, e per i pazienti che temevano di essere troppo timidi per porre la domanda, veniva fornito un piccolo banner da incollare al camice con la scritta "Si è lavato le mani?"

Dei 98 pazienti invitati a partecipare all'iniziativa solo 39 hanno aderito, sebbene le ragioni della scelta non siano state discusse. Ciò nonostante, rispetto al periodo di monitoraggio iniziale di sei settimane, la frequenza del lavaggio delle mani, desunta dal consumo di sapone e di gel disinfettante, era aumentata in media del 50% nell'intero reparto. Oltre il 60% dei pazienti si era sentito a proprio agio chiedendo ai membri del personale se si erano lavati le mani, ma pochi lo avevano chiesto ai medici e con un certo disagio (Box 15.6). Sebbene promettenti, questi studi pilota sono di piccole dimensioni, mancano dell'osservazione diretta del lavaggio delle mani e di un follow up a lungo termine. Tale approccio potrebbe avere qualche utilità, e in ogni caso implica una partecipazione attiva dei pazienti nel mantenimento di un ambiente igienico,

15

Box 15.6 Esperienze dei pazienti nel ricordare al personale l'igiene delle mani

Pazienti chirurgici
- Quando ho chiesto agli infermieri se si erano lavati le mani, si sono messi a ridere
- Non l'ho chiesto ai medici: meglio non avere molto a che fare con loro
- Quando l'ho chiesto al medico, mi ha guardato come se avessi due teste. Pensavo che avrei avuto un infarto, ma mi sono fatto forza e l'ho chiesto
- La persona che effettuava i prelievi di sangue non si era lavata le mani tra uno e l'altro dei tre pazienti precedenti. Ho chiesto che lo facesse prima di prelevarmi il sangue, ma mi sentivo a disagio
- Alcuni infermieri si lavavano le mani, ma altri dicevano che non era necessario perché indossavano i guanti
- Non ho avuto bisogno di chiederlo perché hanno visto l'opuscolo
- Hanno visto l'opuscolo. Penso che le infezioni siano causate soprattutto dalle unghie lunghe: è importante tenere le unghie corte
- Ho avuto una risposta positiva dalla maggior parte delle persone, ma non dal medico
- Il medico non si è lavato le mani prima di farmi il prelievo di sangue. L'ho chiesto a due infermieri: entrambi mi hanno risposto che le avevano già lavate

Pazienti del reparto di medicina
- Tutti indossano sempre guanti!
- Richiesto alla maggior parte senza problemi
- Un'assistente sanitaria ha detto che lei indossava sempre i guanti per proteggersi, ma non li cambiava tra un paziente e l'altro. Le ho spiegato perché dovrebbe farlo
- Gli infermieri hanno sempre risposto molto positivamente. L'ho chiesto a un medico. Medici e infermieri hanno risposto positivamente
- Non era facile chiederlo ai medici poiché erano sempre in gruppo
- Gli infermieri si sono sempre lavati le mani quando gliel'ho suggerito. Non l'ho chiesto ai medici perché ho notato che lo facevano già

(Da McGuckin et al., 2004. Riproduzione autorizzata da Elsevier)

---

ma affinché diventi una componente di routine dell'assistenza ospedaliera occorrono sperimentazioni e valutazioni molto più estese.

Pazienti per la sicurezza del paziente

La nostra discussione sul coinvolgimento del paziente si è finora focalizzata principalmente sul ruolo dei singoli pazienti e dei loro familiari nel loro specifico trattamento. Vi sono, tuttavia, molti altri modi in cui i pazienti o i consumatori possono lottare e contribuire per cure più sicure e per un trattamento più umano dei pazienti danneggiati. "Patients for patient safety" (PFPS) è un'importante programma della World Alliance for Patient Safety, che coinvolge pazienti – molti dei quali hanno sofferto personalmente un danno grave – nella promozione di cure più sicure. Intorno a questo programma è stata costruita una rete veramente globale di pazienti e consumatori, il cui obiettivo è migliorare la sicurezza delle cure, in tutti i contesti sanitari e in tutto il mondo, collaborando con i professionisti della sanità. Queste persone disponibili e coraggiose raccontano spesso le loro esperienze alle conferenze sulla sicurezza del paziente, e ciò è commovente e talvolta doloroso per il pubblico e può essere anche angosciante per gli oratori, anche a distanza di molto tempo dall'episodio narrato. Sebbene, come abbiamo già discusso, ritenga sia essenziale ascoltare queste storie tragiche per comprendere quale sia il modo migliore per aiutare i pazienti che hanno subito un danno, mi preoccupa il fatto che sembri necessario utilizzare la tragedia personale per motivare i professionisti della sanità. Nell'aviazione, per esempio, l'equivalente sarebbe cominciare una conferenza sulla sicurezza con i resoconti dei passeggeri sopravvissuti a un disastro allo scopo di motivare gli ascoltatori a considerare con serietà il problema. Certamente abbiamo bisogno di andare oltre, prendendo nella debita considerazione l'opinione del paziente e cercando i modi per trarre vantaggio dalla prospettiva unica che il paziente (ossia, chiunque di noi quando siamo pazienti) porta alla sicurezza del paziente. Il programma PFPS tiene conto di tutti questi problemi, come dimostra il seguente brano tratto dal sito internet della World Alliance.

Il principale contributo dei pazienti e dei loro familiari negli incontri tra tutte le parti interessate alla sicurezza del paziente è sempre stato quello di raccontare l'esperienza di un danno prevenibile e del suo impatto sulla propria vita. Siamo lieti di aver portato questo contributo. La voce dei pazienti e dei familiari che hanno sofferto un danno iatrogeno prevenibile rappresenta una potente spinta motivazionale per gli operatori sanitari di tutto il mondo, che desiderano innanzi tutto non nuocere.

Tuttavia, i pazienti possono offrire ai lavoratori, agli amministratori e ai responsabili della sanità molto di più dei loro drammatici ricordi di vittime di tragici errori medici.

Per quanto importante possa essere tale prospettiva, un orientamento da vittime non ci pone nella posizione giusta per collaborare con gli operatori sanitari per la prevenzione del danno.

Di fatto, la percezione dei pazienti e delle loro famiglie come vittime indifese o antagoniste ha avuto in passato l'effetto di impedirci di svolgere ruoli significativi nel lavoro di sviluppo e implementazione della sicurezza del paziente e ha generato timore in alcuni medici che si sarebbero altrimenti impegnati al nostro fianco. Quando le cose vanno male, i pazienti e le loro famiglie hanno bisogni e desideri. Abbiamo bisogno che qualcuno ci dica che qualcosa è andato male e desideriamo che i servizi di assistenza sanitaria siano trasparenti e ci coinvolgano nelle indagini per scoprire le cause profonde di ciò che è accaduto.

A livello del servizio sanitario, i consumatori che vogliono contribuire con la conoscenza acquisita o gli insegnamenti appresi, hanno spesso trovato strade poco efficaci per farlo. Soprattutto dopo un incidente in ambito sanitario, può calare un "muro di silenzio" e può interrompersi un'utile interazione. Quando i consumatori esprimono preoccupazione, le loro azioni sono spesso percepite come minacce accusatorie o aneddoti scientificamente infondati e privi di evidenze piuttosto che come possibili contributi alla conoscenza.

Sebbene vi siano notevoli eccezioni, a livello politico la partecipazione dei consumatori tende a essere emarginata, spesso da leader ben intenzionati che ritengono i consumatori incapaci di cogliere la complessità dell'assistenza sanitaria. Un tale approccio non è in grado di considerare che molti consumatori offrono la più ricca risorsa di informazioni correlate agli errori medici, poiché molti sono stati testimoni di tutti i dettagli degli insuccessi dei sistemi dall'inizio alla fine.

Non è semplice definire un ruolo per i pazienti che sia appropriato ed efficace per la sicurezza del paziente, e vi sono molti problemi da risolvere. Esistono già, tuttavia, alcuni esempi ammirevoli di pazienti attivamente coinvolti nella gestione di un ospedale,

15

cambiando radicalmente la natura e l'impostazione del normale rapporto medico pa-ziente. Per esempio, attraverso il coinvolgimento dei pazienti, il Dana Farber Cancer Centre di Boston ha scoperto che i pazienti con neutropenia (una riduzione dei globuli bianchi che si verifica in molte malattie) sono spesso costretti a lunghe ed estenuanti attese nei dipartimenti di emergenza, ritardando gravemente l'inizio del trattamento. Lo screening telefonico e il ricovero diretto negli appropriati reparti trasforma questo processo e riduce il rischio di infezioni e altre complicazioni. I pazienti fanno parte di diverse importanti commissioni ospedaliere e sono considerati una voce essenziale per riprogettare o migliorare i servizi.

Biliografia

Berwick DM (2003) Escape Fire. Designs for the Future of Healthcare. Jossey Bass, San Francisco

Cleopas A, Kolly V, Bovier PA et al (2004) Acceptability of identification bracelets for hospital inpatients. Quality and Safety in Health Care, 13(5):344-348

Coulter A (1999) Paternalism or partnership? Patients have grown up – and there's no going back. British Medical Journal, 319:719-720

Coulter A, Ellins J (2007) Effectiveness of strategies for informing, educating, and involving patients. British Medical Journal, 335:24-27

Davis RE, Koutantji M, Vincent CA (2008) How willing are patients to question healthcare staff on issues related to the quality and safety of their healthcare? An exploratory study. Quality and Safety in Health Care, 17(2):90-96

Davis RE (2009) Patient involvement in patient safety. Imperial College, London

DiGiovanni CW, Kang L, Manuel J (2003) Patient compliance in avoiding wrong-site surgery. Journal of Bone and Joint Surgery of America, 85-A(5):815-819

Joint Commission for Accreditation of Healthcare Organisations. Speak Up Initiatives. http://www.jointcommission.org/PatientSafety/SpeakUp/

Langewitz W, Denz M, Keller A et al (2002) Spontaneous talking time at start of consultation in outpatient clinic: cohort study. British Medical Journal, 325:682-683

Marella W, Finley E, Thomas AD, Clarke J (2007) Healthcare consumers' inclination to engage in selected patient safety practices: a survey of adults in Pennsylvania. Journal of Patient Safety, 3(4):184-189

Marvel MK, Epstein RM, Flowers K, Beckman HB (1999) Soliciting the patient's agenda: have we improved? Journal of the American Medical Association, 281(3):283-287

McGuckin M, Taylor A, Martin V et al (2004) Evaluation of a patient education model for increasing hand hygiene compliance in an inpatient rehabilitation unit. American Journal of Infection Control, 32(4):235-238

Unruh KT, Pratt W (2007) Patients as actors: the patient's role in detecting, preventing, and recove-ring from medical errors. International Journal of Medical Informatics, 76(Suppl 1):S236-S244

Vincent CA, Coulter A (2002) Patient safety: what about the patient? Quality and Safety in Health Care, 11(1):76-80

Waterman AD, Gallagher TH, Garbutt J et al (2006) Brief report: Hospitalized patients' attitudes about and participation in error prevention. Journal of General Internal Medicine, 21(4):367-370

Weingart SS (2005) What can hospitalized patients tell us about adverse events? Learning from patient-reported incidents. Journal of General Internal Medicine, 20(9):830

Weissman JS, Schneider EC, Weingart SN et al (2008) Comparing patient-reported hospital adverse events with medical record review: do patients know something that hospitals do not? Annals of Internal Medicine, 149(2):100-108

La sicurezza dell'assistenza sanitaria è un problema così diffuso e le sue cause sono così diverse e complesse che può sembrare che i singoli operatori sanitari possano fare poco per influenzare la sicurezza complessiva dei processi clinico-assistenziali. Si afferma spesso che la sicurezza è una proprietà dell'intero sistema sanitario. Il miglioramento della sicurezza in sanità richiede innovazione clinica, ottimizzazione del processo, tecnologia dell'informazione e cambiamento culturale. Tuttavia, le persone che lavorano in un'organizzazione sono parte di quel sistema e ognuna porta il proprio contributo affinché le cure siano sicure e di elevata qualità. Oltre a svolgere bene il proprio compito, il personale sanitario crea attivamente sicurezza nel corso del proprio lavoro. Questo concetto è stato efficacemente espresso da Atul Gawande discutendo dei limiti di una visione sistemica:

> Sarebbe terribile per noi, singoli attori, perdere la fiducia nella perfettibilità umana. Statisticamente, è possibile che un giorno io recida per errore il dotto biliare comune di un paziente, ma ogni volta che mi accingo a eseguire un intervento sulla colecisti penso che con po' di buona volontà posso sconfiggere le probabilità. Non si tratta solo di orgoglio professionale; è una componente necessaria della buona medicina, anche in sistemi perfettamente "ottimizzati". Interventi come la colecistectomia laparoscopica mi hanno insegnato con quanta facilità un errore possa verificarsi, ma mi hanno anche dimostrato qualcos'altro: è importante l'impegno; la diligenza e l'attenzione al più piccolo dettaglio possono salvarti. (Gawande, 2003. Riproduzione autorizzata)

Sebbene vi sia una certa quantità di studi in ambito industriale su comportamenti e atteggiamenti sicuri, nelle iniziative per la sicurezza del paziente è stata dedicata in confronto scarsa attenzione alle modalità precise con le quali gli individui, sia singolarmente sia in gruppo, possono contribuire a rendere più sicura la sanità. In parte, le persone creano sicurezza comportandosi con coscienziosità e disciplina e rispettando le regole; tuttavia, esse creano sicurezza anche riconoscendo quando è necessario pensare al di là delle procedure standard. L'erogazione di cure sicure e di alta qualità si basa sull'interazione tra un comportamento disciplinato e rispettoso delle norme e la necessaria adattabilità e flessibilità, considerata nel prossimo capitolo. Nel presente

16

capitolo esamineremo invece la spinosa questione delle procedure sanitarie, e in particolare perché le persone non le seguono e che cosa si potrebbe fare in proposito. L'espressione "procedure sanitarie" può riferirsi a qualsiasi cosa: dalla semplice iniezione al complesso intervento chirurgico; in questo capitolo, tuttavia, ci occuperemo delle regole di base, delle procedure e delle linee guida che governano la pratica e il comportamento clinici.

Creare la sicurezza seguendo regole e procedure

Il lavoro clinico si fonda su metodi di diagnosi e trattamento sperimentati e collaudati; la disponibilità a seguire le procedure è fondamentale per essere un buon medico. La gestione di un paziente esterno affetto da asma cronica o diabete, per esempio, sebbene richieda ancora notevole occhio clinico, necessita di una buona organizzazione, una buona comunicazione e una tecnologia dell'informazione affidabile per dispensare cure sperimentate, collaudate e basate sulle evidenze. Molta flessibilità dell'assistenza sanitaria non deriva dal necessario adattamento al variare delle circostanze, ma dalla deviazione non necessaria, casuale e inappropriata dalla buona pratica clinica. Un modo in cui la gente può creare sicurezza è, dunque, osservare le regole e accettare di seguire scrupolosamente le procedure standard.

Protocolli e linee guida per la pratica clinica possono assumere varie forme. Per la maggior parte sono centrate sulla patologia e descrivono le procedure per il trattamento di una particolare condizione in un particolare contesto, come la gestione dell'asma acuta nei dipartimenti d'emergenza o la gestione del diabete nelle cure primarie. Le linee guida cliniche sono "raccomandazioni sviluppate in modo sistematico per assistere medici e pazienti nelle decisioni sulla gestione appropriata di specifiche condizioni" (Foy et al., 2001). In passato alcuni le definivano *cookbook medicine* (medicina da libro di cucina), ma oggi sono sempre più accettate e incorporate in sistemi formalizzati per il supporto decisionale, in percorsi di cura e piani e obiettivi nazionali. In queste situazioni il protocollo fornisce delle indicazioni, ma è previsto che le procedure standard possano essere modificate in base al giudizio del medico e alle preferenze del paziente; ci saranno sempre occasioni in cui le linee guida non possono o non debbono essere seguite; per esempio, i pazienti con patologie e problemi multipli non possono essere trattati facilmente seguendo alla lettera le linee guida oppure i pazienti stessi possono semplicemente rifiutare un determinato piano d'azione.

In questo capitolo, tuttavia, l'attenzione è rivolta principalmente ai protocolli che definiscono una procedura clinica standard per un compito di routine che, in generale, dovrebbe essere eseguito in modo standardizzato; varianti possono essere previste per alcune situazioni specifiche, per esempio quando il paziente è un bambino o richiede cure di tipo particolare. I protocolli per i compiti di routine sono standardizzati ed estremamente dettagliati, poiché le variazioni sono considerate non necessarie e, almeno in alcuni casi, decisamente pericolose. Simili protocolli sono equivalenti alle norme di sicurezza di altri settori, poiché definiscono modalità di comportamento intese a migliorare la sicurezza o a portarla al livello necessario (Hale, Swuste, 1998). Esempi in ambito sanitario comprendono: controllare l'attrezzatura, lavarsi le mani, non prescrivere farmaci pericolosi quando non si è autorizzati, seguire le procedure quando si somministrano farmaci endovenosi e controllare sistematicamente l'identità del paziente. Queste routine e procedure standard sono le fondamenta di un'organizzazione sicura.

Infrangere le regole e opporsi al sistema

Perché le persone non seguono le procedure? Questa disperata, anzi angosciata, domanda mi fu posta dalla direttrice infermieristica dopo che aveva riesaminato un altro caso in cui l'evidente disprezzo per le regole aveva messo in grave pericolo un paziente. Una revisione del caso rivelò marcate deviazioni dalle procedure di base, apparentemente senza buone ragioni, e l'infermiere in questione fu punito. Si tratta di eventi isolati o le procedure vengono spesso disattese? Ricordiamo che James Reason parla di violazioni "di routine", intendendo che esse non sono affatto rare. Routine e violazioni frequenti? Sembra incredibile, finché non si comincia a esaminare con maggiore attenzione il modo in cui gli esseri umani reagiscono e si adattano alle politiche e alle regole dell'organizzazione.

Fiona Moss è pneumologa e per 10 anni è stata editor di *Quality and Safety in Healthcare*. Nel suo ultimo editoriale ha scelto di occuparsi di un tema tabù che considera fondamentale per migliorare la sicurezza della sanità, e cioè il fatto che i medici infrangono sistematicamente le regole e ignorano fondamentali e ragionevoli procedure e pratiche organizzative. Come suggerisce Moss , vi è un "abisso tra le intenzioni dell'organizzazione e l'azione individuale" (Moss, 2004). Ricordando la morte di David James (Capitolo 8), nella quale diversi membri del personale deviarono dalle procedure standard, consideriamo il seguente brano:

> Imparare a opporsi al sistema rappresenta una frequente precoce esperienza di apprendimento per molti medici. Per esempio, gli ospedali britannici non consentono ai praticanti di prescrivere o somministrare chemioterapie citotossiche. Sebbene questa "regola organizzativa" sia in vigore da diversi anni, talvolta constatiamo che viene violata. Ciò accade in genere di notte, quando a un paziente non è stata somministrata la chemioterapia; il medico che dovrebbe somministrarla non è di turno e viene chiamato il "sostituto". Anche se questo medico inesperto e l'infermiere sono entrambi consapevoli che il medico non dovrebbe somministrare la chemioterapia, nessuno dei due percepisce un pericolo reale, poiché si deve solo attaccare una sacca da infusione a un deflussore già posizionato; entrambi si preoccupano solo che il paziente riceva il trattamento e così questo viene somministrato. Una regola organizzativa è stata infranta. Non succede niente, nessuno lo sa. Prende piede una cultura della violazione delle procedure e il sistema diventa un po' più pericoloso. (Moss, 2004. Riproduzione autorizzata da BMJ Publishing Group Ltd)

Si osservi innanzi tutto che vi sono molte ragioni plausibili per infrangere questa regola. Il paziente ha bisogno del trattamento e sarebbe occorso probabilmente più tempo per chiamare un altro medico autorizzato a somministrarlo. Il medico autorizzato poteva comunque essere fuori sede o alle prese con un'emergenza; possono esserci validi motivi per violare le regole almeno in alcune occasioni. Ma in sanità il fatto che talvolta sia necessario andare al di là delle regole porta con facilità, come in gioco di destrezza, semplicemente a ignorarle, poiché per qualche motivo sono scomode. Una volta che la violazione delle regole viene sancita socialmente, anche se non ufficialmente, il sistema diventa un po' più pericoloso, e poi ancora un po' di più e così via, fino a quando si verifica un grave incidente. All'interno delle organizzazioni sanitarie vi sono regole che non vengono mai violate, alcune che sono in una situazione intermedia e altre che vengono regolarmente disattese. Designiamo questi slittamenti progressivi dall'accettabile verso l'inaccettabile col termine *derive* (in inglese *migrations*), per indicare che un individuo, o un gruppo, scivola progressivamente da un comportamento ottimale, o almeno ragionevole in determinate situazioni, verso gravi violazioni delle procedure e comportamenti decisamente pericolosi (Polet et al., 2003; Amalberti et al., 2006).

Il lavaggio delle mani

Il lavaggio delle mani è un esempio di regola sistematicamente disattesa; alcuni studi hanno trovato che il livello medio di compliance variava dal 16 all'81% (Pittet, 2001); la compliance è probabilmente maggiore in ambienti, come le sale operatorie, in cui la prassi del lavaggio accurato delle mani è solidamente radicata. Le cause delle infezioni sono indubbiamente complesse e vi sono varie vie di trasmissione. Tuttavia, la contaminazione per contatto è una delle fonti principali e l'igiene delle mani un'arma importante nella lotta contro le infezioni (Burke, 2003). Nonostante ciò, si è dimostrato incredibilmente difficile convincere gli operatori sanitari a fare del lavaggio delle mani una pratica di routine.

Le ricerche sul lavaggio delle mani hanno a lungo registrato un susseguirsi di insuccessi, poiché la maggior parte delle iniziative produceva solo effetti limitati o transitori; tuttavia, hanno reso possibile una comprensione sempre maggiore dei numerosi fattori che influenzano tale comportamento e della necessità di interventi multifattoriali (Larson et al., 1997). In passato gli interventi per modificare il comportamento del personale comprendevano formazione, feedback, incentivi e sanzioni economiche e provvedimenti amministrativi. Secondo gli indaffarati operatori, gli ostacoli maggiori al lavaggio delle mani erano l'assenza di dispositivi per il lavaggio accanto al letto del paziente, i problemi cutanei causati dal lavaggio frequente e la mancanza di tempo. Didier Pittet e colleghi (2000) hanno risolto tali problemi introducendo una procedura rapida per disinfettare le mani al letto del paziente con un prodotto a base di alcol. In quattro anni, negli ospedali universitari di Ginevra la procedura ha determinato un aumento della compliance dal 48 al 66%; nello stesso periodo la prevalenza delle infezioni nosocomiali si è ridotta dal 16,9 al 9,8%, mentre i tassi di trasmissione di *Staphylococcus aureus* meticillino-resistente si sono dimezzati. L'iniziativa prevedeva anche una massiccia e continua campagna educativa, indagini e osservazioni regolari e il supporto e il coinvolgimento di tutti i gruppi professionali a tutti i livelli dell'ospedale. La compliance è aumentata in modo più marcato tra gli infermieri e il personale di supporto, ma gli autori dello studio non sono riusciti a spiegare, o almeno non l'hanno fatto pubblicamente, perché la compliance fosse rimasta scarsa tra i medici. In molti paesi vi è attualmente una notevole pressione politica e regolatoria per il miglioramento sia dei tassi delle infezioni nosocomiali sia dell'igiene delle mani, e sono in corso importanti campagne per replicare in tutto il mondo il successo ottenuto a Ginevra (Pittet et al., 2005).

Comprendere le deviazioni dalle procedure

Rispetto al personale impegnato in altri settori critici dal punto di vista della sicurezza, gli operatori sanitari sono particolarmente refrattari al rispetto delle procedure? Il mondo della sanità è forse caratterizzato da maggiore lassismo, ma certamente non rappresenta un'eccezione. Gli esseri umani non rispettano mai completamente le regole e deviazioni dalle procedure si verificano in tutti i settori, anche in quelli considerati estremamente sicuri. Per esempio, da un approfondito studio osservazionale sulle deviazioni degli equipaggi dalle procedure è risultato che l'"inosservanza intenzionale" rappresentava il 45% di tutti gli errori e le deviazioni, ma che solo il 6% di tali violazione comportava effetti negativi di qualsiasi genere sul volo (Helmreich, 2000). Per comprendere le ragioni di questo fenomeno, esamineremo studi sulle violazioni condotti in due contesti completamente differenti.

Rebecca Lawton (1998) è un'intraprendente ricercatrice che, mentre studiava la sicurezza nelle ferrovie, si è specializzata come manovratrice. Il manovratore deve assicurare la movimentazione sicura del materiale rotabile nei binari di raccordo, nei depositi e nelle stazioni e agganciare e sganciare vagoni e locomotori; se rimane schiacciato tra due vagoni o viene investito da un treno, le sue probabilità di sopravvivenza sono minime. All'epoca dello studio, la rete delle ferrovie britanniche impiegava 2000 manovratori; ogni anno ne morivano mediamente due e le indagini rivelavano in genere violazioni di elementari procedure di sicurezza. Quella del manovratore ferroviario è una professione estremamente pericolosa che prevede, come si può immaginare, ogni sorta di incentivo a seguire le procedure di sicurezza.

Le interviste stabilirono che i manovratori erano ben consapevoli che le procedure di sicurezza erano spesso scavalcate e fu possibile stimare la frequenza delle violazioni. Per esempio:

- pur avendo perso di vista il manovratore, il macchinista non si ferma durante una manovra (alto rischio, alta frequenza);
- il manovratore non indossa i previsti indumenti ad alta visibilità (basso rischio, alta frequenza);
- il manovratore resta tra i vagoni e chiede al macchinista di andarci piano (alto rischio, bassa frequenza)
- il manovratore non guarda in entrambe le direzioni prima di attraversare il binario e non presta maggiore attenzione quando sbuca da dietro un vagone (alto rischio, alta frequenza).

Nello studio si chiedeva ai manovratori di spiegare le diverse motivazioni delle violazioni delle norme di sicurezza con risultati rivelatori. Le motivazioni (Tabella 16.1) rientrano in tre categorie fondamentali, che riflettono le considerazioni fatte all'inizio del volume sulla classificazione psicologica degli errori e delle violazioni (Reason, 1990). Alcune non sono, strettamente parlando, violazioni, ma hanno più a che vedere

16

Tabella 16.1 Motivazioni fornite dai manovratori per spiegare le violazioni

Motivazione	%
Consente di lavorare più velocemente	39
Manovratore inesperto	38
Mancanza di tempo	37
Carico di lavoro eccessivo	30
Il manovratore è trascurato	19
Un manovratore esperto può lavorare con sicurezza in questo modo	17
La regola può essere impossibile da seguire	16
La forma dei binari di stazionamento rende la violazione necessaria	16
Il management chiude un occhio	12
Stanchezza fisica	7
Nessuno capisce la regola	6
È un modo più eccitante di lavorare	6
È un modo "macho" di lavorare	5
La regola è obsoleta	5

Da Lawton, 2004. Riproduzione autorizzata da Elsevier

con la mancanza di conoscenza o l'inesperienza; in queste circostanze non esiste una netta linea di demarcazione tra errori e violazioni. Un secondo gruppo, etichettato come "violazioni eccezionali", comprende i casi in cui le regole venivano infrante per risolvere una situazione inconsueta. Infine, ci sono le "violazioni di routine", che sono frequenti e considerate a basso rischio, spesso giustificate dalla convinzione che il manovratore è sufficientemente esperto e abile da poter prendere delle scorciatoie. La stessa convinzione, o meglio illusione, è alla base di innumerevoli casi di guida pericolosa ((McKenna, Horswill, 2006).

Osserviamo ancora la Tabella 16.1 e sostituiamo il manovratore con l'infermiere, il medico, il farmacista o lo psicologo. Immaginate il vostro ambiente di lavoro e le procedure di routine che dovreste seguire, ma forse non sempre seguite. Questo elenco di motivazioni vi ricorda qualcosa? Un analogo studio è stato condotto con anestesisti, per scoprire le motivazioni di possibili violazioni, impiegando scenari comuni come quelli di seguito riportati.

Avete una lista di interventi chirurgici di elezione per domattina; sono interventi di routine che avete già seguito spesso in precedenza. La maggior parte dei pazienti della lista sono ASA I-II; tuttavia, di tanto in tanto, nella lista sono stati inclusi casi insolitamente difficili, nei quali i pazienti erano ASA III-IV. La lista che avete appena completato è durata un'ora più del previsto. Decidete di non visitare i pazienti, ma di parlare loro il mattino seguente nella reception della sala operatoria.

Quando arrivate al blocco operatorio ed entrate nella sala di preparazione non c'è nessuno. Trovate la lista operatoria e osservate che è stato aggiunto in fondo un nuovo caso. Date una rapida occhiata all'apparecchiatura per l'anestesia in sala operatoria e tutto sembra normale. Decidete di non eseguire la procedura di verifica dettagliata dell'attrezzatura, in modo da avere il tempo per controllare il nuovo paziente. (Beatty, Beatty, 2004)

I ricercatori hanno utilizzato un questionario per studiare le opinioni degli anestesisti sui fattori che influenzano la probabilità di seguire o meno alcune procedure standard. Sono stati esaminati tre tipi di convinzioni: convinzioni sulle conseguenze dell'atto; convinzioni normative, cioè relative alle opinioni e all'influenza di figure rilevanti; convinzioni sul controllo della situazione, cioè su fattori (come tempo e risorse) che determinano ciò che è gestibile nelle circostanze date (Tabella 16.2). Come prevedibile, le motivazioni cliniche – come prevenzione degli eventi, vulnerabilità del paziente e classe ASA – avevano notevole influenza sul comportamento. Ciò che più colpisce, tuttavia, è che veniva attribuita pari importanza alle influenze normative, come opinioni di colleghi, amici e docenti. Questo esercizio a tavolino, non consente di stabilire con certezza se per effetto di questi fattori l'anestesista controllerà o meno la sua attrezzatura, ma suggerisce che l'ambiente sociale e le norme culturali giocano un ruolo importante nella comprensione delle violazioni. Il "modo in cui si fanno le cose qui da noi" comprende sia procedure cliniche fondamentali sia atteggiamenti e valori meno tangibili.

Tabella 16.2 Influenze sulla propensione degli anestesisti a violare le regole di sicurezza

Scenario	Convinzioni comportamentali Che cosa accade se?	Convinzioni normative Chi mi influenza?	Convinzioni sul controllo Che cosa mi influenza?
Visite preoperatorie	Riducono il rischio perioperatorio Proteggono da contenziosi Aiutano a individuare condizioni infrequenti dei pazienti Riducono l'ansia del paziente	Anestesisti competenti Colleghi anestesisti Colleghi non anestesisti Amici e familiari Pazienti Management dell'ospedale Docenti del corso di specializzazione	Pazienti di classe ASA elevata Mancanza di tempo Pazienti vulnerabili
Controlli preoperatori dell'attrezzatura	Riducono i malfunzionamenti dell'attrezzatura Proteggono da contenziosi Aiutano a individuare difetti nell'attrezzatura	Anestesisti competenti Colleghi anestesisti Colleghi non anestesisti Amici e familiari	Controllo da parte dell'infermiere di sala operatoria e dell'infermiere anestesista Precedente utilizzo dell'attrezzatura Mancanza di tempo Pazienti vulnerabili
Silenziamento dell'allarme del pulsossimetro	Ipossia realmente presente Falsi allarmi Va bene, purché gli altri monitor siano stati controllati Può dare luogo a contenzioso	Anestesisti competenti Colleghi anestesisti Colleghi non anestesisti Amici e familiari Management dell'ospedale Docenti del corso di specializzazione	Tipo di attrezzatura Pazienti di classe ASA bassa Tasso di falsi allarmi Pazienti vulnerabili

Adattata da Beatty, Beatty, 2004

16

Una teoria delle derive e delle violazioni

Le violazioni possono essere interpretate da numerose prospettive diverse, che variano per la natura della spiegazione proposta e per la disciplina da cui derivano. Presenteremo schematicamente alcune delle principali teorie e discuteremo, quindi, un modello sviluppato da René Amalberti, che integra i diversi approcci e fa luce sul complesso problema delle procedure e sul modo in cui le persone rispondono a esse.

Gli studi condotti sulle violazioni hanno proposto diverse spiegazioni. Alcuni si sono limitati alle caratteristiche individuali, sottolineando di volta in volta la trascuratezza, la bassezza morale o la personalità. Certamente, alcune persone sono molto più inclini di altre a ignorare le procedure fondamentali e gli standard di sicurezza, si tratti di controlli per l'anestesia, sorpassi pericolosi o guida in stato di ubriachezza. I comportamenti pericolosi e recidivi possono, e devono, essere valutati in termini individuali e possono richiedere azioni disciplinari e misure restrittive. Ma tale approccio difficilmente spiega la frequenza e la diffusione di violazioni minori.

Un secondo gruppo si è concentrato sulle caratteristiche dell'organizzazione e della cultura. Un esempio classico di questo approccio è l'analisi sull'esplosione dello space shuttle *Challenger* condotta da Diane Vaughan, quando gli standard di sicurezza furono progressivamente allentati e infine ignorati, determinando il disastro. La sua espressione "normalizzazione della devianza" rende perfettamente l'idea della graduale erosione degli standard, della tacita accettazione da parte delle persone coinvolte e della perdita finale di qualsiasi senso del limite di sicurezza.

Un terzo approccio interpreta le violazioni come un necessario adattamento degli operatori costretti a destreggiarsi tra richieste inconciliabili in complesse situazioni lavorative. In quest'ottica le violazioni non rappresentano un rischio e nemmeno necessariamente un problema, ma riflettono l'intelligenza e la flessibilità dei lavoratori di prima linea. Quando sono a corto di tempo o le procedure sono inapplicabili, le persone devono comunque fare tutto ciò che è necessario per "portare a termine il lavoro"; si tratta, rispettivamente, delle violazioni di routine e delle violazioni necessarie già discusse (Reason, 1990). Questa particolare prospettiva è stata potentemente sviluppata e ampliata soprattutto da Jens Rasmussen nei suoi studi sugli addetti alle centrali nucleari. Si può supporre che in una centrale nucleare la manutenzione sia regolata da norme e procedure rigide, ed è effettivamente così; il problema è che le esigenze del lavoro e le procedure non sempre sono compatibili. Rasmussen sottolinea il fatto che i lavoratori di prima linea non sempre seguono le procedure in maniera rigorosa e logica, ma cercano di seguire il percorso che sembra più utile e al tempo stesso più produttivo. I lavoratori operano all'interno di uno "spazio" di possibili azioni, che è continuamente influenzato da più ampie forze organizzative e sociali. Rasmussen descrive anche le pressioni che spingono individui e sistemi ad avvicinarsi sempre più ai limiti di sicurezza operativa: i lavoratori devono costantemente adattarsi e reagire alle pressioni per un aumento della performance e della produttività, che erodono i margini di sicurezza (Rasmussen, 2000).

René Amalberti ha utilizzato il modello di Rasmussen per studiare le violazioni di elementari procedure di sicurezza nell'aviazione, nella guida dei treni e nella gestione delle rotative, trovando che le violazioni si verificavano in tutti i contesti in risposta a una varietà di pressioni (Amalberti et al., 2006). Nel suo modello integrato, ha anche considerato come un sistema può evolvere, o piuttosto regredire, slittando da un'iniziale sfera di operazioni sicure verso il pericolo e infine verso il disastro. Il diagramma esplicativo di Amalberti è mostrato nella Fig. 16.1; inizialmente molte persone, me compreso, lo hanno trovato sconcertante, ma in realtà esso coglie la natura fluida delle procedure e delle violazioni. Va considerato come un'immagine che visualizza efficacemente i concetti, più che un grafico quantitativo convenzionale.

Sul lato destro è situata un'"area sicura", più o meno corrispondente al modo in cui il sistema è progettato per funzionare secondo standard e procedure specifici. Immaginiamo, per esempio, un blocco operatorio o un ambulatorio di medicina generale in un giorno in cui tutto fila liscio, non c'è troppa fretta, c'è il tempo per rassicurare i pazienti, per compiere tutti i controlli e così via. Nel corso del tempo, tuttavia, si accumulano pressioni di vario genere, che minacciano questo mondo ideale e spingono il sistema verso il confine che Amalberti definisce "condizioni di utilizzo borderline tollerate" (*borderline tolerated conditions of use*), che rappresenta, come indica l'espressione, il grado di deviazione dalle procedure tollerato da coloro che operano nel sistema, sia in prima linea sia altrove. Tipicamente, in un sistema che funziona

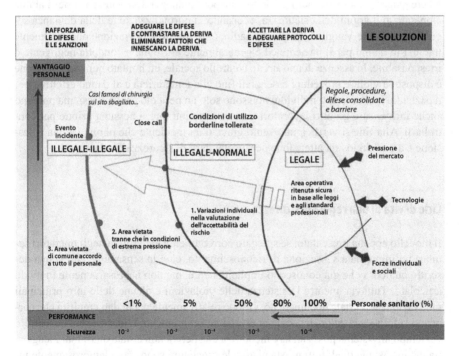

Fig. 16.1 Modello per violazioni e derive. (Da Amalberti et al., 2006. Riproduzione autorizzata da BMJ Publishing Group Ltd)

normalmente ci saranno pressioni per una maggiore produttività, per un minor utilizzo di risorse (vi ricorda qualcosa?) e circostanze nelle quali la mancanza o il guasto di un attrezzatura obbliga a espedienti e scorciatoie; aggiungiamo a tutto ciò che, più o meno frequentemente, abbiamo fretta di tornare a casa o di occuparci del prossimo caso, siamo stanchi o stressati e sul punto di crollare.

L'aspetto cruciale è rappresentato dal fatto che, nel corso del tempo, queste deviazioni occasionali diventano sempre più tollerate e si spingono nell'area operativa che, Amalberti felicemente definisce, "illegale normale". Ciò rende con esattezza l'andamento quotidiano di molti sistemi, nei quali, come abbiamo visto, le deviazioni dalle procedure sono diffuse ma non destano particolare allarme. Ricordiamo per esempio le sistematiche deviazioni dalla procedura per la somministrazione di farmaci endovenosi discusse nel Capitolo 4 (Taxis, Barber, 2003). Il concetto di violazione di routine non appartiene al modo di pensare dei manager e dei regolari; in realtà, è molto spiacevole constatare che per buona parte del tempo i sistemi, siano essi sanitari, di trasporto o industriali, operano in un'area "illegale normale". Tuttavia, il sistema procede in questo modo perché le violazioni determinano notevoli benefici sia per gli individui coinvolti sia per i manager, che possono tollerarle o anche incoraggiarle per raggiungere gli standard di produttività.

Nel corso del tempo queste violazioni possono diventare più frequenti e più gravi, cosicché l'intero sistema slitta ai confini della sicurezza. In questa seconda fase possono essere commesse le stesse violazioni, ma esse sono ora routine e così comuni da essere quasi invisibili sia per i lavoratori sia per i manager. L'organizzazione si abitua a operare ai margini della sicurezza, evocando la normalizzazione della devianza segnalata da Diane Vaughan. In questo stadio, ogni ulteriore deviazione può facilmente tradursi in danno per il paziente ed è generalmente attribuita a condotta negligente o irresponsabile. In assenza di uno stretto controllo sociale, un limitato numero di persone è disposto a violare procedure essenziali fino alla temerarietà e al danno effettivo per il paziente. Inoltre questi individui non sono solo un pericolo per se stessi, ma possono anche influenzare gli altri lavoratori se non viene intrapresa nessuna azione per controllarli. Alla fine si verifica un evento grave o un incidente che obbliga a una riflessione e a una rinnovata attenzione per gli standard di sicurezza fondamentali.

Ciclo di vita di una regola di sicurezza

Il modello appena presentato, se spiegato correttamente, determina negli operatori sanitari un'immediata sensazione di riconoscimento, cioè la sensazione che venga descritto qualcosa che già conoscono implicitamente, ma non necessariamente in modo articolato. Tuttavia, mentre l'esistenza delle violazioni e alcune delle loro principali motivazioni sono state documentate, vi sono relativamente pochi dati empirici che correlano la frequenza delle violazioni ai diversi fattori implicati. L'idea che col trascorrere del tempo un sistema possa andare incontro a una deriva non è stata quasi mai indagata, tranne in casi nei quali tutti gli standard e le procedure sono stati clamorosamente infranti. Tali casi tendono a sollevare enorme scalpore, ma la via che ha portato al disastro rimane spesso oscura. Ciò che abbiamo bisogno di comprendere, tuttavia, è in quale misura le deviazioni sono generalmente tollerate e come i sistemi scivolano gradualmente verso il disastro. La questione è stata indagata da uno studio condotto da Guillaume de Saint Maurice e colleghi.

Il responsabile di un'unità di anestesia di un importante ospedale francese introdusse una nuova regola di sicurezza, per la quale il giorno prima dell'intervento gli anestesisti dovevano registrare nei record dei pazienti i farmaci che sarebbero stati impiegati per l'induzione e il mantenimento dell'anestesia e il metodo per il controllo delle vie aeree; questa nuova regola era prescritta dalla Société Française d'Anesthésie et de Réanimation ed era in via di adozione in tutto il paese. Queste istruzioni, che in precedenza non erano state formalizzate come regola, furono accuratamente spiegate e gli anestesisti sottoscrissero una dichiarazione per confermare la propria intenzione di aderire al nuovo standard. Durante l'anno successivo, i ricercatori valutarono la compliance controllando i record dei pazienti; gli anestesisti coinvolti non erano al corrente dei controlli, ma furono informati in seguito e intervistati in merito alla regola introdotta. Dopo tre mesi la compliance era, per alcune delle informazioni previste, superiore all'85%, ma non raggiunse mai il 100%; dopo sei mesi era in calo, ma ancora abbastanza elevata. Dopo un anno, però, era caduta al livello informale precedente l'introduzione della regola; la sua durata come "intervento efficace" era stata dunque inferiore a un anno (Fig. 16.2).

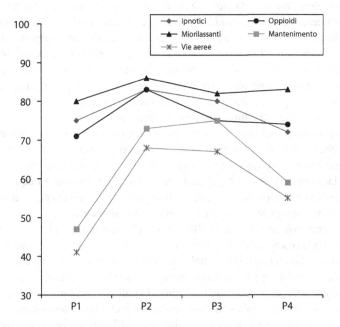

Fig. 16.2 Andamento nel tempo della compliance degli anestesisti rispetto a una nuova procedura di sicurezza. (Da de Saint Maurice et al., 2010)

Durante le interviste apparve chiaro che per la maggior parte gli anestesisti avevano avuto l'intenzione di rispettare la regola ma che poi, per diverse ragioni, avevano gradualmente lasciato perdere. La regola non era assolutamente critica per la sicurezza, e vi erano scarse conseguenze o problemi se non veniva seguita. La mancanza di tempo, il lavoro durante il fine settimana e i casi non programmati erano associati a un livello di adesione più basso, i casi più complessi a un'adesione più alta e a una maggiore attenzione al dettaglio. C'erano anche marcate differenze nella compliance individuale, e un anestesista era stato vistosamente inadempiente.

Questo studio non suggerisce che le regole non sono importanti, tutt'altro. Tuttavia, se confermato, suggerisce che in un'organizzazione le regole, e le procedure, hanno in un certo senso una storia naturale. Nascono, hanno una giovinezza vigorosa, durante la quale sono rispettate dalla maggior parte delle persone, poi cominciano a invecchiare e a essere tenute in minore considerazione, e infine muoiono. Il ciclo di vita delle singole regole varia considerevolmente: quelle critiche per gli standard di sicurezza sono conservate, ma le più marginali possono solo indebolirsi se non vengono rinforzate e monitorate. Come si può fare?

Gestire le violazioni all'interno di un team clinico

Gli argomenti discussi suggeriscono che le violazioni rappresentano sfide considerevoli per la gestione della sicurezza. Nella maggior parte dei contesti sono numerose; relativamente poche, tuttavia, danno luogo a un danno o a un pericolo effettivo. Esse sono dunque tollerate e persino considerate normali evenienze nel lavoro di routine. Inoltre, sono influenzate da una varietà di fattori personali, sociali e organizzativi e la loro frequenza può anche modificarsi nel corso del tempo quando un sistema slitta verso i confini della sicurezza oppure si ricalibra in seguito a un evento avverso. Sinora le violazioni non sono state pienamente comprese e la ricerca di base rimane estremamente esigua; seppure limitate, le attuali conoscenze consentono, tuttavia, di individuare alcune importanti e immediate implicazioni pratiche.

Il primo e più cruciale aspetto è che molte violazioni sono in un certo senso invisibili a coloro che operano dove si verificano. Si sa che vengono commesse, come si desume dalle interviste ai manovratori ferroviari e agli anestesisti, ma nella pratica quotidiana passano largamente inosservate, al punto che nessuno ne conosce la frequenza. Per tali ragioni, esse non compaiono nei sistemi di segnalazione degli eventi, a meno che non abbiano serie conseguenze, ciò che avviene molto raramente.

Il problema può tuttavia essere affrontato negli incontri tra il personale, ma solo se prima si prende coscienza dello slittamento costante e della deriva del sistema. In parte le violazioni sono un fenomeno socialmente determinato, basato sulla complice accettazione da parte del gruppo, possono quindi essere ridotte da una comune decisione che tale comportamento non è più tollerabile. Queste discussioni possono avere luogo in una riunione del personale sanitario, a patto che la cultura sia sufficientemente aperta per consentire lo sviluppo di un simile dibattito. Affinché le discussioni sull'accettabilità e l'elasticità della "interpretazione della regola" siano produttive, è necessario coinvolgere anche chi ha posizioni di responsabilità, e se possibile anche i manager. Il solo fatto che questa discussione abbia luogo rappresenta di per sé una misura di sicurezza, in quanto dà maggiore visibilità alle violazioni e consente al team clinico di riflettere e di allontanarsi dal limite pericoloso. Per inciso, dovremmo notare che la frequenza delle violazioni è il motivo per cui il monitoraggio reciproco è così importante nei team a elevata performance: i membri del team si osservano e si proteggono l'un l'altro e si sforzano di rimanere nell'area di sicurezza.

Il gran numero di linee guida e procedure in vigore fa sì che non possano essere tutte seguite, o anche solo ricordate. Avere un gran numero di regole seguite solo in parte costituisce una situazione particolarmente pericolosa, poiché alcune saranno realmente critiche per la sicurezza e altre auspicabili ma non critiche; una miscela di regole " obbligatoriamente da seguire" e di regole "preferibilmente da seguire" (de Saint Maurice et al., 2010). Nell'ospedale in cui lavoro sulle pareti della sala anestesia sono affisse importanti linee guida, per esempio "Come gestire lo shock anafilattico"; tuttavia, mischiate tra di esse vi sono argomenti relativamente trascurabili, come il recente regolamento sull'abbigliamento e le calzature del personale. Questo indiscriminato accostamento ha l'effetto di banalizzare tutte le linee guida. Quando si verificano deviazioni inevitabili, la compliance alle regole "preferibilmente da seguire" sarà la prima a essere erosa, ma ciò aumenta la tolleranza nei confronti della deviazione dalla procedura e ciò finisce per indebolire anche la compliance a regole più importanti. Pertanto, quando viene introdotta una nuova norma o una nuova procedura, è importante cominciare identificando i possibili ostacoli e valutare realisticamente il prevedibile grado di adesione. In alcune circostanze, potrebbe essere meglio rinunciare a introdurre una nuova norma con una limitata, anche se provata, capacità di miglioramento della sicurezza, soprattutto se il sistema è già sotto pressione.

Le procedure rappresentano un mondo ideale

Comincia a essere evidente che molte regole e procedure vengono progettate senza tener conto delle reali condizioni di utilizzo quotidiano, come se aveste progettato un'auto che funzionava perfettamente su una superficie piatta al chiuso, senza averla mai testata su una collina, esposta al vento e alla pioggia. Sebbene per la maggior parte siano scritte da medici che conoscono molto bene la pratica clinica quotidiana, le procedure tendono a descrivere modelli di una perfetta anestesia, di un perfetto inserimento di una linea centrale e così via. Quando si pensa alla sicurezza, si tende a pensare a un mondo ideale di regole e procedure chiare, ma in realtà queste difese possono essere estremamente fragili. Ci sentiamo rassicurati dalle regole e dalle procedure, ma raramente le verifichiamo in un contesto diverso, per esempio durante i fine settimana o con personale scarsamente qualificato (Amalberti et al., 2006). Abbiamo bisogno innanzi tutto di comprendere la modalità delle violazioni e della deriva dei sistemi, mentre cambiamo gradualmente il comportamento del personale all'interno di questi sistemi. In altre parole, è meglio gestire il rischio che tentare di eliminarlo artificialmente, poiché la storia dimostra che prima o poi le difese vengono sopraffatte.

16

Bibliografia

Amalberti R, Vincent C, Auroy Y, de Saint Maurice G (2006) Violations and migrations in health care: a framework for understanding and management. Quality and Safety in Health Care, 15: i66-i71

Beatty PC, Beatty SF (2004) Anaesthetists' intentions to violate safety guidelines. Anaesthesia, 59(6):528-540

Burke JP (2003) Infection control – a problem for patient safety. The New England Journal of Medicine, 348(7):651

de Saint Maurice G, Auroy Y, Vincent C, Amalberti R (2010) The natural lifespan of a safety policy: violations and system migration in anaesthesia. Quality and Safety in Health Care, 19:327-331

Foy R, Grimshaw J, Eccles M (2001) Guidelines and pathways. In: Vincent CA (ed) Clinical Risk Management, 2nd edn. BMJ Publications, London

Gawande A (2003) Complications: A Surgeons Notes on an Imperfect Science. Picador, New York

Hale AR, Swuste P (1998) Safety rules: procedural freedom or action constraint? Safety Science, 29:163-177

Helmreich RL (2000) On error management: lessons from aviation. British Medical Journal, 320:781-785

Larson EL, Bryan JL, Adler LM, Blane C (1997) A multifaceted approach to changing handwashing behavior. American Journal of Infection Control, 25(1):3-10

Lawton R (1998) Not working to rule: Understanding procedural violations at work. Safety Science, 28:77-95

McKenna FP, Horswill MS (2006) Risk taking from the participant's perspective: the case of driving and accident risk. Health Psychology, 25(2):163-170

Moss F (2004) The clinician, the patient and the organisation: a crucial three sided relationship. Quality and Safety in Health Care, 13(6):406-407

Pittet D, Hugonnet S, Harbarth S et al (2000) Effectiveness of a hospital-wide programme to improve compliance with hand hygiene. Infection Control Programme. Lancet, 356:1307-1312

Pittet D (2001) Compliance with hand disinfection and its impact on hospital-acquired infections. Journal of Hospital Infection, 48(Suppl A):S40-S46

Pittet D, Allegranzi B, Sax H et al (2005) Considerations for a WHO European strategy on health-care-associated infection, surveillance, and control. Lancet Infectious Diseases, 5(4):242-250

Polet P, Vanderhaegen F, Amalberti R (2003) Modelling border-line tolerated conditions of use (BTCU) and associated risks. Safety Science, 41:111-136

Rasmussen J (2000) The concept of human error. Is it useful for the design of safe systems in healthcare. In: Vincent CA, de Mol B (eds) Safety in Medicine. Elsevier, Oxford

Reason JT (1990) Human Error. Cambridge University Press, New York

Taxis K, Barber N (2003) Ethnographic study of incidence and severity of intravenous drug errors. British Medical Journal, 326:684-687

Le competenze che promuovono la sicurezza   17

Oltre a svolgere semplicemente bene i propri compiti, il personale clinico crea attivamente sicurezza nello svolgimento del proprio lavoro. Nel mondo reale, in ogni momento, la sicurezza può essere erosa dalle azioni e dalle mancanze dei singoli, oppure essere creata da professionisti competenti, consapevoli della sua importanza. Come abbiamo visto nel precedente capitolo, le persone in parte creano sicurezza con la coscienziosità, la disciplina e l'abitudine a seguire le regole. Tuttavia, il trattamento di condizioni complesse e mutevoli richiede anche la capacità di anticipare il futuro e di essere pronti ad adeguare il trattamento se cambiano le condizioni del paziente. Quando pensiamo alla sicurezza, tuttavia, facciamo riferimento anche a una visione più ampia, in cui il medico non solo prevede la malattia, ma anche il funzionamento dell'organizzazione in cui lavora, valutando i rischi che possono provenire da entrambi, dalla malattia come dall'organizzazione. Considerata in questa prospettiva più ampia, la sicurezza richiede capacità di previsione, consapevolezza dei rischi, prontezza, resilienza, flessibilità: qualità che chi studia le organizzazioni ad alta affidabilità ha tentato di catturare e articolare.

In questo capitolo esamineremo alcune competenze e alcuni comportamenti personali cruciali, ma in un certo senso intangibili, che sono di particolare importanza per la sicurezza. Chiunque operi nell'ambito dell'assistenza sanitaria conosce infermieri, medici e altri operatori che possiedono le qualità per prevedere ed essere consapevoli dei rischi e dimostrano la calma e la fiducia in sé stessi necessarie per navigare tra i pericoli del lavoro clinico e, più in generale, delle organizzazioni sanitarie. I medici esperti, come peraltro gli esperti in molti altri campi, hanno sempre sviluppato queste capacità: non stiamo scoprendo nulla di nuovo. Tuttavia, raramente tali capacità sono esplicitamente identificate o sono il risultato di un addestramento formale, anche se è vero che ci sono stati sviluppi molto importanti nella formazione di competenze nontecniche in sala operatoria.

Ci concentreremo ora sulla consapevolezza dei rischi, delle situazioni potenzialmente pericolose, sulla capacità di anticipazione e previsione e sul processo decisionale. La leadership e le altre competenze legate al lavoro dei team saranno discusse nel capitolo successivo.

17

Competenze, atteggiamenti e comportamenti che promuovono la sicurezza nei vari settori

L'idea di insegnare atteggiamenti e comportamenti specifici per la sicurezza è inusuale in sanità, ma è profondamente sviluppata in vari settori ad alto rischio. Per esempio, la Western Mining Corporation dell'Australia occidentale assegna grande importanza alla creazione della *"error wisdom"* (saggezza rispetto all'errore) all'interno della sua organizzazione, in particolare tra il personale di prima linea. Il suo motto è *"Take time, take charge"* (procedi con calma, sii responsabile), che vuole spronare i lavoratori a fermarsi a pensare, a prendersi il tempo per valutare i potenziali rischi, prima di agire. All'accademia militare di Sandhurst, per sviluppare le capacità di previsione, gli istruttori degli ufficiali dell'esercito britannico hanno sviluppato l'approccio detto delle Sette Domande. Durante l'addestramento si insegna agli ufficiali a effettuare *mini-risk assessment*, cioè valutazioni rapide dei rischi (associati all'ambiente, alle risorse, al terreno e alle circostanze), attraverso una serie di domande che essi si pongono ciclicamente, quando programmano e realizzano una missione. L'approccio implica l'utilizzo dell'acronimo DODAR (*diagnose, options, decide, assign, review*), che fornisce un metodo strutturato per analizzare l'ambiente. L'addestramento è supportato da esercizi realistici, per assicurare che le capacità acquisite diventino una componente fondamentale del modo di lavorare di un ufficiale sul campo (Taylor Adams et al., 2008).

L'industria petrolifera è impegnata con particolare energia in materia di sicurezza, per effetto di tre potenti motivazioni: preoccupazione per le persone, pressione dei regolatori ed efficienza della produzione. Tempo perso, disgrazie e incidenti mortali hanno un forte impatto sulle persone coinvolte e possono costare milioni se impongono la chiusura di un impianto. In questo settore la ESSO ha introdotto il programma "Cinque passi indietro"; alla base di tale programma vi è il concetto che, prima di cominciare un nuovo lavoro, il dipendente dovrebbe metaforicamente fare cinque passi indietro e prendersi il tempo per pensare che cosa potrebbe andare male durante l'operazione e quali azioni si dovrebbero intraprendere se il rischio si realizzasse. La British Petroleum ha un serie di *golden rules* (Box 17.1), regole di comportamento fondamentali che coprono i rischi principali e sono tassative; commettere un errore è ammesso, ma ignorare sconsideratamente gli standard di sicurezza è una violazione che comporta il licenziamento, indipendentemente dal fatto che uno "se la cavi" o meno[1].

Anche la sanità ha norme simili, fatte rigorosamente rispettare, sotto forma di regolamenti in materia di salute e sicurezza: si tratta tuttavia di norme finalizzate soprattutto

---

[1] Il testo è stato scritto prima del disastro della piattaforma petrolifera Deepwater Horizon della British Petroleum, avvenuto nell'aprile 2010. Il settore dell'estrazione petrolifera d'altura ha sviluppato storicamente un approccio sistemico alla gestione del rischio, spesso utilizzato come modello di riferimento. Il disastro ha comunque messo in luce una serie di carenze rilevanti nei sistemi di sicurezza, che dimostrano quanto sia difficile mantenere nel tempo un'elevata affidabilità nei settori industriali ad alto rischio (*N.d.C.*).

Box 17.1 Le *golden rules* per la sicurezza della British Petroleum

– Autorizzazione a svolgere il lavoro
– Lavoro in altezza
– Isolamento dei sistemi energetici
– Sicurezza dei veicoli

– Alterazioni del terreno
– Accesso in un spazi ristretti
– Operazioni di sollevamento
– Gestione del cambiamento

(Da British Petroleum, http:www.bp.com)

Box 17.2 Autorizzazione a svolgere il lavoro: un esempio di *golden rule*

Prima di svolgere un lavoro che comporta accessi in spazi ristretti, interventi su sistemi energetici, alterazioni del terreno in aree dove possono esistere rischi nascosti, o impiego di fonti di calore in ambienti potenzialmente esplosivi, occorre un'autorizzazione che deve:

– definire lo scopo del lavoro;
– identificare gli imprevisti e valutare i rischi;
– stabilire misure di controllo che eliminino o riducano i rischi;
– coordinare il lavoro con autorizzazioni per altri lavori o con operazioni concomitanti;
– essere concessa dal soggetto responsabile;
– comunicare le informazioni di cui sopra a tutti coloro che sono coinvolti nel lavoro;
– assicurare un adeguato controllo sulle modalità del ritorno a normali condizioni operative.

Sei addestrato e capace di svolgere questo lavoro? Se il lavoro non è sicuro, sei tenuto a interromperlo.

(Da British Petroleum, http:www.bp.com)

---

a proteggere da possibili danni il personale. Stranamente, gli stessi standard non sono applicati nei confronti dei pazienti, con qualche eccezione significativa, come nel caso della radioterapia, che è soggetta a una rigorosa normativa. Provate a immaginare cosa accadrebbe se la sanità dovesse applicare a ogni attività clinica a rischio le rigide autorizzazioni per lo svolgimento del lavoro della British Petroleum (Box 17.2); il sistema si bloccherebbe nel giro di poche ore. Nel lungo periodo, però, sia il personale sia i pazienti sarebbero probabilmente molto più sicuri.

Un aspetto interessante e istruttivo dell'approccio alla sicurezza nell'industria petrolifera è il modo con cui riflessione e azione permeano tutti gli aspetti del lavoro e del luogo di lavoro, incluse aree normalmente considerate prive di rischi. In una conversazione, un direttore della sicurezza di un'industria petrolifera ricordò che una volta aveva raccomandato al suo amministratore delegato di non inclinare la sedia all'indietro durante le riunioni; cosa ancora più notevole, fu ringraziato per questa raccomandazione (Motterhead, comunicazione personale). Non inclinare la sedia all'indietro durante una riunione? Non è un po' eccessivo, non significa portare la preoccupazione per sicurezza e salute a limiti assurdi? Non necessariamente. Innanzi tutto, la British Petroleum sa, dall'analisi dei dati sulla sicurezza, che le lesioni di minore importanza negli uffici hanno un costo elevato, in termini di tempo e di denaro. Inoltre, e ancora più importante, tale approccio costituisce un costante richiamo alla consapevolezza dell'esistenza del

17

rischio e alla necessità dell'attenzione alla sicurezza, e ciò indipendentemente dal fatto che ci si trovi su una piattaforma petrolifera o nella sala del consiglio di amministrazione. Questo atteggiamento si estende anche alla vita fuori dal posto di lavoro, come dimostra il fatto che chi opera nell'industria petrolifera è particolarmente attento a individuare le uscite di sicurezza negli alberghi e a contare quante porte occorrerebbe superare per arrivarci qualora il corridoio dovesse riempirsi di fumo.

Le competenze che promuovono la sicurezza in sanità

In un capitolo precedente abbiamo esaminato il tragico caso di David James per dimostrare che si possono pienamente comprendere questi eventi solo considerando l'intero sistema sanitario, la sua struttura, i suoi difetti e le sue contraddizioni. Tuttavia, adottare una visione sistemica dell'errore medico non significa assolutamente ignorare il ruolo del personale: lo stesso caso può essere impiegato per esaminare le azioni dei singoli. Neale (2004) ha riesaminato il caso di David James, sottolineando che sebbene la vicenda rivelasse molti problemi organizzativi, quella morte avrebbe potuto essere evitata se i singoli fossero stati maggiormente consapevoli della sicurezza e si fossero assunti le proprie responsabilità:

> Se la persona competente nel Department of Health (che era a conoscenza dei problemi da molti anni) si fosse realmente impegnata; se David e la sua famiglia avessero accettato la necessità di arrivare puntuali agli appuntamenti; se il responsabile dell'unità avesse fornito innesti a prova di errore per le siringhe e insistito sul fatto che lui solo aveva le competenze necessarie per assicurare una somministrazione sicura della chemioterapia; se il farmacista si fosse sentito qualcosa di più di un semplice fornitore; se i manager dell'unità avessero insistito sul divieto di accesso all'unità senza un adeguato permesso; e se lo specializzando e lo specialista si fossero impegnati per apprendere come somministrare la chemioterapia in modo sicuro, David oggi sarebbe vivo. (Neale, 2004. Riproduzione autorizzata da The Royal Society of Medicine Press)

Il caso, utilizzato per esemplificare un fallimento del sistema, illustra anche il ruolo delle caratteristiche e delle competenze personali come fattore chiave nell'erosione, oppure nella creazione, della sicurezza. Le persone coinvolte si dimostrarono incapaci di vedere i rischi insiti del sistema.

Box 17.3 Competenze, comportamenti e caratteristiche personali rilevanti per la sicurezza in sanità

Coscienziosità
Essere scrupolosi e attenti nei compiti amministrativi, migliorare i risultati, e così via.
Non dare sempre per scontato che l'informazione ricevuta sia corretta: meglio controllare personalmente.

Umiltà
Ritengo che un giovane medico troppo sicuro di sé sia più pericoloso di uno davvero inesperto.
Non essere così orgogliosi o fiduciosi in se stessi da non saper chiedere aiuto. Ascoltare i pareri degli infermieri e dei medici più giovani.

$\gg$

Onestà

In caso di errore, assumersi le proprie responsabilità e le proprie colpe, perché così la prevenzione diventa anche personale. Non attribuire la colpa di ogni cosa al sistema.

Comunicare apertamente errori, problemi e motivi di preoccupazione.

Consapevolezza di sé

Essere consci delle proprie capacità e del proprio stato mentale, quando eventi negativi della vita possono influenzare la capacità di giudizio e di lavoro.

Se si è molto stanchi, è indispensabile prendersi una pausa. Fermarsi e dire... "stacco un po'".

Fiducia in se stessi

Essere capaci di porre domande a se stessi e agli altri, senza dare l'impressione che ciò sia dovuto a mancanza di fiducia in se stessi.

Non aver paura di alzare la voce se hai sentore di qualsiasi potenziale rischio.

Consapevolezza della situazione

Essere consapevoli dell'errore e riconoscere situazioni che possono dare origine a errori, come stress o carichi di lavoro eccessivi.

Essere consapevoli della situazione sia nell'ambiente di lavoro immediato sia in quello allargato: per esempio, pazienti difficili, pazienti che sono stati sottoposti a procedure maggiori, pazienti che sono stati trasferiti in un reparto distante e dei quali si possono perdere le tracce, e così via.

Vigilanza e apertura mentale

Riconoscere i quadri clinici, ma non ignorare i fatti che non vi si adattano. Vigilare su ogni eventuale deviazione dal corso atteso degli eventi.

Essere mentalmente all'erta. Una situazione che potrebbe facilmente andare fuori controllo può essere preceduta o meno da indizi significativi. Chiedetevi che cosa potrebbe esservi sfuggito. Qual è lo scenario peggiore?

Anticipazione e prontezza

Programmare gli imprevisti: se il paziente non migliora con a, proveremo con b e c; se accade x, aumenteremo il trattamento fino a y. L'atteggiamento da evitare: aspettiamo e vediamo, adegueremo la nostra strategia se e quando qualcosa andrà male.

Una cosa che faccio ogni giorno è pensare: che cosa potrebbe andare male oggi? E cerco di premunirmi contro questa evenienza, e lo stesso per l'attrezzatura e le persone di cui ho bisogno e per le informazioni che ritengo critiche, ma che potrebbero mancare.

Lavoro di gruppo e comunicazione

Comunicare con tutti, indipendentemente dal loro ruolo. Condividere opinioni e programmi. I membri del personale non dovrebbero dare per scontato che gli altri la pensino allo stesso modo o abbiano la stessa percezione di una situazione.

Se iniziate un'azione, chiarite bene chi deve fare che cosa e quando; e chi deve essere chiamato se il paziente non reagisce nel modo atteso; e chi e quando deve controllare l'evolversi della situazione.

Leadership

È necessario essere disponibili e assicurarsi che questa disponibilità venga percepita da tutti i colleghi: in questo modo le persone possono avvicinarsi, discutere i problemi, chiedere aiuto; ciò facilita l'apprendimento e l'immersione nell'ambiente di lavoro.

Emanare un senso di calma, anche quando internamente si è incerti o stressati. Essere consapevoli della necessità di fornire una leadership efficace.

In una riflessione sulle competenze e sulle qualità chiave di medici attenti alla sicurezza ma efficienti, Sonal Arora e Susy Long hanno chiesto a un certo numero di operatori sanitari di indicare le caratteristiche che giudicavano più importanti, che sono poi state raggruppate in diverse categorie. Questo lavoro è ancora agli inizi, ma alcune delle competenze e delle qualità personali identificate sono presentate nel Box 17.3. Questa lista provvisoria di categorie dimostra che il personale sanitario è molto consapevole dell'importanza ai fini della sicurezza di specifici atteggiamenti, comportamenti e capacità. Si osservi in particolare che gli intervistati hanno identificato un numero rilevante di tratti caratteriali, come umiltà, onestà e coscienziosità; forse queste qualità non possono essere oggetto di un addestramento, ma è certamente possibile promuovere tali aspetti nella cultura e nell'etica generali dell'organizzazione. Alcune competenze tuttavia sono più tangibili; di seguito saranno esaminate le più importanti: consapevolezza del rischio, consapevolezza della situazione, anticipazione, vigilanza e lucidità nelle decisioni. Su tali argomenti vi è un'ampia letteratura; in questa sede potremo solo illustrare alcuni aspetti chiave, particolarmente importanti per la sanità.

Indossare il secondo cappello: consapevolezza della fallibilità e del rischio

Nella maggior parte dei casi non possiamo analizzare o studiare l'ambiente in cui lavoriamo, perché abbiamo appena il tempo sufficiente per portare avanti il lavoro. Quando si tratta di sicurezza, tuttavia, è necessario fare qualche riflessione, nonché cercare di anticipare i potenziali problemi. Il mio collega chirurgo Krishna Moorthy descrive questo metodo con l'espressione "indossare il secondo cappello". Il primo è quello del chirurgo impegnato nella routine quotidiana, e nelle occasionali crisi, in un'unità di chirurgia complessa. Il secondo cappello descrive invece il passo indietro mentale per riflettere e anticipare problemi, scorgere le vulnerabilità del sistema e vedere il mondo attraverso le lenti della sicurezza, come pieno di rischi e imprevisti. Soffermiamoci a pensare che cosa questo può significare in pratica.

Per i singoli operatori sanitari il primo passo in direzione della sicurezza è rendersi conto dell'ubiquità e della molteplicità delle fonti di errore e di rischio e considerare, quindi, come ciò si applichi al proprio specifico ambiente di lavoro. Quali sono le attività più pericolose nel reparto? Quali sono quelle più soggette a errore e a insuccesso? Quando il sistema è maggiormente vulnerabile? Quando è più probabile che si verifichino errori? Quali sono le principali tipologie di danno che possono colpire i pazienti in questo ambiente? Confrontarsi con questi problemi richiede un'effettiva apertura mentale rispetto all'idea di errore e la disponibilità a discutere con gli altri i rischi e i pericoli dell'ambiente, poiché con ogni probabilità un team è in grado di monitorare e prevenire l'errore meglio di un singolo. Chiunque, a qualsiasi livello, può promuovere una franca discussione sull'errore e sul rischio. La caposala può spiegare che è legittimo discutere sugli errori; può costantemente sottolineare la possibilità che si verifichino e la necessità di prevenirli e di effettuare controlli incrociati. La più giovane delle infermiere è in grado di aiutare un medico nuovo a uscire da una situazione a rischio. Sono tutti esempi di comportamenti consapevoli dell'importanza della sicurezza.

La comprensione di un errore e delle sue cause può aiutare una persona a diventare consapevole della possibilità di errore, nel senso di intensificare la vigilanza in situazioni a rischio di errore. A tale proposito, James Reason (2004) ha suggerito un criterio semplice ma efficace: il modello dei tre cesti, che vi aiuta a stabilire quando deve suonare nella vostra testa il campanello d'allarme. I tre cesti corrispondono alle tre variabili interessate da performance e probabilità di errore: voi stessi, il contesto e il compito che state svolgendo. Per esempio, se state eseguendo una nuova procedura per la prima volta senza supervisione, e siete anche stanchi, affamati e distratti da un ambiente rumoroso, allora tutti e tre i cesti sono pieni e dovrete essere molto cauti (potete stabilire voi di che cosa sono pieni i cesti, ricorrendo alla vostra fantasia). Quando le condizioni sono particolarmente cattive, particolarmente soggette a errore, sarà meglio, se appena è possibile, fare un passo indietro e vedere se il procedimento può essere rinviato fino a che le condizioni siano più favorevoli: per esempio, se riuscite a mangiare un boccone, a farvi aiutare o a eliminare qualche fonte di distrazione. Per affrontare ambienti a rischio, è molto meglio utilizzare questo approccio che gettarsi allo sbaraglio, con inossidabile fiducia nelle proprie capacità, convinti che le cose andranno comunque bene. Resta da vedere se approcci di questo tipo possano essere appresi e applicati alla stregua di una specifica competenza per fronteggiare l'errore.

Il fatto di documentarsi e condurre ricerche sulla sicurezza e di riflettere sui modi in cui le cose possono andare male ha un impatto sulla pratica clinica?

Box 17.4 Opinioni dei medici sulla sicurezza nella pratica clinica

- Essere più vigile nei confronti degli errori che avvengono nella pratica giornaliera, un'attenzione che forse mi è mancata in passato. Essere disponibile ad affrontare questioni in sospeso che non sembrano di mia pertinenza, piuttosto che dire che non fanno parte dei miei compiti
- Coinvolgere il paziente nelle cure. Per esempio, chiedere sempre al paziente conferma del lato in cui si attende sia effettuato l'intervento chirurgico
- Essere più esplicito per quanto riguarda le istruzioni: discutere con il paziente ogni cosa che penso o intendo fare e richiedere le opinioni dei colleghi
- Nel passaggio delle consegne, sintetizzare sempre la situazione, delineare il programma di lavoro e indicare chiaramente che cosa tenere sotto controllo e a che punto voglio essere chiamato
- Assicurarsi che ogni cosa venga documentata
- Non intraprendo nessuna procedura se non sono certo di avere la competenza o l'adeguata supervisione per eseguirla
- I medici più esperti dichiarano di preferire che i medici più giovani sbaglino per eccesso di prudenza, eppure molti giovani medici non seguono questo principio per timore di sembrare deboli. Mi sforzo ogni giorno di ricordare che voglio innanzi tutto essere sicuro e poi audace
- Trascorrere più tempo con i pazienti, spiegando e discutendo i rischi e i benefici del trattamento
- Essere maniaci del lavarsi le mani. Sono ormai ben consapevole delle ragioni per le quali devo farlo e pertanto meno infastidito dal tempo che porta via
- Avere abbastanza umiltà per riconoscere quando si sta facendo un passo più lungo della gamba ed essere pronti a chiedere aiuto

(Jacklin, Olsen, Sarker, Undre, comunicazione personale)

17

Consideriamo i risultati sinora presentati in questo libro. I pazienti subiscono frequentemente danni, spesso prevenibili; gli errori sono diffusi in ogni area della medicina sin qui esaminata; sebbene le persone siano piene di risorse, la capacità cognitiva umana ha limiti che aumentano notevolmente la probabilità di errore; più che essere il prodotto di un progetto, i sistemi e i processi sanitari sono il risultato di un'evoluzione e tendono a essere lunghi, inutilmente complessi, non coordinati ed esposti al fallimento; le condizioni di lavoro di gran parte degli operatori sanitari sono lungi dall'essere ideali, aumentando così la possibilità di errore. Sia pure a livello aneddotico, il coinvolgimento nella ricerca e nella pratica della sicurezza sembra in grado di influenzare l'attività clinica. Quando ho chiesto ad alcuni dei miei colleghi medici se il loro impegno nella ricerca sulla sicurezza avesse influenzato la loro pratica, la risposta è stata nettamente affermativa (Box 17.4).

Sicurezza e competenze non-tecniche

Nel resto del capitolo, ci baseremo molto sul lavoro pionieristico di Rhona Flin e colleghi (Flin et al., 2008), che hanno studiato, analizzato e sono stati coinvolti nello sviluppo dell'addestramento di competenze non-tecniche in diversi contesti, come chirurgia, anestesia, aviazione, industria petrolifera, centrali nucleari e settore militare. Le competenze non-tecniche sono molto simili alle competenze, agli atteggiamenti e ai comportamenti legati alla sicurezza, di cui abbiamo parlato prima, ma riguardano in modo particolare capacità e comportamenti che possono essere identificati e addestrati. Flin e colleghi (2008) definiscono le competenze non-tecniche come:

> Le competenze cognitive, sociali e personali che sono complementari alle competenze tecniche e che contribuiscono all'esecuzione sicura ed efficiente del compito. Non si tratta di competenze nuove o misteriose, ma essenzialmente delle competenze che i migliori professionisti utilizzano per ottenere con continuità elevate performance e che il resto di noi utilizza in una giornata positiva. (Flin et al., 2008)

L'identificazione delle competenze non-tecniche si basa sia su studi e su osservazioni dirette degli esperti, sia sull'analisi di incidenti in molti contesti differenti dove la carenza di queste competenze ha accelerato disastri o non è riuscita a prevenirli. Come sottolineano Flin e colleghi, queste competenze sono essenziali sia nella routine quotidiana sia nelle crisi, ma risultano particolarmente cruciali nelle situazioni di pericolo. Le persone in prima linea costituiscono di fatto l'ultima linea di difesa, sia che agiscano prontamente per prevenire un incendio in una raffineria, sia che controllino un'emorragia durante un intervento. Tali competenze non sono "*soft*", ma davvero critiche, essenziali per interventi tecnici sicuri ed efficienti: la comunicazione riguarda generalmente informazioni su aspetti tecnici, il processo decisionale riguarda generalmente decisioni su aspetti tecnici, e così via. D'altra parte, le capacità di comunicazione o di decisione non sono legate a particolari personalità. Forse alcuni sono per natura migliori comunicatori o più portati al lavoro di squadra, ma quando le competenze necessarie sono chiaramente individuate tutti possono apprenderle. Rhona Flin cita il messaggio trasmesso da una compagnia aerea ai suoi piloti: "Potete avere il carattere che preferite, ma questo è il comportamento che ci attendiamo da voi quando siete ai comandi dei nostri aerei".

Consapevolezza della situazione

Essere consapevoli delle situazioni implica qualcosa di più che prestare semplicemente attenzione a ciò che si sta facendo. In un ambiente a rischio occorre una comprensione più ampia del compito, dell'ambiente e del modo in cui gli eventi potrebbero evolvere. Così, un'infermiera in un'unità di terapia intensiva deve registrare i parametri vitali, ma deve anche tener conto del prossimo cambio di turno, del fatto che il medico è nuovo del reparto e che il paziente non sta rispondendo al trattamento con la rapidità attesa. Ecco tre elementi chiave della consapevolezza della situazione:
- raccolta delle informazioni, nel senso di continuo monitoraggio della situazione;
- interpretazione delle informazioni: perché il paziente non sta rispondendo?
- previsione: qual è l'informazione critica da trasmettere al cambio di turno?

In ambito militare la consapevolezza della situazione consiste nell'avere una costante conoscenza dei movimenti del nemico e nell'interpretare e anticipare i suoi piani. La consapevolezza della situazione si è rivelata un aspetto critico, sul quale concentrare l'addestramento alla sicurezza, in seguito ai numerosi incidenti nei quali la mancanza di consapevolezza complessiva dell'ambiente ha avuto un ruolo determinante. L'esempio classico è l'"impatto al suolo in volo controllato", dove un aereo perfettamente funzionante impatta con il terreno perché il pilota ha interpretato erroneamente la quota. Nelle inchieste sugli incidenti, le persone riferiscono: "Non mi sono accorto che…", "Siamo rimasti molto sorpresi quando…". La perdita della consapevolezza della situazione comporta la perdita del controllo (Flin et al., 2008).

Raccogliere informazioni implica la sorveglianza e il monitoraggio dell'ambiente per ottenere informazioni rilevanti, e in particolare segni di cambiamento rispetto a quanto atteso. Rhona Flin propone l'illuminante e memorabile esempio del pompiere che, giunto sulla scena, valuta la situazione (Box 17.5).

Box 17.5 Un pompiere valuta un incendio

È importante che il pompiere abbia la mente addestrata a riconoscere e osservare gli elementi essenziali quando arriva sulla scena…. Se possibile osservare prima da lontano per cogliere una visione d'insieme della struttura, esaminandone tutte le facciate per individuare i segni dell'incendio. Com'è l'accesso al tetto? Che tipo di struttura è? È possibile che la costruzione presenti qualche rischio insolito? C'è una foschia che fa pensare che si stia già diffondendo del fumo? Più informazioni immagazzina in questi momenti, più efficace sarà quando verrà il momento di intraprendere azioni rapide. Tutto ciò dovrebbe essere concentrato nel tempo che intercorre tra il momento in cui scende dal camion al momento in cui entra nell'edificio.

(Adattato da Flin et al., 2008)

17

Gli anestesisti controllano i monitor per rilevare una caduta della pressione arteriosa o variazioni della saturazione di ossigeno, ma devono anche saper cogliere tensioni nel team chirurgico, come il fatto che il chirurgo sia stato distratto da una conversazione relativa a un altro paziente o la preoccupazione per il protrarsi dell'intervento sapendo che il caso successivo è un'emergenza. L'interpretazione consiste nel valutare lo stato clinico del paziente o nel rendersi conto che il team sta reagendo all'inesperienza del chirurgo e alle pressioni dell'organizzazione nel suo complesso, che mira a mantenere la produttività, potenzialmente a spese della sicurezza.

Anticipazione e vigilanza

In molti settori la capacità di prevedere in anticipo gli eventi è una qualità chiave degli esperti e una componente essenziale per avere piena consapevolezza della situazione. In sostanza significa proiettare il pensiero nel futuro per individuare possibili problemi e rischi. Se guidate un'auto sotto una pioggia scrosciante, dovete costantemente pensare a ciò che potrebbe accadere. Se le gomme non hanno aderenza? Se l'auto che precede frena improvvisamente? Se mi trovo all'improvviso di fronte un'auto in sorpasso che non mi ha visto? In uno studio sulle missioni degli aerei da combattimento, Amalberti e Deblon (1992) trovarono che nella pianificazione della missione, attività che spesso richiede più tempo della missione stessa, i piloti dedicavano una gran quantità di tempo ad analizzare ogni parte della rotta per individuare possibili minacce, provenienti da un aereo nemico, da fattori personali, da condizioni meteorologiche o da inconvenienti tecnici. Durante il volo i piloti dedicavano poi oltre il 90% del tempo in cui non erano impegnati per aggiornare le loro previsioni: tipicamente sviluppavano "un albero" dei possibili eventi, che diventano più o meno importanti nel corso del volo.

Gli esperti cercano continuamente di prevedere e anticipare il futuro. Per esempio, Cynthia Dominguez mostrò ai chirurghi il video di un intervento eseguito su una paziente ottantenne per l'asportazione di una colecisti infetta. Dominguez usava il video per chiedere ai chirurghi come si sarebbero preparati per quel tipo di intervento e che cosa avrebbero pensato in ciascuna fase. Trovò che, rispetto ai colleghi più giovani, i chirurghi esperti avevano una maggiore capacità di anticipare i possibili problemi. In particolare essi prevedevano – e quindi erano preparati all'evenienza – di incontrare difficoltà nella dissezione e nell'identificazione delle strutture circostanti, a causa dell'edema e dell'infiammazione della colecisti e dell'area adiacente. In secondo luogo, essi prevedevano un più alto rischio di complicazioni, come lesioni di strutture adiacenti o lacerazione della stessa colecisti, con rilascio di bile e aumento del rischio di infezione addominale (Dominguez et al., 2004). Questa capacità di previsione li preparava mentalmente ai rischi che avrebbero incontrato; come i piloti di aereo, essi avevano tracciato la rotta nella loro mente e anticipato i probabili rischi lungo il percorso.

Dopo aver tentato di prevedere tutte le minacce e i rischi possibili, i piloti dello studio di Amalberti e Deblon simulavano mentalmente le risposte per vedere se sarebbero stati in grado di risolvere i problemi; in caso negativo modificavano in qualche misura il volo per poter far fronte a tutte le evenienze. Una capacità chiave dei piloti esperti consiste nel prevedere ed evitare situazioni pericolose. Non si tratta tanto della capacità di

Box 17.6 Anticipazione e prontezza in chirurgia

È necessario avere una strategia pronta quando vi è un'emorragia: risposte fredde e automatiche a una situazione rischiosa "radicate" nella vostra mente, così che tutto possa avvenire senza stress e tensioni. Una delle situazioni peggiori è il sanguinamento dalla regione inguinale. Quando insegnavo, davo agli studenti una lista di cose che avrebbero dovuto fare in tale situazione. Gli chiedevo di ripetermela in continuazione, in modo che quando gli fosse capitato – e prima o poi gli sarebbe capitato – non avrebbero avuto bisogno di pensarci, ma avrebbero inserito il pilota automatico.

La prima cosa da fare è mettere un tampone, che blocchi la fuoriuscita di sangue. La seconda è chiedere un aiuto aggiuntivo: serve un'altra persona che usi l'aspiratore, perché spesso siete da soli con l'infermiera di sala operatoria. Terzo, occorre informare l'anestesista che è in corso un'emorragia. Occorre poi inclinare il tavolo operatorio abbassando la testa, per ridurre il flusso emorragico, e allargare la ferita senza rimuovere il tampone. Una volta che la situazione è sotto controllo, ci si può dedicare al resto. Assicuratevi di avere gli strumenti giusti e il giusto supporto, che l'anestesista sappia cosa sta succedendo e che tutto sia pronto, in modo che quando toglierete il tampone ci sia chi vi aiuti, sia pronto l'aspiratore e quanto occorre per far fronte alla situazione. L'aspirazione vi consente di individuare l'origine dell'emorragia e di trattarla.

Quando gli studenti sanno tutto ciò a memoria, affrontare il problema diventa routine.

improvvisare per sfuggire al pericolo (le loro soluzioni improvvisate erano spesso piuttosto insufficienti), quanto della capacità di restare entro i limiti di sicurezza operativa, avendo preparato strategie per affrontare i problemi. Analogamente, i clinici esperti non si affidano alla propria perizia per uscire da situazioni pericolose, ma cercano innanzi tutto di evitarle e di disporre di routine consolidate cui ricorrere qualora si verifichi una crisi. Rappresentarsi mentalmente che cosa fare se capitasse un particolare problema è uno strumento potente per prepararsi a tale eventualità (Box 17.6). Bob Wears, un medico del pronto soccorso, mi ricordava che quando si manifesta una crisi non c'è molto altro cui affidarsi se non la preparazione e l'addestramento.

In sanità è fondamentale anticipare i problemi che possono sorgere nel team clinico o nell'organizzazione complessiva. Teoricamente, l'anestesia è una procedura di routine, ma un'emergenza che mette in pericolo la vita può capitare in ogni momento: gli anestesisti sono addestrati a numerose routine di emergenza e a mantenere una costante consapevolezza di ciò che potrebbe accadere. Gli anestesisti esperti verificano sempre che siano disponibili la strumentazione per le emergenze e i farmaci che consentono, per esempio, di far fronte a un abbassamento repentino della frequenza cardiaca. Questo tipo di preparazione sembra ovvio, e in un certo senso lo è, ma è difficile mantenere costantemente questo grado di "consapevolezza dell'emergenza", giorno dopo giorno, specialmente se le emergenze sono relativamente rare. Paradossalmente, quanto più sicura è un'unità, tanto più è difficile credere che un disastro possa capitare in qualsiasi momento.

Vigilare significa saper anticipare le emergenze cliniche, ma anche gli imprevisti dell'organizzazione e la possibilità che altri non effettuino i controlli così sistematicamente come vorreste. Il mio collega Ros Jacklin ha illustrato chiaramente questo concetto con un esempio che prende in considerazione tutti i livelli della consapevolezza della situazione.

17

Penso che una delle chiavi per essere un professionista attento alla sicurezza si identifichi con la vigilanza: prevedere i problemi prima che essi si verifichino, quando sono ancora latenti. Per esempio, se sei reperibile, verifica quali sono i pazienti operati quel giorno e dai loro una rapida occhiata prima di coricarti, indipendentemente dal fatto che qualcuno te lo chieda in modo specifico. Se il paziente sembra disidratato, puoi effettuare un controllo per vedere se qualcosa suggerisce un'emorragia e aumentare un po' il flusso della flebo per la notte; altrimenti nessuno si accorgerà che il paziente è disidratato finché non si noterà un calo nella produzione di urine. Se dovesse accadere, in questa fase puoi facilmente ripristinare il bilancio idrico del paziente con un'infusione endovenosa; se per qualche motivo vi è un ritardo, il paziente può sviluppare un quadro di insufficienza renale conclamata. (Jacklin, comunicazione personale)

Nel prevedere i possibili problemi, oltre a vigilare personalmente, il medico deve anche tener conto del probabile grado di vigilanza del personale del turno successivo.

Talvolta un medico termina il proprio turno sapendo di lasciare i pazienti in mani sicure; in altre occasioni, se il turno successivo è affidato a una persona poco coscienziosa, si resta con una fastidiosa sensazione d'ansia ed è dunque giustificato un numero maggiore di controlli e verifiche.

Il processo decisionale

Il processo decisionale è alla base di tutta la pratica clinica, e tuttavia ha ricevuto relativamente poca attenzione sia nella letteratura sulla sicurezza del paziente sia in quella più generale sul miglioramento della qualità. L'enfasi sul miglioramento dei sistemi e dei processi ha distolto l'attenzione dalla performance umana in generale, e dal processo decisionale in particolare. Un motivo è che il processo decisionale, e i suoi insuccessi, ricadono nella categoria del "troppo difficile", che è stata trascurata a favore dei più tangibili problemi di processo e di sistema. Il processo decisionale è anche un tema delicato, profondamente legato all'identità professionale e all'orgoglio personale. Veder messe in discussione le proprie decisioni cliniche, specie se hanno determinato effetti avversi, può essere un'esperienza traumatica.

Il processo decisionale è stato ampiamente studiato ed esiste una vasta letteratura psicologica, con correlate ricerche nell'economia, nel management e nei settori militare e industriale. Vi è anche un'ampia e consolidata letteratura sul processo decisionale in medicina, che tuttavia non ha avuto l'impatto che merita sulla pratica clinica e sulla formazione. Ciò che possiamo fare in questo breve paragrafo è sottolinearne l'importanza e suggerire che i metodi di insegnamento e di formazione sul processo decisionale clinico diventino nei prossimi anni un tema fondamentale per la sicurezza del paziente. Analizzeremo il processo decisionale in chirurgia per illustrare i principali approcci.

Le decisioni cliniche: adattare le strategie al contesto

Il processo decisionale è essenzialmente il processo per giungere a un giudizio o scegliere un'opzione in condizioni di incertezza. L'ampiezza dell'incertezza varia

Tabella 17.1 Il processo decisionale nei chirurghi più esperti

Tipo di processo	Ragionamento del chirurgo
Decisioni attivate dal riconoscimento	C'è pochissimo tempo a disposizione. L'emorragia deve essere controllata rapidamente e ho 20 minuti prima che il rene muoia. Avverto immediatamente gli anestesisti, mentre cerco l'origine dell'emorragia e provvedo a bloccarla. Ho bisogno di tenere vivo il rene sano e devo quindi iniettarvi soluzione salina fredda
Decisioni assunte in base alle regole	Se si sta verificando un danno, devi fermarti, come previsto dalle linee guida sul governo clinico. Parte della competenza clinica consiste nel fare, ma l'altra parte sta nel riconoscere quando sei incerto e nel ricordare il *primum non nocere*. Pertanto ho deciso di fermarmi e di richiedere un secondo parere
Scelta tra diverse opzioni	Ci sono tre opzioni da valutare e devo dunque confrontare i potenziali rischi di problemi postoperatori con quelli correlati alle scelte intraoperatorie
Processo decisionale creativo	Nessuno dei normali raccordi potrebbe funzionare, devo quindi adattarne uno diverso per farlo andare bene

Adattata da Flin et al., 2008

enormemente, in particolare nell'ambito del lavoro clinico. Un paziente può arrivare al pronto soccorso con un'insufficienza respiratoria acuta e una storia di asma nota, e la decisione di prescrivere il trattamento standard può essere relativamente immediata; il paziente successivo può presentarsi con una serie di sintomi atipici e ingannevoli, che possono essere dovuti a oltre una dozzina di condizioni diverse. L'estensione dell'incertezza, e dunque l'utilità del ricorso a un supporto decisionale, dipende strettamente dalla misura in cui un problema è già inquadrato e strutturato.

Nel contesto delle competenze cliniche, Flin e colleghi propongono un'utile classificazione dei metodi impiegati nel processo decisionale (Tabella 17.1). Considereremo brevemente tre dei quattro approcci, lasciando da parte la più rara necessità di un processo decisionale creativo, del tutto improvvisato.

Processo decisionale intuitivo attivato dal riconoscimento

La teoria classica delle decisioni propone un'ordinata visione di attori razionali che pesano e confrontano le scelte; è fondata su una forte tradizione di ingegnosi esperimenti di laboratorio, applicati generalmente a problemi ben strutturati e condotti su volontari, spesso studenti universitari. Ne sono derivati metodi sperimentali sofisticati, alcuni dei quali applicati alla chirurgia (Jacklin et al., 2008a). Questi approcci, tuttavia, hanno raramente utilizzato decisori esperti e i metodi formali, strutturati, si sono dimostrati difficili da trasferire in contesti nei quali le decisioni devono essere prese rapidamente e senza deliberazione evidente.

Negli anni Ottanta è emerso il cosiddetto processo decisionale naturalistico (NDM, *naturalistic decision making*), in parte in risposta alla constatazione che decisioni di scarsa qualità hanno portato a incidenti rilevanti in diversi ambiti. I ricercatori del

NDM intendevano studiare gli esperti che prendevano decisioni nel proprio ambito di lavoro, spesso in condizioni caratterizzate da elevata incertezza, scarsità di tempo, obiettivi variabili e risorse non adeguate al compito. Pompieri, militari, medici del pronto soccorso: ricorrono tutti a questo tipo di processo decisionale. Secondo il lavoro pionieristico di Gary Klein (1998) e altri, in questi contesti il processo decisionale è caratterizzato non da una formale ponderazione delle opzioni, ma da un immediato riconoscimento della natura delle difficoltà che si presentano. In queste situazioni, gli esperti riconoscono un tetto che è sul punto di crollare o un paziente che sta per andare incontro a un arresto cardiaco e reagiscono immediatamente, basando la propria risposta sul ricordo di emergenze simili e su un repertorio di strategie usate in precedenza. Generalmente queste situazioni evolvono rapidamente, a seconda che il soffitto crolli o meno, richiedendo una sequenza di decisioni assunte sul momento. Sono privilegiate decisioni immediatamente operative e soluzioni sufficientemente buone, più che scelte minuziosamente calcolate.

Processo decisionale basato sulle regole

Secondo il processo decisionale basato sulle regole, il medico, il pilota o il tecnico devono riconoscere la situazione che stanno affrontando, ma devono anche essere in grado di identificare quale serie di regole o procedure, tra quelle apprese in precedenza, vada applicata. I piloti, per esempio, sono addestrati a eseguire un'ampia gamma di procedure di routine e di emergenza, che una volta avviate seguono un percorso standard. Dai piloti degli aerei commerciali ci si attende che abbiano memorizzato tutte le procedure standard di emergenza, che vengono provate dapprima mentalmente e poi in pratica nei simulatori; quando il tempo lo consente, ci si attende anche che controllino il manuale di volo per accertarsi di seguire alla lettera la procedura.

Anche la medicina ha un nutrito gruppo di procedure basate su regole, sia di routine, per esempio per la somministrazione di farmaci o il posizionamento di linee endovenose, sia d'emergenza, per esempio per l'intubazione non riuscita o la rianimazione dopo un arresto cardiaco. In alcune specialità queste procedure sono sviluppate molto meglio che in altre, e ciò dipende da diversi fattori, tra i quali la precisione con cui le situazioni possono essere identificate o la propensione dei medici a vivere pericolosamente affidandosi a risposte intuitive. L'anestesia è estremamente ricca di procedure d'emergenza standardizzate, particolarmente appropriate e necessarie per una specialità che comporta lunghi periodi di vigilanza, monitoraggio e regolazione, inframmezzati da intermittenti allarmi di pericolo di vita (Williamson, Runciman, 2009). L'uso di queste procedure è critico sia per i giovani alle prime armi, che si basano su di esse per le azioni da intraprendere, sia per gli esperti che – pur sapendo quali azioni intraprendere – possono reagire molto più rapidamente se hanno acquisito un repertorio di procedure consolidate. Ovviamente, queste procedure non includeranno tutte le possibili crisi e vi è sempre il pericolo di scegliere la procedura sbagliata, dovendo poi lottare per riprendere il controllo della situazione. Come ha detto un esperto: "il vero processo decisionale comincia quando le procedure si esauriscono, e devo fare riferimento alla mia esperienza" (Flin et al., 2008).

Giudizio clinico e scelte

Rispetto al processo intuitivo o a quello basato sulle regole, la scelta di una tra numerose opzioni è un processo molto più analitico, poiché implica la valutazione delle informazioni disponibili e del supporto che queste forniscono alle opzioni disponibili, e
quindi la ponderazione e la comparazione delle diverse opzioni. Ciò può essere fatto
molto rapidamente, come quando un medico del pronto soccorso diagnostica un infarto
del miocardio in un paio di minuti, o lentamente, come quando si valuta la possibilità
di un carcinoma polmonare o di una polmonite sulla base di una serie di esami. Queste
scelte diagnostiche sono gli esempi più immediati, e si sarebbe tentati di ritenere che
la diagnosi iniziale sia il punto di scelta cruciale. In realtà questi "punti di scelta" si
incontrano lungo tutto il percorso del paziente e le decisioni prese sono variamente
dettate dal riconoscimento, dalle regole, dall'analisi e dalla valutazione delle opzioni.
Ciò è ben illustrato in uno studio di Ros Jacklin e Nick Sevdalis, che hanno intervistato
chirurghi esperti per identificare il processo decisionale che adottano nella valutazione
e nel trattamento dei calcoli biliari sintomatici; questo processo può essere rappresentato in un diagramma che ne illustra la complessità e il considerevole numero di decisioni critiche. Curiosamente, questa rappresentazione della catena decisionale non è
frequente e non sembra sia mai stata oggetto di insegnamento.

Alcune di queste decisioni sono basate su regole, benché sia opportuno osservare
che molte "regole" sono personali e possono essere più o meno largamente accettate
dalla comunità dei chirurghi o sostenute da evidenze.

Una decisione iniziale può essere se utilizzare un trocar di Hasson o un ago di Verres
per immettere nella cavità addominale anidride carbonica, allo scopo di creare uno
spazio di lavoro in cui inserire gli strumenti tramite incisioni nella parete addominale.
La scelta della tecnica da usare resta una questione di preferenze individuali, con i chirurghi che esprimono le proprie regole personali, in una gamma che va dall'uso sistematico della tecnica aperta a quello sistematico dell'ago di Verres, con una categoria
intermedia di chirurghi che usano un ago di Verres a meno che vi siano cicatrici addominali associate a rischio di aderenze, come risulta dal brano che segue.

> Uso sempre la tecnica aperta, talvolta questa fase dell'intervento richiede parecchio tempo,
> soprattutto se il paziente è grasso.

> Sebbene per lo pneumoperitoneo si raccomandi la tecnica aperta, in caso di addome inte-
> gro probabilmente continuerei a usare l'ago di Verres. Tuttavia, se vi sono cicatrici o indizi
> che suggeriscono aderenze intraaddominali, allora è meglio la tecnica aperta di Hasson.
> (Jacklin et al., 2008a, 2008b)

Altre scelte, tuttavia, sono basate molto più solidamente su una stima del rischio e
su un processo di formazione del giudizio più formalizzato, che include la ponderazione delle evidenze e la scelta della migliore linea d'azione. Per esempio, i pazienti
devono essere avvertiti della possibilità di conversione dalla procedura chiusa (laparoscopica) a quella aperta (tradizionale).

> Gli darei un 2% di rischio di conversione e gli spiegherei che esistono rischi di emorragia
> e danno alle vie biliari.

17

Vi è un rischio del 4% circa di conversione dalla tecnica laparoscopica a quella aperta e ovviamente non possiamo svegliare i pazienti per chiedere il loro consenso, perciò lo chiediamo per entrambe le tecniche.
(Jacklin et al. 2008a, 2008b)

Nella pratica, i clinici e gli altri esperti non soppesano ovviamente con attenzione ogni scelta, poiché porterebbe via troppo tempo. Si affidano invece a regole empiriche basate sull'esperienza, alla lettura degli studi in materia e all'osservazione della pratica di colleghi. Questi procedimenti euristici rappresentano in sostanza norme semplici ma approssimative che aiutano a prendere decisioni semplificando la situazione e la scelta. Un esempio è "le malattie frequenti si verificano frequentemente", che ricorda semplicemente al clinico le probabilità di una particolare malattia nella popolazione. In termini statistici, un infarto del miocardio è una spiegazione di certi sintomi più probabile di un'oscura miopatia che si osserva solo una o due volte all'anno. Tuttavia questi procedimenti euristici possono anche essere fuorvianti, da cui l'espressione *heuristics and biases* (o bias euristici). In un'ampia revisione della letteratura psicologica e medica, Pat Croskerry (2009a), un medico del pronto soccorso con una formazione in psicologia, ha individuato una trentina di procedimenti euristici che hanno implicazioni per la medicina clinica (Tabella 17.2). Egli utilizza l'espressione "disposizioni cognitive di risposta" (CDR, *cognitive dispositions to respond*) per descrivere in modo neutro queste disposizioni, che possono aiutarci (quando sono davvero euristiche) oppure condurci fuori strada (quando sono bias).

Tabella 17.2 Esempi di disposizioni cognitive alla risposta

Bias diagnostici	
Disponibilità	Sovrastimare la probabilità di una diagnosi quando gli esempi sono relativamente facili da ricordare
Conferma	Raccogliere e interpretare in modo selettivo le evidenze che confermano una diagnosi, ignorando quelle che potrebbero confutarla
Retrospettivo	Sovrastimare la probabilità di una diagnosi, quando la diagnosi corretta è già nota
Rammarico	Sovrastimare la probabilità di una diagnosi con possibili gravi conseguenze per evitare il rimorso per una mancata diagnosi
Rappresentatività	Sopravvalutare le evidenze che ricordano una classe di eventi. Può condurre a sottovalutare i tassi reali di prevalenza, a ignorare la regressione verso la media e a incorrere nella fallacia del giocatore d'azzardo
Bias di trattamento	
Rammarico/outcome	Rammaricarsi di più per gli outcome sfavorevoli i dovuti a trattamenti attivi che per quelli dovuti a inazione, e assegnare maggior valore alle decisioni terapeutiche che conducono ad outcome favorevoli che a quelle che conducono ad outcome sfavorevoli
Contesto (framing)	Scegliere trattamenti più rischiosi quando sono descritti in termini negativi (per esempio di mortalità) piuttosto che in termini positivi (per esempio di sopravvivenza)
Numero di alternative	Scegliere più spesso un'opzione di trattamento quando vi sarebbero più alternative

Da Jacklin et al., 2008

Addestramento al processo decisionale

Medici, infermieri e altri operatori sanitari non ricevono quasi mai un addestramento al processo decisionale. A prima vista, tale affermazione sembra completamente infondata; sicuramente gli studenti di medicina e di infermieristica sono addestrati sistematicamente a riconoscere i segni e i sintomi delle patologie e le loro diverse associazioni. Occorre, tuttavia, distinguere tra i contenuti e il processo decisionale: gli studenti e i tirocinanti ricevono formazione in abbondanza su segni e sintomi della malattia, ma pochi di loro, non importa l'ambito, ricevono qualche indirizzo sui modi migliori per prendere le decisioni. È possibile aumentare l'accuratezza del processo decisionale?

Come osserva Pat Croskerry, la maggior parte dei ricercatori ha una visione molto pessimistica sulla possibilità di influenzare disposizioni cognitive evidentemente difficili da cambiare, e la letteratura sperimentale non sembra incoraggiare una visione più positiva (Croskerry, 2009b). In realtà, tuttavia, esistono numerose strategie potenzialmente utili, solo che non sappiamo quali possono avere effetti positivi, ammesso che possano averne. Un addestramento al processo decisionale, diverso dalla descrizione dei segni da ricercare, praticamente non esiste in medicina. Tuttavia, i clinici con il trascorrere del tempo sembrano diventare più esperti, sia pure in un ambito ristretto;

Tabella 17.3 Strategie per migliorare il ragionamento clinico

Strategia	Meccanismo o azione
Potenziare la componente critica nel ragionamento clinico	Prevedere un addestramento formale al pensiero critico nei programmi di studio dei medici
Sviluppare l'intuizione e la consapevolezza	Fornire descrizioni dettagliate di CDR conosciuti con molteplici esempi clinici che ne illustrano gli effetti
Considerare le alternative	Prevedere la valutazione obbligata delle possibili alternative. Generazione e valutazione di routine di diagnosi alternative. "Che altro potrebbe essere?"
Ridurre il ricorso alla memoria	Migliorare la precisione dei giudizi attraverso supporti cognitivi: promemoria, linee guida per la pratica clinica, algoritmi, palmari
Simulazione	Sviluppare prove mentali, strategie cognitive di accompagnamento o scenari clinici specifici per permettere il manifestarsi dei bias cognitivi e l'analisi delle loro conseguenze
Ottimizzare le condizioni di lavoro	Assicurare adeguate risorse e ottimizzare gli orari di lavoro per ridurre fatica, stress, privazione e debito di sonno
Minimizzare la pressione del tempo	Fornire tempo adeguato per un processo decisionale di qualità
Fornire feedback	Fornire ai decisori un feedback il più possibile rapido e affidabile, in modo che gli errori vengano subito riconosciuti, compresi e corretti, permettendo una migliore calibrazione da parte dei decisori

Adattata da Croskerry, 2009b

è dunque plausibile che si possa velocizzare questa tendenza e anche migliorare il processo decisionale a tutti i livelli di esperienza. I consigli di Croskerry (Tabella 17.3) sono di ampio respiro e abbracciano metodi innovativi di formazione basati su molteplici scenari clinici, che simulano e accelerano le condizioni per l'acquisizione delle competenze, e abbinati a training e feedback specifici sui pattern cognitivi e allo sviluppo dell'abitudine di ricercare sempre alternative, indipendentemente da quanto chiara appaia la diagnosi. Anche in questo processo, per lo più personale e interiore, il sistema tuttavia gioca la sua parte. Fatica, stress e mancanza di tempo creano ostacoli anche al diagnostico più esperto e lo sforzo per organizzare efficientemente gli orari di lavoro migliorerà anche l'accuratezza del processo decisionale.

L'influenza delle condizioni di lavoro

Sono stato sveglio 30 ore e ho almeno altre cinque ore di lavoro, per non parlare delle tre procedure. Ogni volta che mi siedo per cercare di capire come mai il rene della signora Long sta peggiorando, mi addormento. (Volpp, Grande, 2003)

Capacità di anticipazione, prontezza, rapidità di pensiero, orientamento personale e responsabilità individuale sono tutti elementi vulnerabili alla fatica. Ogni clinico è fortemente influenzato dal proprio ambiente di lavoro e dalle richieste che gli vengono poste, relative non solo ai compiti immediati, ma anche al contesto organizzativo. Orari assurdamente lunghi, con conseguente affaticamento e stress sono uno dei principali fattori che contribuiscono agli errori. L'impatto sul coordinamento mano-occhio di una notte senza sonno è paragonabile a quello indotto da un tasso alcolemico dello 0,10% (Dawson, Reid, 1997). Essere curati da un medico esausto a causa di una notte insonne equivale, almeno per quanto riguarda il coordinamento mano-occhio, a essere trattato da qualcuno che è moderatamente ubriaco.

Rassegne sugli effetti della privazione del sonno in altri ambiti mostrano effetti rilevanti su una serie di compiti mentali, sulla capacità di mantenere l'attenzione e sulle abilità motorie. Studi in contesti clinici hanno dimostrato che dopo un turno di notte si ha riduzione delle capacità chirurgiche (Taffinder et al., 1998), riduzione della capacità di interpretare elettrocardiogrammi e rallentamento delle risposte a simulazioni di anestesia, nel corso delle quali alcuni medici si sono realmente addormentati (Veasey et al., 2002; Weinger, Ancoli-Israel, 2002). La maggior parte di questi studi riguardava compiti clinici simulati e non coinvolgeva pazienti reali; tuttavia, due recenti e importanti studi (Lockley et al., 2004; Landrigan et al., 2004) hanno esaminato, utilizzando la registrazione continua dei movimenti oculari, gli orari di sonno dei medici in diversi sistemi di turnazione, valutando al contempo la frequenza di errori clinici gravi. Nelle unità di terapia intensiva il tasso di tali errori – monitorati con metodi che comprendevano l'osservazione diretta – era del 22% più alto nelle unità che adottavano la programmazione tradizionale dell'orario (turni di 24 ore e più) rispetto a quelle che avevano eliminato i turni lunghi e ridotto il numero di ore settimanali. Fortunatamente diversi paesi stanno cominciando a intervenire per ridurre l'orario dei medici, sebbene il progresso sia lento e vi siano molti problemi da considerare, quali una perdita di esperienza clinica durante la formazione. In molti luoghi tuttavia permane la grottesca situazione per cui se si è stanchi è vietato guidare un'automobile, un camion o un treno, ma è perfettamente accettabile seguire un'unità di terapia intensiva.

Lo scopo di sollevare questa problematica alla fine di un capitolo sui contributi personali alla sicurezza è quello di sottolineare ancora una volta i limiti e i vincoli della performance umana. Fatica e orario di lavoro eccessivo rappresentano un esempio particolarmente potente del modo in cui la capacità del singolo è vincolata e influenzata dall'ambiente lavorativo e dal contesto organizzativo. La visione sistemica assegna all'individuo un ruolo secondario, ma occorre inserire la prospettiva individuale nel più ampio contesto organizzativo e valutare l'interazione tra i numerosi fattori che in ultima analisi determinano la qualità delle cure erogate al paziente.

Bibliografia

Amalberti R, Deblon F (1992) Cognitive modelling of fighter aircraft process control: a step towards an intelligent on-board assistance system. International Journal of Man-Machine Studies, 36:639-671

Croskerry P (2009a) A universal model of diagnostic reasoning. Academic Medicine, 84(8):1022-1028

Croskerry P (2009b) Critical Thinking and Reasoning in Emergency Medicine. In: Croskerry P et al (eds) Patient Safety in Emergency Medicine. Lippincott Williams & Wilkins, Philadephia, pp 213-218

Dawson D, Reid K (1997) Fatigue, alcohol and performance impairment. Nature, 388:235

Dominguez C, Flach JM, McDermott PC et al (2004) The Conversion Decision in Laparoscopic Surgery: Knowing your Limits and Limiting your Risks. In: Smith K, Shanteauand J, Johnson P (eds) Psychological Investigations of Competence in Decision Making. Cambridge University Press, Cambridge, pp 7-39

Flin R, O'Connor P, Crichton M (2008) Safety at the Sharp End. A Guide to Non-technical Skills. Ashgate, Guildford

Jacklin R, Sevdalis N, Darzi A, Vincent C (2008a) Mapping surgical practice decision making: an interview study to evaluate decisions in surgical care. American Journal of Surgery, 195(5): 689-696

Jacklin R, Sevdalis N, Harries C et al (2008b) Judgment analysis: a method for quantitative evaluation of trainee surgeons' judgments of surgical risk. American Journal of Surgery, 195(2): 183-188

Klein G (1998) Sources of Power. How People Make Decision. MIT Press, Boston

Landrigan CP, Rothschild JM, Cronin JW et al (2004) Effect of reducing interns' work hours on serious medical errors in intensive care units. New England Journal of Medicine, 351(18):1838-1848

Lockley SW, Cronin JW, Evans EE et al (2004) Effect of reducing interns' weekly work hours on sleep and attentional failures. New England Journal of Medicine, 351(18):1829-1837

Neale G (2004) Systems failure. Clinical Risk, 10(5):195-196

Reason J (2004) Beyond the organisational accident: the need for 'error wisdom' on the front line. Quality and Safety in Health Care, 13(Suppl 2):ii28-ii33

Taffinder NJ, McManus IC, Gul Y et al (1998) Effect of sleep deprivation on surgeons' dexterity on laparoscopy simulator. Lancet, 352:1191

Taylor Adams S, Brodie A, Vincent CA (2008) Safety skills for clinicians: an essential component of patient safety. Journal of Patient Safety, 4(3):141-147

17

Veasey S, Rosen R, Barzansky B et al (2002) Sleep loss and fatigue in residency training: a reappraisal. Journal of the American Medical Association, 288(9):1116-1124

Volpp KG, Grande D (2003) Residents' suggestions for reducing errors in teaching hospitals. New England Journal of Medicine, 348(9):851-855

Weinger MB, Ancoli-Israel S (2002) Sleep deprivation and clinical performance. Journal of the American Medical Association, 287(8):955-957

Williamson J, Runciman WB (2009) Thinking in a Crisis: Use of Algorithms. In: Croskerry P et al (eds) Patient Safety in Emergency Medicine. Lippincott Williams & Wilkins, Philadephia, pp 228-234

Il team crea la sicurezza

18

L'assistenza sanitaria viene fornita da gruppi di persone più che da singoli individui. Anche quando un paziente ha un rapporto particolare con un medico di medicina generale, un chirurgo o un'infermiera, questi sono supportati da una rete di persone essenziali per l'erogazione di prestazioni clinico-assistenziali sicure ed efficaci. La comprensione delle specificità dei team sanitari, del modo in cui essi lavorano e dei fattori che favoriscono o ostacolano il lavoro di gruppo è fondamentale per garantire cure sicure e di elevata qualità. Come spesso accade nella sicurezza del paziente, stiamo osservando una piccola porzione di un'area molto estesa. Esiste una consistente letteratura sui gruppi di lavoro in molte tipologie di organizzazioni e sono state condotte ricerche da diverse prospettive psicologiche, sociologiche e manageriali (Paris et al., 2000). Illustreremo sinteticamente alcune delle principali idee e dei principali risultati riportati in questa vasta letteratura, ma ci concentreremo sulle conoscenze disponibili riguardo al lavoro di gruppo in sanità e al suo ruolo nel miglioramento della sicurezza e della qualità, avvalendoci di esempi tratti dall'ostetricia, dalla terapia intensiva, dalla chirurgia e dall'anestesia.

Che cos'è un team?

Da un punto di vista generale, un team è un gruppo di persone con un obiettivo comune e condiviso, che viene raggiunto lavorando in modo interdipendente e collaborativo, sebbene ogni componente abbia precisi compiti individuali. Talvolta i team sono poco più che gruppi di individui uniti dal caso, che cercano in qualche modo di lavorare insieme; altre volte, i componenti del gruppo possono collaborare in modo scorrevole e comunicare, anticipare e rispondere l'un l'altro con poche parole, adattandosi agli alti e bassi del lavoro. I team sanitari variano notevolmente per dimensioni, complessità, competenze disponibili, professionalità coinvolte ed esperienza dei membri; per fare qualche esempio: team chirurgici, personale infermieristico addetto a un reparto, team manageriali, gruppi di cure primarie e team di risposta rapida per i problemi di salute

18

mentale che si occupano di psicosi acute sul territorio. Inoltre, ogni membro del personale, e in un certo senso ogni paziente, fa parte di diversi team.

Se lavorate in un team, come facciamo quasi tutti, è possibile che non riflettiate molto sulle sue modalità di funzionamento e sui fattori che gli consentono di operare bene. Un giorno, ogni cosa sembra proprio filare liscia ed è un piacere lavorare con i colleghi; un altro giorno, il team è diviso, ogni comunicazione sembra essere fraintesa, il lavoro richiede il doppio del tempo normale e tornate a casa stressati ed esausti. È comodo incolpare gli altri di essere difficili o ostruzionisti, come sono talvolta le persone. Tuttavia, osservando un po' più in profondità, comprendiamo che in sanità esiste un problema di fondo; i team non sono costruiti in base a un progetto, i processi del lavoro di gruppo non sono specificati e l'intero sistema è affidato alla buona volontà e alle naturali doti di resilienza e adattabilità del personale.

La sanità ha molto da imparare dal lavoro di gruppo nei contesti militari e industriali. Mentre noi sperimentiamo checklist e altre forme di intervento rapido, essi cominciano sforzandosi di comprendere il team. Sebbene le checklist siano valide e utili, nel lungo periodo occorre pensare soprattutto in termini di progettazione del gruppo, con un approccio analogo a quello adottato per la progettazione delle attrezzature. Progettare i team, o comunque riflettere seriamente su di essi, significa esaminare le componenti e i processi e il modo in cui questi devono essere integrati per produrre un team funzionante.

Lemieux-Charles e McGuire (2006) identificano tre grandi categorie di team sanitari: i team che erogano cure, i team impegnati in progetti specifici, come il miglioramento della qualità, e i team manageriali. Sono principalmente i primi due a essere coinvolti nelle iniziative sulla sicurezza del paziente, mentre finora abbiamo una scarsa comprensione del modo in cui, per esempio, gli organi direttivi degli ospedali si pongono rispetto alla sicurezza del paziente. Lemieux-Charles e McGuire hanno messo a punto un modello integrato dell'efficacia dei team in sanità, che fonde i modelli organizzativo e sanitario per fornire una visione complessiva dei fattori che influiscono sulla performance e sui risultati dei team. Ho combinato alcuni aspetti di questo modello con il nostro schema dei team chirurgici (Healey et al., 2004) per descrivere le influenze e i determinanti principali della performance dei team clinici (Fig. 18.1).

Il modello inizia con la descrizione dei compiti e della formazione del team, talora designati come *input factors*. Si tratta degli elementi di base del team: chi lo compone, che cosa fa, quanta autonomia ha e secondo quali regole e standard opera. I processi del team descrivono l'effettiva modalità quotidiana di comunicazione tra i membri, il coordinamento del lavoro e così via. Il modello mostra anche dinamiche più delicate, come quelle relative alla coesione interna. Anche le norme e gli standard accettati sono cruciali e possono variare notevolmente, come abbiamo visto trattando sia le procedure sia la cultura. Per esempio, scorciatoie nell'identificazione di un paziente possono essere prese alla leggera in un reparto e ampiamente disapprovate in un altro. I risultati e l'efficacia del team sono rappresentati dalla qualità e dalla sicurezza delle cure fornite al paziente, ma va osservato che includono anche l'esperienza dei membri del team e le loro riflessioni sulla sua performance. Infine, il modello comprende gli interventi del team e un meccanismo di feedback mediante il quale l'addestramento, gli outcome clinici e le esperienze del team possono influenzarne le successive performance.

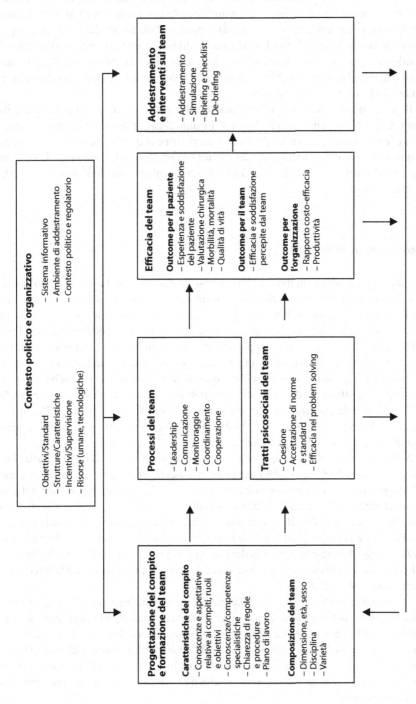

Contesto politico e organizzativo

- Obiettivi/Standard
- Strutture/Caratteristiche
- Incentivi/Supervisione
- Risorse (umane, tecnologiche)
- Sistema informativo
- Ambiente di addestramento
- Contesto politico e regolatorio

Addestramento e interventi sul team

- Addestramento
- Simulazione
- Briefing e checklist
- De-briefing

Efficacia del team

Outcome per il paziente
- Esperienza e soddisfazione del paziente
- Valutazione chirurgica
- Morbilità, mortalità
- Qualità di vita

Outcome per il team
- Efficacia e soddisfazione percepite dal team

Outcome per l'organizzazione
- Rapporto costo-efficacia
- Produttività

Processi del team

- Leadership
- Comunicazione
- Monitoraggio
- Coordinamento
- Cooperazione

Tratti psicosociali del team

- Coesione
- Accettazione di norme e standard
- Efficacia nel problem solving

Progettazione del compito e formazione del team

Caratteristiche del compito
- Conoscenze e aspettative relative ai compiti, ruoli e obiettivi
- Conoscenze/competenze specialistiche
- Chiarezza di regole e procedure
- Piano di lavoro

Composizione del team
- Dimensione, età, sesso
- Disciplina
- Varietà

Fig. 18.1 Modello dell'efficacia del team. (Da Healey et, 2006. Riproduzione autorizzata da BMJ Publishing Group Ltd)

18

Alla base di alcune capacità specifiche del team – come stabilire le priorità dei compiti, monitorare il reciproco lavoro e comunicare efficacemente – vi è l'idea che il team condivide la comprensione del compito da svolgere e della natura del lavoro di gruppo. Ciò viene talora definito "modello mentale condiviso", analogo ai modelli mentali del mondo che ciascuno di noi possiede come individuo. Si tende a presumere che ciascuno degli altri membri del team abbia la nostra stessa comprensione di quello che accade, ma la realtà può essere assai diversa.

Ripensiamo al ruolo catastrofico giocato dalle assunzioni sulla competenza e sulla supervisione nella morte di David James. I team efficaci e sicuri verificano costantemente le reciproche assunzioni dei loro membri affinché questi non si allontanino mai troppo dalla comune comprensione del compito da svolgere e del loro ruolo. Per questa ragione nei team altamente qualificati ed efficaci si svolgono regolari riunioni e scambi di informazioni.

Perché lavorare in gruppo?

Considerevoli evidenze in molti settori diversi, compresa la sanità, dimostrano che un efficace lavoro di gruppo migliora la performance dell'organizzazione in termini sia di efficienza sia di qualità. Per esempio, revisioni di (letteralmente) centinaia di studi condotti nell'industria e nei servizi finanziari sono giunte alla conclusione che il potenziamento del lavoro di gruppo può determinare aumenti di produttività, qualità e profitti (Paris et al., 2000). Sappiamo che esistono molte differenze tra la sanità e gli altri settori, ma questi risultati dovrebbero quanto meno convincerci che un buon lavoro di gruppo può offrire più del senso di cameratismo, della condivisione delle lamentele sul lavoro e delle occasionali, seppure benvenute, bevute in compagnia. Come vedremo, molti interventi assai semplici sul team hanno come obiettivo principale la reintroduzione di queste elementari dinamiche.

Nella loro esaustiva revisione sull'efficacia del team nell'assistenza sanitaria, Lemieux-Charles e McGuire (2006) hanno trovato alcune evidenze che la strutturazione del lavoro in team migliora la qualità. Per esempio, interventi basati su team nel servizio geriatrico della Veterans Administration hanno determinato miglioramenti dello stato funzionale e della salute mentale e anche ridotto la mortalità (Caplan et al., 2004). West e colleghi (2002) hanno riscontrato un'associazione tra le forme organizzative ospedaliere e la mortalità dei pazienti: negli ospedali nei quali più del 60% del personale lavorava in gruppi organizzati la mortalità era circa del 5% inferiore a quella attesa (West et al., 2002).

Da un ampio studio, condotto da Daniel Davenport e colleghi (2007) su 52 strutture sanitarie e oltre 6000 persone, è emersa un'associazione del rischio aggiustato di morbilità e mortalità con i livelli di comunicazione e collaborazione riferiti nei team chirurgici, ma non con il clima di sicurezza e le condizioni di lavoro del team. Questi risultati sono importanti, ma vi è ancora molto da imparare, sia sulla natura della performance dei team in sanità sia sulle priorità da individuare per il rafforzamento del lavoro di gruppo.

Team e sicurezza

Come le singole persone, anche i team possono ridurre o accrescere la sicurezza. Nello studio condotto da Lorelei Lingard e colleghi (2004) sulla comunicazione in sala operatoria, per esempio, circa un quarto delle comunicazioni proceduralmente rilevanti è stato classificato come "errore di comunicazione". Gli eventi erano classificati come errori quando la comunicazione avveniva troppo tardi o troppo presto, mancava un'informazione essenziale, era indirizzata alla persona sbagliata o semplicemente lo scopo non era chiaro. Gli infermieri e l'anestesista, per esempio, discutevano il posizionamento del paziente per l'intervento senza consultare il chirurgo, dando luogo a perdite di tempo e a successive tensioni interpersonali. Un team che non lavora efficacemente moltiplica le possibilità di errore. Per contro, quando lavorano bene, i team possono essere più sicuri di un singolo, poiché possono creare difese aggiuntive contro l'errore attraverso il monitoraggio, il doppio controllo e il supporto reciproco: quando un membro è in difficoltà, un altro lo assiste; quando uno fa un errore, un altro lo corregge.

La sicurezza del paziente è stata particolarmente influenzata dall'esperienza degli equipaggi degli aerei e dall'impiego della simulazione nell'addestramento dei piloti; tale approccio si è dimostrato utile soprattutto in anestesia e, successivamente, in chirurgia e medicina d'emergenza (Cooper, Taqueti, 2004). L'espressione "gestione delle risorse dell'equipaggio" (CRM, crew resource management) è generalmente utilizzata in aviazione per indicare l'addestramento degli equipaggi e degli altri team; la gestione dell'errore è sempre stata una componente centrale dei programmi di addestramento di maggiore successo (Helmreich, Merrit, 1998). L'addestramento CRM comprende istruzioni sulla vulnerabilità umana ai fattori di stress, sulla natura dell'errore umano e sulle misure per contrastare gli errori. L'obiettivo dell'addestramento è ridurre il rischio di una serie di importanti errori da parte degli equipaggi per mancanza di efficacia nello sviluppo del lavoro di gruppo, nella soluzione di problemi, nella comunicazione e nel gestione del carico di lavoro (Risser et al., 1999). Senza sottovalutare l'importanza del CRM, è necessario comprendere innanzi tutto che l'aviazione può presentare una buona analogia solo con alcuni dei team che operano in sanità, e in secondo luogo che, con l'evoluzione della sicurezza del paziente come disciplina, dovremo basarci su un'ampia gamma di modelli, ricerche sperimentali e metodi di addestramento.

Controllare che cosa accade: osservare il lavoro di gruppo

La maggior parte dei team ritiene che il proprio lavoro di gruppo sia piuttosto buono, ma che cosa vediamo quando osserviamo effettivamente il lavoro di un team? Esamineremo tre esempi, due relativi alla chirurgia e uno alla medicina d'emergenza.

Nel primo, un gruppo di miei colleghi, tra cui Shabnam Undre, Andrew Healey e Nick Sevdalis (2007), ha sviluppato l'Observational Team Assessment in Surgery (OTAS), un metodo per valutare la performance dei team chirurgici, nel quale due osservatori – generalmente un medico e uno psicologo – osservano rispettivamente l'esecuzione dei compiti e i comportamenti del team. Per il momento prenderemo solo in considerazione i compiti, suddivisi in tre categorie:

- *compiti relativi al paziente*, cioè riferiti ad azioni o informazioni direttamente associate al paziente;
- *compiti relativi all'attrezzatura e al materiale*, che comprendono per esempio il controllo e il conteggio degli strumenti chirurgici;
- *compiti di comunicazione*, che comprendono consenso informato, dati del paziente e sito chirurgico.

In uno studio iniziale sulla chirurgia generale abbiamo trovato che fino a un terzo dei compiti standard del team non venivano portati a termine. In un altro studio, condotto su team di chirurgia urologica, abbiamo trovato che in tutte e tre le categorie di compiti osservate il livello medio di completamento era più elevato e la percentuale di compiti portati a termine era dell'83%: 93% per i compiti relativi al paziente, 80% per quelli relativi ad attrezzature e materiali e 71% per i compiti di comunicazione. La percentuale di compiti relativi ad attrezzature e materiali completati era molto inferiore nella fase preoperatoria (61%) che in quelle intraoperatoria (91%) e postoperatoria; il contrario avveniva per i compiti di comunicazione (Box 18.1).

Il secondo esempio è ripreso da uno studio di Elaine Hart e Harry Owen, che hanno osservato 20 anestesisti mentre effettuavano la difficile, e sempre più rara, procedura di anestesia generale per un parto cesareo in un ambiente simulato. In precedenza, due ricercatori avevano preparato una checklist di 40 controlli giudicati importanti per la procedura da un panel di esperti. Mediamente gli anestesisti hanno omesso circa un terzo dei controlli raccomandati.

Box 18.1   Esempi di compiti di comunicazione del team

Observational team assessment in surgery (OTAS)

Fase preoperatoria	Il chirurgo fornisce informazioni su eventuali comorbilità
	L'anestesista informa il team sulle specifiche necessità del paziente
	Il chirurgo illustra al team la procedura chirurgica
	L'infermiera strumentista e l'infermiera di sala confermano il controllo degli strumenti
	L'identificazione del paziente è confermata verbalmente dal team
Fase intraoperatoria	Il chirurgo chiede al team se tutti sono pronti per iniziare
	I membri del team confermano di essere pronti
	Il chirurgo chiede in modo chiaro gli strumenti alla strumentista
	Le infermiere confermano il conteggio finale di garze e strumenti
	L'anestesista dà istruzioni all'assistente per procedere al risveglio del paziente
Fase postoperatoria	L'anestesista dà istruzioni al team per spostare il paziente
	L'anestesista informa la sala di risveglio sull'intervento
	L'anestesista informa la sala di risveglio sulle condizioni del paziente
	L'anestesista informa la sala di risveglio sui farmaci utilizzati
	Il personale della sala di risveglio conferma le informazioni sul paziente

Alcuni controlli sono stati omessi perché l'anestesista ha presunto che fossero stati eseguiti da altri. Tali assunzioni avrebbero potuto avere conseguenze disastrose [...] La maggior parte dei partecipanti ha ammesso di aver dimenticato un controllo che considerava importante e che avrebbe dovuto effettuare di routine. (Hart, Owen, 2005)

Malgrado questi risultati, solo il 40% dei partecipanti riteneva che una checklist sarebbe utile in una situazione clinica reale. Molti esprimevano la preoccupazione che il suo uso aumentasse l'ansia dei pazienti, in quanto ascoltare la lettura ad alta voce della lista poteva spaventare un paziente ancora sveglio in una situazione spesso per lui già abbastanza stressante. Ma se voi foste un paziente, che cosa pensereste? Hart e Owen osservano giustamente che i passeggeri degli aerei sono rassicurati dalle palesi routine e checklist, poiché dimostrano che ogni cosa è stata controllata, nessuna ignorata o sottovalutata dall'equipaggio; altrettanto potrebbe valere per i pazienti.

Il terzo studio osservazionale riguarda il cruciale passaggio di consegne dei team in un dipartimento d'emergenza. In sanità l'accurata comunicazione delle informazioni al cambio di turno è una delle funzioni primarie del passaggio di consegne per assicurare una transizione sicura delle responsabilità da un team a un altro. È indispensabile che il capo turno conosca tutti i pazienti presenti nel dipartimento al fine di stabilire le priorità e predisporre le indagini necessarie per assumere le decisioni. Ciò significa sapere quanti pazienti sono ricoverati nel dipartimento, quanti letti sono disponibili e se occorrono camere singole per il controllo delle infezioni. Il capo turno deve anche essere in grado di prevedere i possibili problemi di organico del turno successivo e deve aver identificato i diversi specialisti disponibili su chiamata. Deve essere informato sugli eventi gravi e sui pazienti deceduti nel dipartimento, come pure sui problemi relativi all'attrezzatura e su qualsiasi altro problema o situazione particolare (Farhan, comunicazione personale).

Quando Maisse Farhan iniziò le sue osservazioni, la necessità del trasferimento di queste informazioni era ben nota ai responsabili, ma il passaggio di consegne avveniva in modo informale. Sebbene lavorasse da alcuni anni nel dipartimento, quando cominciò a osservare sistematicamente, fu sorpresa di scoprire quanto poche fossero le informazioni effettivamente trasferite. Veniva discusso solo circa un terzo delle morti e degli eventi gravi; la situazione dei letti non era praticamente mai menzionata; dei problemi relativi alle attrezzature, seppure piuttosto frequenti, non si parlava mai; e spesso non erano neppure discussi i casi dei pazienti in gravi condizioni. In queste circostanze, il capo turno entrante è di fatto obbligato ad andare in giro per scoprire da solo ogni cosa; essendo inaccurato, il passaggio delle consegne serve a poco e trasmette una falsa e pericolosa rassicurazione.

L'osservazione diretta dell'assistenza clinica non è stata utilizzata estesamente negli studi sulla sicurezza e la qualità, ma merita un'attenzione maggiore. Rispetto, per esempio, alle laboriose e costose analisi di centinaia di eventi, consentirebbe di ottenere informazioni inestimabili con relativa rapidità. Questa è solo una piccola selezione di studi, ma abbastanza rappresentativa di quelli che ho revisionato: l'assistenza sanitaria effettivamente fornita risulta sempre ben diversa da quanto immaginano gli operatori coinvolti (e dunque i pazienti). La caratteristica più rilevante di questi studi è che gli stessi osservatori clinici, sebbene conoscano da vicino questi ambienti, possono

18

comunque rimanere sorpresi da ciò che vedono. In quanto esseri umani, ci abituiamo rapidamente al nostro ambiente di lavoro e siamo incapaci di vedere realmente la quantità di inefficienze ed errori. Ciò è meno sorprendente di quanto possa sembrare a prima vista. I medici sono quasi sempre molto impegnati e non hanno il tempo di starsene a osservare. Tuttavia, non appena prendete le distanze e osservate con attenzione, emerge un paesaggio completamente nuovo. All'improvviso, siete profondamente impressionati da come ciascuno affronta un ambiente in rapido cambiamento, e talvolta caotico, e contemporaneamente siete sbigottiti da quanto il lavoro del team diverge nella pratica dalle linee guida e dai protocolli chiaramente prescritti dalle organizzazioni professionali. Tuttavia, il lavoro di gruppo può essere migliorato da una leadership efficace e da una varietà di interventi.

La leadership del team

In tutte le sue forme la leadership del team è particolarmente cruciale nelle attività ad alto rischio. Per esempio, i *team leader* influenzano gli atteggiamenti e i comportamenti sul posto di lavoro, come la compliance a regole e procedure correlate alla sicurezza, e sono decisivi per la gestione efficace delle emergenze (Flin, Yule, 2004). In sanità le gerarchie rigide all'interno dei team possono non essere utili per garantire cure di elevata qualità; tuttavia, la leadership, la chiarezza degli obiettivi e i ruoli restano essenziali.

Una volta assistetti a una conferenza sulla leadership in chirurgia, nella quale l'esploratore dell'Antartide Ernest Shackleton veniva presentato ai chirurghi come un modello da emulare. La conferenza era molto interessante, pregnante e stimolante. Ricordo, tuttavia, di aver pensato che la sanità era in guai seri se ci si aspettava che tutti i leader sviluppassero le stesse doti di Shackleton. Si tratta di una visione particolare della leadership, prevalente nelle prime ricerche in materia, secondo la quale la leadership va ricercata nel carattere ed è associata a carisma, capacità direttive, intelligenza e perseveranza; si potrebbe definire modello eroico. Ma più recentemente quanti si occupano di leadership hanno cominciato a rendersi conto che i leader efficaci adattano il loro stile e il loro comportamento al contesto e alle esigenze del compito. Per esempio, una sequenza di ordini autocratici potrebbe essere appropriata durante un'emergenza; lo stesso leader potrebbe essere così sconsiderato da adottare lo stesso approccio per cercare di coinvolgere il personale del reparto in un programma di miglioramento.

Prendiamo in esame, per esempio, la gamma di responsabilità che competono alla leadership in un reparto di maternità. I servizi di maternità sono organizzati in modo diverso a seconda dei paesi. In alcuni, come Gran Bretagna e Canada, le nascite normali sono gestite dalle ostetriche, mentre gli specialisti ginecologi si occupano delle nascite complesse e dei problemi medici associati. In tale contesto, i ruoli di leadership comprendono:

• L'ostetrica guida il team che assiste la donna e il suo bambino; il team può includere un'allieva ostetrica e un'infermiera della maternità. In caso di emergenza, la leadership passa a un medico ginecologo, che coordina un team più ampio, che include pediatri, ostetriche, anestesisti e giovani ginecologi.

- Il ginecologo responsabile di guardia deve fornire un'analoga leadership al team di ginecologi di turno ed è il responsabile ultimo di tutte le cure fornite nel reparto di maternità.

- Le coordinatrici delle ostetriche sono le leader di un turno nel reparto maternità, e forniscono supporto a tutte le ostetriche in servizio, prendono le decisioni sull'organizzazione del personale e, quando necessario, riesaminano le decisioni professionali.

- Anche altre aree cliniche hanno propri leader: nei reparti pre-natali e post-natali opera una leader del turno di ostetriche; le sale operatorie hanno specifiche strutture di leadership, che coinvolgono anestesisti, strumentisti e infermieri addetti alla sala di risveglio.

- Leadership e supporto specifici per i problemi di sicurezza possono essere forniti da unità dedicate o dal risk manager.

- A livello superiore, la capo ostetrica dell'unità, il direttore sanitario e il general manager dirigono l'intero team della maternità.

Chiaramente la leadership è molto distribuita all'interno dell'organizzazione e non è confinata solo in queste posizioni di responsabilità. In sanità, quasi ogni persona ha qualche responsabilità di leadership.

Competenze della leadership

In aggiunta alle capacità cliniche, la leadership richiede competenze specifiche, che tuttavia spesso mancano.

Sulla base della nostra esperienza sul campo, spesso persone che hanno importanti ruoli chiave sono sprovviste di molte fondamentali competenze di management, essenziali per gestire i conflitti, mettere i team in condizioni di lavorare efficacemente insieme, analizzare gli eventi e trarne insegnamenti. Quando si svolge attività di formazione, alcune basilari competenze gestionali appaiono alle persone come una rivelazione.
Alcuni ci dicono che non sapevano chi fosse il responsabile o che il responsabile non compariva mai, a meno che non ci fosse una crisi.
(Da King's Fund, 2008. Riproduzione autorizzata)

I leader non devono gestire solo il proprio lavoro, ma anche quello del team. Devono dunque avere conoscenze non limitate alla propria specializzazione, ma essere in grado di valutare il lavoro e le difficoltà affrontate dagli altri membri del team. In teoria devono essere rispettati dagli altri membri del team per l'esperienza nel loro campo, ma anche per la loro capacità di riconoscere le competenze degli altri (Flin et al., 2008). I team leader hanno i seguenti tre compiti fondamentali (Zaccaro et al., 2009).

- Creare le condizioni che mettono il team in grado di svolgere il proprio lavoro. Ciò significa accertarsi che il team abbia obiettivi chiari e che disponga delle risorse necessarie.

- Costruire e mantenere il team come unità ad alta performance. Ciò significa accertarsi che il team includa membri con le necessarie competenze e capacità. Il leader deve anche sviluppare strategie che aiutino il team a operare con efficacia curando la qualità del processo decisionale, del *problem solving* e della gestione dei conflitti.

18

- Addestrare e supportare il team. Il team leader deve essere sensibile all'umore del team e valutare l'interazione e la comunicazione tra i membri. Un compito chiave è garantire che tutti siano sulla stessa lunghezza d'onda durante l'addestramento e il lavoro comuni; per tale motivo, i migliori team svolgono regolarmente briefing e scambi di informazioni.

La leadership del team è diversa dalle tradizionali leadership gerarchiche. I leader tradizionali tendono a dirigere più che ad agevolare e supportare, a dare più che a chiedere consigli e a dettare più che a integrare i punti di vista. I team leader efficaci, invece, incoraggiano i membri a proporre soluzioni quando le cose non vanno bene e non insistono per avere l'ultima parola quando occorre prendere una decisione. I team leader differiscono dai leader tradizionali soprattutto perché si rapportano con il team nel suo insieme, più che con i suoi singoli membri, e perché condividono la responsabilità con il team (West, 2004). I team leader devono essere disponibili e visibili per i membri più giovani del personale e metterli in condizione di chiedere aiuto con fiducia.

Interventi sul team: briefing, checklist e obiettivi giornalieri

È sufficiente un'osservazione superficiale per constatare che un gruppo di persone ben intenzionate non basta per costituire un team e anche che il lavoro di gruppo deve essere pianificato e organizzato. In questo paragrafo esamineremo alcuni interventi, apparentemente semplici, che dimostrano di avere effetti piuttosto profondi. Obiettivi giornalieri e checklist pre- e postoperatorie sembrano banalità e ciò in parte spiega la riluttanza dei medici al loro impiego. Tuttavia, una checklist non è un pezzo di carta o una lista: è un intervento che, se correttamente utilizzato, può influire notevolmente sul funzionamento del team, sulle relazioni tra professionalità e gerarchie e anche sui valori e sulla cultura della sicurezza del team. A mio avviso, l'impatto di questi semplici strumenti sui processi clinici e sugli outcome dei pazienti suggerisce che la loro efficacia possa essere pienamente compresa solo se valutata rispetto alla performance complessiva del team.

Chiarezza e comunicazione: adozione di obiettivi giornalieri

Ricordiamo il caso di David James, che morì in seguito a un'iniezione intratecale di vincristina. Una delle caratteristiche di quel caso era che quasi tutti avevano fatto assunzioni sulle conoscenze e capacità delle altre persone coinvolte. Per definizione, assumiamo che gli altri abbiano la stessa comprensione di una situazione che abbiamo noi e, ciò che è peggio, siamo convinti di aver correttamente comunicato le nostre intenzioni e i nostri desideri. Molte istruzioni per l'assistenza dei pazienti sono fornite rapidamente e frettolosamente, spesso in una sorta di stenografia clinica, e dando in buona parte per scontati molti aspetti elementari dell'assistenza che sarà fornita al paziente. Ciò funziona piuttosto bene in un team stabile, che lavora insieme ogni giorno. Pochi team, tuttavia, hanno tali caratteristiche, in particolare quelli di reparto; questi sono composti da personale che si alterna in modo variabile a seconda dei turni, supportato in varia misura da personale temporaneo.

Pronovost e colleghi (2003) hanno posto a medici e infermieri di unità di terapia intensiva, al termine del giro quotidiano, due semplici ma cruciali domande: (1) "Quanto le sono chiari gli obiettivi di cura di questo paziente per la giornata di oggi?" e (2) "Quanto le è chiaro il lavoro che deve essere svolto per portare il paziente al successivo livello di cura?" Tali domande sembrano fuori luogo, quasi offensive. Queste persone stanno curando pazienti molto malati; dovrebbero sapere ciò che devono fare. Un'indagine ha rivelato, tuttavia, che solo il 10% degli infermieri e dei medici intervistati aveva compreso gli obiettivi di cura specifici per ciascun paziente.

In seguito ad alcune interviste e sondaggi, il team ha introdotto un modulo per gli obiettivi giornalieri, con il quale si chiedeva al personale di indicare i compiti da portare a termine, il piano di cura e il piano di comunicazione (discussione con pazienti e familiari o altri *caregiver*). Per ottenere la versione definitiva del modulo sono state necessarie molte iterazioni e messe a punto (Box 18.2). Si tratta fondamentalmente di una checklist e di un piano ma, come molti interventi apparentemente semplici, il suo impatto risulta più esteso di quanto si potrebbe credere. Innanzi tutto, questo modulo obbliga a esplicitare gli obiettivi fissati per ciascun paziente, in modo tale da poterli rivalutare e monitorare. Secondo, assicura che ciascuno lavori partendo dalla stessa serie di assunzioni e seguendo lo stesso piano. Terzo, è stato concepito per favorire la comunicazione tra i membri del team, sia consentendo la condivisione degli obiettivi stessi, sia assicurando l'impegno di tutti i membri del team nella cura di ciascun paziente. Tutti gli operatori coinvolti – medici, infermieri, terapisti della respirazione, farmacisti – esaminano gli obiettivi giornalieri e siglano il modulo tre volte al giorno. L'assistenza è quindi strutturata e sistematica, e i piani a lungo termine sono incorporati nel lavoro quotidiano.

L'impatto di questo semplice intervento è stato considerevole. Nel giro di otto settimane la percentuale di infermieri e medici che avevano una chiara comprensione degli obiettivi giornalieri per i pazienti è cresciuta dal 10 al 95%. A giudizio del personale, il modulo per gli obiettivi a breve termine è uno strumento semplice per stabilire le priorità e per guidare il lavoro quotidiano. Lavorando in collaborazione con i medici, gli infermieri si sono sentiti parte attiva del team, cosicché questo elementare cambiamento del processo clinico ha avuto effetti positivi anche sulle relazioni all'interno del team.

Vale la pena sottolineare che, in seguito all'introduzione del modulo per gli obiettivi giornalieri, l'unità di terapia intensiva ha ridotto la durata dei ricoveri da 2,2 a 1,1 giorni, consentendo di assistere nell'unità 670 pazienti in più all'anno. Gli autori di questa ricerca non si erano proposti di valutare l'impatto sulla durata della degenza e sono cauti nell'attribuire il miglioramento osservato all'intervento sugli obiettivi giornalieri. È tuttavia plausibile che l'impatto sulla pratica clinica sia stato diretto e profondo. Prima dell'adozione del modulo il team poteva discutere ciascun caso per 20-25 minuti, concentrandosi soprattutto sulla patologia e sulla specifica letteratura, ma la discussione poteva terminare senza che al personale fosse chiaro che cosa dovesse effettivamente fare. La discussione esplicita di obiettivi e compiti ha reso le cure più precise, meglio coordinate e mirate al paziente; in una parola, affidabili.

Box 18.2 Obiettivi giornalieri in terapia intensiva			
Stanza n. Data _____			
	Sigla di conferma dell'esame degli obiettivi		
	07.00-15.00	15.00-23.00	23.00-07.00
Che cosa deve essere fatto affinché il paziente possa essere dimesso dall'unità di terapia intensiva?			
Qual è il rischio maggiore per la sicurezza del paziente? Come possiamo ridurre questo rischio?			
Controllo del dolore/sedazione			
Volume cardiaco Respirazione spontanea/Ventilatore (Pressione di plateau, testata del letto sollevata)			
Mobilizzazione			
Malattia infettiva, colture, concentrazione plasmatica dei farmaci			
Nutrizione gastroenterica			
Variazioni di terapia (qualche farmaco può essere sospeso?)			
Esami/procedure Riesame dei risultati di laboratorio; esami di laboratorio del mattino e RX torace			
Consulti			
Comunicazione con cure primarie			
Comunicazione con la famiglia			
Possono essere rimossi cateteri/tubi?			
Il paziente sta ricevendo profilassi per trombosi venosa profonda/ulcera peptica?			
(Da Pronovost et al., 2003. Riproduzione autorizzata da Elsevier)			

Briefing e checklist in chirurgia

Presso l'Orange County Hospital, negli Stati Uniti, i team chirurgici utilizzano da molti anni un briefing perioperatorio di routine (Leonard et al., 2004). La checklist utilizzata per i briefing prende in considerazione diversi degli aspetti critici che abbiamo discusso: per cominciare, il team stabilisce con esattezza come si svolgerà l'intervento;

fissa le priorità dei compiti a seconda che la procedura sia standard o non standard; valuta se la procedura presenti rischi particolari (intervento prolungato, ipotermia, altri possibili problemi); valuta l'eventuale necessità di altri servizi e risorse; consente a ciascun membro del team di esaminare le informazioni fornite dagli altri. Ma l'aspetto più importante è proprio il fatto che un briefing al quale partecipano tutti i membri del team implica l'idea di comunicazione aperta sin dall'inizio dell'intervento, indipendentemente dal fatto che i membri del team abbiano già lavorato insieme. L'idea implicita del briefing è che ciascun membro del team ha il diritto, anzi la responsabilità, di comunicare e dichiarare se prevede o rileva qualsiasi errore o problema. Questi briefing, sia formali sia informali, non sono certamente limitati alla chirurgia. Per esempio, i reparti che conducono regolari incontri quotidiani nel corso dei quali vengono esaminati i casi di tutti i pazienti, con la partecipazione sia degli infermieri sia dei medici, realizzano controlli contro false assunzioni, fraintendimenti nella comunicazione ed errori di tutti i generi, e inoltre anticipano possibili problemi.

Diversi studi dimostrano l'utilità delle checklist e dei briefing; sebbene siano talora descritti separatamente, questi strumenti vengono generalmente utilizzati insieme. Per esempio, Lorelei Lingard e colleghi (2008) hanno dimostrato una sostanziale riduzione degli errori di comunicazione dopo l'addestramento all'uso di briefing e checklist di un'intera divisione di chirurgia generale in un ospedale canadese di terzo livello. Tuttavia, lo studio più autorevole sull'utilizzo delle checklist in chirurgia è indubbiamente quello condotto da Atul Gawande nell'ambito della campagna "Safe Surgery Saves Lives" della World Alliance for Patient Safety del WHO (Haynes et al., 2009).

La checklist per la sicurezza in chirurgia del WHO garantisce che tutto il team della sala operatoria conosca il paziente, la procedura chirurgica, l'attrezzatura necessaria e che siano correttamente attuati gli interventi basati sulle evidenze, come la profilassi antibiotica o la profilassi della trombosi venosa profonda[1]. I 19 item della checklist vengono completati in tre fasi: prima dell'induzione dell'anestesia (*sign in*), subito prima dell'incisione (*time out*) e prima che il paziente lasci la sala operatoria (*sign out*). Gli item della checklist devono essere confermati verbalmente con il paziente e gli altri membri del team (Soar et al., 2009). Il Safe Surgery Saves Lives Study Group del WHO ha introdotto questa checklist in otto paesi, studiando 3733 pazienti prima dell'implementazione della checklist e 3955 dopo. In seguito all'implementazione, la mortalità si è ridotta del 47% (dall'1,5 allo 0,8%) e le complicazioni ospedaliere del 36% (dall'11 al 7%). In alcune strutture la checklist ha promosso l'introduzione di tecniche che sono oggi standard nei paesi sviluppati; per esempio, in un centro l'uso del pulsossimetro è cresciuto dal 60 a oltre il 90% nel corso dello studio.

In Italia il Ministero del Lavoro, della Salute e delle Politiche sociali ha adattato, sulla base delle indicazioni del WHO, la checklist alla realtà nazionale, aggiungendo ai 19 item originari un ulteriore item riguardante il controllo del piano per la profilassi del tromboembolismo venoso (Fig. 18.2)

---

[1] Una prima versione della checklist del WHO prevedeva la verifica della profilassi antitrombotica, successivamente omessa in quanto difficilmente praticabile nei paesi in via di sviluppo (*N.d.C.*).

18

Checklist per la sicurezza in sala operatoria

Sign In →	Time Out →	Sign Out →
I sette controlli da effettuare prima dell'induzione dell'anestesia	*I sette controlli da effettuare prima dell'incisione della cute*	*I sei controlli da effettuare prima che il paziente abbandoni la sala operatoria*
1) Il paziente ha confermato: - identità - sede di intervento - procedura - consensi (anestesiologico, chirurgico, emocomponenti)	☐ **1) tutti i componenti dell'équipe si sono presentati con il proprio nome e funzione**	L'infermiere conferma verbalmente insieme ai componenti dell'équipe: **1) nome della procedura registrata (Quale procedura è stata eseguita?)**
2) Il sito di intervento è stato marcato/non applicabile	☐ **2) Il chirurgo, l'anestesista e l'infermiere hanno confermato:** identità del paziente, sede d'intervento, procedura, il corretto posizionamento	**2) il conteggio finale di garze, bisturi, aghi e altro strumentario chirurgico, è risultato corretto**
3) Controlli per la sicurezza dell'anestesia completati	**Anticipazione di eventuali criticità o preoccupazioni:** ☐ **3) chirurgo:** durata dell'intervento, rischio di perdita di sangue, altro?	**3) il campione chirurgico, con relativo contenitore e richiesta, è stato etichettato (compreso l'identificativo del paziente e descrizione del campione)**
4) Posizionamento del Pulsossimetro sul paziente e verifica del corretto funzionamento	☐ **4) anestesista:** specificità riguardanti il paziente, scala ASA, altro?	**4) eventualità di problemi relativamente all'uso di dispositivi medici**
Identificazione dei rischi del paziente: **5) Allergie:** no sì	☐ **5) infermiere:** è stata verificata la sterilità (compresi i risultati degli indicatori) e ci sono eventuali problemi relativi ai dispositivi e/o altre preoccupazioni?	**5) chirurgo, anestesista e infermiere revisionano gli aspetti importanti e gli elementi critici per la gestione dell'assistenza post operatoria**
6) Difficoltà di gestione delle vie aeree o rischio di aspirazione? no sì, e la strumentazione/assistenza disponibile	☐ **6) La profilassi antibiotica è stata eseguita negli ultimi 60 minuti?** ☐ sì ☐ non applicabile	**6) Piano per la profilassi del tromboembolismo post-operatorio**
7) Rischio di perdita ematica > 500 ml (7ml/kg nei bambini)? no sì, l'accesso endovenoso è adeguato e i fluidi sono disponibili	**7) Le immagini diagnostiche sono state visualizzate?** ☐ sì ☐ non applicabile	**Dati del paziente** Nome e Cognome _____ Data di nascita _____ / ___ / ___ Procedura eseguita _____

La checklist non ha valore esaustivo, pertanto sono consigliate integrazioni e modifiche per l'adattamento alle esigenze locali.

Fig. 18.2 Checklist per la sicurezza in chirurgia: adattamento italiano del modello del WHO. (Da Ministero del Lavoro, della Salute e delle Politiche sociali, 2009)

Box 18.3 Uso scorretto di checklist e briefing

Mascheramento delle lacune nelle conoscenze

All'item "farmaci", l'anestesista confermò che avrebbe somministrato la profilassi antibiotica (senza specificare quale antibiotico), quindi subentrò al chirurgo nella conduzione del briefing; lesse rapidamente la checklist, facendo seguire a ogni item un semplice "sì" (anestesia, sì; emoderivati, sì; posizionamento, sì) [...] Quando ebbe terminato, feci notare [riferisce l'osservatore] che non avevo mai assistito a un briefing così stringato. L'anestesista rispose: "Non andava bene?"

Cessazione delle comunicazioni

Fu una checklist veramente scadente. Il chirurgo assistente si limitò a leggere velocemente la checklist, scorrendola con lo sguardo, senza stimolare in alcun modo la partecipazione, mentre continuava a preparare il sito chirurgico. Anche l'infermiera di sala continuò ad armeggiare col braccio del paziente.

Accentuazione delle divisioni tra gruppi professionali

Il briefing esaminò i dettagli significativi del caso e del piano di intervento. Il chirurgo fece però una specie di monologo, senza sollecitare domande o contributi da parte degli altri. L'infermiera di sala e l'anestesista intervennero in punti specifici del briefing, ma la strumentista (un'infermiera alle prime armi) rimase ad ascoltare accanto al tavolo degli strumenti, dando le spalle al gruppo. Dopo il briefing, mi disse [riferisce l'osservatore] che il chirurgo "non l'aveva realmente inclusa, e quindi non voleva dare l'impressione di intromettersi nella discussione". All'item "team", il primo chirurgo lanciò un'occhiata all'assistente e [all'osservatore] e disse "Ne abbiamo già fatti diversi di questi!"; e passò all'item successivo. La nuova strumentista non fu né menzionata né presentata.

(Da Whyte, 2008. Riproduzione autorizzata da Springer Science+Business Media)

Briefing e checklist non sono tuttavia una panacea e, a seconda del modo in cui sono impiegati, possono avere un effetto sia positivo sia negativo sulla performance del team. Ciò è ben illustrato in uno studio di Sarah Whyte, Lorelei Lingard e colleghi (2008) sugli effetti paradossali dei briefing. La ricerca ha identificato cinque tipi di eventi negativi che possono derivare da usi scorretti dei briefing, che possono:

- mascherare lacune nelle conoscenze;
- impedire una comunicazione positiva;
- accentuare le divisioni tra gruppi professionali;
- creare tensioni;
- perpetuare una cultura problematica.

Come mostra l'esempio (Box 18.3), non è che briefing o checklist causino eventi negativi, ma piuttosto che possono essere usati in un modo che ha solo l'effetto di rafforzare modalità di interazione già presenti. Per esempio, un chirurgo può partecipare al briefing, ma esprimere visibilmente superiorità e distacco non ascoltando realmente e svolgendo contemporaneamente altri compiti; la checklist può essere letta in modo approssimato e sbrigativo, escludendo ogni possibilità di discussione all'interno del team.

Formula 1 e passaggio di consegne postoperatorio

Dopo un intervento chirurgico per cardiopatia congenita complessa, il trasferimento dei bambini dal team chirurgico a quello di terapia intensiva rappresenta una fase critica

18

Box 18.4 Riprogettazione della procedura di trasferimento del paziente dall'unità chirurgica all'unità di terapia intensiva

Processo	Approccio precedente	Nuovo approccio
Leadership	Non era chiaro chi fosse responsabile	La piena responsabilità del coordinamento del team è affidata all'anestesista; al termine del trasferimento del paziente passa all'intensivista
Sequenza dei compiti	Incoerente e non sequenziale	Tre fasi distinte: 1) trasferimento di attrezzature e dispositivi tecnologici; 2) trasferimento delle informazioni; 3) discussione e pianificazione
Assegnazione dei compiti	Informale e variabile	Persone e relativi compiti: anestesista, ventilazione; assistente di sala, monitoraggio; infermieri, drenaggi. L'anestesista raccoglie e trasferisce le informazioni al responsabile del team che prende in carico il paziente
Previsione e pianificazione	L'identificazione dei rischi era informale e spesso non seguita dalle azioni necessarie	È stata condotta un'analisi FMEA modificata e i professionisti più esperti hanno illustrato i punti a maggior rischio. Sono stati introdotti controlli di sicurezza ed è stata identificata la necessità di una procedura specifica per la ventilazione durante il trasferimento
Disciplina e contegno	Variabile e non strutturata, con sovrapposizione di discussioni sia in sala operatoria sia nell'unità di terapia intensiva	Comunicazione limitata all'essenziale durante il trasferimento delle attrezzature. Durante il trasferimento delle informazioni parlano, senza essere interrotti, solo l'anestesista e poi il chirurgo; seguono quindi la discussione e gli accordi per il piano di recupero
Checklist	Nessuna	È stata definita una checklist da utilizzare come scheda di ammissione da parte del team che prende in carico il paziente
Coinvolgimento	Comunicazione essenzialmente all'interno dei vari livelli (per esempio, specialista con specialista o assistente con assistente)	Tutti i membri e i ranghi del team sono incoraggiati a parlare nel corso delle discussioni della fase 3 (vedi sopra)
Briefing		È stata mantenuta la procedura esistente. La pianificazione viene fatta regolarmente nel corso di riunioni multidisciplinari e confermata la settimana precedente l'intervento; ulteriori problemi sono esaminati il giorno stesso
Controllo della situazione	Considerato non importante	L'anestesista e l'intensivista sono responsabili del controllo della situazione durante il trasferimento e osservano regolarmente l'operazione per garantirne la sicurezza
Addestramento	Non effettuato	È stato introdotto un addestramento formale; accanto a ogni letto è stato collocato un cartello plastificato che riporta dettagliatamente la procedura da seguire. Il protocollo può essere appreso in 30 minuti
Incontri di verifica		Sono state mantenute le riunioni settimanali di governo clinico, con la partecipazione di oltre 50 persone, durante le quali è possibile discutere apertamente di problemi e soluzioni

(Da Catchpole et al., 2007. Riproduzione autorizzata da Blackwell Publishing Ltd)

nell'assistenza di questi pazienti vulnerabili. In tale fase tutta la tecnologia e il supporto (ventilazione, linee di monitoraggio, inotropi e vasodilatatori diversi) devono essere trasferiti due volte: dai sistemi della sala operatoria alle attrezzature portatili, e da queste ai sistemi della terapia intensiva, entro 15 minuti. Contemporaneamente, le informazioni sul paziente raccolte dal team chirurgico nel corso delle 4-8 ore della procedura vengono trasmesse al personale della terapia intensiva. Questo passaggio, effettuato da persone provate da un intervento molto lungo e difficile, è a elevato rischio di errore (Catchpole et al., 2007).

Un team del Great Ormond Street Hospital di Londra ha tratto ispirazione dal *pit stop* della Formula 1, uno straordinario esempio di team multiprofessionale, altamente coordinato, in grado di svolgere un'operazione complessa sotto la pressione del tempo: meno di 7 secondi per cambiare quattro gomme e fare il pieno di carburante (non riesco ancora a crederci). L'associazione con la Formula 1 è piaciuta a molti, ma a mio avviso la bellezza dell'approccio sta nell'analisi e nel riconoscimento del lavoro di squadra. In effetti, il team chirurgico osservava il team della Formula 1 e si chiedeva: "Ma come fanno?" La risposta era una combinazione di fattori: leadership chiara, attribuzione dei compiti, sequenza dei compiti e checklist associati a un approccio al compito tranquillo e altamente disciplinato, supportato da addestramento, allenamento e riunioni di verifica.

Invece, il team chirurgico era serio e disciplinato, ma la procedura di trasferimento era informale, non strutturata e al confronto talvolta disordinata. Il team chirurgico ha riprogettato completamente e accuratamente il trasferimento (Box 18.4). I risultati sono chiari: l'intervento ha determinato una riduzione sia degli errori tecnici durante il trasferimento sia delle perdite di informazioni; la nuova procedura era inoltre anche leggermente più veloce della precedente, ma soprattutto era semplice da comprendere e l'addestramento del nuovo personale poteva essere effettuato in 30 minuti.

Riprogettazione complessiva del team

Gli interventi di qualificazione del team sin qui esaminati erano focalizzati soprattutto su aspetti specifici del lavoro di gruppo, sia nel corso di interventi chirurgici sia durante l'assistenza in reparto. Friedman e Berger (2004) hanno ristrutturato l'organizzazione di un'intera unità di chirurgia generale allo scopo di garantire ai pazienti cure più affidabili ed efficienti. Essi si sono basati sugli stessi principi di leadership chiara, assegnazione dei compiti, sequenza dei compiti e così via, applicandoli semplicemente su una scala più ampia:

> Prima il team della chirurgia generale era un'informale [...] collaborazione non strutturata tra medici, infermieri e manager. Le riunioni non venivano programmate e spesso non coinvolgevano tutti i membri essenziali del team. Questo sistema disorganizzato ha portato a comunicazione insufficiente [...] sovrapposizione di ruoli [...] frustrazione tra i membri del team e aggravamento dei problemi. (Friedman, Berger, 2004)

In seguito a una revisione e a una ristrutturazione radicali, è stato introdotto un nuovo sistema, preceduto da un'accurata valutazione di base durata due anni e seguito da un follow up di tre anni. L'intervento ha determinato la riduzione della durata del ricovero di un giorno per tutti i pazienti, partendo da una degenza media di una settimana. Come hanno osservato gli autori, considerato che annualmente nel loro ospedale venivano ricoverati 4400 pazienti, ciò significava poter disporre di 4400 giorni di ricovero in più all'anno per ridurre la pressione sui reparti o per assistere un numero maggiore di pazienti. Ma oltre ai vantaggi per i pazienti, ci sono stati considerevoli benefici anche per il personale. Gli operatori hanno riportato un spirito di collaborazione molto più forte tra i membri del team e la sensazione di lavorare insieme per un obiettivo comune. Nonostante il mantenimento di una formale gerarchia, ogni membro del team aveva l'opportunità di dare il proprio contributo alla pianificazione delle cure del paziente; inoltre, con la riduzione delle sovrapposizioni di responsabilità, il singolo contributo di ciascun membro del team diventava visibile (Friedman, Berger, 2004).

Addestramento del team per la sicurezza

Risorse enormi vengono giustamente destinate all'addestramento degli operatori sanitari, ma quasi tutte le iniziative rimangono confinate all'interno delle singole discipline. Questo è, a dir poco, completamente insensato, considerato che quasi tutti i compiti vengono eseguiti da team. Vi sono, naturalmente, molte pressioni storiche, sociali e politiche per effetto delle quali l'addestramento si svolge all'interno delle singole discipline ed è complicato dal punto di vista organizzativo riunire le diverse professionalità. Tuttavia, quanto più si avvicina alla pratica clinica, tanto più l'addestramento congiunto diventa importante. L'attenzione crescente alla sicurezza del paziente, il riconoscimento del ruolo del lavoro di gruppo, in relazione sia alla frequenza sia alla prevenzione degli errori, e l'influenza degli altri settori critici dal punto di vista della sicurezza hanno fornito maggiore impulso all'addestramento del team. Esamineremo due esempi di addestramento orientato alla sicurezza, uno più tecnico basato sulla simulazione e l'altro, relativo alla medicina d'emergenza, focalizzato soprattutto sulla comunicazione e sulle relazioni all'interno del team. Prima di tornare agli interventi per la qualificazione del team, occorre tuttavia considerare brevemente un prerequisito cruciale dell'addestramento.

Valutazione del lavoro di gruppo

Un prerequisito indispensabile di qualsiasi addestramento serio è disporre di strumenti per la valutazione del team e per il feedback della performance ai suoi membri. Riteniamo di sapere che cosa sia un buon lavoro di squadra (principalmente sulla base di esperienze negative), ma la definizione formale richiede uno strumento di valutazione appropriato. A sua volta, ciò implica avere un'idea chiara di cosa debba realmente essere un buon lavoro di squadra. Dovendo costruire un tale sistema di valutazione, un ricercatore si trova immediatamente di fronte diversi problemi. Occorre valutare il team nella sua interezza oppure i singoli membri? Occorre valutare la comunicazione nel suo insieme, oppure esaminare i singoli compiti di comunicazione? Quali e quante sono le dimensioni cruciali del lavoro di gruppo? E infine, che cosa intendiamo per "buon" lavoro di gruppo? Non è semplice rispondere a nessuna di queste domande e comunque le risposte saranno diverse a seconda del contesto. La valutazione di una direzione ospedaliera richiederà un approccio molto diverso rispetto alla valutazione di un team chirurgico. Non possiamo qui revisionare nemmeno in parte la ragguardevole letteratura sulla valutazione del team, ma possiamo illustrare i diversi approcci considerando alcuni strumenti per la valutazione del lavoro dei team chirurgici.

La valutazione delle competenze non-tecniche è stata discussa nel precedente capitolo. Sono stati sviluppati sistemi, applicabili in anestesia (ANTS, *anaesthetists' non-technical skills*) e chirurgia (NOTSS, *non-technical skills for surgeons*), per fornire nella simulazione e in altri setting feedback individuali su competenze quali leadership, comunicazione e processo decisionale. Ciascun sistema è stato accuratamente sviluppato e sperimentato per garantire che gli strumenti di valutazione riflettessero realmente le competenze professionali cruciali e potessero essere valutati in modo attendibile da anestesisti e chirurghi esperti. I miei colleghi e io abbiamo sviluppato uno strumento osservazionale (OTAS) per valutare un intero team chirurgico; il focus era diverso a seconda dell'obiettivo. Ci siamo innanzi tutto occupati del funzionamento complessivo di un team in operazioni reali e simulate, ritenendo che la performance del team nel suo insieme fosse la più critica per ottenere outcome positivi per il paziente. Al contrario, lo scopo dei sistemi ANTS e NOTSS è valutare gli individui durante l'addestramento. Il sistema OTAS si focalizza su due elementi: comportamento in generale e performance per specifici compiti. Vengono valutate cinque dimensioni generali della performance del team: leadership, comunicazione, coordinamento, collaborazione e monitoraggio. Si osservi che queste dimensioni riguardano principalmente le interazioni e riflettono ciò che accade tra le persone più che i comportamenti individuali. I compiti sono altamente specifici, riguardando, come si è già visto in questo capitolo, particolari punti del processo spesso trascurati. Trascurare un singolo aspetto può avere un effetto modesto, ma l'effetto cumulativo può erodere la performance del team e dare inizio alla deriva verso i limiti della sicurezza (Capitolo 16).

Simulazione

I primi scenari di simulazione sono stati introdotti in anestesia (Gaba, 2000). L'addestramento alla gestione di crisi simulate utilizzato in anestesia trae origine da quello sviluppato alla fine degli anni Settanta nell'ambito dell'aviazione civile e noto come crew resource management (CRM). Questo lavoro portò alla realizzazione di moduli per l'addestramento CRM in anestesia (ACRM), generalmente noti in questo contesto come Crisis Resource Management. L'addestramento in chirurgia si è sviluppato successivamente, basandosi su studi condotti in sale operatorie reali (Undre et al., 2007a, 2007b; Moorthy et al., 2006) che hanno fornito rilevanti evidenze da utilizzare nelle simulazioni e, soprattutto, individuato compiti critici per l'intero team (Box 18.5).

I sistemi di simulazione possono avere molteplici forme. Possono focalizzarsi sulle singole persone in addestramento oppure sui team; possono essere statici o interattivi;

Box 18.5 Simulazione in chirurgia

Lo scenario era rappresentato da un paziente ricoverato in regime di day surgery per essere sottoposto a legatura alta di routine della giunzione safeno-femorale per vene varicose. Il paziente simulato è stato marcato e ha fornito il consenso prima di entrare in sala operatoria; la sua cartella clinica e gli esami diagnostici erano disponibili. La documentazione clinica completa segnalava una storia di angina ben controllata e comprendeva il referto di un recente ECG, le analisi del sangue e le informazioni sui farmaci. L'anestesista in addestramento e l'infermiera di sala iniziarono la procedura di induzione dell'anestesia, mentre la strumentista predisponeva il carrello chirurgico. Durante l'anestesia il team veniva messo di fronte a una crisi commisurata al livello di esperienza dell'anestesista in addestramento, che includeva un'anestesia in sequenza rapida e difficoltà di intubazione. Una volta stabilizzato il paziente, iniziava l'intervento chirurgico. La crisi chirurgica consisteva in un sanguinamento dalla vena femorale. La crisi per il team era invece rappresentata da emorragia o da problemi che conducevano all'arresto cardiaco. Nel corso delle fasi di routine e di crisi gli osservatori valutavano in tempo reale le competenze tecniche e non-tecniche dei tirocinanti.

(Da Undre et al., 2007a, 2007b)

possono essere più o meno basati sulla tecnologia. Alcuni replicano fedelmente la realtà (per esempio, procedure, ambiente clinico) e richiedono attrezzature complesse e costose, come manichini che "respirano" e mostrano segni vitali; altri possono essere modelli semplici ed economici, ma comunque sufficientemente adeguati per il compito oggetto dell'addestramento (Arora, Sevdalis, 2008). Kneebone e Aggarwal (2009), per esempio, hanno sviluppato un eccellente simulatore degli elementi sia tecnici sia interpersonali delle procedure chirurgiche minori utilizzando un attore, una strumentazione essenziale e un ambientazione economica; questi sistemi mostrano che cosa si possa ottenere con attori capaci che lavorano con una minima dotazione di oggetti di scena.

L'obiettivo principale di questo tipo di addestramento del team basato sulla simulazione è migliorare la sicurezza e la qualità dell'assistenza fornita ai pazienti, poiché molti insuccessi chiave nella cura dei pazienti non sono attribuili a carenze nelle competenze tecniche dei singoli, quanto a mancanza di comunicazione accurata e tempestiva tra i membri del team clinico, mancanza di leadership ove necessaria e inadeguata gestione delle crisi. È possibile simulare e gestire le crisi, sperimentare gli errori e mettere in pratica il recupero senza rischio per i pazienti. Le evidenze iniziali suggeriscono che le simulazioni possono offrire ambienti di apprendimento efficaci e che sono molto apprezzate da coloro che hanno l'opportunità di ricevere questo tipo di addestramento (Arora, Sevdalis, 2008).

Medicina d'emergenza: addestramento del team per ridurre gli errori

Il progetto MedTeams per l'addestramento in medicina d'emergenza ha tratto considerevole ispirazione dal CRM, ma si è anche basato sui risultati delle ricerche condotte sui fallimenti dei team impegnati nei dipartimenti d'emergenza. Questi problemi sono ben illustrati in un caso descritto da Risser e colleghi (1999) (Box 18.6)

Box 18.6 Errori nel lavoro del team e morte di una paziente

Una donna di 39 anni, con una storia documentata di coronaropatia, giunse al pronto soccorso lamentando una frequenza crescente di dolore toracico anginoso nelle due settimane precedenti. Al triage la paziente fu classificata come "urgente", il secondo dei quattro livelli previsti dal sistema di triage, nonostante i segni vitali anomali e l'anamnesi avrebbero dovuto farla inserire nel primo livello. Il pronto soccorso era estremamente affollato, e la donna dovette attendere un'ora prima di essere visitata da un tirocinante. Alla visita la paziente si lamentava del dolore al petto e i polsi periferici erano deboli o assenti.

Novanta minuti dopo l'arrivo della paziente al pronto soccorso, la rivalutazione dei segni vitali mostrò una pressione arteriosa di 61/32, ma ciò non venne comunicato né al tirocinante né al medico. Per controllare il dolore toracico, il medico prescrisse nitroglicerina sublinguale. Più tardi, in una deposizione scritta, l'infermiera dichiarò che non si era sentita tranquilla somministrando la nitroglicerina, un farmaco che può abbassare la pressione arteriosa, a una paziente ipotesa, ma che diede per scontato che il medico "sapesse ciò che stava facendo". La paziente continuava a lamentare dolore toracico e mancanza di respiro; le venne somministrata morfina solfato e si iniziò l'infusione endovenosa di nitroglicerina. Alla fine, dopo quasi mezz'ora dall'episodio ipotensivo iniziale, il medico notò lo stato ipotensivo della donna; l'infusione di nitroglicerina venne interrotta e fu chiamato un internista, che arrivò dopo un'altra mezz'ora. La paziente continuava a essere ipotesa, il respiro era superficiale e il dolore toracico persisteva. Infine, divenne estremamente bradicardica, la pressione arteriosa non era più rilevabile e fu richiesto un intervento d'emergenza. Fu messa in atto la procedura di rianimazione cardiaca avanzata, con somministrazione di epinefrina e atropina, defibrillazione, stimolazione cardiaca esterna e pericardiocentesi; questi tentativi non ebbero successo e la paziente fu dichiarata morta 3 ore e 10 minuti dopo il suo arrivo al pronto soccorso.

Questo caso rivela una catena di errori, nella quale lo scadente clima organizzativo, la mancanza di struttura del team, l'inadeguata gestione delle priorità, la scarsa comunicazione, la mancanza di monitoraggio reciproco (tra i membri del team) e la mancanza di decisione nel pronto soccorso contribuirono a un outcome catastrofico per la paziente. Le conseguenze di questo fallimento del team furono drammatiche: la paziente morì, la famiglia fu distrutta, il personale ne uscì angosciato e demoralizzato e la reputazione dell'ospedale fu danneggiata.

(Da Risser et al., 1999. Riproduzione autorizzata da Elsevier)

Risser e colleghi hanno identificato i comportamenti chiave che dovrebbero premunire e difendere dagli errori, ispirandosi a strategie per la qualificazione del team adottate in altri ambiti ad alto rischio, come la marina militare (Box 18.7). In queste strategie è implicita l'accettazione che gli errori si verificheranno sempre, che nessuno può essere ininterrottamente efficiente e che l'ambiente può sempre manifestare minacce inaspettate. Gli individui possono rispondere in una certa misura a tali minacce e problemi, ma un team ha migliori probabilità di far superare al paziente una fase critica se i suoi membri si osservano vicendevolmente, comunicano apertamente ed efficacemente e si supportano reciprocamente quando è necessario.

Il programma di addestramento MedTeams (Morey et al., 2002) si focalizza sull'insegnamento di competenze cruciali per il team, basandosi sulla comprensione della natura del lavoro di gruppo e sul suo impatto sulla pratica clinica. L'addestramento al lavoro di gruppo, condotto da un medico e da un'infermiera, coinvolge gruppi di circa 16 persone e prevede 8 ore di istruzione formale sui fondamenti dell'addestramento del team e su comportamenti specifici con diretta applicazione clinica. L'addestramento

Box 18.7 Comportamenti del team per prevenire, individuare e recuperare gli errori

– *Identificare il protocollo da utilizzare o predisporre un piano.* A ciascun membro del team deve essere chiaro quale protocollo o piano si intende utilizzare.
– *Stabilire le priorità dei compiti per il paziente.* I membri del team devono comprendere il piano e come i propri compiti individuali si integrano in quello complessivo.
– *Esprimersi apertamente.* Gli operatori sanitari devono parlare senza timore quando ritengono che un paziente sia a rischio; i team leader devono promuovere un clima che favorisca tale atteggiamento.
– *Monitoraggio reciproco all'interno del team.* I membri del team devono sorvegliarsi a vicenda per evitare errori e problemi; ciò non deve essere considerato come un atteggiamento di critica ma come una forma di supporto agli altri membri del team e una protezione supplementare per il paziente.
– *Fornire e accettare feedback.* Il feedback non è limitato al team leader; ogni membro del team può fornire feedback a un altro. Ciò implica che tutti i membri del team conoscano i ruoli di ciascuno.
– *Comunicazione circolare.* Messaggi e comunicazioni devono essere compresi e ripetuti per conferma da coloro che li ricevono; spesso chi trasmette i messaggi li ripeterà nuovamente. Ciò rappresenta un controllo e una protezione aggiuntivi.
– *Supportare gli altri membri del team.* I membri del team devono essere consapevoli delle azioni degli altri ed essere pronti a intervenire per supporto e assistenza.

(Da: Risser et al., 1999; Ilgen, 1999)

si svolge successivamente in setting clinici, mediante l'apposita formazione di specifici team all'inizio di ogni turno, l'istruzione aggiuntiva su specifici comportamenti di squadra per ciascun membro del personale e l'allenamento ai comportamenti di lavoro di squadra durante il normale orario di lavoro.

In base al giudizio degli osservatori, nei nove dipartimenti d'emergenza che hanno partecipato al progetto, l'addestramento del team ha prodotto significativi miglioramenti dei parametri standardizzati per la valutazione dei team. In ciascun dipartimento, gli osservatori hanno anche monitorato un campione di casi, registrando il lavoro di squadra complessivo e ogni genere di errore. Prima dell'addestramento, per esempio, un tecnico sottopose a elettrocardiogramma un paziente con dolore toracico: preparò il paziente, ma trascurò di informare qualcuno lasciando il paziente senza sorveglianza per 25 minuti. Dopo l'addestramento del team vi fu una sostanziale riduzione di questo tipo di errori. Naturalmente, restano aperte molte domande sull'impatto che un simile addestramento potrebbe avere se condotto su vasta scala, sul mantenimento nel corso del tempo della migliorata performance e così via. Nel complesso, tuttavia, il programma ha determinato, relativamente alla pratica clinica e agli errori, benefici impressionanti.

Leadership e apprendimento: come i team addestrano se stessi

Il progetto MedTeams è basato su un formale programma di addestramento iniziale, ma il suo successo è chiaramente affidato all'adozione conseguente di queste pratiche e al loro potenziamento e sviluppo da parte dei membri di ciascun team. Di per sé, poche ore di addestramento avrebbero scarso impatto diretto; devono piuttosto fungere da catalizzatore per il successivo sviluppo da parte del team. Ma come possiamo promuovere un simile apprendimento continuo nei team?

In un interessante studio, Amy Edmondson e colleghi (2001) hanno esaminato l'apprendimento di una nuova procedura da parte di 16 team chirurgici. Si trattava dell'esecuzione per via endoscopica, tramite piccole incisioni nel torace, dell'intervento di bypass coronarico, in alternativa alla tecnica tradizionale. In tutti i campi della chirurgia, l'impiego delle procedure endoscopiche pone seri problemi tecnici, ma questi chirurghi erano già piuttosto esperti nelle nuove metodiche; in questo caso il vero problema era rappresentato dalla necessità di un coordinamento e di una comunicazione molto maggiori tra i membri del team. All'inizio l'impiego della nuova tecnica richiedeva un tempo due o tre volte superiore rispetto alla procedura convenzionale a cielo aperto.

Edmondson e colleghi hanno esaminato quanto tempo occorreva ai team per sviluppare queste nuove competenze, valutando i progressi in base alla durata dell'intervento e ad altri parametri. È interessante osservare che molte diffuse convinzioni sul cambiamento nelle organizzazioni e nei team non hanno trovato conferma: né il supporto della direzione, assai variabile da un ospedale all'altro, né la qualifica o l'anzianità del chirurgo avevano grande influenza; lo svolgimento di regolari *briefing* e *debriefing*, prima e dopo gli interventi, non era determinante, sebbene molti team esaminassero a posteriori la propria performance. L'apprendimento avveniva piuttosto in tempo reale durante lo svolgimento dell'intervento: i team più efficaci erano

---

Box 18.8 Due team di cardiochirurgia a confronto

La nuova tecnologia come componente aggiuntiva
Il chirurgo, esperto e ben inserito in un importante ospedale, non svolse alcun ruolo nella scelta dei membri del team, che fu composto in base all'anzianità. Non partecipò neppure alla prova generale che precedette il primo caso. In seguito spiegò che non riteneva che la nuova metodica presentasse particolari problemi tecnici, pertanto "non ero io a dovermi addestrare ma il team". A suo avviso, tale addestramento non richiedeva nessun cambiamento nel suo stile di comunicazione con il team. "Una volta che ho costituito il team, non ci penso più. Sono loro che devono accertarsi che tutto fili liscio". Per questo team l'acquisizione della nuova tecnologia si dimostrò lenta e difficile, i tempi di intervento rimasero lunghi, anche dopo 50 casi.

La nuova tecnologia come progetto di team innovativo
Sebbene in passato il reparto di cardiochirurgia non avesse intrapreso importanti ricerche o innovazioni, aveva recentemente assunto un giovane chirurgo che era interessato al nuovo approccio. Egli comprese, più di qualsiasi altro chirurgo, che l'introduzione della nuova tecnologia avrebbe richiesto al team l'adozione di uno stile molto diverso. "La capacità del chirurgo di diventare un partner, e non un dittatore, è decisiva. Durante l'intervento è di fatto necessario modificare ciò che si sta facendo in base al suggerimento di un altro membro del team". I membri del team percepirono che la gerarchia era cambiata, creando un ambiente libero e aperto al contributo di tutti. Questo gruppo fu uno dei due che si impadronirono della tecnica più rapidamente, con tempi di intervento inferiori di oltre un'ora rispetto alla media dopo 20 casi.

(Da Edmondson et al., 2001. Riproduzione autorizzata da Harvard Business Publishing School)

18

in grado di sfruttare pienamente l'intervento stesso come momento di apprendimento e addestramento. Come facevano? Innanzitutto, veniva posta notevole attenzione nella scelta delle persone giuste per affrontare questa nuova sfida; la scelta era compiuta sulla base non tanto dell'esperienza o delle competenze tecniche, quanto della capacità di lavorare in gruppo. Secondo, particolarmente importante era il modo in cui il team affrontava il compito. In alcune ospedali, i chirurghi si ponevano solo il problema di addestrare il team su "cosa fare"; questi team apprendevano più lentamente. In altre, i chirurghi sottolineavano la sfida, la necessità del contributo di ciascuno e l'esigenza di apprendimento e comunicazione costanti nel corso dell'intervento; erano questi i team che facevano progressi più rapidi (Box 18.8). Nei team che apprendevano rapidamente, infine, i leader e i membri del team creavano un'atmosfera che Edmondson e colleghi definiscono di sicurezza psicologica. I membri di questi team erano capaci di proporre suggerimenti, di evidenziare potenziali problemi e di ammettere gli errori quando si verificavano. Al contrario, quando le persone incontravano difficoltà a comportarsi in questo modo, il processo di apprendimento era rallentato (Edmondson et al, 2001).

Bibliografia

Arora S, Sevdalis N (2008) HOSPEX and concepts of simulation. Journal of the Royal Army Medical Corps, 154(3):202-205

Caplan GA, Williams AJ, Daly B, Abraham K (2004) A randomized, controlled trial of comprehensive geriatric assessment and multidisciplinary intervention after discharge of elderly from the emergency department–the DEED II study. Journal of the American Geriatric Society, 52(9): 1417-1423

Catchpole KR, de Leval MR, McEwan A et al (2007) Patient handover from surgery to intensive care: using Formula 1 pit-stop and aviation models to improve safety and quality. Paediatric Anaesthesia, 17(5):470-478

Cooper JB, Taqueti VR (2004) A brief history of the development of mannequin simulators for clinical education and training. Quality and Safety in Health Care, 13(suppl 1):i11-i18

Davenport DL, Henderson WG, Mosca CL et al (2007) Risk-adjusted morbidity in teaching hospitals correlates with reported levels of communication and collaboration on surgical teams but not with scale measures of teamwork climate, safety climate, or working conditions. Journal of the American College of Surgeons, 205(6):778-784

Edmondson A, Bohner R, Pisano G (2001) Speeding up team learning. Harvard Business Review, 79:125-132

Flin R, Yule S (2004) Leadership for safety: industrial experience. Quality and Safety in Health Care, 13(Suppl 2):ii45-ii51

Flin R, O'Connor P, Crichton M (2008) Safety at the Sharp End. A Guide to Non-technical Skills. Ashgate, Guildford UK

Friedman DM, Berger DL (2004) Improving team structure and communication: a key to hospital efficiency. Archives of Surgery (Chicago, Ill: 1960), 139(11):1194-1198

Gaba DM (2000) Anaesthesiology as a model for patient safety. British Medical Journal, 320:785-788

Hart EM, Owen H (2005) Errors and omissions in anesthesia: a pilot study using a pilot's checklist. Anesthia and Analgesia, 101(1):246-250

Haynes AB, Weiser TG, Berry WR et al (2009) A surgical safety checklist to reduce morbidity and mortality in a global population. The New England Journal of Medicine, 360(5):491-499

Healey A, Undre S, Vincent CA (2004) Developing observational measures of performance in surgical teams. Quality and Safety in Health Care, 13:33-40

Healey AN, Undre S, Vincent CA (2006) Defining the technical skills of teamwork in surgery. Quality and Safety in Health Care, 15(4):231-234

Helmreich RL, Merrit AC (1998) Culture at Work in Aviation and Medicine: National, Organisational and Professional Influences. Ashgate, Aldershot UK

Ilgen DR (1999) Teams embedded in organizations: some implications. American Psychologist, 54(2):129-139

King's Fund (2008) Safe Births. Everybody's Business. London. http://www.kingsfund.org.uk/publications/safe_births.html

Kneebone R, Aggarwal R (2009) Surgical training using simulation. British Medical Journal, 338:b1001

Lemieux-Charles L, McGuire WL (2006) What do we know about health care team effectiveness? A review of the literature. Medical Care Research and Review, 63(3):263-300

Leonard M, Graham S, Bonacum D (2004) The human factor: the critical importance of effective teamwork and communication in providing safe care. Quality and Safety in Health Care, 13(Suppl 1):i85-i90

Lingard L, Espin S, Whyte S et al (2004) Communication failures in the operating room: an observational classification of recurrent types and effects. Quality and Safety in Health Care, 13(5):330-334

Lingard L, Regehr G, Orser B et al (2008) Evaluation of a preoperative checklist and team briefing among surgeons, nurses, and anesthesiologists to reduce failures in communication. Archives of Surgery (Chicago, Ill: 1960), 143(1):12-17

Ministero del Lavoro, della Salute e delle Politiche Sociali. Dipartimento della Qualità, Direzione Generale della Programmazione Sanitaria, dei Livelli di Assistenza e dei Principi Etici di Sistema (2009) Manuale per la sicurezza in sala operatoria: Raccomandazioni e checklist. http://www.salute.gov.it/resources/usabile/documenti_nuovo_portale/focus/manuale.pdf

Moorthy K, Munz Y, Forrest D et al (2006) Surgical crisis management skills training and assessment: a simulation[corrected]-based approach to enhancing operating room performance. Annals of Surgery, 244(1):139-147

Morey JC, Simon R, Jay GD et al (2002) Error reduction and performance improvement in the emergency department through formal teamwork training: evaluation results of the MedTeams project. Health Services Research, 37(6):1553-1581

Paris CR, Salas E, Cannon-Bowers JA (2000) Teamwork in multi-person systems: A review and analysis. Ergonomics, 43(8):1052-1075

Pronovost P, Berenholtz S, Dorman T et al (2003) Improving communication in the ICU using daily goals. Journal of Critical Care, 18(2):71-75

Risser DT, Rice MM, Salisbury ML et al (1999) The potential for improved teamwork to reduce medical errors in the emergency department. The MedTeams Research Consortium. Annals of Emergency Medicine, 34(3):373-383

Soar J, Peyton J, Leonard M, Pullyblank AM (2009) Surgical safety checklists. British Medical Journal, 338:220

Undre S, Healey AN, Darzi A, Vincent CA (2006) Observational assessment of surgical teamwork: a feasibility study. World Journal of Surgery, 30(10):1774-1783

Undre S, Sevdalis N, Healey AN et al (2007a) Observational teamwork assessment for surgery (OTAS): refinement and application in urological surgery. World Journal of Surgery, 31(7):1373-1381

Undre S, Koutantji M, Sevdalis N et al (2007b) Multidisciplinary crisis simulations: the way forward for training surgical teams. World Journal of Surgery, 31(9):1843-1853

West MA, Borrill C, Dawson J et al (2002) The link between the management of employees and
    patient mortality in acute hospitals. International Journal of Human Resource Management,
    13(8):1299-1310
West MA (2004) Twelve steps to heaven: successfully managing change through developing
    innovative teams. European Journal of Work and Organizational Psychology, 13(2):269
Whyte S, Lingard L, Espin S et al (2007) Paradoxical effects of interprofessional briefings on OR
    team performance. Cognition Technology & Work, 10(4):287-294
Zaccaro SJ, Rittman AL, Marks MA (2009) Team leadership. The Leadership Quarterly, 12:451-483

La strada verso la sicurezza

Nei precedenti sette capitoli abbiamo discusso una serie di strategie per la promozione della sicurezza e della qualità dell'assistenza sanitaria, alcune riguardavano un cambiamento nel modo di lavorare delle persone e altre modifiche tecnologiche e miglioramenti del processo. La natura sistemica e sfaccettata dei problemi legati alla sicurezza suggerisce che sarà possibile arrivare a miglioramenti durevoli solo integrando queste diverse componenti in una strategia globale.

In questo capitolo e nel successivo passeremo in rassegna alcuni approcci ambiziosi e potenzialmente innovativi che fanno nutrire speranze in un'assistenza sanitaria più sicura e di alta qualità. Esamineremo il lavoro di Peter Pronovost e dei suoi colleghi sulle cure in terapia intensiva e la Safer Patients Initiative britannica; prenderemo anche in considerazione alcune campagne focalizzate su specifiche problematiche della sicurezza all'interno delle organizzazioni. Nell'ultimo capitolo tratteremo il problema ancora più impegnativo del miglioramento di interi sistemi sanitari. Gli approcci descritti in questo capitolo si sviluppano soprattutto al livello del microsistema clinico, che secondo alcuni deve rappresentare il target principale dei programmi di miglioramento della sicurezza e della qualità.

Microsistemi clinici

Un microsistema clinico è costituito da un gruppo di medici e altri operatori sanitari che lavorano insieme con un obiettivo clinico condiviso per fornire assistenza a una determinata popolazione di pazienti (Mohr et al., 2004). Il sistema include medici, personale di supporto, attrezzature e tecnologie, processi clinico-assistenziali e tutto ciò che occorre per fornire assistenza ai pazienti: in sostanza, la struttura e il processo secondo la definizione di Donabedian, ma su scala minore rispetto a unità di maggiori dimensioni. Esempi di microsistemi clinici possono essere: team di chirurgia cardiovascolare, servizi territoriali di salute mentale o unità di terapia intensiva neonatale. Questi esempi hanno in comune alcuni elementi chiave: una specificità clinico-assistenziale; operatori sanitari con competenze e addestramento adeguati alla tipologia di processi; una popolazione di pazienti definita; un certo livello di informazioni e tecnologie a supporto del lavoro. Ogni struttura ospedaliera o sanitaria comprende un ampio numero di questi microsistemi, ognuno dei quali fornisce un tipo diverso di cure, pur interagendo con gli altri e con l'organizzazione nel suo complesso.

Secondo Mohr, Batalden e altri, il microsistema clinico rappresenta un target particolarmente critico per il miglioramento della sicurezza e della qualità. Il concetto di microsistema deriva da studi condotti su organizzazioni di servizi diverse da quelle sanitarie, che hanno raggiunto livelli di qualità particolarmente elevati; ognuna di queste organizzazioni aveva creato piccole unità, riproducibili all'interno dell'organizzazione, progettate e strutturate per fornire servizi di alta qualità al cliente. I microsistemi clinici tendono a essere più estesi e complessi, ma l'idea di fondo è analoga. Si tratta di sottosistemi – riconoscibili all'interno dell'organizzazione più ampia – caratterizzati da scopo, organizzazione e processi di erogazione dei servizi specifici; sono abbastanza piccoli per consentire la realizzazione, in tempi relativamente brevi, di programmi ben definiti di miglioramento, ma anche abbastanza grandi da assistere un considerevole numero di pazienti. In una serie di studi condotti a partire dagli anni Novanta, Mohr e Donaldson hanno descritto le qualità dei microsistemi a elevata performance (Nelson et al., 2007):

- continuità dello scopo nel tempo;
- investimento di tempo e di risorse per il miglioramento;
- convergenza tra ruolo e formazione in funzione dell'efficienza e delle esigenze del personale;
- interdipendenza dei membri del team di cura nella risposta ai bisogni dei pazienti;
- integrazione di informazioni e tecnologia nel flusso di lavoro;
- valutazione continua degli outcome;
- supporto da parte dell'organizzazione più ampia;
- collegamento con la comunità per migliorare l'assistenza ed estendere la propria influenza.

Il miglioramento richiede inoltre un'attenzione parallela a processi, organizzazione, supervisione, formazione e lavoro di gruppo, rafforzata dalla leadership, dalla continuità degli scopi e dal sostegno da parte dei leader più autorevoli. Vedremo come queste idee sono state realizzate nella pratica, ma occorre prima considerare brevemente il delicato tema della valutazione del miglioramento della sicurezza e della qualità.

La valutazione di interventi complessi

Sebbene concettualmente simile, un trial clinico è in pratica assai diverso dall'esperimento nitido e isolato condotto in laboratorio, sul quale peraltro si modella. Il concetto di fondo – confronto tra le risposte di due o più gruppi – è semplice, ma la sua realizzazione può essere impegnativa dal punto di vista sia metodologico sia pratico. Un trial su farmaci, per esempio, deve separare l'azione del farmaco in esame da qualsiasi altro fattore che possa influire sul decorso di una malattia e deve anche tener conto della variabilità delle condizioni di vita dei pazienti, del decorso della malattia e di altre patologie concomitanti. Prendiamo ora in considerazione, per esempio, un trial chirurgico per confrontare procedure a cielo aperto e laparoscopiche. Questo tipo di studio è molto più complesso a causa della variabilità relativa sia all'intervento sia al paziente: chirurghi, attrezzature e assistenza postoperatoria possono essere diversi, rendendo ancora più difficile individuare gli eventuali vantaggi associati alla nuova tecnica chirurgica; il rumore può coprire il segnale. Consideriamo ora un problema ancora più complesso, quello della valutazione di un intervento per la sicurezza e la qualità nell'ambito di un'organizzazione; si presenta subito una serie di problemi metodologici specifici.

Un ospedale è un sistema complesso adattativo

La struttura della maggior parte delle organizzazioni sanitarie è basata su una gerarchia piuttosto rigida, complicata dalla coesistenza di diverse gerarchie professionali ben distinte. Può essere molto frustrante e sconcertante pianificare e avviare un preciso programma di cambiamento organizzativo, per poi scoprire che nella pratica non funziona come ci si attendeva. In realtà, le organizzazioni sono in continuo cambiamento, in risposta a influenze interne ed esterne, e tale carattere dinamico è solo uno dei fattori che rendono complesso il cambiamento organizzativo; si lavora costantemente su un bersaglio mobile. I microsistemi clinici, e dunque le organizzazioni sanitarie, sono sistemi complessi adattativi (CAS, *complex adaptive systems*), in continua evoluzione e trasformazione. I CAS sono reti costituite da molti agenti (persone, cellule, specie, società o paesi), che in esse agiscono e reagiscono l'uno rispetto all'altro ininterrottamente. Il controllo di questi sistemi tende a essere estremamente disperso e decentralizzato; di fatto può non esservi un vero centro (*locus of control*). In tali sistemi un comportamento coerente e prevedibile nasce sia dalla competizione sia dalla cooperazione tra gli agenti; il comportamento complessivo è il risultato di un enorme numero di decisioni assunte in ogni momento da molti singoli agenti (Waldrop, 1992).

L'espressione CAS fu coniata da John Holland, Murray Gell Mann e altri al Santa Fe Institute. Esempi di CAS sono la borsa, le colonie di insetti sociali, l'ecosistema, il cervello e il sistema immunitario, la cellula e l'embrione in via di sviluppo, le industrie manifatturiere e qualsiasi sistema sociale umano, come partiti politici o comunità. La definizione è piuttosto inquietante, e ovviamente non è semplice stabilire fino a che punto si possano davvero tracciare analogie tra il comportamento del sistema immunitario e il funzionamento di un ospedale. Fortunatamente, non dobbiamo qui preoccuparcene. Ai nostri fini, il punto essenziale da cogliere è che gli ospedali non sono solo complicati, come in effetti sono, ma anche complessi nel senso che la coerenza del sistema può essere ottenuta soltanto grazie ai molti singoli individui che agiscono e reagiscono in modo autonomo (Plesk, Greenhalgh, 2001). Ciò in un certo senso è ovvio, ma in pratica non è necessariamente il modo in cui funzionano le organizzazioni; i definiti organigrammi e le esplicite gerarchie dell'organizzazione suggeriscono che gli ordini partono dall'alto e sono seguiti dalle azioni. Secondo la visione complessa, invece, l'ospedale è più simile a un sistema biologico con molteplici componenti che interagiscono. Ai medici – che devono continuamente confrontarsi con la

19

complessità e l'imprevedibilità dei sistemi biologici – simili immagini sono familiari, sebbene probabilmente pochi applichino il modello biologico alla gestione delle loro unità. Se si concepiscono gli sforzi di cambiamento in riferimento a un sistema biologico, allora le difficoltà e la natura fluida e dinamica del cambiamento diventano meno enigmatiche.

L'intervento si evolve nel tempo

La valutazione dell'impatto degli interventi per la sicurezza e la qualità è difficile, sia perché gli ospedali sono complessi, sia perché possono esserlo anche gli interventi, che riguardano molti ambiti clinici diversi e differenti livelli dell'organizzazione: personale di prima linea, management intermedio e direzione sono tutti coinvolti. In un trial randomizzato si cerca di specificare nel modo più esauriente il trattamento; ciò è relativamente semplice per i farmaci, un po' più difficile per la chirurgia, ma in entrambi i casi i trattamenti possono essere specificati con ragionevole chiarezza. Per un intervento di tipo organizzativo da attuare, poniamo, nell'arco di un paio di anni, non esiste assolutamente un modo per sapere in pratica come si svilupperanno gli eventi o come sarà accolto. Non si tratta necessariamente di un difetto di specificazione, in quanto può in realtà essere controproducente tentare di specificare e standardizzare tutti gli aspetti dell'intervento, senza lasciare spazio all'innovazione locale. Secondo Plesk e Greenhalgh (2001), la visione del CAS suggerisce che nella pianificazione degli interventi si dovrebbe prevedere e consentire espressamente l'evoluzione degli interventi:

• usando metafore biologiche per guidare il pensiero;
• creando condizioni in cui il sistema possa evolvere in modo naturale nel tempo;
• fornendo regole semplici e specificazioni minime;
• presentando una prospettiva sufficientemente positiva e prevedendo un ampio spazio per consentire alla creatività naturale di emergere attraverso azioni locali all'interno del sistema.

Ogni organizzazione reagisce all'intervento accettandolo o rifiutandolo; in pratica, dunque, in ogni organizzazione si realizza di fatto un intervento diverso, anche se tutte le organizzazioni coinvolte hanno partecipato alle medesime sessioni di formazione e hanno ricevuto gli stessi materiali e le stesse informazioni. La valutazione dell'impatto di interventi di questo tipo risulta particolarmente difficile perché i loro effetti si realizzano sul lungo periodo e continuano a manifestarsi anche dopo che il programma formale è concluso. Un'ulteriore complicazione, infine, è dovuta al fatto che non sempre le organizzazioni partono dallo stesso livello e sono ugualmente preparate per tali interventi. Riprenderemo più avanti questa problematica.

A queste riflessioni si può aggiungere che non è nemmeno chiaro se vi sia davvero un modo "giusto" di operare. Nella pratica, le organizzazioni affrontano il miglioramento in modi assai diversi, anche quando si presume stiano seguendo lo stesso programma. Questa situazione potrebbe riflettere semplicemente la nostra ignoranza; prima della scoperta degli antibiotici, per esempio, esistevano dozzine di rimedi e test diversi per il trattamento della tubercolosi, che sono tutti spariti una volta comparsa la giusta terapia. Tuttavia, sebbene si possano isolare alcuni elementi comuni, è improbabile che possa emergere un modello "buono per tutti": le organizzazioni devono sempre partire dal punto in cui sono, che varia considerevolmente, e adattare i propri sforzi alle condizioni locali e al mutevole ambiente esterno.

Misurazione dell'impatto

Dobbiamo tornare ancora una volta alla misurazione. Con alcune eccezioni degne di nota, non è stata prestata adeguata attenzione alla misurazione nella maggior parte dei programmi di miglioramento della qualità e della sicurezza. Di solito sono monitorati alcuni indici, ma questi non sono nemmeno lontanamente adeguati per riflettere l'ampiezza dell'effettivo programma di cambiamento; la necessità di "andare avanti e cambiare le cose" sembra spesso più importante della possibilità di valutare in seguito se tutti gli sforzi intrapresi fossero giustificati. Supponiamo, per esempio, che nei reparti di chirurgia si intenda migliorare l'affidabilità dell'uso degli antibiotici; nei reparti di chirurgia il tentativo fallisce e non si osserva alcun miglioramento, ma due reparti di medicina venuti a conoscenza dell'intervento lo adattano con successo e registrano notevoli cambiamenti. Si tratta di un intervento fallito oppure di un successo inatteso? In realtà, sono vere entrambe le cose.

Revisioni e confronti di diversi progetti di miglioramento della sicurezza e della qualità hanno in generale trovato evidenze di modesti miglioramenti (Schouten et al., 2008), ma nella molteplicità di strategie e approcci non ve n'è nessuno che emerga in modo chiaro come "la via da seguire". La situazione è stata ben sintetizzata da Richard Grol e colleghi nel 2002, la cui valutazione è ancora attuale.

> Per quanto ne sappiamo, nessun programma di miglioramento della qualità è superiore agli altri e un miglioramento reale e sostenibile può richiedere l'implementazione di elementi tratti da approcci diversi, talora in modo simultaneo, talora in successione. Semplicemente non sappiamo quale usare, quando usarlo e che cosa attenderci. (Grol et al., 2002. Riproduzione autorizzata da BMJ Publishing Group Ltd)

La riflessione sui programmi che analizzeremo nel resto del capitolo richiede la conoscenza delle difficoltà metodologiche e pratiche. Certamente è giusto esigere una valutazione di tali programmi, ma dobbiamo anche essere consapevoli delle difficoltà di definire l'intervento o di prevederne l'evoluzione nell'ambito dell'organizzazione studiata. Occorre prestare maggiore attenzione alla misurazione e alla valutazione, e tuttavia dobbiamo comprenderne le difficoltà e i problemi.

Migliorare la sicurezza della terapia intensiva

Il nostro primo esempio di cambiamento durevole a lungo termine riguarda il lavoro di Peter Pronovost, Albert Wu e colleghi in un'unità di terapia intensiva (ICU) del Johns Hopkins Hospital. Si tratta di un lavoro notevole sotto diversi punti di vista. In

Box 19.1 Sicurezza, qualità e scienza

Quando abbiamo iniziato questo lavoro, spesso la sicurezza e l'erogazione delle cure erano considerate estranee alla scienza. Di fatto, la scienza sembrava includere la comprensione della biologia della malattia e l'individuazione degli interventi efficaci, ma non l'assicurazione che i pazienti ricevessero quegli interventi; questo lavoro era considerato come l'arte della medicina. Ciò che ho tentato di dimostrare ai vertici del nostro ospedale e della nostra scuola di medicina è che vi è scienza nell'erogazione delle cure e che spesso pratichiamo questa scienza in modo scadente. Come risultato, i pazienti subiscono danni.

Con questa dichiarazione avevamo reso palese la dissonanza tra l'orgoglio e la convinzione di essere una grande istituzione e la realtà che alcune persone erano state colpite da eventi avversi o non avevano conseguito gli outcome migliori o ricevuto le terapie basate delle evidenze. Attraverso una strategia francamente un po' rischiosa – cioè discutendo gli eventi sentinella col direttore generale, i direttori di dipartimento e il consiglio di amministrazione, e mettendo in luce la dissonanza esistente – l'istituzione fu spronata a rendersi conto della necessità di applicare la scienza all'erogazione della cure, proprio come l'applichiamo a qualsiasi altro aspetto. L'erogazione delle cure è davvero un laboratorio di apprendimento per la sicurezza e la qualità. Cerchiamo continuamente di valutare in modo rigoroso come agiamo e come possiamo farlo sempre meglio.

(Peter Pronovost, conversazione con Bob Wachter, www.ahrq.org)

primo luogo, i responsabili sono tutti da tempo seriamente impegnati nella promozione della sicurezza del paziente. Secondo, il lavoro è in corso da oltre dieci anni, con continui sviluppi e perfezionamenti. Terzo, essi hanno unito al desiderio di miglioramento un'uguale passione per la scienza e la misurazione. Infine, hanno documentato sia il percorso compiuto sia gli outcome (Box 19.1). Molti altri gruppi hanno dimostrato un analogo durevole impegno, tuttavia la valutazione e la pubblicazione del lavoro del team del Johns Hopkins hanno reso questa esperienza particolarmente autorevole. Non è possibile rendere qui conto dell'intero programma sviluppato, ma ne esamineremo alcuni aspetti salienti.

Fondamenti del miglioramento

Il team del Johns Hopkins partiva dall'ipotesi che gli interventi sulla sicurezza si sarebbero potuti radicare solo se il personale di prima linea fosse stato consapevole dei rischi che correvano i pazienti e della necessità di un cambiamento. Una cultura positiva della sicurezza era considerata essenziale: sebbene assolutamente insufficiente per produrre il cambiamento, ne era l'indispensabile fondamento. Gli atteggiamenti, le convinzioni e i comportamenti cruciali per la sicurezza devono essere acquisiti a tutti i livelli dell'organizzazione, in modo che, per quanto possibile, tutti partano da una serie condivisa di presupposti.

Fu somministrato un questionario sul clima di sicurezza a 395 tra infermieri, medici e manager, compresi gli otto medici dell'ICU. Parallelamente fu condotta, ai vari livelli dell'organizzazione, un'indagine sulla priorità assegnata dai dirigenti alla sicurezza, e anche sulla priorità percepita; i dirigenti tendevano a credere di assegnare la priorità alla sicurezza, ma il personale vedeva le cose in maniera ben diversa (Pronovost et al., 2003). Complessivamente queste indagini suggerivano la necessità di:

- un processo di pianificazione strategico proattivo;
- un impegno per il miglioramento della sicurezza del paziente da parte dei dirigenti molto più visibile al personale di prima linea;
- maggiori sforzi per coinvolgere e formare i medici sulla sicurezza del paziente.

Il sistema di segnalazione dell'ICU, di cui si è già parlato in precedenza, forniva anche un'importante finestra sulle questioni sistemiche affrontate dal team. Le segnalazioni erano utilizzate per far emergere i problemi di sicurezza e permettere una valutazione iniziale delle loro cause e dei fattori concomitanti, quali la necessità di formazione e l'inadeguatezza dell'organico. Si noti che il sistema di segnalazione è semplicemente analitico e diagnostico, e non è concepito di per sé come una soluzione o come un intervento di sicurezza.

Trasferire le evidenze nella pratica

Gli interventi sulla sicurezza sono fondati sulla pratica clinica e sulla medicina basata sulle evidenze. L'obiettivo è fornire cure basate sulle evidenze in modo affidabile e senza danni per i pazienti. Questo naturalmente è lo scopo di qualunque medico; tuttavia, come abbiamo visto, la difficoltà sta nel tradurlo in pratica.

L'approccio utilizzato prevede cinque componenti chiave (Pronovost et al., 2008):

- focalizzazione sui sistemi (come è organizzato il lavoro), più che sulla cura dei singoli pazienti;
- partecipazione diretta dei team locali interdisciplinari alla gestione del progetto di miglioramento;
- creazione di un supporto centralizzato per il lavoro tecnico;
- incoraggiamento dell'adattamento locale dell'intervento;
- creazione di una cultura collaborativa a livello di unità e di sistema complessivo.

Questo approccio si è sviluppato ed è maturato nel Johns Hopkins Quality and Safety Research Group traducendo le evidenze in un modello pratico (Fig. 19.1).

Una notevole attenzione è stata posta alla definizione di obiettivi chiari e delle relative misure, per esempio frequenza di infezioni da accessi centrali. Le evidenze e gli obiettivi costituiscono il nucleo principale, ma è anche necessario comprendere le realtà e il contesto del processo di lavoro e gli ostacoli alla sua corretta esecuzione. Alcune di queste conoscenze derivano da metodi analitici formali, come l'analisi degli eventi, ma molte sono semplicemente frutto di osservazioni o di colloqui.

Nello specifico è utile accompagnare i medici attraverso i vari passaggi, per osservare ciò che occorre loro per effettuare i trattamenti. Ciò aiuta a individuare dove avvengono gli errori o dove il trattamento non viene implementato nel modo voluto. Per esempio, durante l'inserimento di un accesso centrale, abbiamo constatato che i medici prelevavano l'attrezzatura necessaria per conformarsi alla pratica raccomandata (guanti sterili, lenzuolo sterile ecc.) anche da otto punti diversi. Per facilitare il rispetto delle norme da parte dei medici, abbiamo introdotto un carrello specificamente attrezzato per l'inserimento degli accessi centrali. (Pronovost et al., 2008)

19

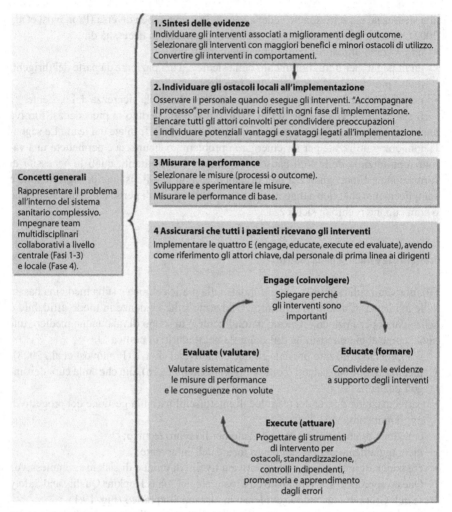

1. Sintesi delle evidenze
Individuare gli interventi associati a miglioramenti degli outcome.
Selezionare gli interventi con maggiori benefici e minori ostacoli di utilizzo.
Convertire gli interventi in comportamenti.

2. Individuare gli ostacoli locali all'implementazione
Osservare il personale quando esegue gli interventi. "Accompagnare
il processo" per individuare i difetti in ogni fase di implementazione.
Elencare tutti gli attori coinvolti per condividere preoccupazioni
e individuare potenziali vantaggi e svantaggi legati all'implementazione.

3 Misurare la performance
Selezionare le misure (processi o outcome).
Sviluppare e sperimentare le misure.
Misurare le performance di base.

Concetti generali
Rappresentare il problema
all'interno del sistema
sanitario complessivo.
Impegnare team
multidisciplinari
collaborativi a livello
centrale (Fasi 1-3)
e locale (Fase 4).

4 Assicurarsi che tutti i pazienti ricevano gli interventi
Implementare le quattro E (engage, educate, execute ed evaluate), avendo
come riferimento gli attori chiave, dal personale di prima linea ai dirigenti

Engage (coinvolgere)
Spiegare perché
gli interventi sono
importanti

Evaluate (valutare)
Valutare sistematicamente
le misure di performance
e le conseguenze non volute

Educate (formare)
Condividere le evidenze
a supporto degli interventi

Execute (attuare)
Progettare gli strumenti
di intervento per
ostacoli, standardizzazione,
controlli indipendenti,
promemoria e apprendimento
dagli errori

Fig. 19.1 Strategia per tradurre in pratica le evidenze. (Pronovost et al., 2008. Riproduzione autorizzata da BMJ Publishing Group Ltd)

Il maggior cambiamento è consistito nell'assegnare alla sicurezza un ruolo diverso: da questione concernente essenzialmente la reazione e la gestione delle crisi ad approccio proattivo per ridurre gli errori e affrontare i problemi di sistema. Questo gruppo ha coinvolto persone a tutti i livelli dell'organizzazione e promosso un'etica collaborativa, nella quale la sicurezza era la priorità. A sua volta ciò ha condotto in molte unità delle altre aree dell'ospedale all'attuazione di programmi di sicurezza ispirati all'approccio dell'ICU, in cui il personale collabora per risolvere i problemi di sicurezza nel proprio ambiente. Un elemento importante del nuovo approccio è stato lo schema

Box 19.2 Iniziative per la sicurezza del paziente messe in atto presso il Johns Hopkins Hospital in seguito alle indagini sulla cultura della sicurezza e sulla leadership

Iniziativa	Stato e progressi
Elaborazione della mission sulla sicurezza	Elaborata dagli Ethics and Patient Safety Committees
Creazione di una politica di segnalazione dell'errore medico non punitiva	Misure approvate nell'ottobre 2001
Elaborazione di un opuscolo per il coinvolgimento delle famiglie nella promozione della sicurezza in ospedale	Opuscolo disponibile dal giugno 2002
Sviluppo e sperimentazione di un piano complessivo per la sicurezza	Avviato nel settembre 2001, il programma si è poi sviluppato e attualmente include cinque ICU
Formazione del personale a tutti i livelli sulla scienza della sicurezza	Questo briefing, parte del programma generale per la sicurezza del paziente, viene applicato nell'intero sistema sanitario
Formazione del personale su come comunicare gli errori medici	È stata approvata una politica di comunicazione dell'errore medico
Iniziativa per l'adozione di un'unità da parte degli alti dirigenti	Un'altra componente del programma generale per la sicurezza del paziente avviata in quattro ICU. Tra coloro che l'hanno adottata vi sono i titolari attuali e futuri delle seguenti cariche: President of the Johns Hopkins University, President of the Johns Hopkins Health System, Chief Operating Officer of JHH e Vice President for Human Resources of the JHH
Sviluppo di un sito intranet dedicato alle iniziative per la sicurezza del paziente	Per l'organizzazione questo sito rappresenta uno strumento per disseminare le informazioni relative al progetto e condividere idee
Creazione del Centre for Innovations in Quality Patient Care	Questo centro dipende dal direttore generale e dal presidente dell'università e fornisce supporto alle iniziative per promuovere la qualità e la sicurezza
Partecipazione al "Quantum Leaps in Patient Safety" dell'IHI	Questa iniziativa è terminata nel giugno 2002, ma l'impegno è stato fatto proprio dal safety team creato sotto gli auspici di Innovations in Patient Care and Safety
Iniziativa sulla sicurezza nella gestione dei farmaci	L'iniziativa ha creato un sistema web per segnalare gli eventi nella gestione dei farmaci
Sviluppo di un piano strategico per la sicurezza del paziente	In corso di sviluppo

(Da Pronovost et al., 2003. Riproduzione autorizzata da BMJ Publishing Group Ltd)

19

Box 19.3   Adozione di un'unità operativa da parte di un alto dirigente

Un alto dirigente dell'ospedale viene assegnato a un programma o a un'unità. In una riunione di orientamento, incontra il comitato per la sicurezza dell'unità e i responsabili del programma per discutere la composizione dell'unità e la sua cultura della sicurezza e per fornire risposte alle domande e alle preoccupazioni del dirigente. Un manuale di orientamento riassume: le varie fasi del piano complessivo per la sicurezza centrato sull'unità; i ruoli e le responsabilità del personale; utili suggerimenti per trattare e interagire con il personale dell'unità. Il dirigente è responsabile degli incontri periodici con il comitato per la sicurezza dell'unità, del monitoraggio delle iniziative per la sicurezza dell'unità, delle riunioni mensili con il personale dell'unità e della responsabilizzazione del personale per il miglioramento continuo della performance.
I dirigenti usano le informazioni delle storie condivise durante le tavole rotonde mensili organizzate con il personale come uno strumento di apprendimento partecipato e per la valutazione dei progetti completati. Il dirigente ha un ruolo sostanziale di stimolo delle discussioni sui problemi di sicurezza e di supporto, che comprende la messa a disposizione di risorse e la gestione di problematiche che vanno oltre le possibilità del personale (per esempio, superamento degli ostacoli politici a livello di dipartimento). Inoltre i dirigenti sono incoraggiati e chiamati a manifestare il proprio impegno nell'interazione con il personale di prima linea durante le tavole rotonde mensili sulla sicurezza. Questo metodo di leadership attiva si è dimostrato efficace per migliorare gli atteggiamenti del personale nei confronti della direzione e per accrescerne il coinvolgimento e la responsabilizzazione nei confronti dell'organizzazione.

(Da Pronovost et al., 2004)

"adotta un'unità di lavoro" (Box 19.3), che ha determinato il rafforzamento dei legami tra il personale di prima linea e i membri della direzione, consentendo a questi ultimi di risolvere blocchi e ostacoli al rapido miglioramento dei processi.

Il progetto Keystone: riduzione del danno su scala statale

Quando il successo di questo programma e di altri correlati divenne chiaro, fu lanciato un intervento ancora più vasto condotto dalla Michigan Health and Hospital Keystone Association for Patient Safety and Quality. Il programma di intervento, della durata di 18 mesi, ha coinvolto 108 ICU del Michigan; l'obiettivo specifico era ridurre le infezioni del torrente ematico dovute a catetere, una complicazione comune, costosa e potenzialmente letale nelle ICU. Negli Stati Uniti queste infezioni colpiscono ogni anno 80 000 pazienti, causando fino a 28 000 decessi nelle ICU.

Sono state evidenziate cinque strategie cliniche:
- lavaggio delle mani;
- barriera sterile totale durante l'inserimento di cateteri venosi centrali;
- pulizia della cute con clorexidina;
- esclusione dell'accesso femorale, quando possibile;
- rimozione dei cateteri non necessari.

Tutte queste misure facevano già parte della normale pratica clinica; tuttavia i tassi di infezione rimanevano stabili ed erano probabilmente considerati da molti come conseguenze largamente inevitabili dei ricoveri in ICU. Come al Johns Hopkins, le pratiche cliniche erano al centro del programma, ma erano supportate da una gamma di altri interventi, tra i quali un carrello specificamente attrezzato per l'inserimento degli accessi centrali, una checklist delle misure per prevenire le infezioni, la regolare valutazione durante i giri quotidiani della possibilità di rimuovere il catetere e il monitoraggio e il feedback costante dei tassi di cateterizzazione.

Durante l'attuazione del progetto sono stati presentati trimestralmente a ogni unità i tassi mediani delle infezioni associate ad accessi centrali per 1000 giorni catetere; questi dati venivano confrontati con le performance precedenti per mezzo di semplici diagrammi. Dopo tre mesi, il tasso mediano di infezioni per 1000 giorni catetere era diminuito dall'iniziale 2,7 (range interquartile 0,6-4,8) a 0 (0-2,4); dopo 18 mesi di osservazione oltre la metà delle unità aveva ridotto il tasso delle infezioni a zero e il tasso medio complessivo si era ridotto del 66% (Pronovost et al., 2006).

Questo programma ha migliorato radicalmente la sicurezza dei pazienti e ha consentito risparmi consistenti, riducendo la durata dei ricoveri in ICU. Ottenere un cambiamento di simili proporzioni richiede, tuttavia, notevoli investimenti.

> Le risorse necessarie per sviluppare, implementare e valutare i programmi basati su questo modello sono rilevanti. Perciò, il modello è adatto a progetti collaborativi su larga scala, nei quali i ricercatori assicurano a livello centrale lo sviluppo tecnico (per esempio, sintesi delle evidenze fornite dalla ricerca e messa a punto dei sistemi di misura), mentre i team locali svolgono a livello di ospedale il lavoro di adattamento (coinvolgimento del personale nel progetto, personalizzazione degli interventi per adattarli ai processi locali e identificazione delle modifiche da apportare alle procedure affinché tutti i pazienti possano ricevere l'intervento). (Pronovost et al., 2008)

In molti sistemi sanitari, il lavoro di miglioramento deve essere inserito tra altri impegni, senza risorse adeguate e sotto la continua minaccia di crisi ricorrenti e di richieste dall'alto di adeguamento agli standard. In queste circostanze, non sorprende che i progressi siano lenti. La maggior parte delle organizzazioni deve ancora imparare a investire nel miglioramento della sicurezza e della qualità allo stesso modo in cui investe in edifici e attrezzature.

La Safer Patients Initiative

La Safer Patients Initiative (SPI) è tra i programmi più ambiziosi di miglioramento della sicurezza e della qualità finora tentati. È stato un programma ambizioso sia per l'ampiezza, avendo coinvolto ben 24 ospedali, sia soprattutto per la rapidità di implementazione e la qualità degli obiettivi. Studi condotti in molti paesi hanno dimostrato che il 10% circa dei pazienti subisce danni negli ospedali e che i segnali di cambiamento nel corso del tempo sono minimi. Ciò nonostante, il programma SPI si proponeva audacemente la riduzione del 50% in due anni degli eventi avversi, oltre a una serie di altri cambiamenti. Nessuno sapeva se tale obiettivo fosse realizzabile o semplicemente velleitario; si trattava di un gigantesco esperimento nel senso migliore del termine.

19

Il programma SPI

La Safer Patients Initiative è un programma collaborativo a lungo termine sviluppato dalla Health Foundation con l'Insitute for Healthcare Improvement (IHI) statunitense, cui hanno partecipato 24 centri del NHS britannico. Per struttura e contenuto, il programma seguiva il modello Breakthrough Collaborative dell'IHI, con un'attenzione specifica all'affidabilità e alla sicurezza delle cure, attraverso l'impiego di tecniche di miglioramento continuo della qualià adattate dalle industrie di trasformazione e manifatturiere (Langley et al., 1996). La maggior parte dei centri partecipanti si focalizzava su una particolare area clinica e su un gruppo ristretto di problemi; il programma SPI si applicava all'intero ospedale, sebbene si concentrasse su specifici processi clinico-assistenziali; l'IHI contribuiva al programma apportandovi tutte le conoscenze acquisite (Haraden, comunicazione personale).

Dopo una prima fase sperimentale biennale, condotta in quattro centri a partire dal 2004, il programma principale, iniziato nel 2006 e conclusosi alla fine del 2008, si è esteso ad altre 20 strutture per acuti nel Regno Unito. Le organizzazioni coinvolte si proponevano di migliorare la cultura della sicurezza e di ridurre la mortalità complessiva, i tassi di eventi avversi e di infezioni acquisite in ospedale. L'attenzione si è concentrata su quattro aree ospedaliere: terapia intensiva, gestione dei farmaci, reparti di medicina generale e assistenza perioperatoria. Il programma si avvaleva inoltre del sostegno delle leadership ospedaliere, anche mediante giri nei reparti per favorire il supporto nelle problematiche di qualità e sicurezza del personale di prima linea (Benn et al., 2009b).

Il programma prevedeva una serie di quattro sessioni di apprendimento collaborativo condotte da un team di esperti. Ogni centro coinvolto partecipava a questi eventi con propri gruppi multidisciplinari, che rappresentavano tutte le aree cliniche e tutti i livelli organizzativi, dalla prima linea ai vertici. I centri partecipanti e i leader del programma erano collegati in rete per promuovere l'apprendimento reciproco e la disseminazione delle migliori pratiche che emergevano dal lavoro di miglioramento. Il supporto da parte dei leader del programma era fornito attraverso e-mail, teleconferenze e visite nei diversi centri partecipanti.

Gli sforzi locali per il miglioramento dei processi erano supportati da strumenti e tecniche sviluppate nell'industria per il miglioramento del controllo di qualità. Questi strumenti comprendevano l'uso di metodi per la misurazione e per il controllo statistico dei processi, come diagrammi per monitorare la variabilità dei processi (Langley et al., 1996; Grol et al., 2002). I dati erano utilizzati localmente per orientare le iniziative per il miglioramento, ma erano anche comunicati mensilmente per la revisione ai leader del programma, che fornivano successivamente feedback sui progressi e le performance ai singoli centri. È stato promosso un approccio PDSA (*plan-do-study-act*) alle attività per il miglioramento della qualità dei team di prima linea, che prevedeva lo sviluppo e la sperimentazione rapidi di cambiamenti di processi locali su piccola scala. Una volta che il monitoraggio del processo indicava che un determinato cambiamento era stato implementato in maniera efficace e affidabile in una prima area pilota (Speroff et al., 2004), il team disseminava e diffondeva i metodi alle altre aree dell'ospedale.

Pronti per il miglioramento?

Studi sul cambiamento organizzativo hanno suggerito che, affinché i programmi di miglioramento abbiano successo, le organizzazioni devono essere pronte nel senso di avere le necessarie condizioni e capacità per avviarli (Burnett et al., 2010). Tra i fattori per il successo di un programma, sono stati individuati, per esempio, l'impegno della direzione, il coinvolgimento dei medici e l'addestramento insieme alla disponibilità di risorse sufficienti, a una gestione attenta del programma e alla presenza della necessaria cultura. Le riorganizzazioni del management e le fusioni tendono a intralciare i progressi; in particolare le fusioni determinano periodi di "intensa introspezione" che fanno regredire le organizzazioni. Essere pronti per il cambiamento sembra allora un fattore essenziale, perché un programma delle dimensioni di SPI abbia successo.

Nei nostri studi sul programma SPI abbiamo esaminato una serie di dimensioni della preparazione delle organizzazioni, con indagini e interviste al personale coinvolto nel programma. Abbiamo scoperto che un prerequisito essenziale per il coinvolgimento nel programma era che l'organizzazione fosse finanziariamente stabile e rispettasse ampiamente tutti i parametri fissati dagli enti regolatori e governativi; solo allora poteva impegnarsi per il proprio miglioramento. Abbiamo trovato che queste organizzazioni avevano tutte la cultura, gli atteggiamenti e i valori necessari e disponevano di persone adeguatamente motivate per condurre i cambiamenti, probabilmente perché erano state selezionate attraverso una competizione aperta come idonee al programma SPI. Una storia di precedente coinvolgimento in iniziative per il miglioramento della sicurezza e della qualità sembrava conferire un vantaggio, ma a condizione che il programma SPI fosse coerente con le altre iniziative per il miglioramento. Nel NHS britannico, con una serie infinita di direttive e obiettivi calati dall'alto, un programma può fallire semplicemente perché altre priorità assorbono il tempo e l'attenzione di tutti.

I risultati di questo e di altri studi dimostrano che, per garantire il successo dei programmi per il miglioramento della sicurezza del paziente, attuati a livello di un'intera organizzazione, occorre considerare preliminarmente le infrastrutture, i processi e la cultura dell'organizzazione stessa. Dal punto di vista pratico, vi sono due implicazioni fondamentali. Innanzi tutto, prima di imbarcarsi in qualsiasi programma di cambiamento, le organizzazioni devono valutare la propria capacità e la propria competenza a prendervi parte; potrebbero semplicemente non essere pronte e un programma ambizioso risulterebbe destabilizzante. Secondo, una migliore comprensione delle precondizioni che indicano se un'organizzazione è pronta per il lavoro di miglioramento permetterebbe di progettare il programma adattandolo alle esigenze delle singole organizzazioni, che possono variare a seconda del loro livello di partenza.

L'impatto di SPI

A questo punto, potreste ragionevolmente chiedervi: ha funzionato? La domanda sembra semplice, ma richiede in realtà una risposta articolata. Ricordate che si tratta di un intervento complesso, in evoluzione, che implica l'impegno di un gran numero di

19

persone e deve svilupparsi in molte modalità diverse che si sostengono reciprocamente. Un simile intervento deve entusiasmare e coinvolgere le persone, deve suscitare consapevolezza delle problematiche connesse alla sicurezza, deve influenzare la pratica clinica, e in tal modo rendere più sicuri i pazienti. Occorre dunque prendere in considerazione tali aspetti.

Coinvolgimento e motivazione

La nostra ricerca ha mostrato innanzi tutto chiaramente che le persone coinvolte nel programma SPI hanno notevolmente apprezzato il contributo e le metodologie apportate dal team dell'IHI. In particolare, hanno valutato positivamente le figure alla guida del programma per la loro vasta esperienza in campo sanitario, per il lavoro di miglioramento e per l'ottima capacità di comunicazione e formazione, tutti elementi che hanno conferito credibilità alle loro indicazioni. Gli intervistati hanno anche giudicato essenziali le sessioni di apprendimento tenute dall'IHI, sia perché motivavano i team locali, sia perché fornivano ai diversi centri una sede per confrontare i progressi ottenuti. Dalle indagini e dalle interviste è emersa la diffusa convinzione che il programma SPI avesse notevolmente accresciuto la consapevolezza dei problemi di sicurezza, coinvolto le persone nel miglioramento e apportato una serie di cambiamenti positivi nell'atteggiamento e nella cultura, come un approccio più meditato all'errore e alla responsabilità. In misura minore i partecipanti ritenevano che il programma avesse avuto un impatto positivo sulla pratica clinica e su importanti problemi di sicurezza, come il controllo delle infezioni (Benn et al., 2009a).

Miglioramento del processo

Il programma SPI ha giustamente posto un forte accento sulla misurazione, con un sistema di raccolta dati on line per monitorare diverse tipologie di indicatori, che riguardavano soprattutto processi clinici, per esempio il trattamento della polmonite, ma anche comportamenti del personale, come il lavaggio delle mani. Alcuni dati derivavano dall'osservazione, altri dalla revisione della documentazione clinica; i tassi degli eventi avversi sono stati monitorati mediante lo strumento per la rilevazione dei trigger dell'IHI. Tali dati sono stati correttamente considerati come misure del miglioramento, in quanto risultavano soddisfacenti per gli scopi locali e per orientare il programma. È difficile, tuttavia, andare oltre questo e trarre conclusioni certe sul miglioramento complessivo della sicurezza delle cure. Nelle interviste si è trovato che le definizioni e gli approcci alla raccolta dei dati spesso cambiavano nel corso di un programma, e ciò era del tutto ragionevole nel contesto di un programma di miglioramento, ma disastroso per la valutazione degli interventi. Le organizzazioni monitoravano indicatori diversi, spesso mancavano dei dati e, quando si potevano ottenere, non erano quasi mai disponibili dati di base relativi al periodo precedente l'intervento.

Gli andamenti dei dati raccolti localmente evidenziavano tuttavia qualche esempio convincente di importanti miglioramenti; alcuni sistemi di raccolta dei dati erano senza

Box 19.4 *Care bundle* nel dipartimento di cura intensiva

L'espressione *care bundle* indica un insieme di pratiche cliniche basate sulle evidenze. Tali pratiche impiegate singolarmente sono in grado di migliorare l'outcome, ma si dimostrano notevolmente più efficaci se impiegate in associazione. La sfida per la sanità è applicarle in modo affidabile in ogni paziente che ne abbia bisogno, ogni giorno, misurando la compliance e monitorando l'outcome.

Il *care bundle* induce gli operatori a riflettere sulla propria pratica; le discussioni e le valutazioni stimolate dall'adozione di tali interventi possono sicuramente avere un'importanza che va al di là del mero effetto del bundle. Per esempio, sebbene il *care bundle* per la ventilazione fornisca una cura standardizzata per il paziente ventilato, non necessariamente riduce i tassi di VAP; ciò che li riduce è la cultura creata dalla capacità di implementare i *care bundle* in modo affidabile. Obiettivi giornalieri, lavoro di team, affidabilità e aspetti simili influiscono su tutti gli aspetti del controllo delle infezioni all'interno di un'unità, determinando così una riduzione dei tassi di infezione, si tratti di VAP o di infezioni da accesso centrale. Il team ICU ha costruito una ridondanza nel sistema, prevedendo che a ogni turno un infermiere verificasse gli elementi del *bundle*, in modo che gli eventuali elementi mancanti fossero procurati nelle dodici ore successive. Ciò ha anche determinato all'interno dei team infermieristici un clima positivo che stimolava ciascun membro a fare la propria parte. In sei settimane è stato raggiunto l'obiettivo del 95% di compliance piena, che prima del programma SPI era molto scarsa.

(Adattato da Benn et al., 2009a)

dubbio validati e controllati. Per esempio, i pazienti hanno ricevuto una corretta profilassi antibiotica prima degli interventi chirurgici e in un centro l'adozione di un *care bundle* ha significativamente ridotto l'incidenza di polmonite associata a ventilazione (VAP, *ventilator associated pneumonia*). Nei pazienti sottoposti a ventilazione meccanica, il rischio cumulativo di polmonite aumenta con la durata della ventilazione; questa infezione ha gravi complicazioni potenziali e un tasso elevato di mortalità, per cui il miglioramento dell'affidabilità di questo trattamento ha effetti importanti (Box 19.4).

Outcome del paziente e cambiamento del sistema

Al momento della stesura di questo libro, l'impatto del programma SPI sugli outcome dei pazienti non è ancora chiaro. Sono state effettuate alcune valutazioni degli indicatori clinici nei primi quattro centri, ma le opinioni sull'efficacia del programma sono contrastanti. Alcuni hanno sostenuto che il tasso di eventi avversi, misurato mediante lo strumento per la rilevazione dei trigger, si è ridotto del 50% come ci si era proposti, ma hanno fornito poche informazioni su come e dove questo strumento è stato utilizzato. Inoltre, tali asserzioni non sono state supportate da una valutazione esterna, che ha trovato alcune prove di cambiamento nei processi clinici, ma scarsi effetti sugli outcome. È stato tuttavia messo in dubbio che tale valutazione esterna – focalizzata sull'analisi delle unità di terapia intensiva – sia riuscita a cogliere in modo adeguato i risultati del programma complessivo.

Sebbene i risultati non siano ancora completi, la prima impressione è che il programma SPI sia stato un successo, anche se non ha quasi certamente raggiunto, e tanto

19

meno mantenuto, gli obiettivi piuttosto straordinari che si era posto. Il programma SPI ha notevolmente stimolato il personale coinvolto nel programma, sebbene resti da vedere in quale misura gli effetti si siano radicati a livello di organizzazione. Pur ritenendo che alcune delle ipotizzate riduzioni dei tassi di eventi avversi siano esagerate, ritengo che in alcune aree cliniche vi siano stati effettivamente cambiamenti sostanziali. L'impatto più generale e a lungo termine del programma è tuttavia con ogni probabilità assai più variabile di quanto originariamente previsto; e con il senno di poi ciò non sorprende. Come si è già osservato più volte in questi ultimi capitoli, il miglioramento della sicurezza e della qualità tende a essere assai più difficile di quanto inizialmente si credesse. Infine il programma SPI ha certamente stimolato ulteriori iniziative, come lo Scottish Patient Safety Programme, che aspira a diffondere la sicurezza del paziente in tutta la Scozia. Campagne nazionali di questo tipo rappresentano uno sviluppo relativamente recente, che esamineremo brevemente.

Campagne su larga scala

Le campagne educative fanno parte della sanità pubblica da decenni: i governi le hanno utilizzate per cercare di limitare il consumo di alcol e tabacco e di incentivare l'uso delle cinture di sicurezza. La prima iniziativa di questo tipo per la sicurezza del paziente è stata lanciata verso la fine del 2004: frustrato dalla lentezza dei progressi in materia di sicurezza, Don Berwick ha annunciato una campagna per salvare la vita di 100 000 americani in 18 mesi. Servendosi di strategie proprie della politica, si è cercato di coinvolgere sia il personale di prima linea sia i vertici in un massiccio arruolamento su obiettivi chiave, con il supporto di una forte attenzione da parte dei media. Certamente un approccio ben diverso dal passato!

L'Institute for Healthcare Improvement ha selezionato sei pratiche cliniche sulle quali aveva già lavorato e che, per la maggior parte, erano supportate da forti evidenze:
- prevenzione delle infezioni da accessi centrali;
- prevenzione delle infezioni dei siti chirurgici;
- prevenzione della polmonite associata a ventilazione;
- trattamento basato sulle evidenze dell'infarto del miocardio;
- continuità delle cure tramite *medication reconciliation* (vedi p. 225);
- team di risposta rapida.

Le prime quattro pratiche sono supportate da forti evidenze; in tutte e quattro è chiaro che cosa si dovrebbe fare, ma nella realtà, come si spesso visto, ciò non si verifica. Il programma ha introdotto *care bundle* e altri strumenti per aumentare l'affidabilità in tali aree. La *medication reconciliation* è la procedura che assicura che le terapie farmacologiche siano correttamente adeguate o mantenute in occasione di trasferimenti: troppo spesso i pazienti vengono dimessi dall'ospedale senza le essenziali indicazioni sulla terapia da seguire o continuano ad assumere un farmaco che avrebbero dovuto sospendere tornando a casa. L'obiettivo dell'ultima pratica selezionata è l'abbassamento della soglia di richiesta d'aiuto in caso di peggioramento delle condizioni del paziente: un team di risposta rapida è sempre reperibile e pronto a rispondere alla chiamata; ciò dovrebbe favorire interventi più tempestivi. Si tratta certamente di misure importanti, ma l'accordo sulle strategie per la loro attuazione non è unanime.

Salvare 100 000 vite era un obiettivo molto ambizioso e non sorprende che abbia suscitato un certo scetticismo. Essendo supportate da evidenze, queste pratiche erano di per sé del tutto giustificate, ma l'approccio alla loro implementazione era radicalmente diverso dai precedenti. Per quanto riguarda l'aumento della consapevolezza della sicurezza del paziente – sia nell'opinione pubblica sia tra gli operatori – e la sensibilizzazione e il coinvolgimento delle persone, la campagna ha ottenuto un successo straordinario. Altri paesi dovrebbero emulare questo approccio? In buona parte dipende da come si valuta l'impatto e anche, aspetto ancora più difficile da stabilire, da quali altre cose avrebbero potuto fare gli ospedali se le loro energie non fossero state assorbite dalla campagna.

Nel giugno 2006, l'IHI ha annunciato che la campagna aveva salvato 122 000 vite in tutti gli Stati Uniti. Una dichiarazione straordinaria. Dobbiamo crederci? Wachter e Pronovost (2006) hanno esaminato la questione in un ponderato e coraggioso articolo: coraggioso perché è difficile avanzare dubbi di fronte a un tale entusiasmo; ponderato perché, pur esprimendo ammirazione per quanto realizzato, hanno sottoposto ad attenta critica i presunti risultati. Secondo la loro argomentazione, occorre considerare due questioni: possiamo credere alle cifre fornite? e, in caso affermativo, la riduzione di mortalità è stata frutto della campagna? Esaminiamole una alla volta.

L'IHI basava la sua dichiarazione circa la riduzione della mortalità su confronti, aggiustati per il rischio, tra la mortalità effettiva e quella attesa su base mensile, prendendo come anno di riferimento il 2004. Due organizzazioni esterne hanno esaminato i dati e condotto valutazioni indipendenti sull'effetto dell'aggiustamento per case mix, essenzialmente aggiustando le stime in modo da tener conto delle patologie sottostanti e di altri fattori che rendevano il decesso più o meno probabile. Secondo la stima iniziale, i decessi in meno erano stati 33 000; i rimanenti 89 000 derivavano dall'aggiustamento per case mix! Ricordatevi che si tratta di un confronto temporale negli stessi ospedali; perché i pazienti erano così diversi da un anno all'altro? Non disponendo di informazioni sull'aggiustamento per case mix, si può solo dire che è difficile capirci qualcosa.

Il secondo quesito riguarda l'affidabilità delle informazioni riportate. Tutti i dati sono stati forniti dagli ospedali stessi; ciò è comprensibile, poiché il costo della raccolta sarebbe stato altrimenti proibitivo; tuttavia non vi è stata alcuna verifica esterna: l'IHI ha semplicemente espresso la sua fiducia nell'accuratezza dei dati presentati dagli ospedali. Il primo problema è che il 14% degli ospedali non ha fornito alcun dato; eppure questi ospedali sono stati compresi nell'analisi, ipotizzando che i loro risultati fossero gli stessi degli ospedali che hanno fornito i dati. Ma supponiamo che a non trasmettere i dati siano stati proprio gli ospedali nei quali la mortalità era aumentata; ciò sarebbe del tutto plausibile in una campagna di alto profilo, anche se gli ospedali non erano identificati singolarmente. Quanto meno ci aspetteremmo che nell'effettuare la stima si ipotizzi che in questo 14% la mortalità sia rimasta invariata rispetto all'anno di riferimento. Analogamente, negli ospedali che hanno comunicato i dati vi erano senza dubbio forti aspettative di dimostrare un cambiamento: dopo tutto non vorreste certo riferire al vostro direttore generale – che ha aderito pubblicamente a questa campagna di alto profilo – che in realtà il vostro ospedale non ha registrato

19

nessun cambiamento, anzi forse un aumento dei decessi. Questi problemi esistono in ogni genere di raccolta dati, e quindi non dobbiamo ingigantirli. Tuttavia, le circostanze della campagna, la pressione per il risultato, la trasmissione su base volontaria dei dati selezionati e l'assenza di un qualsiasi altro controllo, rendono questi risultati particolarmente vulnerabili ai bias che affliggono tutte le forme di ricerca clinica.

Anche ammettendo che nel periodo considerato la mortalità si sia in qualche misura ridotta, che ruolo ha avuto la campagna? Il problema principale è che i tassi di mortalità ospedaliera stanno comunque calando e che tale fenomeno può essere dovuto a una quantità di fattori, tra i quali il trattamento tempestivo dell'ictus, i continui miglioramenti nel monitoraggio, i cambiamenti nelle modalità di ricovero e dimissione, e così via. È davvero molto difficile distinguere gli effetti di una specifica iniziativa, indipendentemente dalla sua importanza. Wachter e Pronovost concludono:

> Complessivamente, terminiamo la nostra analisi senza essere in grado di comprendere pienamente quali siano gli effettivi risultati della campagna a livello delle organizzazioni e del paziente [...] e preoccupati per quello che ci sembra un bias sostanziale nella metodologia alla base delle cifre di "vite salvate" presentate. (Wachter, Pronovsot, 2006)

Robert Wachter e Peter Pronovost non denigrano la campagna né sollevano obiezioni capziose sulla metodologia; date le limitate risorse a disposizione, la campagna non era probabilmente in condizione di realizzare una valutazione completa. Essi dichiarano di non provare che ammirazione per il coraggio dimostrato dall'IHI nell'avviare la campagna e per il suo ruolo nel miglioramento delle cure in generale. A loro avviso, è possibile che la campagna abbia avuto un effetto, ma probabilmente questo è stato molto esagerato e i risultati sono stati presentati senza le avvertenze e le cautele che i dati richiedono. Molti dei documenti interni dell'IHI sono più prudenti nell'interpretazione, ma quasi nessuno di questi è stato diffuso dai media o reso pubblico. Wachter e Pronovost hanno anche riconosciuto che le campagne servono per stimolare le persone, e senza dubbio questo è il loro scopo principale. L'IHI è stato incredibilmente efficace nell'ottenere tale risultato, e l'energia e l'impegno profusi per questo sostanziale cambiamento sono stati impressionanti. Troppa prudenza statistica avrebbe potuto effettivamente smorzare gli entusiasmi; tuttavia una valutazione più completa e ponderata avrebbe potuto consentirci di rispondere a una domanda chiave: che cos'è stato realizzato esattamente? (Wachter, Pronovost, 2006).

È importante rispondere a questa domanda? Wachter e Pronovost ammettono, come farei io, che per il singolo paziente, la cui vita forse è stata salvata, non è importante. L'importanza di queste valutazioni sta innanzi tutto nel fatto che dobbiamo decidere se queste iniziative sono davvero un buon sistema per promuovere la sicurezza del paziente. Sono certamente utili per aumentare la visibilità della sicurezza del paziente, ma questo successo di breve respiro è associato a miglioramenti clinici? La campagna per 100 000 vite è stata seguita da quella per 5 milioni di vite e ha ispirato parallele campagne in Inghilterra, Galles e Scozia e altre iniziative locali. Queste campagne sono benvenute: dopo decenni di trascuratezza, la sicurezza del paziente è finalmente un problema prioritario per i sistemi sanitari e per i governi. Tuttavia poche di queste iniziative hanno provato a valutare seriamente il proprio impatto. E dopo tutto questo clamore resta ancora aperta una domanda: che cosa si è realizzato esattamente?

Bibliografia

Benn J, Burnett S, Parand A et al (2009a) Perceptions of the impact of a large-scale collaborative improvement programme: experience in the UK Safer Patients Initiative. Journal of the Evaluation of Clinical Practice, 15(3):524-540

Benn J, Burnett S, Parand A et al (2009b) Studying large-scale programmes to improve patient safety in whole care systems: challenges for research. Social Science & Medicine, 69:1767-1776

Burnett S, Benn J, Pinto A et al (2010) Organisational readiness: exploring the preconditions for success in organisation-wide patient safety improvement programmes. Quality and Safety in Health Care, 19(4):313-317

Grol R, Baker R, Moss F (2002) Quality improvement research: understanding the science of change in health care. Quality and Safety in Health Care, 11(2):110-111

Langley GJ, Nolan KM, Nolan TW et al (1996) The Improvement Guide: A Practical Approach to Enhancing Organizational Performance. Jossey-Bass Publishers, San Francisco CA.

Mohr J, Batalden P, Barach P (2004) Integrating patient safety into the clinical microsystem. Quality and Safety in Health Care, 13(Suppl 2):ii34-ii38

Nelson EC, Batalden P, Godfrey MM (2007) Quality by Design. A Clinical Microsystems Approach. Jossey Bass, San Francisco CA

Plesk PE, Greenhalgh T (2001) Complexity science – the challenge of complexity in health care. British Medical Journal, 323:625-628

Pronovost PJ, Weast B, Holzmueller CG et al (2003) Evaluation of the culture of safety: survey of clinicians and managers in an academic medical center. Quality & Safety in Health Care, 12(6): 405-410

Pronovost PJ, Weast B, Bishop K et al (2004) Senior executive adopt-a-work unit: a model for safety improvement. Joint Commission Journal on Quality and Safety, 30(2):59-68

Pronovost P, Needham D, Berenholtz S et al (2006) An intervention to decrease catheter-related bloodstream infections in the ICU. The New England Journal of Medicine, 355(26):2725-2732

Pronovost PJ, Berenholtz SM, Needham DM (2008) Translating evidence into practice: a model for large-scale knowledge translation. British Medical Journal, 337:963-965

Schouten LMT, Hulscher MEJL, Everdingen JJE et al (2008) Evidence for the impact of quality improvement collaboratives: a systematic review. British Medical Journal, 336:1491-1494

Speroff T, James BC, Nelson EC et al (2004) Guidelines for appraisal and publication of PDSA quality improvement. Quality Management in Health Care, 13(1):33-39

Wachter RM, Pronovost PJ (2006) The 100 000 lives campaign: a scientific and policy review. Joint Commission Journal on Quality and Patient Safety, 32(11):621-627

Waldrop MM (1992) Complexity: The Emerging Science at the Edge of Order and Chaos. Cardinal, London

I sistemi sanitari sono reti enormi e complesse composte da numerosi microsistemi, ciascuno dei quali ha il suo personale, i suoi processi, la sua cultura. Inoltre questi sistemi sono collocati all'interno di un contesto normativo, sociale, culturale e politico complesso e in continuo cambiamento, che nello stesso tempo sostiene e vincola i loro sforzi per fornire e migliorare cure sicure ed efficaci. Sinora abbiamo esaminato il cambiamento nell'ambito dei processi e dei team e attraverso reti cliniche; dobbiamo ora affrontare la sfida più grande: realizzare un cambiamento profondo a livello di un sistema sanitario.

In un sistema molto esteso nessun leader, per quanto potente, può sperare di controllare, o anche semplicemente comprendere appieno, un processo di miglioramento che abbracci l'intero sistema. Il compito non è solo complicato, ma è complesso nel senso che non può essere completamente pianificato o predeterminato. Come sottolineato da molti, il miglioramento della qualità assomiglia molto più alla conduzione di una nave che alla costruzione di un'auto: programmate, avete un traguardo e tenete una rotta, ma dovete costantemente reagire, fare piccoli aggiustamenti, fronteggiare crisi e adattarvi alle circostanze e all'ambiente esterno.

Com'è possibile migliorare la sicurezza e la qualità in questi sistemi così giganteschi? È una domanda da un milione di dollari. O se preferite, in questi tempi turbolenti dal punto di vista finanziario, una domanda da un milione di euro. Una delle principali strategie per comprendere la natura del processo è studiare organizzazioni a elevata performance, che sembrano aver progredito più rapidamente di altre verso l'assistenza sanitaria sicura e di alta qualità che i pazienti vorrebbero ricevere.

In quest'ultimo capitolo rivedremo alcuni dei fattori che sono stati identificati, considereremo la natura dei processi e metteremo a confronto due sistemi sanitari, il Veteran Affairs (VA) statunitense e il servizio sanitario della Contea di Jönköping in Svezia, particolarmente ammirati per i loro successi; avremmo potuto scegliere anche altri sistemi, ma questa accoppiata è particolarmente utile per illustrare due diversi percorsi emblematici. Faremo riferimento al lavoro di diversi ricercatori, ma soprattutto allo studio sui sistemi sanitari a elevata performance di Ross Baker e colleghi (Baker et al., 2008).

20

Condizioni e fattori del cambiamento

Abbiamo già passato in rassegna le condizioni che costituiscono gli indispensabili fondamenti per il cambiamento nei microsistemi clinici. La trasformazione di un'intero sistema richiede che tutti questi prerequisiti siano già presenti in tutto il network di microsistemi. I promotori del cambiamento su questa scala non possono dirigere il miglioramento sulla prima linea; il loro compito è sviluppare la strategia e creare le condizioni per consentire la realizzazione del cambiamento. Su tale scala, differenti autori hanno identificato serie di fattori leggermente differenti, stabilendone le priorità. Per esempio, Ferlie e Shortell (2001) identificano:

- leadership a tutti i livelli;
- una cultura che supporti l'apprendimento;
- lo sviluppo di team efficaci;
- l'uso efficace dell'informazione e delle tecnologie dell'informazione.

Altri autori aggiungono a questi fattori la necessità di regole chiare e responsabilità, strutture e risorse dedicate, educazione e formazione, e così via. Mediante una revisione della letteratura in materia, Ross Baker e colleghi hanno classificato in una tabella una serie di fattori comuni identificati dai diversi studi (Tabella 20.1). Nei capitoli precedenti abbiamo già trattato l'importanza assegnata alla cultura, all'informazione, alla misurazione, alla comunicazione e al lavoro di gruppo, non siamo quindi sorpresi di ritrovarli in questa tabella. Tuttavia, prima di prendere in esame i casi studio, occorre mettere a fuoco il ruolo cruciale della leadership.

Cambiamenti nel sistema di leadership

La leadership si esprime in molte forme e ciò è dimostrato a tutti i livelli dell'organizzazione. I leader più autorevoli influenzano la sicurezza direttamente, istituendo comitati e promuovendo iniziative specifiche e consentendo che il personale dedichi del tempo a problemi fondamentali per la sicurezza, come la riprogettazione dei sistemi. I leader influenzano la sicurezza anche indirettamente, parlandone, assegnandole importanza e dimostrandosi disponibili a discutere di errori e problemi di sicurezza in modo costruttivo. La sicurezza è anche fortemente influenzata da coloro che occupano ruoli di supervisione, per esempio una caposala, sia con la gestione efficiente dei processi sia con gli atteggiamenti e i valori che promuovono nelle persone che dirigono. A sua volta, la singola infermiera dimostra il suo impegno personale per la sicurezza ai tirocinanti attraverso l'attenzione al dettaglio, effettuando i controlli e aderendo rigorosamente agli standard di cura fondamentali.

In questo capitolo ci occuperemo soprattutto della leadership ad alto livello, cioè dello stile, dei comportamenti e delle azioni di coloro che hanno responsabilità direttive. La teoria di Bass e Avolio (1991) sulla leadership trasformazionale distingue due tipi di leadership, ambedue importanti per la sicurezza. A grandi linee, la leadership transazionale è uno stile di management efficace ed efficiente: pone degli obiettivi,

Tabella 20.1 Fattori associati al miglioramento di successo

Caratteristica	Fattori
Cultura	Organizzazione/leader promuovono e si attendono apprendimento e innovazione Organizzazione/leader valorizzano il personale e responsabilizzano tutti i membri a un'attiva partecipazione Organizzazione/leader si focalizzano sui clienti/pazienti Organizzazione/leader valorizzano la collaborazione e il lavoro di gruppo Organizzazione/leader sono flessibili
Leadership	Forte direzione generale che fornisce modelli di ruolo coerenti con i valori dell'organizzazione La leadership sostiene le iniziative per il miglioramento e vi partecipa in prima persona Enfasi sulla partecipazione della leadership clinica e dei suoi sostenitori allo sviluppo, alla promozione e al processo decisionale Supporto da parte del Consiglio d'amministrazione, che esplicita le aspettative chiedendo rapporti sulle iniziative per il miglioramento e i loro risultati Il Consiglio d'amministrazione assicura continuità delle aspettative anche quando cambia la direzione generale
Strategia e politica	I leader impongono chiare priorità per il miglioramento I piani di miglioramento sono integrati nel piano strategico complessivo come strumenti per raggiungere obiettivi strategici chiave I leader mostrano sia costanza negli scopi sia flessibilità Le politiche e le procedure operative, comprese le politiche relative alle risorse umane, prevedono incentivi, premi e riconoscimenti Incentivi, premi e riconoscimenti sono coerenti con il supporto al lavoro di miglioramento
Struttura	Ruoli e responsabilità per il miglioramento sono formulati con chiarezza Comitati direttivi e di sorveglianza stabiliscono gli indirizzi Team e lavoro di gruppo fanno parte della struttura
Risorse	L'organizzazione garantisce ai membri del personale il tempo necessario per acquisire le competenze e partecipare al lavoro per il miglioramento Sono disponibili le risorse finanziarie, materiali e umane necessarie per il miglioramento Competenze di supporto/consulenza per il miglioramento della qualità: un nucleo di esperti del miglioramento è disponibile per aiutare team e singoli operatori Il dipartimento per il miglioramento della qualità coordina e sostiene le iniziative
Informazione	La necessaria informazione clinica e amministrativa è prontamente disponibile Sono dispsonibili le informazioni necessarie per sostenere il miglioramento
Canali di comunicazione	L'organizzazione dispone degli strumenti per comunicare con tutti gli attori in merito a priorità, iniziative, risultati e formazione Ampie forme di comunicazione, tra cui newsletter, forum, incontri e siti intranet
Addestramento delle competenze	Prevede formazione su metodi di miglioramento, team e gruppi di lavoro, project management, gestione delle riunioni ed epidemiologia
Coinvolgimento dei medici	I medici sono coinvolti nella pianificazione delle iniziative per il miglioramento e vi partecipano come membri del team Opportunità di miglioramento per medici e leadership clinica Miglioramento "personale" dei medici

Da Baker et al., 2008. Riproduzione autorizzata da Lonwoods Publishing Corporation, Toronto

concorda ciò che deve essere fatto, controlla la performance e, a seconda dei casi, eroga premi o sanzioni. Un'infermiera di sala operatoria, per esempio, può stabilire chiare direttive per il comportamento e lo standard di attenzione che si attende dal personale di cui è responsabile. Al contrario la leadership trasformazionale – che secondo Bass e Avolio è caratteristica dei team a elevata performance – è più impegnata a trasmettere il senso di uno scopo (*purpose*) e di una visione (*vision*), a responsabilizzare i membri del team e a trattarli come individui.

Una letteratura sempre più ampia suggerisce che la leadership trasformazionale sia significativamente correlata al clima di sicurezza, alla compliance del personale rispetto a regole e procedure, a tassi ridotti di incidenti, a più livelli più elevati di performance, impegno e soddisfazione degli operatori (Barling et al., 2002; Flin, Yule, 2004). Comportamenti chiave sono: formulazione di una visione realizzabile della sicurezza; dimostrazione dell'impegno individuale in materia di sicurezza; coinvolgimento di tutti coloro che hanno rilevante esperienza; chiarezza e trasparenza nel trattare i problemi di sicurezza (Box 20.1).

Nelle aziende a elevata performance la sicurezza e la qualità non sono considerate separatamente dagli aspetti finanziari e da altre problematiche, ma come componenti fondamentali della produttività e della redditività. Quando era amministratore delegato

Box 20.1 Comportamenti della leadership in materia di sicurezza		
	Comportamenti transazionali	**Comportamenti trasformazionali**
Supervisori	Controllare e rafforzare i comportamenti sicuri dei lavoratori Partecipare alle iniziative per la sicurezza promosse dai lavoratori (*può anche essere trasformazionale*)	Sostenere le iniziative per la sicurezza Incoraggiare il coinvolgimento del personale nelle iniziative per la sicurezza
Manager intermedi	Prendere parte attiva alle iniziative per la sicurezza (*può anche essere trasformazionale*)	Assegnare più importanza alla sicurezza che alla produttività Adottare un modello decentrato Trasmettere ai supervisori la *vision* della società in materia di sicurezza
Alti dirigenti	Garantire la conformità alle richieste degli enti regolatori Assicurare le risorse per un programma di sicurezza completo	Dimostrare un impegno visibile e continuo per la sicurezza Dimostrare attenzione nei confronti delle persone Incoraggiare modelli partecipativi nei manager di livello intermedio e nei supervisori Garantire il tempo necessario per la sicurezza
(Da Flin, Yule, 2004. Rproduzione autorizzata da BMJ Publishing Group Ltd)		

di Alcoa, Paul O'Neill, già segretario al Tesoro degli Stati Uniti, adottò la sicurezza come "marchio personale", iniziando ogni riunione del consiglio di amministrazione con quel tema e collegandolo sempre a qualsiasi argomento fosse in discussione. Gli altri impararono ben presto che dare priorità alla sicurezza significava attirare sempre il suo interesse, e l'importanza assegnata in tutti gli ambiti alla sicurezza permeò la cultura della società (Berwick, 1999). Come esempio di una persona che ha posto la sicurezza in primo piano nel proprio ruolo di amministratore delegato, consideriamo Jim Conway del Dana-Farber Cancer Institute di Boston, che attuò una radicale ed estesa riorganizzazione dopo la morte di un illustre paziente nel 1994. Le riflessioni di Jim Conway sugli elementi cruciali della leadership per la sicurezza (Box 20.2) sintetizzano e danno concretezza alla trattazione più teorica sin qui presentata.

In scenari organizzativi complessi, come gli ospedali, la leadership deve avere caratteristiche specifiche, strettamente associate allo stile di leadership trasformazionale. Westrum (1997) definisce tali leader "maestri". Questa splendida immagine suggerisce che presiedere un'ampia e complessa organizzazione che unisce persone e tecnologie

---

Box 20.2 La leadership per la sicurezza del paziente nella pratica

Il ruolo di leader è in parte strategico, in parte organizzativo e in parte culturale, ma innanzi tutto i leader devono "fornire il focus, fare della sicurezza del paziente non un altro punto dell'ordine del giorno, ma un obiettivo prioritario della società. Dovete far capire a ciascun membro dell'istituzione che la sicurezza fa parte delle sue mansioni". Ciò è più di un semplice enunciato, la leadership aziendale deve fornire ai team preposti alla sicurezza le risorse umane e finanziare necessarie per progettare e implementare un programma integrato di identificazione dei rischi e riduzione degli errori.

Parallelamente agli investimenti necessari in tecnologie e sistemi, un programma di sicurezza efficace comporta un profondo cambiamento culturale guidato dalla leadership. "Dovete dare il segnale, fornire al vostro personale un ambiente di supporto, non punitivo. L'obiettivo è la trasparenza: un'atmosfera di comunicazione aperta sui problemi e sugli eventi connessi alla sicurezza". In termini più specifici, ciò vuol dire che i leader devono imparare ad ascoltare e non smettere mai di parlare dei problemi di sicurezza, sia con il personale di prima linea sia con i vertici dell'organizzazione. "Se non sentite parlare di errori, non pensate che non si verifichino". Egli incita i leader: "andate alla ricerca delle difficoltà, mettete alla prova il vostro personale, chiedete 'che cosa c'è di non sicuro?' Il vostro personale si preoccupa enormemente della sicurezza, dovete fornire occasioni di dialogo."

Al vertice dell'organizzazione, i leader devono coinvolgere il consiglio di amministrazione, i singoli amministratori e il comitato esecutivo nelle discussioni riguardanti la sicurezza. Ciò può avvenire in una varietà di forme: esame di segnalazioni di eventi avversi, partecipazione a riunioni di analisi delle cause profonde, ascolto delle storie dei pazienti.

I pazienti sono il cuore della *mission* in materia di sicurezza. Conway parla con passione delle gratificazioni derivanti dalle iniziative di collaborazione con i pazienti nella promozione della sicurezza. "I pazienti e le loro famiglie possono dare contributi incredibili" dichiara. "Che capitino degli errori e che i pazienti possano incorrere in rischi quando giungono nella vostra istituzione per ricevere cure, non è per loro un segreto" aggiunge, e l'atmosfera di omertà è obsoleta e controproducente. Ascoltare le loro esperienze è "motivo di profonda riflessione ed è incredibilmente utile. I pazienti e famiglie che incontro continuamente desiderano trovare in ospedale leader disposti a parlare con loro di sicurezza. Desiderano avere opportunità di dialogo".

(Adattato da un'intervista con Jim Conway. www.ihi.org)

somiglia alla direzione di una grande orchestra. Questa nozione di leadership, probabilmente distante dall'immagine consueta dei grandi leader militari o politici, può essere più consona allo stile necessario per promuovere e mantenere un'assistenza sanitaria sicura e di elevata qualità. Quando pensiamo all'organizzazione nel suo insieme, sia essa un'unità clinica o un intero sistema sanitario, la sfida per l'aspirante maestro è possedere una visione complessiva, che consenta di distinguere, prevedere e formulare i problemi relativi alla sicurezza prima che questi insorgano. Il maestro dovrebbe costantemente ricercare i punti di debolezza del sistema e le condizioni che possono combinarsi fino a produrre una catastrofe. Parallelamente, egli cerca di creare le condizioni nelle quali i musicisti possano aspirare a performance e risultati che ritenevano al di là delle loro possibilità, come una sanità sicura.

Sistemi sanitari a elevata performance

Ross Baker e colleghi hanno individuato diversi sistemi sanitari che, per generale riconoscimento, hanno conseguito importanti risultati nella sicurezza e nella qualità. Non disponendo di dati sufficienti, sia sui sistemi in generale sia sulla maggior parte delle loro componenti, per individuare quale abbia ottenuto la performance migliore, la scelta si è basata essenzialmente sulla loro reputazione. Tuttavia, tutti i sistemi identificati hanno indubbiamente posto la sicurezza e la qualità al centro dei propri sforzi e da essi vi è molto da imparare. Per comprendere la natura profonda del cambiamento di un sistema, Baker e colleghi hanno esaminato le documentazioni, intervistato un gran numero di persone e condotto una riflessione sui percorsi intrapresi da queste organizzazioni. Non è qui possibile riportare l'intera ricchezza dello studio, ma presenteremo alcune delle principali considerazioni, per mostrare che esistono varie strade per giungere a elevate performance.

Veterans Affairs, New England

Il sistema del Veterans Affairs (VA) statunitense fornisce assistenza agli americani che hanno servito il paese nelle forze armate ed è, fatto insolito negli Stati Uniti, sotto controllo governativo. Il VA, come altri sistemi, deve rispondere a molte pressioni esterne ed è particolarmente sensibile alle iniziative politiche e governative. Quasi tutti i medici del VA sono dipendenti stipendiati, un altro fatto insolito per gli Stati Uniti. Il servizio è improntato all'*ethos* militare e il personale sanitario considera la cura dei veterani come un privilegio speciale. Il sistema è diviso in 21 Veterans Integrated Service Networks, che garantiscono nelle rispettive aree geografiche trattamenti integrati, che comprendono tutti gli aspetti della medicina di comunità e ospedaliera; gli anni Novanta hanno visto una profonda trasformazione del servizio, da prevalentemente ospedaliero a erogatore di assistenza sanitaria in un'intera area. Molti fattori contribuiscono agli elevati standard clinico-assistenziali ma, rispetto ad altri sistemi, il VA pone un forte accento su struttura, standardizzazione e misurazione.

Standardizzazione e sistematizzazione

Il VA opera con una chiara struttura di regolamenti, standard e linee guida nazionali per la pratica clinica. In ogni area geografica l'assistenza sanitaria è organizzata in cinque grandi servizi: cure ambulatoriali, cure specialistiche e per acuti, salute mentale, assistenza per le lesioni spinali e geriatria. La standardizzazione pervade ogni area del lavoro, e ciò comporta una serie di vantaggi. Per esempio, le pompe da infusione sono standardizzate in tutto il network, per cui l'addestramento è più semplice, gli errori sono minori e gli operatori possono facilmente spostarsi da un'unità o da una regione all'altra. Sintetizzato in poche righe, tutto questo sembra piuttosto semplice, ma per ottenerlo è stato senza dubbio necessario un sforzo gigantesco.

Misurazione e valutazione della performance

A partire dagli anni Novanta, il VA ha fissato chiari obiettivi e target per la performance, che consentono il monitoraggio delle cure erogate nell'intero network e confronti tra unità e regioni e nel corso del tempo. Ogni network monitora una serie di indicatori fondamentali, ormai nell'ordine delle centinaia. I dati relativi sono sia raccolti internamente sia ricavati dalle revisioni delle registrazioni condotte dal VA External Peer Review Programme. Questa revisione esterna assicura che la raccolta dei dati sia rigorosa, indipendente e difficile da mettere in discussione. Come osservava un membro del personale, per persuadere un dipartimento della necessità di apportare un miglioramento, "i dati parlano da soli" (Baker et al., 2008).

Documentazione clinica elettronica e supporto decisionale

Il VA ha investito pesantemente nei sistemi per la registrazione elettronica della documentazione clinica e nei vari tipi di tecnologie informatiche, e la registrazione delle informazioni in formato elettronico è ormai obbligatorio in quasi tutte le circostanze. La registrazione elettronica è importante anche per parecchi altri aspetti: senza di essa la misurazione, il monitoraggio del carico di lavoro e del lavoro clinico e la valutazione della performance sarebbero semplicemente impraticabili.

Sistemi per implementare il cambiamento

Pur essendo continuamente monitorato, il sistema ha bisogno di evolvere e cambiare. All'interno del VA, i target e gli obiettivi vengono costantemente resi più stringenti, anche se, teoricamente, non fino al punto di destabilizzare il sistema esistente. Importanti analisi, condotte sulle modalità che hanno reso possibile il cambiamento, hanno evidenziato una profonda differenza rispetto a molti altri sistemi nei quali le iniziative di miglioramento sono attuate nei ritagli di tempo o trattate come attività secondarie. Nel VA di Boston, il lavoro di miglioramento è chiaro e organizzato e viene posta molta attenzione all'adeguatezza delle risorse e della leadership clinica.

20

Il grande cambiamento di approccio che ha consentito i miglioramenti nei valori di performance è stato rappresentato dalla formazione dei team e dal supporto e dall'incoraggiamento che è stato loro fornito [...] Siamo particolarmente attenti nella selezione dei leader e dei partecipanti clinici e siamo molto chiari sugli endpoint e sulle aspettative. Abbiamo molto chiaro chi vogliamo, perché li vogliamo e che cosa vogliamo che facciano. (Quality manager). (Baker et al., 2008)

Nonostante questa selezione di alcune caratteristiche chiave abbia posto l'accento sulle strutture interne, sulla standardizzazione e sulla valutazione, sarebbe estremamente sbagliato vedere il VA semplicemente in questi termini. Il VA ha anche una lunga storia di partecipazione a iniziative collaborative di miglioramento promosse dall'IHI e di impegno in nuove forme di apprendimento; il suo programma di sicurezza del paziente, per esempio, è stato uno dei primi a considerare seriamente l'apprendimento dagli eventi. Non abbiamo nemmeno sfiorato temi come la cultura, la leadership o la tempistica del cambiamento; tuttavia, l'approccio del VA al miglioramento è senza dubbio inserito in un'impostazione generale di misurazione e valutazione della performance ed è, in un certo senso, guidato dall'alto, pur accettando che i miglioramenti stessi debbano essere generati dal basso. Ciò contrasta fortemente con il prossimo esempio, dove lo stile della leadership e la modalità del cambiamento sono assai diversi.

Contea di Jönköping

La Contea di Jönköping è situata a sudovest di Stoccolma, in Svezia. Il sistema sanitario svedese è pubblico e a livello locale è controllato da 21 consigli di Contea. Il sistema sanitario di Jönköping è costituito da 3 ospedali e 34 centri di cura, con circa 10 000 dipendenti che si occupano della salute di 340 000 persone. È dunque una vera e propria azienda sanitaria, sebbene in scala relativamente piccola. Jönköping è regolarmente al primo posto nella classifica dei servizi sanitari delle contee, che viene valutata su sei obiettivi: qualità, efficienza, sicurezza, centralità del paziente, equità ed efficacia. Il suo approccio a un'elevata performance è peculiare per diversi aspetti; alcuni dei più importanti sono descritti di seguito.

Leadership e impegno costanti nel tempo

Il sistema sanitario di Jönköping è stato guidato per quasi vent'anni dal direttore generale Sven Olof Karlsson, supportato da Mats Boestigd alla direzione sanitaria e da Goran Henriks al settore apprendimento e innovazione. Queste tre persone e il loro costante impegno sono stati di estrema importanza nel garantire sia la leadership sia la stabilità necessarie per un serio e risoluto miglioramento della sanità, che è stato raggiunto nonostante il rinnovo dei consigli di Contea ogni quattro anni e la rivalutazione della leadership dell'assistenza sanitaria effettuata da ogni nuova amministrazione. I dirigenti del sistema sanitario di Jönköping sono pienamente consapevoli della necessità che le strutture, i normali processi organizzativi e i loro risultati poggino su una rigorosa disciplina economica; ritengono, tuttavia, che vi siano dei limiti a tale approccio e che la sanità richieda nuovi modi di pensare e di comportarsi, se si vogliono cure di alta qualità e sicure.

Esther

Esther è donna svedese di 88 anni, una figura immaginaria ma sempre presente, che nonostante le diverse patologie croniche di cui soffre riesce a vivere da sola con una buona qualità di vita. A partire dal 1998, il personale sanitario e i manager ai vari livelli di Jönköping hanno mappato il percorso di Esther attraverso tutte le componenti del sistema sanitario, cercando di vederlo con gli occhi della donna e di strutturarlo secondo le sue esigenze. Vedere il processo attraverso gli occhi del paziente è stato alla base di numerosi cambiamenti, tra i quali una nuova procedura per il ricovero ospedaliero, una maggiore comunicazione integrata, colloqui telefonici con il team sanitario e una forte enfasi sul coinvolgimento del paziente e sull'autocura.

Qulturum: centro di apprendimento e cultura

Una delle caratteristiche più straordinarie di Jönköping è la disponibilità, anzi il desiderio, di apprendere dagli altri e di incorporare nel proprio sistema idee e tecniche nuove giudicate utili. Nonostante sia considerato un modello in molte parti del mondo, Jönköping continua a esplorare e a mantenere un dialogo continuo con altre realtà, siano esse sistemi o singoli individui. Per esempio, un lungo rapporto con l'Institute for Healthcare Improvement ha portato all'introduzione di varie metodologie per il miglioramento, basate soprattutto sull'impegno e sul coinvolgimento di tutto il personale. Paul Batalden è stato spesso ospite della Contea, collaborando alle strategie per il funzionamento dei microsistemi clinici.

Qulturum, guidato da Goran Henriks, è il polo di apprendimento e innovazione di Jönköping. In questo centro il personale si riunisce per seminari, discussioni e conversazioni aperte e le nuove idee vengono vagliate, messe alla prova e valutate. Lo staff di Qulturum è in genere composto da leader clinici ed esperti nel miglioramento della qualità, che non necessariamente occupano posizioni di responsabilità. Essi combinano un senso di pragmatismo con l'interesse per la cultura, la teoria e le idee. È da notare che ricorrono molto raramente a consulenti esterni (al contrario di quanto accade con i collaboratori), cercando sempre di acquisire loro stessi nuove conoscenze piuttosto che comprarle all'esterno.

Impegno e divulgazione

Il sistema VA impegna il personale in molteplici progetti di miglioramento e mette a disposizione tempo e risorse per raggiungere particolari obiettivi. Anche Jönköping fa la stessa cosa, ma il suo approccio è più aperto e flessibile. Citando Karlsson, Ross Baker afferma:

> Coinvolgiamo i dipendenti in una gran quantità di progetti per il miglioramento della qualità e li aiutiamo a imparare come apportare i cambiamenti, lasciando che siano loro a stabilire come ottenere i risultati usando l'apprendimento e l'innovazione [...] i risultati ottenuti in piccole parti del sistema creano risultati per l'intero sistema e numerosi vincitori. Progetti grandiosi e ad alto rischio e un modo tradizionale di cambiare le strutture [...] creano sconfitti. (Baker et al., 2008)

Anziché operare secondo uno schema basato su target e obiettivi, l'approccio di Jönköping è stato quello di incoraggiare gli operatori a migliorare la qualità dove lo ritenessero importante, guidati da Esther e dalle proprie valutazioni delle esigenze locali. Più che controllare il processo di miglioramento, essi adottano un approccio più organico, nel quale molti piccoli cambiamenti si combinano e si sommano determinando benefici più ampi. È il sistema complesso adattativo in azione.

Una strategia della qualità

Sebbene inizialmente possano avere origine dal personale stesso, i cambiamenti devono poi essere integrati nella più ampia strategia di erogazione dell'assistenza sanitaria. Si tratta di uno stadio successivo, che emerge da attività più localizzate. A partire dal 2001, Karlsson e i suoi collaboratori hanno introdotto cinque giorni di incontri ogni anno tra tutti i principali leader, trasferendo a livello direzionale le discussioni aperte che avevano promosso a livello clinico. Ciò ha condotto al Jönköping Diamond, un modello per il miglioramento dell'intero sistema che collega esplicitamente l'apprendimento e l'innovazione sia al miglioramento del sistema sia alla stabilità e al rigore finanziario.

Stili e strategie per il miglioramento del sistema

Il VA e la Contea di Jönköping hanno chiaramente affrontato il miglioramento della sicurezza e della qualità con grande integrità, determinazione e serietà. In entrambe le istituzioni a tutti i livelli vi sono leader coinvolti nel miglioramento, che hanno incoraggiato una cultura improntata alla ricerca e al miglioramento continuo. Entrambi i sistemi hanno fatto notevoli investimenti nella formazione e nell'addestramento del proprio personale in materia di miglioramento della sicurezza e della qualità.

Sia il VA sia Jönköping hanno compreso che se si vuole un progresso sostanziale occorre garantire al personale il tempo e le risorse per realizzarlo. Ciò può sembrare scontato, e lo è; nella pratica, tuttavia, il miglioramento della sicurezza e della qualità è spesso una preoccupazione marginale ai livelli più alti di un'organizzazione. Per esempio, nel National Health Service britannico, molte figure si occupano di temi come sicurezza del paziente, qualità, rischio e governance con qualifiche e responsabilità diverse. Va sottolineato, però, che poche tra queste persone si occupano di miglioramento; possono farlo naturalmente a titolo personale, ma le loro responsabilità raramente lo prevedono. Le loro giornate sono dominate dagli adempimenti previsti da standard e regolamenti e dalla gestione di eventi e occasionali incidenti. Ovviamente questa è un po' una caricatura, ma solo un po'. Il lavoro di miglioramento è inserito tra numerosi compiti diversi ed è estremamente vulnerabile ad altre priorità ed eventi.

Nonostante le analogie tra l'approccio del VA e quello di Jönköping, è evidente che le strategie adottate da questi due sistemi hanno assegnato, consapevolmente o meno, la priorità ad aspetti diversi del percorso verso la qualità e la sicurezza. Sia il VA sia Jönköping hanno individuato la misurazione della performance e l'apprendimento dell'organizzazione come aspetti cruciali per il miglioramento della sicurezza e della qualità; tuttavia, la priorità spetta alla misurazione nel VA e all'apprendimento nel sistema sanitario di Jönköping. Pur essendo considerata fondamentale in entrambi i sistemi, la leadership ha stili diversi: nel VA vi è una forte componente di monitoraggio e gestione della performance, mentre Jönköping pone l'accento sulla responsabilizzazione del personale e sulla disseminazione del processo decisionale. Se esaminassimo altri sistemi studiati da Ross Baker, Paul Bate e altri ricercatori, troveremmo più varianti su questi e altri temi. Come dobbiamo interpretare questi stili diversi? Dobbiamo considerarli adattamenti necessari oppure gli approcci variano semplicemente perché non è ancora del tutto chiaro come vada effettuato il cambiamento su così vasta scala?

Bate e colleghi (2008) ci hanno fornito una preziosa prospettiva sulla questione della varietà nell'approccio strategico, ricorrendo all'"universale ma variabile" tesi, comune nelle scienze sociali, secondo la quale:

> Esiste solo un numero limitato di problemi fondamentali per l'uomo, ai quali tutte le persone in tutti i tempi e in tutti i luoghi devono trovare soluzioni, ma il numero delle possibili soluzioni è illimitato. (Bate et al., 2008)

Secondo Bate e colleghi, i sistemi sanitari da loro studiati affrontano le sei seguenti sfide centrali, i problemi fondamentali dell'uomo appena menzionati.

- *Strutturale*: strutturare, pianificare e coordinare gli sforzi per la qualità.
- *Politico*: coinvolgere le parti competenti, negoziare il conflitto e i rapporti.
- *Culturale*: la sfida di dare alla qualità un senso, un valore e un significato condivisi nell'ambito di un'organizzazione.
- *Formativo*: creare e alimentare il processo di apprendimento.
- *Emotivo*: ispirare e stimolare le persone.
- *Fisico e tecnologico*: progettare sistemi fisici e infrastrutture tecnologiche che supportino il miglioramento e l'erogazione di cure di alta qualità e sicure.

Questi problemi comuni sono affrontati in modi diversi dalle organizzazioni; ciò che funziona in un contesto può non andare bene in un'altro. Tuttavia, pur sottolineando che i percorsi sono diversi, Bate e colleghi affermano chiaramente che questi problemi sono non-negoziabili e che un'organizzazione che li trascura lo fa a proprio rischio. Non importa quanto sia meravigliosa la vostra tecnologia, dovete comunque continuare a stimolare le persone. D'altro canto, la leadership più carismatica non vi condurrà lontano, se non è sostenuta da formazione, addestramento e comprensione tecnica. Quest'ultimo scenario era comune agli esordi della sicurezza del paziente, quando "cambiare la cultura" era ritenuto da alcuni la via maestra.

Se i fattori per il successo del miglioramento sono ragionevolmente ben compresi, come mai i sistemi sanitari non hanno fatto maggiori progressi? Ross Baker e colleghi si pongono questa domanda incisiva nell'introduzione del loro libro sui sistemi a elevata performance. In parte ciò dipende dal fatto che ogni sistema sanitario che intraprende questo percorso deve trovare la propria strada, anche se ovviamente ispirato e guidato da coloro che hanno preso strade simili. Secondo Ross Baker, la conoscenza dei fattori è una comprensione statica e fornisce indicazioni sulle strategie, sull'impiego delle risorse, sulla natura della leadership, e così via (Baker et al., 2008). Tuttavia, per riprendere la metafora del percorso, dipende anche da dove si parte e dalle risorse di cui si dispone. Un'organizzazione può essere culturalmente pronta, perché ha rivisto e discusso per anni i problemi legati alla sicurezza e alla qualità, ma può non aver sviluppato le formali strutture organizzative, necessarie per una trasformazione su più larga scala. Un'altra può avere le strutture e le tecniche, ma anche una cultura punitiva e repressiva, il che significa che qualsiasi tentativo di coinvolgere il personale è visto con sospetto e persino con ostilità. Esiste poi una serie di circostanze locali che favoriscono o impediscono queste attività su scala più ampia. Può trattarsi della personalità dei dirigenti dell'organizzazione, della quantità di priorità che sottraggono risorse al miglioramento, di una fusione che ha assorbito l'attenzione dei responsabili per un anno intero, di un nuovo programma edilizio oppure degli interessi e delle conoscenze possedute dal personale in materia di sicurezza e qualità. Bisogna dunque destreggiarsi tra mille difficoltà, e proprio come ci sono molte strade che portano al successo, ve ne sono innumerevoli che portano al fallimento.

Investire sul lungo termine

Molte organizzazioni sembrano aver trovato un modo per riunire tutti gli aspetti necessari e per sostenere un impegno costante e a lungo termine per il miglioramento della sicurezza e della qualità. Permangono tuttavia ancora alcuni dubbi su fino a che punto ciò si sia tradotto in miglioramenti per i pazienti. Questo è in parte dovuto al fatto che molti dei dati che potrebbero contribuire a rispondere a tale interrogativo non sono stati diffusi o pubblicati. Il VA, per esempio, ha chiaramente un'enorme mole di dati, ma pochi di questi sono di pubblico dominio. Vi è anche, come abbiamo visto, un dibattito acceso sulla qualità dei dati, sulla misura in cui dati di miglioramento locale riflettano un miglioramento reale e sulla necessità di ricondurre tutte le valutazioni a uno schema tipico dei trial clinici (Brown, Lilford, 2008). La misurazione, inoltre, non è stata un punto forte nemmeno in alcuni dei migliori programmi. John Ovretvei e Anthony Staines, ammiratori dichiarati dei risultati di Jönköping, hanno osservato che, malgrado l'intrinseca cultura di miglioramento della qualità, l'apprendimento efficace e ad ampio raggio, il notevole lavoro di miglioramento in molti ambiti:

Il Consiglio di Contea di Jönköping continua ad avere pochi dati di miglioramento che sarebbero credibili per molti ricercatori o clinici. Abbiamo notato la mancanza di una forte cultura della misurazione, abbiamo osservato meno sistemi e attività di misurazione di quanto ci aspettassimo e relativamente poco supporto specializzato ai team per la progettazione, la raccolta, l'analisi e la presentazione dei dati. (Ovretveit, Staines, 2007)

Dobbiamo supporre che vi siano benefici per i pazienti o dobbiamo pessimisticamente concludere, come alcuni fanno, che la retorica della sicurezza e della qualità supera di gran lunga l'evidenza di un reale cambiamento? Dipende da come vediamo l'intero processo di miglioramento della qualità; è come l'azione di un farmaco su una malattia o è un processo evolutivo più organico? Ovretvei e Staines sottolineano che – soprattutto nel caso di Jönköping, con la forte enfasi sul coinvolgimento del personale e sul cambiamento a partire dalla base – il processo di miglioramento della qualità richiede probabilmente tempo per produrre risultati, ma che quando questi si manifestano sono di ampia portata. Per contro, se si concentrano tutte le risorse su un piccolo numero di obiettivi critici, come i tempi di attesa al pronto soccorso, allora si vedranno risultati, ma probabilmente solo in aree molto specifiche (Bevan, Hood, 2006).

Secondo Ovretveit e Staines, sebbene i leader sperino in un rapido cambiamento, la costruzione di un'infrastruttura di qualità ha probabilmente tempi obbligati. Può esservi anche una soglia da superare, prima di poter registrare reali miglioramenti. Nella prima fase allora, che potrebbe durare alcuni anni, è necessario investire in un'infrastruttura di qualità, ma non attendersi un ritorno immediato dell'investimento. Nel breve periodo le speranze sono riposte nell'impegno, nell'entusiasmo e nell'emozione di intraprendere una strada nuova; in questa fase si costruisce consapevolezza, leadership e si liberano risorse per creare la capacità necessaria per il miglioramento. Nella fase successiva gli obiettivi sono costituiti da segnali di miglioramento in aree specifiche; questi possono essere incompleti, discontinui e difficili da distinguere rispetto ad altri cambiamenti e sviluppi. Nel lungo periodo, quando la misurazione e la competenza sono mature, l'esperienza del paziente e gli outcome cominciano a migliorare in modo costante; ciò potrebbe richiedere anche dieci anni, persino in un sistema di successo come quello di Jönköping.

L'idea che occorra un periodo di investimento prima che si possano vedere dei ritorni può spiegare alcune evidenze contraddittorie. Gli entusiasti non sono ingenui quando vedono un cambiamento reale in un'organizzazione, anche se osservatori più scettici ritengono che non per questo i pazienti se la passino meglio. Tuttavia, gli entusiasti devono capire che c'è ancora molta strada da percorrere rispetto a quella che prevedevano. Tuttavia i tempi ipotizzati non sono assoluti, ma piuttosto il riflesso dell'attuale comprensione del miglioramento della qualità su larga scala. Probabilmente solo pochi sistemi hanno compreso quale sia la natura e la portata del necessario sviluppo di competenze; la maggior parte ha fatto affidamento sull'entusiasmo, sul cambiamento culturale e sulle persone che attuano il miglioramento della qualità nel loro inesistente tempo libero. Addestrando adeguatamente le persone, dando loro tempo e risorse e predisponendo adeguate valutazioni economiche e cliniche, il periodo tra l'investimento iniziale e gli outcome tangibili per il paziente potrebbe essere di gran lunga più breve.

20

Trasformare un formaggio svizzero in un orologio svizzero

Se questo libro è riuscito nei suoi intenti, vi sarete, spero, convinti che la sicurezza del paziente è di cruciale importanza sia per i pazienti sia per il personale sanitario in tutti i contesti a livello mondiale. Spero anche che abbia reso almeno in parte il panorama della sicurezza del paziente, alcuni concetti fondamentali e una comprensione della natura, delle cause e della prevenzione dell'errore e del danno. Forse a questo punto concorderete anche con quanto affermato nella prefazione, e cioè che la sicurezza del paziente è un problema arduo.

Alla fine della prima edizione, ho scritto che avevamo molte buone idee e concetti, alcune solide evidenze e molte promettenti vie da esplorare e che tuttavia eravamo ancora all'inizio del nostro percorso verso la sicurezza. Sebbene avessimo compreso piuttosto bene il problema, molti interventi erano per loro natura casuali e i loro effetti incerti. Inoltre non sapevamo come integrare in un quadro coerente gli interventi e le componenti relativi alla sicurezza. Mi auguro che questi capitoli finali abbiano dimostrato che gli ultimi cinque anni hanno portato notevoli progressi su molti fronti e che vi è ora motivo per un reale ottimismo sui risultati che possono essere raggiunti. I primi anni delle ricerche sulla sicurezza del paziente sono stati dedicati soprattutto a scoprire gli innumerevoli buchi nel formaggio svizzero della sanità. Ora possiamo cominciare a considerare la possibilità di raggiungere l'affidabilità e la robustezza associata al classico orologio svizzero.

Mi auguro che i lettori che operano nell'assistenza sanitaria, o sono a essa collegati a qualsiasi titolo, percepiscano la sicurezza del paziente come un argomento meritevole della loro attenzione. Comprendere e creare sicurezza è una sfida analoga a quella di capire i sistemi biologici che la medicina cerca di influenzare. Nonostante l'immensità della sfida, è chiaro che stiamo facendo qualche progresso di consapevolezza, comprensione e azione per prevenire il danno e curare coloro che ne sono colpiti. Trattare i pazienti uno alla volta porta ovvi e immediati benefici, ma lavorare per migliorare la sicurezza dell'assistenza sanitaria nel suo complesso può in ultima analisi portare beneficio a molte più persone.

Bibliografia

Baker GR, Macintosh-Murray A, Porcellato C et al (2008) High Performing Healthcare Systems. Delivering Quality by Design. Longwoods, Toronto

Barling J, Loughlin C, Kelloway EK (2002) Development and test of a model linking transformational leadership and occupational safety. Journal of Applied Psychology, 87:488-496

Bass BM, Avolio BJ (1991) The Multifactor Leadership Questionnaire. Consulting Psychologists Press, Palo Alto CA

Bate P, Mendel P, Robert G (2008) Organising for Quality. The Improvement Journeys of Leading Hospitals in Europe and the United States. Radcliffe Publishing, Oxford

Berwick D (1999) Taking action to improve safety. How to improve the chances of success, in Enhancing Patient Safety and Reducing Errors in Healthcare. National Patient Safety Foundation, Chicago IL, pp 1-11

Bevan G, Hood C (2006) Have targets improved performance in the English NHS? British Medical Journal, 332:419-422

Brown C, Lilford R (2008) Evaluating service delivery interventions to enhance patient safety. British Medical Journal, 338:159-163

Ferlie EB, Shortell SM (2001) Improving the quality of health care in the United Kingdom and the United States: a framework for change. Milbank Quarterly, 79(2):281-315

Flin R, Yule S (2004) Leadership for safety: industrial experience. Quality and Safety in Health Care, 13(Suppl 2):ii45-ii51

Ovretveit J, Staines A (2007) Sustained improvement? Findings from an independent case study of the Jönköping quality program. Quality Management in Health Care, 16(1):68-83

Westrum R (1997) Social Factors in Safety-critical Systems. In: Redmilland R, Rajan J (eds) Human Factors in Safety-Critical Systems. Butterworth-Heinemann, Oxford, pp 233-256

Indice analitico

A

Addestramento
   alla sicurezza, 358, 360-364
     in medicina d'emergenza, 362-364
     simulazione, 361-362
   al processo decisionale, 339-340
Affidabilità
   studi sulle HRO *vedi* Organizzazioni ad alta
     affidabilità
   umana, analisi della, 159-162
Agency for Healthcare Research and Quality, 26,
     108, 110, 215-218, 376
Albero
   degli errori, 161-162
   degli eventi, 161, 332
   delle decisioni degli incidenti, 276-278
Allerta, sistemi di, 77, 256, 259
Amalberti, René, 125, 139, 285, 316-318, 332
Analisi
   delle modalità e degli effetti della vulnerabilità
     del sistema *vedi* FMEA
   sistemica, 155
     degli eventi clinici, 155-157
Anca, frattura, 36
Anestesia
   sicurezza della, 22-23
   stato di coscienza, nel corso della, 175, 188
     trauma emotivo, 188
Anestesisti
   compliance rispetto a una nuova procedura, 319
   violazione delle regole di sicurezza, 314-315
Anonimato, nei sistemi di segnalazione, 80-81
Antibiotic abandon, 9
Anticipazione, 140, 148, 223, 242, 283, 323, 327-
     328, 332-334, 340
   cultura dell', 278-280
Arora, Sonal, 328
Asma, 36, 124, 133, 310, 335
Assistenza sanitaria (*vedi anche* Sanità)
   analogie con l'aviazione, 28

   competenze per la sicurezza, 324-328
   cultura della sicurezza, 275-276
   miglioramento della qualità, 16-18
   semplificazione e standardizzazione, 220-221
Autocritico, spirito, 200
Automazione, ironie della, 263-264
Autopsia, 6, 51, 62
Aviation Safety System, 78
Aylin, Paul, 111

B

Bainbridge, Lisanne, 136, 263-264
Baker, Ross, 54, 391-393, 396, 398, 400-402
Barr, David, 9
BASIS *vedi* British Airways safety information
     system
Batalden, Paul, 219, 372, 399
Bate, Paul, 401
Bates, David, 217-218, 220-221, 223, 248-249,
     252-254, 265
Benn, Jonathan, 91-92, 385
Berwick, Don, 42-44, 211, 217, 220, 224, 279,
     293-294, 303, 386
Bias, 50-52, 62, 99, 109, 199, 213, 249, 338-339,
     388
   da case-mix, 109
   di conferma, 338
   di disponibilità, 338
   di rammarico, 338
   di rappresentatività, 338
   retrospettivo (hindsight bias), 50-52, 199, 213,
     338
Biasimo *vedi* Colpa
Billings, Charles, 80-82
Blaya, Joaquin, 256
Boestig, Mats, 398
Bogner, Marilyn (*Human Error in Medicine*), 24
Briefing, 352, 354-357, 358, 365, 379
   uso scorretto, 355, 357
Bristol Royal Infirmary Enquiry, 17-18, 20-21

British Airways Safety Information System, 77-78
Bunker, John, 12

C

Cambiamento
    fattori del, 392-393
    implementazione, 397-398
    indicatori di sicurezza, 108-111
    informazione ai pazienti, 190
    nel sistema di leadership, 392-396
    opportunità di, 19-21
Cancrena, 5
Cancro colorettale, 36
CAPS *vedi* Consumers Advancing Patient Safety
Carayon, Pascal, 166-167, 232
Care bundle, 385-386
Care Quality Commission, 76
Carrello per rianimazione, 237-239
Cartella clinica elettronica, 257-258, 397
    revisione, 51-56, 105-106
Casi, analisi di, *vedi* Root cause analysis
Cefalea, 36
Censura, 138
Center for Disease Control and Prevention statunitense, 113
Centre for Patient Safety, 26
Challenger Space Shuttle, 120, 316
Checklist, 352-357
    uso scorretto, 357
Chernobyl, 120-121
CHIRP *vedi* Confidential Human Factors Incident Reporting Programme
Chirurgia
    anticipazione e preparazione, 333
    briefing e checklist, 354-357
    errori, 7-8
    eventi avversi/complicazioni, 57
    mortalità postoperatoria, 113
    outcome, 7-8
    passaggio di consegne postoperatorio, 357-359
    simulazioni in, 361-362
Clarke, Sharon, 289
Clostridium difficile, 59, 113-115, 240-241
Codici a barre nelle procedure trasfusionali, 255
Codman, Ernest, 7, 16
Cohen, Guy, 211, 279-280
Colleghi, supporto dai, 204
Colpa, 11, 23, 56, 89-91, 131-132, 135-138, 185, 187, 194, 197-199, 201, 203, 271-273, 275-278
Columbia Space Shuttle, 121-122
Competenza, rispetto per la, 282-283
Competenze
    addestramento, 393
    non-tecniche, 330-331
Comportamento sicuro, 280
Comunicazione, 256, 327
    canali di, 392
    errori nella, 128
        influenza della gerarchia, 148

nel lavoro di gruppo, 352-353
trasparente, 179-186
    opuscolo informativo per il paziente, 182
    ostacoli, 184-186
Condizioni latenti, 121-122, 137-138, 150, 242
Conferma, bias di, 338
Confidential Enquiry into Maternal Deaths, 16
Confidential Human Factors Incident Reporting Programme (CHIRP), 78
Confidenzialità dei sistemi di segnalazione, 80-81
Consapevolezza
    della situazione, 327, 331-334
    di sé, 327
Consumers Advancing Patient Safety (CAPS), 191
Contenzioso, 24-26, 201-202
Controllo, errori nel, 128
Convinzioni, 146-148, 314-315
    comportamentali, 315
    normative, 315
    sul controllo, 200, 315
    sull'affidabilità del sistema, 146-147
    sulle persone, 147-148
Cook, Richard, 19-20, 24
Cookbook medicine, 310
Cooper, Jeffrey, 22, 24
Coronaropatia, 36
Coscienziosità, 326, 328
Coulter, Angela, 294-295
Counselling, 189, 205-206, 260
Crew Resource Management, 347, 361
Crisis Resource Management, 361
Croskerry, Pat, 281, 338-340
Cultura, 393, 271-290
    del gruppo, 274-275
    della colpa *vedi* Colpa
    della sicurezza *vedi* Sicurezza, cultura della
    dell'organizzazione, 274-275
    e apprendimento, 278-280

D

Danno, 5, 99, 173-191 (*vedi anche* Eventi avversi *e* Eventi clinici)
    ammissione dell'errore, 179-181
    azioni a lungo termine, 187-190
        assistenza economica e aiuto pratico, 189
        informazione ai pazienti sulle misure correttive adottate, 190
        prosecuzione delle cure e del supporto, 189
        trauma emotivo, 188-189
    bisogni dei pazienti, 178-179
    comunicazione trasparente, 181-187
        dare la notizia, 186-187
    esperienze dei pazienti, 176-178
    impatto del, 174-176
        emotivo, 174-175
        fisico, 174
        psicologico, 174-175
        sulla famiglia, sulla vita e sul lavoro, 175-176
    peculiarità, 173-174
    psicologico, 174-175

riduzione del, 32-34
risarcimento, 25, 183
vulnerabilità
    dei pazienti anziani, 65-68
    dei pazienti più piccoli, 68-70
Dati amministrativi, analisi dei, 50
Davenport, Daniel, 290, 346
Davies, Jan, 21
Davis, Rachel, 298, 300
Dean, Bryony, 63, 114, 130, 154
Delirium, 66-68, 216
Deming, W. Edwards (*System of Profound Knowledge*), 219
Denunce, analisi delle, 51, 85, 88
Depressione, 56, 66, 173, 175-178, 188, 197-198, 201
Derive, 312, 316-321, 362
Difesa, misure di, 144, 165, 223, 330
Disponibilità, bias di, 338
Disturbo post-traumatico da stress, 175
Divisione tra gruppi professionali, 357
Dominguez, Cynthia, 332
Donabedian, Avedis, 34, 36-37
Donaldson, Liam, 27

E
Early Support Activation, 207
Edmondson, Amy, 365-366
Epilessia, 194
Errore/i
    apprendimento dagli, 18-19, 27-29
    atteggiamento rispetto all', 200
    attivi, 50, 137, 151, 242
    catena di eventi, 144-149
    censura, 138
    classificazione, 127-129
    cognitivi, 131-132
    comprensione degli, 143-168
    convinzioni sul controllo, 200-201
    criminalizzazione, 143-144
    cultura della medicina e atteggiamenti rispetto all'errore, 200-201
    definizione, 126-127
    descrizione, 129
    diagnostici, 131-132
        di incertezza (no-fault), 131-132
    di pianificazione, 128
    di prescrizione, 126, 129-131 *vedi* Eventi clinici
    e colpa *vedi* Colpa
    e contenzioso, 201-202
    effetti traumatici, 199-201
        reazioni delle persone coinvolte, 199
        standard personali e spirito autocritico, 200
    esperienza dell', 195-197
    indagini e analisi, 154-155
    in medicina, 23-24, 129
    in terapia *vedi* Terapia, errori in,
    nella comunicazione, 130-131
    nella gestione dei farmaci *vedi* Terapia, errori in
    nella selezione, 128

nella somministrazione di farmaci endovenosi, 63
nelle operazioni, 128
nel recupero delle informazioni, 128
no-fault, 132
organizzativi, 150-151
paradigmi dell', 135-138
    modello basato sulla persona, 136-137
    modello sistemico, 137-138
    prospettiva ingegneristica, 135-136
psicologia dell', 133-135
    mistakes, 133-134
    slips e lapses, 133
    violazioni, 134-135
reazioni agli, 199
riconoscimento della possibilità di, 203
riduzione degli, 135-138
saggezza rispetto all'errore (error wisdom), 324
sistemi di segnalazione, 51
studio degli, 49-52
    metodi, 50-51
    reazioni, 197
    riduzione, 32-34
trasparenza, 179-181
umano, 119-140
    incidenti gravissimi, 119-123
    nel settore sanitario, 123-124
    utilità del concetto di errore, 139-140
Etichette dei farmaci, 234-236
Eventi (*vedi anche* Eventi avversi, Eventi clinici e Danno)
    albero delle decisioni, 161, 276-278
    catena di, 146-150
        aspetto delle siringhe, 148-149
        convinzioni sull'affidabilità del sistema, 146-147
        convinzioni sulle persone, 147-148
        differenze tra le pratiche degli ospedali, 149-150
        influenza della gerachia sulla comunicazione, 148
    critici, 90
    cronologia degli, 144-146, 155
    inaccettabili *vedi* Never events
    segnalazione, 81-82
    tasso di, 87-88
Eventi avversi (*vedi anche* Eventi clinici e Danno)
    chirurgici, 57
    da farmaci, 62, 64-65, 114-115
        riduzione, 223-227
    definizione, 53
    esempi, 55-56
    impatto e costi, 56
    mortalità, 57-59
    segnalazione da parte dei pazienti, 301-303
    studi sugli, 49-56
        Harvard Medical Practice Study, 25-26, 53-54, 58-59
        mediante revisione della documentazione dei casi, 52-56

tassi, 54-55
Yellow Card, 77
Eventi clinici, 55, 75-76, 83-84, 154-159, 303 (*vedi anche* Eventi avversi e Danno)
analisi
   dell'affidabilità umana, 159-162
   sistemica, 43, 155-157, 166
contesto clinico e fattori relativi al paziente, 156
cronologia degli eventi, 155
errori di trascrizione, 130-131, 252
errori in terapia *vedi* Terapia, errori in
errori nella comunicazione, 130-131
errori nella gestione dei farmaci *vedi* Terapia, errori in
fattori contribuenti, 151-153, 156
impatto generale sul personale clinico, 198-199
indagine e analisi, 154-155
   integrazione e valutazione, 165-166
   prescrizioni inappropriate, 129-130
   un caso esemplare, 157-159
problemi clinico-assistenziali, 155-156
supporto al personale, 193-207
Evidence based medicine, 217-218

F

Failure modes and effects analysis *vedi* FMEA
Fallibilità, consapevolezza della, 18-19, 21, 24, 137, 212-213, 250, 252, 328-330
Farhan, Maisse, 349
Farsi sentire *vedi* Speak Up Initiatives
Fattori contribuenti, 51, 84-85, 92-93, 150-159
   individuali (personale), 152-153
   organizzativi, 152
   relativi a
      ambiente di lavoro, 151-152
      compito/tecnologia, 152
      contesto istituzionale, 152
      team, 152
Febbre puerperale, 6
Feedback e azione, 91-94
Fiducia in se stessi, 327
Firth-Cozens, Jenny, 89- 91, 195, 200
Flessibilità, 280-281
Flin, Rhona, 271, 285, 330-331, 335
FMEA (Failure modes and effects analysis), 160-166, 239, 242, 358
Fonsecka, Carlo, 196
Forcing functions *vedi* Funzioni costrittive
Formaggio svizzero, metafora, 144-146
Formazione, 205
Funzioni costrittive, 257

G

Gawande, Atul, 193-194, 248, 309, 355
Gell Mann, Murray, 373
General Medical Council, 17, 20, 76-77
Geriatria, 65-68
Gigerenzer, Gerd, 19
Giudizio clinico, 337-338
Greenhalgh, Trish, 262, 374

Grol, Richard, 375
Gruppo, lavoro di *vedi* Lavoro di gruppo
Guarigione naturale, 4-5

H

HACCP (Hazard analysis and critical control points), 161-162
Hart, Elaine, 348-349
Harvard Medical Practice Study, 25-26, 53-54, 58-59, 217-218
Hayward, Rodney, 42
Hazard analysis and critical control points *vedi* HACCP
Hazard and operability study *vedi* HAZOP
HAZOP (Hazard and operability study), 161
Healey, Andrew, 345, 347
Health Protection Agency, 76, 113-114
HEART (Human error assessment and reduction technique), 161-162
Henriks, Goran, 398-399
Herald of Free Enterprise, disastro del, 120
Hickson, Gerald, 185, 187
Hofer, Timothy, 33, 42
Hogan, Helen, 88
Holland, John, 373
Hollnagel, Eric, 127-128
Holmes, Oliver Wendell, 5
Hooker, Worthington, 4
Hospitalism, 5-6
HRO (High reliability organizations) *vedi* Organizzazioni ad alta affidabilità
Human error assessment and reduction technique *vedi* HEART
Hutin, Yvan, 60-61

I

Iatrogenesi, 8-9
   clinica, 12
   culturale, 12
   sociale, 12
ICU-SRS (Johns Hopkins Intensive Care Unit Safety Reporting System), 54, 184
Identificazione del paziente, 304-305
   braccialetto per, 304
Iedema, Rick, 183-184
Igiene delle mani, 305-306
IHI *vedi* Institute for Healthcare Improvement
Illich, Ivan (*Nemesi medica*), 11-13
Incidenti, 119-123, 136, 150-151, 276-278
Infezioni
   ospedaliere acquisite (nosocomiali), 5-6, 59-60, 113-114, 240-242
      progettazione per evitare le, 240-242
   trasmissione delle, 240-242
Informazione, tecnologia della, 247-266
   cartella clinica elettronica, 257-258
   comunicazione e allerte, 256
   conseguenze non previste, 262-266
   falso senso di sicurezza, 265-266
   funzioni costrittive e prescrizioni, 257

giudizio e processo decisionale, 250-252
implementazione, 261-262
integrazione all'interno del processo di lavoro, 264-265
ironie dell'automazione, 263-264
limiti della memoria, 248-250
mancanza di flessibilità, 264
riduzione degli errori in terapia, 252-256
supporto decisionale, 258-260
Ingegnosità, come ostacolo al miglioramento del processo, 227-229
Iniezioni, sicurezza delle, 60-62
Institute for Healthcare Improvement, 106, 220, 222, 224-225, 294, 382, 386, 399
Institute of Medicine, 19, 26-28, 35, 37-39, 56, 80, 215
  Crossing the Quality Chasm, 37
  To Err is Human, 19, 26-28, 37, 215
Insufficienza cardiaca congestizia, 10, 36, 55
Interventi
  clinici e miglioramento del processo, 211-229
  complessi, 372-375
    evoluzione degli, 374-375
    impatto degli, 375
    ospedali come sistemi adattivi complessi, 373-374
Inwald, David, 69
IOM *vedi* Institute of Medicine
Ipertensione, 36
Ippocrate, giuramento di, 4

J
Jacklin, Ros, 329, 333-334, 337-338
JCAHO *vedi* Joint Commission on Accreditation of Healthcare Organizations
Johns Hopkins Intensive Care Reporting System *vedi* ICU-SRS
Joint Commission on Accreditation of Healthcare Organizations (JCAHO), 8, 154, 162, 181, 296-297
Jönköping, Contea di (Svezia), 398-400
  leadership e impegno costanti nel tempo, 398-399
  Qulturum, 399
  strategia della qualità, 400

K
Karlsson, Sven Olof, 398, 400
Kazandjian, Vahe, 104
Kennedy, Ian, 20-21
Kenney, Linda, 191, 206
Kerr, Eve, 42
King, Willie, 19, 20
Klein, Gary, 250-251, 336

L
Labilità della memoria, 248
Lapses, 133 (*vedi anche* Errore/i)
Lavoro
  condizioni di, 340-341

di gruppo, 327, 343-366
  addestramento alla sicurezza, 358, 360-364
  briefing, checklist e obiettivi giornalieri, 352-360
  e sicurezza, 347
  leadership, 350-352
  osservazione, 347-350
  valutazione del, 358, 360-361
  vantaggi del, 346
Lawton, Rebecca, 313, 314
Leadership, 327, 350-352, 392-396, 398-399
  cambiamento nel sistema di, 392-396
  competenze specifiche, 351-352
  comportamenti per la sicurezza, 394
  nella pratica, 395
Lean thinking, 221-222
Leape, Lucien, 15, 23-24, 26-27, 54, 58, 62, 200, 217-218, 223, 271
Ligi, Isabelle, 69
Lilford, Richard, 100-103
Linee guida cliniche, 310-311
Lister, James, 6
Lobotomia, 3
London Protocol, 154, 155-157
Long, Susy, 65, 67, 328
Lucas, Deborah, 120, 135-136
Lutto, 177-178

M
Mandatory Occurrence Reporting Scheme, 78
Marella, William, 299, 301
Mau, Bruce, 232
Maxwell, Robert, 17
Mayer, Erik, 98
McGlynn, Elizabeth, 35-36
McGuckin, Elizabeth, 305-306
McIntyre, Neil, 18, 19
Medawar, Peter, 19
Medically Induced Trauma Support Services (MITSS), 191, 207
Medicina
  basata sulle evidenze *vedi* Evidence based medicine
  controllo e potere, 200-201
  cultura della, 200
  d'emergenza, addestramento alla sicurezza, 362-364
  eroica, 4-5
MedTeams, programma di addestramento, 362-364
Meigs, Charles, 6
Memoria
  attribuzione errata, 249
  blocco della, 249
  labilità, 248
  limiti, 248-250
  persistenza, 249
Meningococcica, malattia (nei bambini), 68
Mentale, apertura, 327
Microsistemi clinici, 371-373, 391-392, 399
Milburn, Alan, 27

Mistakes, 133-134 (*vedi anche* Errore/i)
  conoscenza, 134
  nell'applicazione delle regole, 133
MITSS *vedi* Medically Induced Trauma Support
  Services
Modello
  basato sulla persona, 136-137
  dei tre cesti, 329
  della perfettibilità, 23
  sistemico, 137-138
Moray, Neville, 24
Morbidity and mortality meeting, 51, 57
MORS *vedi* Mandatory Occurrence Reporting
  Scheme
Mortalità, 51
  da eventi avversi, 57-59
  intraospedaliera standardizzata, 112-113
  post-chirurgica, 113
Morte
  da iniezione intratecale, 143-146, 148-149, 352
  neonatale, 177-178
Moser, Robert, 9
Moss, Fiona, 311
MRSA *vedi Staphylococcus aureus* meticillino-
  resistente
MRSA Action, 191

N

NASA, gerarchia per le segnalazioni sulla sicu-
  rezza, 79-80
National Health Service (NHS)
  apprendimento dagli errori, 27-29
  sistemi di segnalazione, 75-76
National Patient Safety Agency, 76-77, 85-87, 127,
  150, 154, 162, 181, 234, 276-278
  albero decisionale per gli eventi, 276-278
National Patient Safety Foundation, 32
Near misses, 50, 78-79, 86, 99, 105, 180-181, 302
Neonati/bambini, 68-70
Never events, 41, 105-108
  segnalazione obbligatoria, 106-108
Nightingale, Florence, 5-6
Norman, Don, 232

O

Obiettivi giornalieri, 352-354
Observational Team Assessment in Surgery
  (OTAS), 347-349
Offen, Nigel, 17
Omicidio colposo, 143-144
Omissioni pericolose, 28
Onestà, 327
Organizzazione Mondiale della Sanità *vedi* World
  Health Organization
Organizzazioni
  ad alta affidabilità, 280-285
    insegnamenti, 282-284
  organizzazioni fondate dai pazienti, 191
OTAS *vedi* Observational Team Assessment in
  Surgery

Outcome, misurazione, 102-103
Ovretveit, John, 402-403
Owen, Harry, 348-349

P

Paddington Rail, incidente, 120-121
Paesi in via di sviluppo, sicurezza delle iniezioni,
  60-62
Passaggio di consegne postoperatorio, 357-359
Pasteur, Louis, 6
Patients for Patient Safety programme, 306-307
Paziente/i
  ambiente del, 243
  anziani, 65-68
  bisogni, 178-179
  esperienze di danni da trattamenti medici, 176-
    178
  fattori relativi al, 151-153, 156
  fragili, 65-70
  identificazione, 304-305
  informazioni sulle misure correttive adottate,
    190
  osservazione delle cure prestate ai, 50
  outcome del, 386-386
  partecipazione attiva alle proprie cure, 294-296
  più piccoli, 68-70
  risposta al supporto decisionale, 260-261
  trasparenza con i, 203-204
  vulnerabilità dei pazienti
    anziani, 65-68
    più piccoli, 68-70
PDSA (plan-do-study-act), 382
Peer Support Programme, 207
Perfettibilità, modello della, 23
Performance, valutazione e misurazione della, 397
Person United Limited Substandard and Errors
  (PULSE), 191
Persona, modello basato sulla, 136-137
Personale
  fattori relativi al, 151, 152
  impatto degli eventi clinici, 198-199
  supporto dopo eventi gravi, 193-207
    counselling, 205-206
    esperienza dell'errore, 195-197
    formazione e addestramento, 205
    impatto del contenzioso, 201-202
    politica condivisa sulla trasparenza, 203-204
    riconoscimento della possibilità di errore, 203
    sostegno da parte dei colleghi, 204, 206-207
    strategie per affrontare l'errore, 202-207
Personalizzazione di massa, 247-248
Phármakon, 3
PHEA (Predictive human error analysis), 128-129,
  131
Pianificazione, errori di, 128
Pichert, James, 185-187
Piper Alpha, disastro del, 120, 123
Popper, Karl, 18-19
Pratica, differenze ingiustificate nella, 149-150
Predictive Human Error Analysis *vedi* PHEA

Prescrizioni
  conseguenti, 257
  inserimento computerizzato, 253-254
Prevenzione, 36
Problemi clinico-assistenziali, 155-159
Processi
  clinico-assistenziali,
    miglioramento dei, 218-220, 227-229
    misurazioni dei, 103
  decisionali, 131-132, 154, 250-252, 259, 334-338
    addestramento, 339-340
    attivato dal riconoscimento, 251
    basato sulle regole, 335-336
    creativo, 335
    dei chirurghi, 335
    giudizio clinico e scelte, 337-338
    intuitivo, attivato dal riconoscimento, 335-336
    naturalistico, 250, 335-336
    strategie e contesto, 334-335
Progettazione per la sicurezza del paziente,
    ambiente del paziente, 243
  carrello per rianimazione, 237-239
  del sistema, 166-168, 213-214, 231-245
  ed errore, 232-233
  intorno a situazioni critiche, 244
  per evitare errori in terapia, 234-236
  per evitare infezioni ospedaliere acquisite, 240-241
  riduzione di trasferimenti e passaggi, 243-245
  standardizzazione, 243
Pronovost, Peter, 99, 100, 286, 353-354, 371, 375-376-381, 387-388
Prospettiva
  individuale, 136-137
  ingegneristica, 135-136
  organizzativa, 137-138
Protocolli, 310-313, 393
  ciclo di vita, 318-320
  violazione, 311-313
PULSE vedi Person United Limited Substandard
    and Errors

Q
Qualità delle cure
  contributo dalla sicurezza, 42-43
  definizione, 34-35
  divario, 35-36
  e sicurezza, 31-44, 104-105
  gestione della, 218-220
  indicatori, 36
  miglioramento continuo, 382
  obiettivi per il miglioramento, 38
  quando diventa un problema di sicurezza, 40-41
  strategia per la, 400
Qulturum, 399

R
Raleigh, Veena, 110
Rammarico, bias di, 338

Rappresentatività, bias di, 338
Rasmussen, Jens, 23, 139-140, 212, 316
Reason, James, 23, 24, 122, 133-137, 144-146,
    147, 150-151, 161, 276, 282, 311, 329
  Medical Accidents, 24
  metafora del formaggio svizzero, 144-146
Regole e procedure vedi Protocolli
Reiling, John, 232, 242, 245
Resilienza, 280-284
Responsabilità collettiva, 283
Rianimazione, carrello per, 237-239
Ricordi persistenti, 249
Rilavorazione, 221-222
Risarcimento, 24-26, 54, 178, 183, 188, 190, 202
  no-fault, 25, 183, 202
Rischio
  associato al ricovero ospedaliero, 9-11
  consapevolezza del, 328-330
  gestione del, 24-26
  valutazione probabilistica, 161
Rochdale, esperimento, 16
Root cause analysis (analisi delle cause profonde),
    51, 154
Rush, Benjamin, 3, 4

S
Safer Patients Initiative, 98, 106, 220, 371, 381-386
  descrizione, 382-383
  impatto, 383-386
    impegno e motivazione, 384
    miglioramento del processo, 384-385
    outcome del paziente e cambiamento del
      sistema, 385-386
    preparazione al miglioramento, 383
SAMS vedi Scottish Audit of Surgical Mortality
Sanità, 123-125 (vedi anche Assistenza sanitaria)
  differenze rispetto ad altri settori, 124-125
  organizzazione della sicurezza, 125
Schein, Edgar, (Organisational Culture and Lea-
    dership), 274
Schimmel, Elihu, 9-11
Scottish Audit of Surgical Mortality (SAMS), 113
Segnalazione degli eventi (vedi anche Sistemi di
    segnalazione e apprendimento)
  incoraggiamento, 91
  ostacoli, 89-90
  sistemi locali, 82-84
  sistemi nazionali, 85-87
    AIMS, Australian incident monitoring
      system, 85-86
    National Patient Safety Agency, 86-87
  sistemi obbligatori, 80
  sistemi specialistici, 84-85
  sistemi volontari, 80
SEIPS vedi System Engineering Initiative for
    Patient Safety
Semmelweiss, Ignaz, 6
Sepsi, 5
Sevdalis, Nick, 337, 347-348

Shojania, Kaveh, 215-216, 254
Sicurezza, 15-29, 97-115
    andamento nel tempo, 112-115
        errori nella gestione dei farmaci ed eventi
            avversi da farmaci, 114-115
        infezioni ospedaliere acquisite, 113-114
        mortalità intraospedaliera standardizzata, 112-
            113
        mortalità postoperatoria, 113
    campagne per la, 386-389
    clima di, 285, 288-290, 346, 376-377, 394
    competenze necessarie, 323-341
        condizioni di lavoro, 340-341
        consapevolezza della situazione, 327, 331-
            334
        consapevolezza del rischio, 328-330
        in sanità, 326-328
        in settori diversi dalla sanità, 324-326
        non-tecniche, 330-331
        processo decisionale, 334-340
    creazione della, 214-215
    cultura della, 122, 271-290
        aspetti, 271-273
        cambiamento, 287-288
        colpa vedi Colpa
        definizione, 275
        in sanità, 270-273
        misurazione, 285-286
        trasparente e corretta, 276
    del paziente, 15-29
        apporto alla qualità, 42-43
        apprendimento dagli errori, 18-19
        contenziosi e gestione del rischio, 24-26
        definizione, 31-32
        e cure di qualità scadente, 40-41
        ed errori, 23-24
        e miglioramento della qualità dell'assistenza
            sanitaria, 16-18
        e qualità, 31-44
        e ruolo del paziente, 296-306
        evidence based medicine, 217-218
        in anestesia, 22-23
        indagini sulla, 286
        nella ricerca in medicina, 43
        opportunità per il cambiamento, 19-21
        prevenzione del tromboembolismo venoso,
            216-217
        procedure cliniche per migliorare la, 215-217
        progettazione per vedi Progettazione per la
            sicurezza del paziente
        rapporti governativi e professionali, 26-27
        riduzione del danno vs riduzione dell'errore,
            32-34
    e lavoro di gruppo, 347
    e qualità, 31-44, 140-105
    indicatori, 99, 105, 108-111, 115, 289
        cambiamenti degli, 110, 115
    iniziative per la, 303-306
    misurazione della, 98-102, 105-108
        analisi mediante trigger, 106, 384, 385

conseguenze inattese, 111-112
misurazioni (dell'outcome e del processo),
    100-104
revisione sistematica della documentazione
    clinica, 105-106
segnalazione obbligatoria di eventi inaccet-
    tabili, 106-108
obiettivi, 111-112
organizzazione della, 125
progettazione vedi Progettazione
seguendo regole e procedure, 310-311
sette livelli della, 152-154
valutazione della colpevolezza, 276-278
variabili intermedie, 103-104
visioni della, 212-213
Simanowitz, Arnold, 173
Sims, J. Marion, 4
Simulazioni, 361-362
Sistemi adattativi complessi, 373-374, 400
    ospedali come esempio di, 373-374
Sistemi di segnalazione e apprendimento, 75-95
    anonimato, 80-81
    confidenzialità, 80-81
    e tasso reale di eventi, 87-88
    eventi clinici da segnalare, 83
    feedback e azione, 91-94
    importanza, 94-95
    locali, 82-84
    nazionali, 85-87
        Australian incident monitoring system
            (AIMS), 85-86
        National Patient Safety Agency, 86-87
    nei settori aeronautico e aerospaziale, 77-82
        componenti, 78
        confidenzialità e anonimato, 80-81
        conteggio e classificazione, 81-82
        obbligatoria o volontaria, 80
    nell'assistenza sanitaria, 82-95
        ostacoli, 89-90
        specialistici, 84-85
        tipologie, 75-77
        utilizzo di più sistemi, 88-89
Sistemi sanitari a elevata performance, 391-404
    cambiamenti nel sistema di leadership, 392-396
    condizioni e fattori del cambiamento, 392, 393
    Contea di Jönköping (Svezia), 398-400
    investimenti sul lungo termine, 402-403
    miglioramento del sistema, 400-402
    Veterans Affairs (New England), 396-398
Sistemico, pensiero, 119-140
Slips, 133 (vedi anche Errore/i)
Space Shuttle, 120, 121, 122, 316
Speak Up Initiatives, 297
Sprechi, 221-222
St Joseph's Medical Center, programma per la
    riduzione degli errori, 223-227
Staines, Anthony, 402-403
Standard
    di sicurezza, 111-112
    personali, 200

Standardizzazione, 213-214, 220-221, 397
  nella progettazione, 243
Stanhope, Nicola, 87-89
Staphylococcus aureus meticillino-resistente (MRSA), 55, 113-114, 115, 191, 240, 241, 312
Suicidio del paziente, 198-199
  rischio di, 251
Supporto decisionale, 258-261, 397
  risposta dei pazienti al, 260-261
Sutcliffe, Kathy, 194, 274, 280-283, 287
System Engineering Initiative for Patient Safety (SEIPS), 167

T
Talidomide, 3
Team, 343-346 (*vedi anche* Lavoro di gruppo)
  riprogettazione, 359-360
Tecnologia, 213-214
  push, 262
Terapia, errori in, 62-65, 114-115, 126, 129-131, 143-150
  progettazione per prevenire, 234-236
  riduzione, 222-227, 252-256
    esperienza del St Joseph's Medical Centre, 223-227
    tecnologia dell'informazione, 252-256
Terapia intensiva
  care bundles, 385-386
  neonatale, 69-70
  sicurezza in, 375-381
    fondamenti per la, 376-377
    riduzione del danno su scala statale (nel Michigan), 380-381
    trasferimento delle evidenze nella pratica, 377-380
Thomas, Louis, 8
Toft, Brian, 143-145, 147, 149
Topping, Andrew, 16
Total quality management, 154, 219, 278-279
Trasferimenti e passaggi, riduzione di, 243-245
Trasfusioni e uso dei codici a barre, 255
Trasparenza con i pazienti danneggiati, 203-204
Trauma emotivo, 188-189
Trigger, analisi mediante, 106, 384, 385
Tripod Delta, 161, 162
Tromboembolismo venoso, prevenzione, 216-217

U
Umiltà, 326
Undre, Shabnam, 329, 347, 362
Usi e pratiche, 144, 147, 149

V
van Pelt, Frederick, 191, 206
Variabili intermedie, 103-104
Vaughan, Diane, 316, 318
Veterans Affairs, New England, 85, 97, 396-398
  cambiamento, implementazione del, 397-398
  cartella clinica elettronica e supporto decisionale, 397
  misurazione e valutazione della performance, 397
  standardizzazione e sistematizzazione, 397
Vigilanza, 327, 332-334
Vincennes, disastro del, 136
Vincristina, somministrazione accidentale, 143-149
Violazione delle regole, 134-135, 311-321
  di routine, 134, 311, 314
  eccezionale, 314
  e derive, 312, 316-321, 362
  gestione delle, 320-321
  motivazioni, 313-315
  necessarie, 134
  per ottimizzare il lavoro, 134
  teoria delle, 316-318

W
Wachter, Robert, 111-112, 376, 387-388
Walshe, Kieran, 17-18
Weick, Karl, 274, 280-283, 287
Weingart, Saul, 301
Williams, Jeremy, 166
Woods, David, 20, 24
World Alliance for Patient Safety, 190, 306-307, 355
World Health Organization (WHO), 34, 60-61, 355, 356
Wu, Albert, 193, 195, 198, 204, 375

Y
Yellow Card, sistema, 77

Z
Zion, Libby, 20

Printed in the United States
By Bookmasters